Angelika Feichtner

Palliativpflege

5., überarbeitete und erweiterte Auflage

Angelika Feichtner

Palliativpflege

für Pflege- und andere Gesundheitsberufe

5., überarbeitete und erweiterte Auflage

facultas

Angelika Feichtner MSc

Diplom in Palliative Care der International School of Cancer Care in Oxford, langjährige Pflege- und Lehrpraxis im Bereich von Palliative Care und Hospizarbeit.

Bibliografische Information Der Deutschen Nationalbibliothek

Die Deutsche Nationalbibliothek verzeichnet diese Publikation in der Deutschen Nationalbibliografie; detaillierte bibliografische Daten sind im Internet über http://dnb.d-nb.de abrufbar.

5. Auflage 2018

facultas.wuv Universitätsverlag, Wien

Umschlagfoto: © Vicuschka – Fotolia.com
Fotos im Innenteil: Angelika Feichtner
Lektorat: Sabine Schlüter, Sigrid Nindl, Verena Hauser/Schreibgut, Wien
Satz: Florian Spielauer, Wien
Druck: Ferdinand Berger & Söhne, Horn
Printed in Austria
ISBN 978-3-7089-1554-8

Inhalt

Vorwort zur 5. Auflage

Als Petra Hohenauer im Jahr 2001 fragte, ob ich bereit wäre, gemeinsam mit Susanne Saurwein (Nagele) ein Lehrbuch über Palliativpflege zu verfassen, habe ich gerne zugesagt. Die Arbeit an der ersten Ausgabe dieses Lehrbuches gestaltete sich als ein überaus spannender und auch sehr bereichernder Prozess. Und als wir dann das erste Buch in Händen hielten, war das ein besonderer Moment. Unser Bestreben war es, ein Lehrbuch zu erstellen, das nicht nur das entsprechende Fachwissen vermittelt, sondern auch die Verbindung zur Praxis herstellt. Es sollte im besten Sinne ein praxistaugliches Fachbuch werden. Und wie uns die Rückmeldungen zeigten, ist dies auch gelungen. Nun liegt bereits die fünfte Auflage vor, und seit der ersten Auflage des Buches hat sich vieles verändert. So stand Susanne Saurwein (Nagele) nach der Überarbeitung für die dritte Auflage aufgrund ihrer beruflichen Neuorientierung nicht mehr als Co-Autorin zur Verfügung.

In der Palliativpflege hat sich vieles auf erfreuliche Weise weiterentwickelt und nicht zuletzt hat sich im Bereich der Pflegeausbildungen und in den Palliative-Care-Weiterbildungen einiges verändert. Änderungen ergeben sich weiters durch die GuKG-Novelle von 2016. Diese Neuerungen finden in der vorliegenden fünften Auflage des Lehrbuches der Palliativpflege Berücksichtigung. Aber einiges ist auch gleich geblieben: Nach wie vor ist es mein Anliegen, dass dieses Buch Studierende wie auch Pflegende ermutigen möge, sich den Herausforderungen in der Pflege und Betreuung terminal Kranker zu stellen, im Wissen, dass Palliativpflege die wohl schönste, bereicherndste und kreativste Form der Pflege ist. Unsere Aufgabe in der Palliativpflege sehe ich unter anderem darin, Bedingungen zu schaffen, die es den Kranken und ihren Angehörigen ermöglichen, die Zeit des Sterbens als eine besonders wertvolle Zeit zu erleben, sie individuell zu gestalten und auf persönliche Weise Abschied nehmen zu können.

Und wenn wir, Florence Nightingale folgend, Pflege als Kunst betrachten, dann zählt Palliativpflege in jeder Hinsicht zu den höchsten Künsten. Ich habe es stets als ein Privileg empfunden, terminal erkrankte und sterbende Menschen zu pflegen. In diesem Sinne wünsche ich Ihnen, den Leserinnen und Lesern dieses Buches, viele bereichernde Begegnungen in der Pflege. Und ich wünsche Ihnen auch, dass Sie die Pflegeperson sein können, die Sie selbst als Patientin, als Patient an ihrer Seite haben möchten.

Hinweise zum Gebrauch des Buches

Wichtige Worte im Text sind **fett** gedruckt.

Fremdworte und Fachbegriffe
werden in der Randspalte erklärt.

Im Text verwendete **Fremdworte** und eventuell **unbekannte Fachbegriffe** sind blau gesetzt und in der Randspalte erklärt.

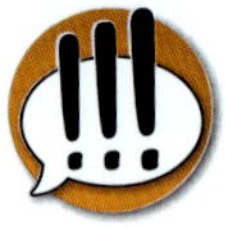

Kernaussagen, Beispiele ...

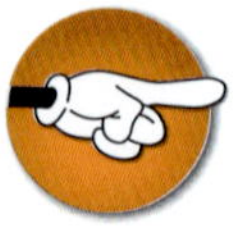

... und **Anregungen** sind orange hinterlegt.

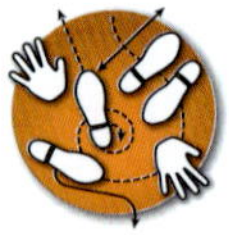

Fragen zum jeweiligen Kapitel ermöglichen eine selbstständige Wissensüberprüfung.

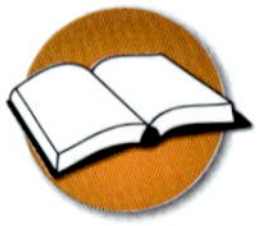

Literaturempfehlungen und Internetseiten mit weiterführenden Informationen finden Sie am Ende jedes Kapitels.

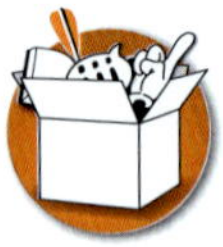

Am Ende jedes Abschnitts finden Sie eine Kapitelzusammenfassung.

Danksagung

Dank an ...

... Susanne Saurwein (Nagele), ihr danke ich herzlich für die Co-Autorenschaft in den ersten drei Auflagen dieses Buches, für viele wichtige Beiträge und für die schöne Zusammenarbeit. Ohne sie wäre dieses Buch nie geschrieben worden.

Und auch, wenn sie aufgrund ihrer beruflichen Neuorientierung das Gebiet von Palliative Care verlassen hat, so wird das Lehrbuch der Palliativpflege immer unser gemeinsames Buch bleiben.

... Beate Zangerl MSc, Geschäftsführerin des Krankenhauses St. Vinzenz in Zams, und Petra Hohenauer MSc, Direktorin der Gesundheits- und Krankenpflegeschule St. Vinzenz, Zams. Von ihnen stammt die Idee zu diesem Lehrbuch der Palliativpflege.

... Norbert Schletterer für seinen Beitrag über Spiritualität und für seinen Einsatz im Hospiz.

... Hilde Kössler MMSc für ihren Beitrag zur GuKG-Novelle und für den kollegialen Austausch.

... Mag. Verena Hauser für das sorgfältige Lektorat, für konstruktive Anregungen und für die erfreuliche Zusammenarbeit.

... Mag. Cornelia Russ und Mag. Susanne Müller-Posch, facultas Universitätsverlag, für die stets sehr angenehme Zusammenarbeit und für die Unterstützung in der Weiterentwicklung dieses Lehrbuches.

1 Palliative Care

1.1 Vom Umgang mit dem Tod in unserer Gesellschaft

1.1.1 Der Tod in früheren Zeiten

Schon immer hat sich die Menschheit mit dem Thema „Tod" auseinandergesetzt und schon immer glaubte man an ein Weiterleben nach dem Tod. Bereits bei Frühformen des Homo sapiens (Homo sapiens neandertalensis) konnten 100.000 bis 40.000 Jahre alte Zeugnisse von Begräbnisriten gefunden werden (vgl. Leakey 1981, S. 54). Für die Menschen der Frühzeit waren **Mythen** für das Verständnis und den Umgang mit dem Tod von zentraler Bedeutung (vgl. Nassehi/Weber 1989, S. 69).

Mythos
eine Erzählung von Ereignissen einer Götter- oder Heldengeschichte, die sehr oft fantastische Elemente enthält; Sage oder Dichtung von Göttern, Helden und Geistern; legendäre, glorifizierte Person oder Sache

Auch in den alten ägyptischen Kulturen bedeutete der Tod nicht das Ende, sondern eine Möglichkeit, zu einer neuen, mächtigen Existenzform zu gelangen, was durch Totenrituale wie Grablegungen, Reinigungen, Einbalsamierungen und Opfergaben ausgedrückt wurde. Im ägyptischen Totenbuch findet sich eine Sammlung von Gebeten, Beschwörungen, Mythen, Hymnen und magischen Formeln, die sich auf den Tod und die Reise ins Jenseits beziehen (vgl. Barloewen 2000; zit. nach Student 2004, S. 133).

In alten Überlieferungen ist belegt, dass sich schon sehr frühe buddhistische Traditionen besonders intensiv mit Sterben und Tod auseinandersetzten. Im Tibetischen Totenbuch werden die Geschehnisse rund um Tod und Sterben näher erläutert und Lebende auf dieses große Ereignis vorbereitet. Im europäischen Raum entstand im 15. Jh. die Ars-moriendi-Literatur. Sie galt als Anleitung für ein friedliches Sterben genauso wie für ein sinnerfülltes Leben. Es sind darin u. a. die Versuchungen eines Sterbenden bildlich dargestellt, denen es zu widerstehen gilt, um in den Himmel zu gelangen: Versuchungen des Glaubens, der Verzweiflung, der Ungeduld und des Hochmuts stehen dem Trost durch Ermutigung im Glauben, durch Zuversicht, Geduld und Demut gegenüber.

Die Krankheitsepidemien des Spätmittelalters verursachten ein enormes Bevölkerungssterben und erzwangen eine neue und intensive Auseinandersetzung mit dem Tod. Der Tod war überall. Der **„Schwarze Tod"** dezimierte an manchen Orten die Bevölkerung in nur wenigen Tagen um bis zu 75 %. So beschreibt J. Fest (1986) eindrucksvoll das Szenario:

Der Schwarze Tod
die Pest. Dieser Infektionskrankheit fiel im Mittelalter ein Drittel der Bevölkerung Europas zum Opfer.

„Tag und Nacht hallten die Totenglocken durch die leerer werdenden Städte. Eine wahre Prozessionsmanie erfaßte die Menschen. Barfuß, mit Asche auf dem Haupt, in den Händen Kerzen und Reliquien tragend, versammelten sie sich für Tage, oft auch über Wochen, zu ausgedehnten Umzügen, weinend, psalmodierend und unter düsteren Rufen zu Umkehr und Buße mahnend, manche schlugen sich mit Henkerstricken, die sie um den Hals

gelegt hatten. Man kann in diesen Prozessionen, insbesondere in den Geißlerfahrten und dem Flagellantenwesen, auswüchsige Formen der Fürbitte um einen vorbereiteten Tod sehen. Aber daneben verzeichnen die Chroniken auch Zusammenrottungen der Gewalt, erotische Exzesse, Judenverfolgungen, Tanzpsychosen und andere Follien, ganz als habe die Menschheit ihr statisches Zentrum eingebüßt; sagen ließe sich auch, sie habe die lange gesichert scheinende Todesvorstellung verloren.“

(Fest 1986, zit. nach Nassehi/Weber 1989, S. 115)

Im frühen Mittelalter wurde die Trauer über den Tod eines Menschen nach außen hin gezeigt. Zerraufen der Haare und des Bartes, heftiges Weinen und Klagen, Zerreißen der Kleidung, sich auf die Wangen schlagen oder in Ohnmacht fallen waren beispielsweise Zeichen dafür, dass sich ein Mensch in Trauer befand. Erst im Spätmittelalter entwickelte sich die Selbstkontrolle als Wert, was ein überschwängliches Nach-außen-Tragen der eigenen Trauer verhinderte. Stattdessen wurden professionelle Klageweiber bezahlt, die das Wehklagen übernahmen. Bis ins 18. Jh. blieben Tod und Sterben immer ein Geschehen, das in der Gemeinschaft stattfand, die Sterbenden wurden nicht isoliert.

Alle nahmen gemeinsam an Zeremonien und Ritualen (Messen, Gebeten etc.) teil. Ariès bezeichnet diesen geregelten, durch feste Rituale eingebundenen Umgang mit dem Tod während des Spätmittelalters als den gesellschaftlich „gezähmten Tod“.

Ab dem 19. Jh. begann sich der Umgang mit dem Tod zu verändern. Ariès spricht von der „Verwilderung des Todes“ (Ariès 1997, S. 715–746). Zunehmend empfand man den Anblick von Sterbenden und ihr Leiden, ihr Schreien und ihre ekelerregenden Gerüche als unerträglich (vgl. Ariès 1997, S. 788). Man versuchte sogar, dem Sterbenden selbst den bevorstehenden Tod zu verheimlichen.

Mit der Entwicklung der modernen Medizin blieb selbst bei PatientInnen mit weit fortgeschrittenen tödlichen Erkrankungen die (unrealistische) Heilung das Ziel allen Bemühens. Auch wenn keine Aussicht auf Besserung bestand, waren die PatientInnen oft belastenden diagnostischen und therapeutischen Maßnahmen ausgesetzt, von denen sie nicht profitieren konnten. Gleichzeitig wurden die Schwerkranken jedoch oft in ihrem Leid und ihrer Angst alleine gelassen. Diese mangelnde menschliche Zuwendung im Krankenhaus wurde bereits 1882 von August Stöhr kritisiert (vgl. Stöhr 1882, S. 290).

1.1.2 Der Tod in unserer heutigen Gesellschaft

„Der Tod ist uns allgegenwärtig und doch seltsam fremd, er wird medial inszeniert und peinlich gemieden. Vermutlich haben in der Menschheitsgeschichte noch nie so viele Menschen so viele Tote und Todesarten gesehen und dennoch gleichzeitig persönlich so wenig Berührung mit Sterbenden oder einem Leichnam gehabt.“ (Student et al. 2004, S. 11)

Diese Situation spiegelt das Spannungsfeld deutlich wider, in dem sich unsere heutige Gesellschaft mit dem Thema „Tod und Sterben" auseinandersetzt. Der Tod betrifft uns alle, doch wird er als etwas erlebt, was nur anderen geschieht. In unserer Leistungsgesellschaft ist kein Platz mehr für den Tod, was sich an der Institutionalisierung des Sterbens erkennen lässt: Etwa zwei Drittel der Menschen sterben heute in Institutionen wie Krankenhäusern oder Pflegeheimen. Dadurch erleben die Gesunden das Sterben ihrer Angehörigen nicht mehr in der Weise mit, wie das früher der Fall war, als die Menschen größtenteils zu Hause im Kreis ihrer Familie verstarben.

> Das Sterben findet heute wesentlich häufiger in Institutionen statt als in der vertrauten Umgebung zu Hause.

Wegen der Möglichkeiten, welche die moderne Medizin hat, Leben zu verlängern, erscheint das Sterben häufig als Niederlage und nicht als natürlicher Vorgang, der Teil des menschlichen Lebens ist. Auf Intensivstationen wird deutlich, wie sehr Sterben heute durch die moderne medizinische Technik charakterisiert und beeinflusst wird. Häufig findet der Abschied der Angehörigen unter besonders schwierigen Bedingungen statt. Das ist auch Ausdruck der gesellschaftlichen Ausgrenzung von Tod und Sterben.

„Das Verdrängen des Todes im doppelten Sinne, lebensweltlich in Institute und mental in einer Abwehrhaltung, wirkt sich zwangsläufig auch auf den Prozess aus, der zum Tod führt, also das Sterben und sogar auf die Zurückbleibenden und ihre Trauer. Sterben, Tod und Trauer betreffen als die vielleicht letzten Tabus der Moderne aber Menschen, die gerade in diesen Grenzsituationen ganz besondere Unterstützung brauchen."

(Student et al. 2007, S. 13)

Mit der Verbreitung der Hospizidee entstand eine Art Gegenkultur, die wesentlich dazu beiträgt, das Sterben wieder als selbstverständlichen Teil des Lebens zu akzeptieren. Aus der Hospizbewegung heraus entwickelte sich Palliative Care. Die zahlreichen ehrenamtlichen Hospizteams, die vielen Palliativteams und Palliativstationen und auch die stationären Hospize in Österreich belegen den eindrucksvollen Erfolg dieser Entwicklung. Aber auch in den Institutionen der Regelversorgung, in den Krankenhäusern, Pflegeheimen und Hauskrankenpflege-Diensten, gewinnt Palliative Care zunehmend an Bedeutung.

1.1.3 Alles ist vergänglich

Sie sind uns wohl allen vertraut, die beklemmenden Ängste beim Gedanken an das Alter, an Gebrechlichkeit, eine schwere Erkrankung und besonders an das eigene Sterben. „Unsere Existenz ist für immer von dem Wissen überschattet, dass wir wachsen, gedeihen und unausweichlich welken und sterben werden." (Yalom 2010, S. 9) Die Tatsache der Vergänglichkeit und das Bewusstsein um die eigene Sterblichkeit werden gerne verdrängt, sie haben jedoch einen ganz wesentlichen Einfluss auf unser Denken und Handeln.

Die Vergänglichkeit des Lebens wird vielen erst bewusst, wenn sie in ihrem Umfeld mit dem Tod konfrontiert werden. Je größer das Bemühen ist, den Gedanken an die eigene Endlichkeit zu verdrängen, desto größer wird die Angst. Diese existenzielle Angst als ein vertrautes Grundgefühl gehört untrennbar zum Menschsein. Sie ist unabhängig von Zeiten, Kulturen und Völkern. „Es gibt kein Leben ohne Angst vor dem andern (dem Sterben, Anm.)", schreibt Max Frisch (1976, S. 348) in seinem Tagebuch, „schon weil es ohne diese Angst, die unsere Tiefe ist, kein Leben gibt: Erst aus dem Nichtsein, das wir ahnen, begreifen wir für Augenblicke, daß wir leben." Und erst durch die Begrenztheit, durch die Erfahrung der Endlichkeit, gewinnt das Leben an Farbe und Tiefe. Alles, was uns wertvoll erscheint, ist gebunden an die Existenz des Todes, das unfreiwillige Ziel, auf das wir zusteuern. Oder wie es Lou Reed (2013) formulierte: Das Leben ist zum Sterben da.

Wären wir unsterblich und wären alle Erfahrungen des Lebens unendlich wiederholbar, würde alles bedeutungslos. Simone de Beauvoir (2001, S. 330) beschreibt dies eindrücklich am Beispiel des Lebens von Raimondo Fosca, dem es durch einen Unsterblichkeitstrank gelingt, den Tod zu überwinden. Die Unsterblichkeit erweist sich für Fosca im Laufe der Jahrhunderte seines Lebens jedoch als Fluch, denn sein Leben besteht aus zahllosen Wiederholungen und daher verliert alles an Bedeutung. Erst die Vergänglichkeit macht das Leben wertvoll, sie macht jeden einzelnen Augenblick einzigartig.

Trotzdem empfinden wir das Altern, Krankheiten und ganz besonders das Sterben als große Zumutung – vielleicht, weil dabei unsere sämtlichen Bestrebungen der Kontrolle scheitern. Verzweifelt anmutende Anti-Aging-Strategien, absurde Maßnahmen zur Lebensverlängerung, selbst bei Todkranken, sowie auch das permanente Bemühen, die Zeichen der Vergänglichkeit nicht sichtbar werden zu lassen, sind Ausdruck dieser erlebten Kränkung durch den Tod. Auch in der Medizin wird der Tod nicht selten als vermeidbare Komplikation verstanden. Das Sterben eines Menschen ist jedoch kein Unglücksfall, sondern vielmehr der Ziel- und Endpunkt des Lebens. Obwohl wir keine reale Möglichkeit haben, den Tod zu beeinflussen, versuchen wir, ihm durch entsprechendes Verhalten zu entkommen. Das gleicht den kindlichen Vorstellungen von Fünfjährigen, die noch ganz im magischen Denken verhaftet sind. Sie wissen bereits um den universellen Tod, aber in ihrer Vorstellung kann man dem Tod entwischen, wenn man besonders schlau ist, oder auch, wenn man besonders schnell laufen kann.

Wider besseres Wissen agieren wir aber auch im Erwachsenenalter oft noch, als wäre der Tod gleichsam eine drohende Katastrophe, die es durch eine entsprechende Lebensführung zu verhindern gelte. Es ist aber eine Tatsache, die es anzuerkennen gilt: Wir altern, wir werden erkranken und wir werden sterben. Damit wirft der Tod seinen Schatten auf alles – alles gewinnt oder verliert an Bedeutung angesichts der Endlichkeit. Das Bewusstsein der eigenen Vergänglichkeit ist eine wichtige und grundlegende Erfahrung des Menschen, zugleich ist der eigene Tod jedoch nicht vorstellbar. Die Gewissheit des eigenen Todes wird laut Freud (1948, S. 340) nur beim Sterben anderer und in der Erfahrung der Trauer gewiss.

Werden wir unmittelbar mit der Vergänglichkeit konfrontiert, so rührt das an tief verwurzelte Ängste. Angst ist „eine emotionale Reaktion auf die Antizipation persönlich bedeutsamer Verluste" (Becker 1980, zit. nach Kast 2008, S. 31) oder, wie Sartre (1943, S. 93) schreibt, ein qualvolles, gegenstandsloses Gefühl des Bedrohtseins, immer das Dasein im Ganzen betreffend, es durchdringend und beherrschend. Er nannte die Angst auch als eine Qualität unseres Bewusstseins, als die Vorbedingung der Freiheit, welcher der Mensch verurteilt sei.

Angst muss also nicht notwendig als Übel verstanden werden, sondern sie kann den Menschen auch zu seinem eigentlichen Sein führen. Aber die Vorstellung, alles zurücklassen zu müssen, die endgültige Trennung von allem, was wichtig und wertvoll ist, und die Unvorstellbarkeit des Nichtseins erscheinen uns als ultimative Bedrohung. Die Auseinandersetzung mit dem eigenen Sterben ist daher immer auch mit Angst verbunden. Je mehr wir versuchen, vor dieser Angst zu fliehen, desto überwältigender wird sie.

Die Wurzel der Angst „beginnt und endet mit dem Bedürfnis nach Sicherheit, [...] mit dem Wunsch nach Beständigkeit", wie Krishnamurti (2013) feststellt. Aber das Leben ist grundsätzlich von Unbeständigkeit geprägt, letztlich hat nichts Bestand, alles ist vergänglich.

Sterben zu müssen ist gleichbedeutend mit einem endgültigen Verlust aller Beziehungen. Wir fürchten den Tod, weil er die endgültige Trennung von allem bedeutet, aber auch, weil wir nicht wissen, was im Sterben mit uns geschieht. Diese Angst vor dem Unbekannten ist jedoch ein Widerspruch in sich, wie Kellehear (2014, S. 35) meint, denn wenn wir nicht wissen, was wir fürchten, erscheint Angst als keine angemessene Reaktion. Wir müssen uns der Tatsache der Vergänglichkeit und unseren damit verbundenen Ängsten stellen und uns letztlich mit unserer Sterblichkeit abfinden. Der Tod stellt keine Kränkung dar, denn erst die Begrenztheit macht das Leben kostbar. In diesem Wissen kann das Altern oder auch eine schwere Erkrankung als eine Übung wahrgenommen werden, sich der permanenten Nähe des Todes bewusst zu sein.

Es ist jedoch kaum möglich, jeden Augenblick in vollem Bewusstsein des Todes zu leben. „Das ist so, als versuche man, der Sonne ins Gesicht zu schauen", schreibt Irvin D. Yalom (2010, S. 12). Er plädiert jedoch dafür, dem Tod bewusst zu begegnen, sich mit ihm vertraut zu machen und ihn zum Gegenstand intensiver Meditationen zu machen.

In der bewussten Auseinandersetzung mit dem eigenen Sterben wird die Angst nicht größer. Wenn es gelingt, unsere biografisch verankerten Strategien im Umgang mit dieser Angst zu überprüfen und sie bei Bedarf auch anzupassen, dann wird die Beschäftigung mit der eigenen Vergänglichkeit zu einer enormen Bereicherung des Lebens. Sie trägt dazu bei, die andere Seite der Vergänglichkeit, die Lebendigkeit, besonders intensiv zu erfahren. Die Gegenbegriffe von Angst sind Vertrauen und Hoffnung. Wir dürfen darauf vertrauen, dass der Tod nicht unser Feind ist, den es zu bekämpfen gilt, sondern vielmehr ein Freund. Und über Konfessionen hinweg besteht die Hoffnung, dass der Tod nicht nur das Ende, sondern auch einen neuen Anfang darstellt.

„Wer weiß denn, ob das Leben nicht Totsein ist und Totsein Leben?“
(Euripides † 406 v. Ch)

Nehmen Sie sich 20 Minuten Zeit für diese Übung.

In unserem Leben müssen wir immer wieder Abschied nehmen. Neben den großen Abschieden gibt es auch viele kleine, fast alltägliche Abschiede. Immer wieder müssen wir Pläne und Vorhaben aufgeben und aus den unterschiedlichsten Gründen Einschränkungen hinnehmen. Kleine wie auch größere Verluste sind immer auch Gelegenheiten, für den letzten Abschied, das Sterben, zu üben.

Überlegen Sie, wie Sie mit der Vergänglichkeit umgehen und wie Sie kleine und große Abschiede bewältigen. Vielleicht mögen Sie sich auch mit KollegInnen darüber austauschen?

1.2 Begriffserklärungen

1.2.1 Palliative Care

Meist wird der Begriff „palliativ“ auf das lateinische „Pallium“ (Umhang, Mantel) zurückgeführt, in althochdeutschen Wörterbüchern wird aber auch auf die Nähe zu „pallere“ oder „pallescere“ (bleichen, blass sein) hingewiesen.

„Palliativ“ ist also kein neuer Begriff. Bereits Henri de Mondeville (ca. 1260–1320), Lehrer der Anatomie und Chirurgie in Montpellier, schrieb über Palliation.

Im 16. Jh. wurden Diskussionen zur Cura Palliativa geführt, die als unverzichtbare Alternative zur kurativen Behandlung betrachtet wurde (vgl. Stolberg 2011, S. 28). Und auch Francis Bacon unterschied 1859 schon Arzneimittel zur Kuration und zur Palliation.

1656 beschrieb Johannes Antonides van der Linden die Medicatio palliativa als eine wichtige Form der Therapie. Sie ziele nicht darauf, die Krankheit als solche zu beseitigen, sondern sie zu besänftigen, zu beruhigen (vgl. Linden 1656, S. 463–466, zit. nach Stolberg 2007, S. 17).

Und um 1817 wurden in Nürnberg von den Armenwundärzten wie dem Chirurgen Schmidt „Palliativ-Mittel“ zur Linderung verabreicht (Vasold 1998, S. 408).

Der englische Begriff „care“ lässt sich wörtlich nur schwer ins Deutsche übertragen. Am ehesten bedeutet „care“ Versorgung im Sinne einer umfassenden Fürsorge, Begleitung, Betreuung und Pflege von PatientInnen. Die am ehesten entsprechende Übersetzung ins Deutsche ist der Begriff „Palliativversorgung", in Österreich wird der Begriff „Palliative Care" häufig nicht übersetzt, sondern als englischsprachiger Begriff verwendet (vgl. Pleschberger 2002, S. 15).

Palliative Care ist somit der Sammelbegriff für die medizinischen, pflegerischen und psychosozialen Bemühungen um terminal erkrankte Menschen und ihre Angehörigen.

Palliativpflege und Palliativmedizin sind beides Teildisziplinen der Palliative Care. Sie ergänzen und verstärken einander, um ein Ziel zu erreichen: die Erhaltung der Lebensqualität schwer kranker und sterbender Menschen.

Die **WHO** beschreibt Palliative Care (2002) folgendermaßen:

WHO
World Health Organization, Weltgesundheitsorganisation. Die Website der WHO bietet Informationen über Gründung, Aufgaben, aktuelle Projekte und Maßnahmen: www.who.int.

„Palliative Care ist ein Ansatz zur Verbesserung der Lebensqualität von Patienten und ihren Familien, die mit Problemen konfrontiert sind, welche mit einer lebensbedrohlichen Erkrankung einhergehen. Dies geschieht durch Vorbeugen und Lindern von Leiden durch frühzeitiges Erkennen, sorgfältige Einschätzung und Behandlung von Schmerzen sowie anderen Problemen körperlicher, psychosozialer und spiritueller Art.

Palliative Care

- ermöglicht Linderung von Schmerzen und anderen belastenden Symptomen
- bejaht das Leben und erkennt Sterben als normalen Prozess an
- beabsichtigt weder die Beschleunigung noch Verzögerung des Todes
- integriert psychologische und spirituelle Aspekte der Betreuung
- bietet Unterstützung, um PatientInnen zu helfen, ihr Leben so aktiv wie möglich bis zum Tod zu gestalten
- bietet Angehörigen Unterstützung während der Erkrankung des Patienten, der Patientin und in der Trauerzeit
- beruht auf einem Teamansatz, um den Bedürfnissen der PatientInnen und ihrer Familien zu begegnen, auch durch Beratung in der Trauerzeit, falls notwendig
- fördert Lebensqualität und kann möglicherweise auch den Verlauf der Erkrankung positiv beeinflussen.
- kommt frühzeitig im Krankheitsverlauf zur Anwendung, auch in Verbindung mit anderen Therapien, die eine Lebensverlängerung zum Ziel haben, wie z. B. Chemotherapie oder Bestrahlung, und schließt Untersuchungen ein, die notwendig sind, um belastende Komplikationen besser zu verstehen und zu behandeln."

Da die Bedürfnisse und Wünsche der Betroffenen die Aufgabenbereiche mehrerer Professionen berühren, ist die enge Zusammenarbeit eines multiprofessionellen Teams Voraussetzung für Palliative Care.

kurativ
von lat. curare = heilen. Kurative Medizin = heilende Medizin, auf Heilung ausgerichtet

Pflegepersonen
Unter Pflegepersonen sind die diplomierten Gesundheits- und Krankenpflegepersonen zu verstehen sowie auch PflegeassistentInnen, PflegefachassistentInnen und AltenfachbetreuerInnen, sofern die jeweilige Tätigkeit in ihren gesetzlichen Tätigkeitsbereich fällt.

Ziele, Inhalte und Grundsätze von Palliative Care

In der Palliative Care geht es darum, Menschen mit einer unheilbaren, der **kurativen** Medizin nicht zugänglichen und fortgeschrittenen Erkrankung optimal zu betreuen.

Das Österreichische Bundesinstitut für Gesundheitswesen (ÖBIG) hat folgende wesentliche Merkmale von Palliative Care zusammengefasst:

- Ziele der Behandlung und Betreuung sind die Erhaltung bzw. Verbesserung der Lebensqualität der Betroffenen sowie ihrer Angehörigen. Die Betroffenen sollen jene individuelle Unterstützung erhalten, die es erlaubt, eine bestmögliche Lebensqualität für die verbleibende Lebenszeit zu erreichen.
- Bedarf und Bedürfnisse der Patientin/des Patienten stehen im Zentrum. In der Betreuung und Behandlung kommt der individuellen Zuwendung ein hoher Stellenwert zu.
- Es wird besonders auf die Sicherstellung des Selbstbestimmungsrechtes der Patientin/des Patienten Bedacht genommen.
- Die Angehörigen werden in die Betreuung miteinbezogen.
- Sterben soll, wenn gewünscht, in vertrauter Umgebung ermöglicht werden.
- In einem umfassenden Betreuungsansatz werden die körperlichen, psychischen, sozialen und spirituellen Bedürfnisse gleichermaßen berücksichtigt.
- Behandlung und Betreuung erfolgen durch ein multiprofessionell zusammengesetztes Team, das aus speziell qualifiziertem ärztlichen Personal, Gesundheits- und Kranken**pflegepersonen**, SozialarbeiterInnen, SeelsorgerInnen und PsychologInnen besteht. Ehrenamtlich Tätige werden in die Betreuungstätigkeit miteinbezogen.
- Bei der Behandlung der Grunderkrankung wird der kurative Ansatz nicht mehr verfolgt.
- Die Einbeziehung der spezialisierten Fachkräfte in die Behandlung und Betreuung der Betroffenen soll möglichst frühzeitig erfolgen. Damit wird deutlich: Palliative Care beginnt bereits bei der Diagnosestellung.
- Die Entscheidung über Therapien und Maßnahmen erfolgt unter Abwägen von Nutzen und Belastung im Hinblick auf die Lebensqualität der Betroffenen (Vermeidung von „Übertherapie“) und in einem gemeinsamen, informierten Entscheidungsfindungsprozess unter Einbeziehung von PatientInnen, Angehörigen und Team.
- Die Gewährleistung der Kontinuität der qualifizierten Betreuung ist eine Maxime.
- Die Tätigkeit der Hospiz- und Palliativbetreuung endet nicht mit dem Tod des Patienten/der Patientin, sondern inkludiert bei Bedarf Hilfestellungen und/oder Trauerbegleitung für die Angehörigen.
- Vorausschauende Planung („advanced care planning“) ist wesentlich.

- Mitarbeit bei der Aus-, Fort- und Weiterbildung von in der Grundversorgung tätigen Berufsgruppen gehört zu den Aufgaben der speziell qualifizierten Fachkräfte.
- Bewusstseinsbildung und Öffentlichkeitsarbeit sind wesentliche Bestandteile der Tätigkeit.
- Die Hospiz- und Palliativbetreuung wird an der Basis durch speziell geschulte, ehrenamtliche MitarbeiterInnen unterstützt.

Wer braucht Palliative Care?
Ursprünglich war Palliative Care ein Konzept für Menschen mit weit fortgeschrittenen Tumorerkrankungen, aber bald schon wurde erkannt, dass auch andere PatientInnen mit chronischen und fortschreitenden Erkrankungen einen hohen Bedarf an palliativer Betreuung haben. Heute gilt das Konzept von Palliative Care auch für Menschen mit progredienter Herzinsuffizienz, mit Parkinson, mit Demenz, mit Leberzirrhose, mit fortgeschrittener COPD oder mit terminaler Niereninsuffizienz, nur um einige Beispiele zu nennen. Das macht deutlich, dass Palliative-Care-Kompetenz nicht nur in Spezialeinrichtungen wie in Hospizen und an Palliativstationen gefordert ist, sondern in allen Kontexten, in denen diese Menschen betreut werden.

In der Praxis scheint es jedoch immer wieder schwierig zu sein, PatientInnen mit Palliative-Care-Bedarf zu identifizieren. International hat sich dazu das sogenannte **SPICT**-Protokoll bewährt (vgl. Highet et al. 2014), das von Kirsty Boyd und Scott Murray in Edinburgh entwickelt wurde. In diesem Assessment-Instrument geht es darum, evidenzbasierte klinische Indikatoren zur Palliativbedürftigkeit bei verschiedenen PatientInnen zu erheben. Neben den Menschen mit Tumorerkrankungen geht es um PatientInnen mit Herz- und Gefäßerkrankungen, mit Leber- und Nierenerkrankungen, mit Atemwegserkrankungen, Demenz und neurologischen Erkrankungen.

SPICT
= Supportive & Palliative Care Indicators Tool

Das SPICT-Protokoll schafft einen Überblick über die aktuellen und über mögliche künftige Bedürfnisse der Kranken und ihrer Angehörigen. Es bietet damit die Chance zu einem frühen Ansatz palliativer Betreuung, parallel zur Behandlung der Grunderkrankung. Eine andere, noch simplere Möglichkeit, PatientInnen mit Palliative-Care-Bedarf zu erkennen, ist die sogenannte Surprise-Question (vgl. Moroni et al. 2014). Die Frage im Team „Wäre es überraschend, wenn dieser Patient, diese Patientin innerhalb der nächsten zwölf Monate versterben würde?“ macht darauf aufmerksam, dass das Ziel der Behandlung und Betreuung wohl eher in der Palliation als in der Kuration liegt.

Überlegen Sie anhand von SPICT, wer von Ihren PatientInnen einen Bedarf an palliativer Betreuung haben könnte.

Siehe auch unter: http://www.spict.org.uk/partners/austria/

Andere gebräuchliche Einschätzungsinstrumente betreffen die vermutlich verbleibende Lebenszeit, wie der Palliative Prognostic Index und der Palliative Prognostic Score – beide Instrumente sind auch in deutschen Versionen verfügbar (vgl. Stiel/Radbruch 2014). Der Palliative Prognostic Index enthält zusätzlich die Palliative Performance Scale, eine für PalliativpatientInnen modifizierte Version des Karnofsky-Funktionsstatus. Diese Hilfsmittel können dazu beitragen, auch im Akutkrankenhaus und im Pflegeheim möglichst frühzeitig zu erkennen, welcher Patient, welche Patientin einen Bedarf an palliativer Betreuung hat.

Pflegende erkennen diesen Bedarf meist sehr früh, sie leisten Palliativpflege oft lange, bevor die Palliativsituation auch von den Ärzten und Ärztinnen anerkannt wird. Das hat vermutlich u. a. mit der oft intensiven Nähe der Pflegepersonen zu den PatientInnen zu tun, des Weiteren vielleicht auch damit, dass der Übergang von kurativer zu palliativer Betreuung für Pflegende keine so große Zäsur darstellt wie für ärztliches Personal. Es verändert sich der Fokus, weg von rehabilitativer Pflege hin zu dem, was im Englischen so anschaulich als „Comfort Care" beschrieben wird. Das Ziel aller pflegerischen Bemühungen ist, das bestmögliche Wohlbefinden für den Patienten, für die Patientin zu erreichen.

Wann beginnt Palliative Care?

Immer mehr setzt sich die Erkenntnis durch, dass Palliative Care nicht erst am Ende des Lebens beginnt, sondern bereits dann, wenn deutlich wird, dass nicht mehr die Heilung das Behandlungsziel sein kann: wenn die Erhaltung der Lebensqualität der Betroffenen im Vordergrund steht und wenn es darum geht, die verbleibende Zeit als Lebenszeit zu erhalten.

> Palliative Care ist nicht nur am Ende eines schweren Erkrankungsprozesses wichtig, durch dieses Betreuungskonzept profitieren PatientInnen auch bereits am Beginn einer lebensbegrenzenden Erkrankung.

Eine rechtzeitige palliative Betreuung gewährleistet, dass den PatientInnen die Zeit einer terminalen Erkrankung als Lebenszeit erhalten bleibt und dass ihnen nicht noch mehr Verluste aufgezwungen werden, als sie durch die Erkrankung ohnehin schon zu erleiden haben. Durch das Festhalten an der Kuration als Therapieziel werden die PatientInnen oft unnötigen diagnostischen und therapeutischen Belastungen ausgesetzt, und damit kann ihre Lebensqualität in hohem Maße beeinträchtigt werden.

Eine palliative Betreuung wird ab dem Zeitpunkt erforderlich, ab dem feststeht, dass eine Genesung unmöglich ist, ab dem folglich die PatientInnen mit der Begrenztheit des Lebens konfrontiert werden – im Idealfall also bereits bei der Diagnosestellung. Dann kann bereits – auch in Kombination mit kurativen Therapien – Palliative Care eingesetzt werden. Es geht also weniger um kurative oder palliative Therapie, nicht so sehr um ein Entweder-oder, sondern um ein Sowohl-als-auch. Je mehr nicht nur

Ärzte, Ärztinnen und Pflegende, sondern auch PatientInnen und die Bevölkerung insgesamt über die Möglichkeiten von Palliative Care wissen, umso mehr wird sich dieses Betreuungskonzept auch in der Regelversorgung durchsetzen.

Grundsätzlich ist die Beendigung oder der Verzicht auf eine heilungsorientierte Therapie unter vier Bedingungen gerechtfertigt bzw. sogar zu fordern:

- wenn die Behandlung unwirksam ist, wenn weder eine echte Chance auf Heilung noch auf Lebensverlängerung besteht und die Behandlung für den Patienten, die Patientin vorwiegend belastend ist,
- wenn die Therapie mehr schadet als nützt, wenn der Aufwand in keinem Verhältnis zum erwartbaren Erfolg steht,
- und natürlich auch, wenn der Sterbeprozess bereits eingeleitet ist, wenn der Tod unausweichlich bevorsteht und jede Lebensverlängerung eine Verlängerung des Sterbeprozesses bedeutet,
- wenn der Patient, die Patientin eine weitere kurative Behandlung ablehnt.

Längst ist bewiesen, dass Patienten und Patientinnen mit unheilbaren und fortschreitenden Erkrankungen von einem frühen Einsatz von Palliative Care profitieren. Dazu gibt es eine Reihe von Studien. An der Studie von Zimmermann et al. (2014) beteiligten sich 24 onkologische Zentren. Die PatientInnen litten an verschiedenen fortgeschrittenen und nicht heilbaren Tumorerkrankungen. Die Abschlussuntersuchung vier Monate nach Beginn der Studie zeigte eine ganz deutliche Verbesserung der Lebensqualität in der Palliativgruppe. Eine frühe palliative Unterstützung von PatientInnen mit fortgeschrittener Krebserkrankung wirkt sich vorteilhaft auf die erlebte Lebensqualität aus, so das Fazit der StudienautorInnen.

Palliative Care wirkt sich aber nicht nur positiv auf die Lebensqualität der PatientInnen aus: Jennifer Temel (2010) konnte anhand einer Studie mit an Lungentumoren erkrankten Menschen zeigen, dass die ProbandInnen jener Gruppe, die neben ihrer kurativen Behandlung auch Palliative-Care-Betreuung erhielt, eine deutlich bessere Lebensqualität hatten und durchschnittlich auch drei Monate länger lebten. Diese Ergebnisse zeigen, dass die von Onkologie und Palliativmedizin gleichzeitig und gemeinsam durchgeführte Betreuung vorteilhaft für die PatientInnen ist und dass dadurch auch invasive Therapien am Lebensende – wie Aufenthalte auf Intensivstationen, Strahlentherapie und Chemotherapie – vermieden werden können, ohne dass dadurch ein Verlust an Lebenszeit in Kauf genommen werden müsste.

Aber es geht nicht nur darum, eine palliative Situation frühzeitig zu erkennen, es geht auch darum, sie anzuerkennen. Pflegenden gelingt das meist recht gut und Pflege hat auch dann vieles anzubieten, wenn nicht mehr die Heilung das Ziel sein kann. In der Praxis entsteht oft ein Spannungsfeld, wenn von ärztlicher Seite an kurativ ausgerichteten Therapien festgehalten wird, die Pflege aber bereits die palliative Situation erkannt hat.

Wie in den angelsächsischen Ländern bereits Standard, sollten Pflegende auch hierzulande vermehrt in die Prozesse zu Therapie-Entscheidungen mit einbezogen werden. Die pflegerische Perspektive ist ein wesentlicher Aspekt in vielen Therapie-Entscheidungen. Daher sollen Pflegende ermutigt werden, ihre Einschätzung der Situation und ihre Wahrnehmungen zur Entscheidungsfindung einzubringen. Pflege kann nicht nur einen wertvollen Beitrag zur Entscheidungsfindung leisten, es darf auch nicht vergessen werden, dass Pflegende letztlich meist die Ausführenden dieser Therapie-Entscheidungen sind. Daher ist es wichtig, dass sie diese Entscheidungen nicht nur mittragen, sondern auch nachvollziehen können.

Eine gelingende interprofessionelle Kommunikation ist dabei von besonderer Bedeutung. Die Praxis zeigt den Nutzen einer gemeinsamen Einschätzung der Situation durch Medizin und Pflege. Hier gilt der einfache Grundsatz: Gemeinsam wissen wir mehr.

Drei Phasen palliativer Betreuung

Grundsätzlich kann palliative Betreuung in drei Phasen eingeteilt werden:

- **Krankheitsorientierte Palliation:** Das Fortschreiten der Erkrankung und belastende Symptome werden durch gezielte Therapie reduziert. Zum Beispiel können Kopfschmerzen und intracranieller Druck bei bestehenden Hirnmetastasen durch Strahlentherapie gelindert werden. Allerdings können durch die Strahlentherapie wiederum Übelkeit und Erbrechen ausgelöst werden, daher ist die Balance von Nutzen und Belastung sorgfältig zu überdenken.
- **Symptomorientierte Palliation:** Im Zusammenhang mit der Erkrankung können vielfältige somatische, psychische und spirituelle Belastungen auftreten. Hier ist eine effektive, umfassende Symptomlinderung oberstes Ziel.
- **Terminale Betreuung:** Neben dem Fokus auf möglichst hohem Wohlbefinden durch Symptomlinderung ist das Ziel der palliativen Betreuung in der Terminalphase das, was auch mit Sterbensqualität umschrieben werden kann (vgl. Bausewein/Roller/Volz 2010).

Palliative Care ist grundsätzlich kein finanziell gewinnbringender Bereich, denn obwohl die Kosten deutlich gesenkt werden können, indem weniger Diagnostik und kostenintensive Therapien erfolgen, so wird diese Kostensenkung durch den erforderlichen höheren Personaleinsatz zum Teil wieder ausgeglichen.

In fortgeschrittenen Krankheitssituationen ist eine sorgfältige Analyse des möglichen Nutzens und der Belastungen für die PatientInnen durch diagnostische und therapeutische Maßnahmen unverzichtbar. Dabei ist neben der medizinischen Perspektive auch die Sicht der Pflege maßgeblich.

Die leider nicht seltene Chemotherapie am Sterbetag ist vielleicht ein besonders plakatives Beispiel, aber in der Praxis wird durch unangemessene Diagnostik und Therapie bei PalliativpatientInnen oft nicht nur das Nichtschadensprinzip verletzt, es werden auch enorme Kosten dadurch verursacht. Zugleich wird immer wieder argumentiert, dass mehr Pflegezeit für Palliativpflege nicht leistbar ist. Ein Verzicht auf jene diagnostischen und therapeutischen Maßnahmen, von denen die PatientInnen nicht mehr profitieren können, zugunsten einer bedarfsgerechten palliativpflegerischen und medizinischen Versorgung wäre wünschenswert.

Palliative Pflege

Palliativpflege ist integraler und sehr wesentlicher Bestandteil von Palliative Care.

In der WHO-Definition von Palliative Care wird das Erfordernis einer umfassenden palliativ orientierten Pflege bereits deutlich. Die deklarierten Handlungsgrundsätze beinhalten Prävention, **Assessment** und Intervention. Es geht darum, für PatientInnen im fortgeschrittenen Stadium einer inkurablen Erkrankung durch eine fachlich fundierte, umfassende, individuelle und kreative Pflege eine möglichst hohe Lebensqualität unter größtmöglicher Selbstbestimmung zu gewährleisten.

Assessment
aus dem Engl.: Einschätzung, Beurteilung, Bewertung; in der Pflege ein systematisches Einschätzen eines Bedarfs bzw. des Gesundheitszustandes

Unterschiede zwischen kurativ und rehabilitativ ausgerichteter und palliativ orientierter Pflege sind:

- Während bei kurativ ausgerichteter Pflege immer eine Verbesserung des Zustandes der PatientInnen das Ziel ist, geht es bei palliativer Pflege vorrangig um die Erhaltung des Wohlbefindens und der Lebensqualität der PatientInnen und auch ihrer Angehörigen.
- Medizinische Maßnahmen sind bei kurativer Pflege vorrangig, bei palliativer Pflege orientieren sich alle Maßnahmen an den aktuellen Bedürfnissen der PatientInnen.
- Zu den Charakteristika palliativer Pflege gehört auch die Einbeziehung der An- und Zugehörigen der PatientInnen, deren Unterstützung und Begleitung in der für sie oft sehr fordernden Zeit. Im Wissen, dass ein unmittelbarer Zusammenhang zwischen der Stabilität des sozialen Umfeldes und dem Wohlbefinden der PatientInnen besteht, ist die Angehörigenbetreuung ein wesentlicher Aspekt palliativer Pflege.
- Bei kurativer Pflege wird den Bedürfnissen des kranken Menschen im Rahmen der Stationsmöglichkeiten entsprochen, bei Palliativpflege stehen der Patient, die Patientin und ihre Angehörigen im Zentrum allen Bemühens.

Palliativpflege versteht sich als Spezialpflege, die auch eine spezielle Ausbildung verlangt. Sie erfordert umfassendes Wissen, viel praktisches Können und eine hohe soziale und kommunikative Kompetenz. Im Wissen um die Einzigartigkeit jedes einzelnen Menschen ist palliative Pflege immer auch eine höchst individuelle Pflege, die sich nur begrenzt an Standards ausrichten kann.

Pflegende leisten Palliativpflege oft lange bevor die Palliativsituation anerkannt ist. Durch den hautnahen Kontakt zu den PatientInnen entwickeln Pflegende ein feine Wahrnehmung für Veränderungen, und im Rahmen eines interprofessionellen Teams ist die Sicht der Pflege daher ein wesentlicher Beitrag zu einer patientInnenorientierten Betreuung.

Pflege wird als Unterstützung in der Bewältigung von krankheitsbedingten Krisen und schwierigen Situationen verstanden und sie leistet einen wesentlichen Beitrag zur Erhaltung von Selbstachtung und Würde, auch bei größter Hinfälligkeit, bei Inkontinenz, bei entstellenden Wunden und völligem Angewiesensein.

In der Zeit des Sterbens kommen der Pflege besondere Aufgaben zu. Neben einem umfassenden Symptomassessment und einer Einschätzung der individuellen Bedürfnisse von PatientInnen und Angehörigen hat Palliativpflege auch eine Art Hebammen-Funktion. Es geht darum, angemessene Rahmenbedingungen für das Sterben zu schaffen, die Angehörigen zu unterstützen und letztlich auch die Pflege und Versorgung der Verstorbenen auf entsprechende Weise zu gewährleisten. In der Balance zwischen Fürsorge und Selbstbestimmung gilt es, Bedingungen zu schaffen, die es sterbenden Menschen und ihren Angehörigen ermöglichen, die Zeit des Sterbens als wertvoll zu erleben, Bedingungen, unter denen ein individuelles Abschiednehmen möglich ist.

> Palliative Maßnahmen dienen der Symptomkontrolle und zielen auf eine positive Beeinflussung der Lebensqualität ab.

1.2.2 Die Hospizbewegung

Geschichtliche Entwicklung

Schon zur Zeit der Römer gab es **Hospize**, in denen Bedürftige, Kranke und Sterbende Unterkunft, Verpflegung und Hilfe finden konnten. Im Christentum wurden solche Einrichtungen zunächst von religiös engagierten Frauen geleitet, ab dem 4. Jh. wurde diese Aufgabe von verschiedenen Orden übernommen. Im **Mittelalter** bildeten sich eigene Hospitalorden. Besonders in entlegenen Gebieten wie an Alpenpässen und Flussübergängen entlang der Pilgerwege entstanden Hospize. Das Hospiz war damals eine Herberge und Raststätte für Reisende und eine wertvolle soziale Einrichtung, um Hilfsbedürftigen Schutz, Geborgenheit, Erfrischung, Stärkung und Heilung zu bieten.

Hospiz
von lat. „hospitum" = Gastfreundschaft, Herberge

Mittelalter
Zeitspanne etwa vom Untergang des Weströmischen Reiches (476 n. Chr.) bis zu Kolumbus' Landung in Amerika (1492)

Palliative Pflege und Palliativmedizin sind so alt wie die Geschichte des Menschen selbst. Aufgrund der früheren medizinischen Möglichkeiten konnte das Behandlungsziel bis ins 19. Jh. hinein oftmals nicht die Heilung, sondern vielmehr die Linderung von Leiden sein. Damit war auch die Pflege meist nicht rehabilitierend, sondern palliativ, also lindernd. Erst durch die Entdeckung der Antibiotika, die Einführung moderner Anästhesie sowie Radio- und Chemotherapien wurden die Möglichkeiten des Heilens für die Medizin immer größer. Dadurch setzte ein Paradigmenwechsel ein, indem das Heilen als die eigentliche medizinische Aufgabe betrachtet wurde. Unheilbar Kranke und Sterbende wurden in den Krankenhäusern zunehmend unwillkommen; ihre Versorgung war teuer und der hohe Aufwand für ihre Betreuung wurde nicht mehr als gerechtfertigt betrachtet. Sterbende Menschen erhielten die geringste Aufmerksamkeit des medizinischen und pflegerischen Personals.

Vor gut 40 Jahren erfolgte ein Paradigmenwechsel. Es entwickelte sich ein zunehmendes Bewusstsein für die Bedürfnisse unheilbar kranker und sterbender Menschen. Medizin und Pflege erinnerten sich an ihre Verantwortung diesen PatientInnen gegenüber. Die Hospizidee trug ganz wesentlich zu dieser Bewusstseinsbildung bei, indem sie die Fragen um die Wünsche und Bedürfnisse sterbender Menschen thematisierte.

Palliativpflege ist also nichts Neues! Neu ist aber das Bewusstsein für die besonderen Bedürfnisse von Menschen, die an nicht heilbaren Erkrankungen leiden, und neu ist auch die hohe Fachlichkeit dieser speziellen Form der Pflege.

Die moderne Hospizbewegung

In der ersten Hälfte des 20. Jh. wurde die Betreuung von Sterbenden zunehmend vernachlässigt. Für diese Entwicklung waren u.a. Fortschritte der technisierten Medizin und Veränderungen in der Gesellschaft mitverantwortlich (vgl. Klaschik 2003, S. 2).

Anfang der 1960er-Jahre bewirkten zwei Frauen eine nachhaltige Veränderung im gesellschaftlichen Umgang mit sterbenden Menschen und in ihrer Betreuung:

Cicely Saunders, Krankenschwester, Sozialarbeiterin und später auch Ärztin in England, erkannte die unzureichende Behandlung und Betreuung sterbender Menschen zur damaligen Zeit aufgrund folgender Tatsachen (Saunders 1993):

- Die meisten Menschen möchten zwar in ihrer vertrauten Umgebung sterben, tatsächlich erfolgt das Sterben aber überwiegend in Krankenhäusern oder Pflegeheimen.
- Die Medizin begreift Sterben und Tod als therapeutischen Misserfolg.
- Die technisierte Medizin droht menschliche Nähe und Zuwendung für Sterbende zu verhindern.

Saunders studierte Medizin, um auf diesem Gebiet etwas verändern zu können, und gründete 1967 das St. Christopher's Hospice in London. Von dieser Einrichtung geht die heute weltweite Bewegung aus. Unzählige ÄrztInnen, Pflegepersonen, SozialarbeiterInnen und andere HelferInnen aus aller Welt wurden und werden dort ausgebildet und sie haben die Hospizidee in über 80 Ländern verbreitet.

Elisabeth Kübler-Ross, Psychiaterin aus der Schweiz, beschäftigte sich zeit ihres Lebens mit der Begleitung sterbender Menschen. Sie war maßgeblich daran beteiligt, das Thema „Sterben" in die breite Öffentlichkeit zu bringen und zu enttabuisieren. 1969 wurde sie durch ihr Buch „Interviews mit Sterbenden" bekannt. Kübler-Ross steht auch am Anfang der amerikanischen Hospizbewegung. Der amerikanische Senat ließ 1986 Effizienzstudien durchführen, in denen nachgewiesen werden konnte, dass die Hospizbetreuung auch ökonomisch sinnvoll ist. Das trug dazu bei, dass der Hospizgedanke fester Bestandteil des amerikanischen Gesundheitssystems wurde.

Die Arbeit dieser beiden Frauen trug jedenfalls entscheidend zu einem würdevolleren Umgang mit Sterbenden und einem höheren Stellenwert der Familienbetreuung und Nachbarschaftshilfe bei (vgl. Klaschik 2003, S. 2).

Die heute weltweite Hospizbewegung wurde von Cicely Saunders und Elisabeth Kübler-Ross begründet und geprägt.

Internationale Entwicklung

Die Hospizidee nahm ihren Ausgangspunkt als engagierte Bürgerbewegung in den frühen 1970er-Jahren in England. Inzwischen hat sie sich nahezu weltweit ausgebreitet. Aus den Grundsätzen der Hospizidee hat sich das Palliative-Care-Konzept entwickelt. Palliative Care hat das traditionell biomedizinisch ausgerichtete Versorgungsparadigma aufgebrochen. Es ist von einer Idee im Jahre 1967 zu einem gesellschafts- und gesundheitspolitischen Betreuungs- und Versorgungskonzept gewachsen (vgl. Pleschberger 2002, S. 21).

In **Kanada** wurde 1975 die weltweit erste Palliativstation am Royal-Victoria-Hospital in Montreal/Quebec durch Balfour Mount eröffnet. Dieser Palliative-Care-Service bot bereits auch einen Hausbetreuungsdienst und einen Konsiliardienst an. Die Bezeichnung „Palliativstation" („Palliative Care Unit") wurde in diesem Zusammenhang erstmals verwendet, da unter dem Begriff „Hospiz" („hospice") in Französisch-Kanada eine Pflegeeinrichtung für unter „Obsorge stehende alte Menschen" verstanden wird.

In **Deutschland** entwickelten sich Ende der 1970er-Jahre zahlreiche lokale Hospizgruppen und 1985 wurde der Christophorus-Hospiz-Verein in München gegründet. 1983 entstand die erste Palliativstation an der Universitätsklinik in Köln und 1986 wurde das erste Hospiz Deutschlands in Aachen errichtet. Die Entwicklung der Hospizidee wurde durch die deutsche Krebshilfe, später auch durch kirchliche, karitative und politische Gremien sowie durch die pharmazeutische Industrie gefördert.

Dabei erfolgten die Entwicklungen der Palliativmedizin und der Hospizbewegung weitgehend unabhängig voneinander. Von ehrenamtlichen Laien ausgehende Hospizinitiativen waren mehr mit psychosozialem und pflegerischem Engagement bedacht; die ärztliche Präsenz in den deutschen Hospizen war noch unzureichend (vgl. Husebø/Klaschik 2009). 1986 wurde in Deutschland durch Paul Becker eine internationale Vereinigung gegründet: die IGSL (Internationale Gesellschaft für Sterbebegleitung und Lebensbeistand). In der Folge entstanden landesweit Hospize und Palliativstationen.

1987 gelang die erstmalige Anerkennung der Palliativmedizin als eigenständige Subdisziplin der Medizin in England. Hospice-Care- und Palliative-Care-Angebote stehen in **Großbritannien** heute flächendeckend zur Verfügung.

In **Deutschland** wurde 1999/2000 die erste Professur für Palliativmedizin in Bonn eingerichtet. Seit 2009 ist Palliativmedizin als Pflicht-Lehr- und Prüfungsfach im Medizinstudium etabliert. Inzwischen gibt es in Deutschland zwölf Lehrstühle für Palliativmedizin, einen Lehrstuhl für Kinderschmerztherapie und Pädiatrische Palliativmedizin und eine Professur für Soziale Arbeit in Palliative Care.

Deutschland verfügt auch über 315 Palliativstationen für Erwachsene und vier Palliativstationen für Kinder. Hinzu kommen 216 Hospize für Erwachsene und 17 Kinderhospize. Für die häusliche palliative Versorgung stehen 250 SAPV-Teams („spezialisierte ambulante Palliativversorgung") zur Verfügung und zusätzlich 37 spezialisierte ambulante Palliativteams für Kinder (Stand Juli 2017; Angaben der Deutschen Gesellschaft für Palliativmedizin).

1989 erfolgte die Gründung der European Association of Palliative Care (EAPC). Die einzelnen Länder Europas gründeten palliativmedizinische Fachgesellschaften, die in dieser Organisation vereint sind. 1993 erfolgte die Gründung des Dachverbandes Hospiz Österreich. 1994 wurde die Deutsche Gesellschaft für Palliativmedizin gegründet und 1998 kam es zur Gründung der Österreichischen Palliativgesellschaft.

1.2.3 Die Hospizbewegung in Österreich

Die Anfänge

Die ersten Initiativen und Aktionen gingen Ende der 1970er-Jahre von medizinischen Laien aus, die finanziell zur Gänze auf private Spenden und Wohlfahrtsorganisationen angewiesen waren. Die Hospizidee ist zwar grundsätzlich überkonfessionell, doch wirkten anfänglich vor allem die kirchlichen Institutionen wie Caritasverbände, Diakoniewerk, einzelne Orden und katholische Bildungshäuser unterstützend.

1985 begann eine Gruppe um Sr. Hildegard Teuschl in Wien, die Hospizidee in Österreich umzusetzen. 1987 wurde begonnen, die Hospizarbeit ambulant durch das interdisziplinäre „Hospiz-Außenteam" anzubieten, in dem Fachkräfte aus dem medizinischen, pflegerischen, pastoralen, psychosozialen Bereich und aus wissenschaftlichen Instituten zusammenarbeiteten. 1992 entstand die erste stationäre Hospizeinrichtung „Hospiz St. Raphael" im Krankenhaus Zum Göttlichen Heiland in Wien. 1993 erfolgte die Gründung des Dachverbandes Hospiz Österreich. In diesem Jahr begann das „Ambulante Hospizteam Innsbruck" mit der Betreuung schwer kranker und sterbender Menschen zu Hause, und in den Jahren bis 1995 erfolgte die Gründung mobiler Hospizteams in allen österreichischen Bundesländern. Stationäre Einrichtungen konnten aufgrund fehlender finanzieller Unterstützung durch die öffentliche Hand erst später errichtet werden.

1998 wurden das stationäre Hospiz in Innsbruck und die Palliativstation St. Vinzenz in Ried eröffnet. Zu dieser Zeit wurden auch die ersten Palliativbetten am Krankenhaus der Elisabethinen in Graz eingerichtet.

1999 erfolgte in der bundesweiten Krankenhausplanung die Verankerung der Palliativmedizin im österreichischen Gesundheitswesen. Daraufhin wurden zahlreiche Palliativstationen etabliert. Aufgrund fehlender finanzieller Unterstützung für Hospize wurden in der Folge nahezu alle österreichischen Hospize in Palliativstationen umgewandelt.

2002 wurde die Familienhospizkarenz eingeführt. Für Angehörige von schwer Kranken und Sterbenden besteht seitdem die Möglichkeit, sich für deren Betreuung bis zu sechs Monate karenzieren zu lassen.

2004 entwickelte das ÖBIG das „Konzept der abgestuften Hospiz- und Palliativversorgung". Abgestuft bedeutet, dass die palliativen Betreuungsangebote zugeschnitten auf die jeweilige Bedürfnislage erfolgen sollen. Die optimale Betreuung soll dort sichergestellt werden, wo sie benötigt wird. Die palliative Grundversorgung erfolgt in den bereits bestehenden Gesundheits- und Sozialeinrichtungen. In komplexen Betreuungssituationen und bei schwierigen Fragestellungen stehen zusätzliche fachliche Expertisen aus speziellen Versorgungsangeboten zur Verfügung. Bund und Länder vereinbarten eine flächendeckende Versorgung im Palliativ- und Hospizbereich bis zum Jahr 2012. Dieser Plan wurde in die Vereinbarung 15a über die Organisation und Finanzierung des Gesundheitswesens aufgenommen, allerdings konnte er bis jetzt noch nicht vollständig umgesetzt werden.

Tabelle 1
Plan zur abgestuften Palliativversorgung in Österreich
(Quelle: Konzept BMGFJ/ÖBIG zur abgestuften Hospiz- und Palliativversorgung in Österreich)

	„einfache" Situation	komplexe Situation, schwierige Fragestellung		
	Grundversorgung	**unterstützende Angebote**		**betreuende Angebote**
Akutbereich	Krankenhäuser	Hospizteams	Palliativkonsiliardienste	Palliativstationen
Langzeitbereich	Alten- und Pflegeheime		mobile Palliativteams	stationäre Hospize
Familienbereich, Zuhause	niedergel. (Fach-) ÄrztInnen, mobile Dienste, TherapeutInnen			Tageshospize

2007 wurde in Österreich der erste Lehrstuhl für Palliativmedizin an der Medizinischen Universität Wien geschaffen.

In den letzten Jahren entstanden in allen österreichischen Bundesländern weitere Palliativstationen, mobile Palliativteams, Palliativ-Konsiliarteams und zahlreiche ehrenamtliche Hospizteams.

Auch in der Hospiz- und Palliativversorgung für Kinder, Jugendliche und junge Erwachsene gab es in den letzten Jahren bedeutende Fortschritte. So gibt es seit 2003 ein mobiles Kinderhospizteam in Wien, aktuell (2017) gibt es in Österreich elf mobile Kinderpalliativteams und neun Kinderhospizteams.

Gemäß den 2004 vom Österreichischen Bundesinstitut für Gesundheit entwickelten Strukturplan zur abgestuften Hospiz- und Palliativversorgung in Österreich sollten pro Million EinwohnerInnen 60 Palliativ- bzw. Hospizbetten zur Verfügung stehen. Mit Ende 2016 gab es in Österreich 56 mobile Palliativteams und 41 Palliativstationen mit insgesamt 344 Betten. Die elf stationären Hospize (OÖ, NÖ, S, St, V) verfügen über insgesamt 109 Betten, die Eröffnung jeweils eines weiteren stationären Hospizes ist für 2018 in Tirol und in Vorarlberg geplant.

Netzwerke

Österreichische Palliativgesellschaft (OPG): Die Gründung der Österreichischen Palliativgesellschaft erfolgte Ende 1998. Sie versteht sich als interprofessionelle wissenschaftliche Vereinigung aller Berufsgruppen, die mit der Betreuung schwer kranker PatientInnen mit fortgeschrittenem Leiden befasst sind. Sie unterstützt dabei Initiativen in Forschung, Fortbildung und praktischer Ausübung von Palliative Care mit dem Ziel der Stärkung der einzelnen Disziplinen und ihrer Interprofessionalität. Auf der Homepage stehen aktuelle Fachinformationen, Literaturempfehlungen und Veranstaltungshinweise zur Verfügung. Siehe auch: http://www.palliativ.at/

Hospiz Österreich – Dachverband der Palliativ- und Hospizeinrichtungen: In Österreich existiert seit 1993 auch der Dachverband der Palliativ- und Hospizeinrichtungen, um alle Hospizgruppen und Vereine sowie Palliativeinrichtungen miteinander zu vernetzen. Im interdisziplinär zusammengesetzten Vorstand arbeiten VertreterInnen aus allen Bundesländern zusammen. Sie setzen sich für den Auf- und Ausbau und die Qualitätssicherung ein und sehen einen Schwerpunkt in der Bildungsarbeit. Hospiz Österreich ist es auch ein großes Anliegen, die Integration von Hospizkultur und Palliative Care (HPCPH) in Einrichtungen der Grundversorgung (Alten- und Pflegeheime, Betreuung zu Hause, Krankenhäuser usw.) zu fördern. Siehe auch: http://www.hospiz.at/

Lehrstühle für Palliative Care und Palliativmedizin in Österreich

- Alpen-Adria-Universität Klagenfurt, Fakultät für interdisziplinäre Forschung und Fortbildung mit Standort Wien (IFF): ein Lehrstuhl für Palliative Care und Organisationsethik (Univ.-Prof. Dr. Andreas Heller). Die IFF wird als Bereich mit 1.1.2019 aufgelöst, die Stellen werden in andere österreichische Universitäten integriert.
- Medizinische Universität Wien: Lehrstuhl für Palliativmedizin seit 2005 (Univ.-Prof. Dr. Herbert Watzke); seit 1.10.2013 erste Klinische Abteilung für Palliativmedizin am AKH Wien
- Paracelsus Medizinische Privatuniversität Salzburg (PMU): Stiftungsprofessur für Interdisziplinäre Versorgungsforschung in der Palliative Care (50 %: Lehrstuhl Pflegewissenschaft – Gastprofessor Univ.-Prof. Dr. Philip Larkin, 50 %: Lehrstuhl Medizin – Univ.-Prof. Dr. Stefan Lorenzl)

Bildungsangebote im Bereich von Palliative Care und Hospizarbeit
In ganz Österreich werden derzeit nicht nur Ausbildungskurse für potenzielle ehrenamtliche BegleiterInnen im Hospizbereich, sondern auch Basislehrgänge für Palliative Care für Personen aus verschiedenen Gesundheitsberufen angeboten. Die Paracelsus Medizinische Privatuniversität Salzburg bietet in Kooperation mit dem Dachverband Hospiz Österreich und dem Bildungshaus St. Virgil in Salzburg einen multiprofessionellen Universitätslehrgang für Palliative Care an. Diese Lehrgänge werden mit dem akademischen Grad „Master of Science" (MSc) abgeschlossen.
Von den verschiedenen Ärztekammern werden Palliativlehrgänge speziell für ÄrztInnen angeboten und seit 2017 gibt es auch das Angebot einer Ausbildung zum Facharzt für Palliativmedizin. Einige Bildungseinrichtungen bieten für Laien, teilweise auch für Fachpersonal, einen „Lehrgang für Lebens-, Sterbe- und Trauerbegleitung" an.

Hospiz Österreich bietet im Rahmen des Projektes „Hospiz und Palliative Care in Alten- und Pflegeheimen" Schulungen an, verbunden mit einem Organisationsentwicklungsprozess. Das Ziel ist die Integration von Hospizkultur und Palliative Care in Alten- und Pflegeheimen.

1.2.4 Organisationsformen von palliativen Betreuungseinrichtungen

Die Hospizidee ist nicht nur zentraler Ausgangspunkt für die internationale Hospizbewegung, sondern auch für die Entwicklung von Palliative Care. Palliativstationen und die Hospizbewegung verfolgen dieselben Ziele. Beide haben das Anliegen, für schwer kranke und sterbende Menschen ein „Leben bis zuletzt" zu ermöglichen.

Stationäre Hospize
Diese Einrichtungen verfügen über eine eigenständige Organisationsstruktur, die aber auch einer stationären Pflegeeinrichtung zugeordnet sein kann. Ziele der Hospizbetreuung sind die Behandlung belastender Symptome, eine Entlastung und Stabilisierung und, wenn möglich, Entlassung der Kranken nach Hause. Stationäre Hospize verstehen sich traditionell aber auch als Orte zum Sterben. Hier sollen Menschen die Zeit ihres Sterbens in Geborgenheit und Sicherheit mit umfassender medizinisch-pflegerischer und psychosozialer Betreuung verbringen können. Zielgruppe sind erwachsene PatientInnen in palliativen Situationen, mit komplexer Symptomatik und hohem Betreuungsaufwand.

Das Betreuungsangebot richtet sich an jene schwer kranken Menschen, bei denen eine Behandlung im Akutkrankenhaus nicht erforderlich ist und die nicht oder vorübergehend nicht zu Hause oder in einem Pflegeheim betreut werden können. Häufige Indikationen zur stationären Aufnahme in ein Hospiz sind neben der Behandlung von Schmerzen und anderen belastenden Symptomen vor allem schwierige pflegerische Situationen und psychosoziale Krisensituationen (z. B. drohende Dekompensation des häuslichen Versorgungssystems).

Palliativstationen

Palliativstationen sind eigenständige, aber an ein Krankenhaus angebundene oder integrierte Stationen auf Basis interdisziplinärer Zusammenarbeit. Ziel ist die bestmögliche Linderung von (oft vielfältigen) Symptomen. Wie bei den Hospizen liegt der Schwerpunkt der Betreuung in der Verbesserung der Lebensqualität für die schwer kranken Menschen und für ihre Angehörigen. Da die Aufenthaltsdauer der PatientInnen an einer Palliativstation zeitlich begrenzt ist, wird eine Entlassung nach Hause, in ein Hospiz oder in eine Langzeiteinrichtung angestrebt.

Zielgruppe sind PatientInnen mit komplexer medizinischer, pflegerischer und/oder psychosozialer Symptomatik, einem hohen Bedarf an palliativer Versorgung und mit akutem hohen Betreuungsaufwand. Eine weitere Voraussetzung für die Aufnahme an einer Palliativstation ist, dass die Betreuung nicht oder nur unzureichend durch andere Einrichtungen oder Dienste geleistet werden kann. Außerdem muss der Patient/die Patientin über die Möglichkeiten und Ziele einer Palliativstation informiert sein und der Aufnahme zustimmen.

Die Finanzierung der Palliativstationen ist seit 2002 über die leistungsorientierte Krankenanstaltenfinanzierung (LKF) geregelt. Die Einführung der leistungsbezogenen Krankenhausfinanzierung hatte zur Folge, dass viele stationäre Hospize in Palliativstationen umgewandelt wurden. So wurden zum Beispiel das Hospiz Innsbruck, das Hospiz St. Raphael am Krankenhaus zum Göttlichen Heiland, das CS Hospiz Rennweg und das Hospiz im Geriatriezentrum am Wienerwald zu Palliativstationen. Mit dieser Veränderung sind eine Annäherung an Krankenhausstrukturen, eine stärkere **Medikalisierung** und auch ein höherer Entlassungsdruck verbunden.

Medikalisierung
gesellschaftlicher Wandlungsprozess, durch den die (naturwissenschaftliche) Medizin ein Beinahe-Monopol bei der Deutung von Gesundheit und Krankheit und bei der ärztlichen Versorgung erworben hat (vgl. Lexikon der Psychologie 2000)

Zugleich mit der Finanzierung der Palliativstationen verschlechterte sich die Situation der stationären Hospize. Da das österreichische Finanzierungssystem Gesundheit und Soziales trennt, fallen AkutpatientInnen in den Sektor „Gesundheit"; die Kosten werden von den Krankenkassen getragen. LangzeitpatientInnen (HospizpatientInnen) fallen in den Sektor „Soziales" und somit in die Pflegeheimfinanzierung. In diesem Fall müssen die PatientInnen im Rahmen des Möglichen finanziell wesentlich beitragen. Dieser Aspekt läuft dem international geltenden Grundsatz der Unentgeltlichkeit der Hospizbetreuung zuwider und erschwert den Betroffenen den Zugang (Höfler 2002).

Eine Palliativstation ist weder eine Langzeit-Pflegestation noch eine Sterbestation. Die begrenzte Aufenthaltsdauer stellt häufig ein großes Problem dar. Schwer kranke und sterbende Menschen brauchen einen Ort der Sicherheit und der Geborgenheit, sie brauchen einen Ort, an dem sie bleiben können, wenn eine weitere Betreuung zu Hause nicht möglich ist. In Anlehnung an das Bild von den Hospizen als Raststätte ist es bedeutsam, dass Österreich neben den Palliativstationen auch über eine ausreichende Anzahl von Hospizen verfügt – Hospize als „Lebensorte für sterbende Menschen", in denen sie sich auf ihre persönliche Art und Weise auf das Sterben vorbereiten können, ohne sich um die Entlassung sorgen zu müssen.

Einige der ehemaligen österreichischen Hospize, die zu Palliativstationen wurden, haben trotz der Umwandlung in eine Palliativstation den Namen „Hospiz" beibehalten. Hospiz steht für eine ganz bestimmte Form der Betreuung. Der Begriff „Hospiz" ist zu einem Synonym für eine umfassende, kompetente Betreuung sterbender Menschen und ihrer Angehörigen geworden.

Das Tageshospiz

Ziel des Tageshospizes ist die Entlastung und Unterstützung der PatientInnen bzw. ihrer Angehörigen, sodass die PatientInnen möglichst lange in ihrer häuslichen Umgebung bleiben können. Es besteht hier die Möglichkeit, tagsüber an verschiedenen Aktivitäten teilzuhaben und die Gemeinschaft gleichermaßen Betroffener zu erleben. Die Aufgaben eines Tageshospizes umfassen die palliativpflegerische, palliativmedizinische und die psychosoziale Betreuung ebenso wie die Beratung von PatientInnen und deren Angehörigen.

Die ärztliche Betreuung erfolgt durch die ÄrztInnen der Einrichtung, durch qualifizierte HausärztInnen oder durch ein mobiles Palliativteam. Zielgruppe sind erwachsene PalliativpatientInnen, die mobil bzw. transportfähig sind und die Nacht in ihrer gewohnten Umgebung verbringen können, ebenso wie deren Angehörige. Mit Ende 2016 gab es in Österreich vier Tageshospize, je eines in Salzburg, der Steiermark, in Niederösterreich und in Wien.

Palliative Care in der Geriatrie

> *„Ich habe mich bewusst der Versorgung von Tumorpatienten gewidmet. Ich wusste, dass es mir nicht gelingt, die Misere in der Versorgung unserer alten Mitbürger aufzugreifen. Das Problem ist mir zu groß gewesen."*
>
> *(Cicely Saunders)*

Es besteht ein hoher Bedarf an palliativer Betreuung in der Geriatrie, aber die Umsetzung von Palliative Care in den Pflegeheimen ist derzeit noch immer sehr entwicklungsbedürftig. Die Menschen, die in Pflegeheimen leben, leiden oft unter mehreren progredienten und chronischen Erkrankungen, und viele von ihnen sind durch Schmerzen und andere Symptome belastet. Kurative Maßnahmen sind häufig nicht mehr zielführend, und die PatientInnen haben eine sehr begrenzte Lebenserwartung. Daher sind geriatrische PatientInnen oft klassische PalliativpatientInnen nach der geltenden WHO-Definition. Sie sind ähnlich bedürftig wie die PatientInnen in Palliativstationen und Hospizen, in mancher Hinsicht sogar noch bedürftiger: Anders als die überwiegend jüngeren, onkologischen PatientInnen in Palliativstationen haben sie meist kein tragfähiges soziales Umfeld mehr, ihre Verwandten und FreundInnen stehen nicht mehr zur Verfügung. Sie haben ein enormes Bedürfnis nach Zuwendung und Zuneigung und oftmals sind die Pflegenden ihre engsten und auch ihre einzigen Bezugspersonen.

Bei dem derzeit üblichen Personalschlüssel in Pflegeheimen kann diese Zuwendung trotz größtem Bemühen aber nur sehr begrenzt geleistet werden. Umfassende Palliativpflege mit einem so knappen Pflegepersonalstand zu leisten, ist kaum möglich. Angesichts der oft sehr komplexen Betreuungssituationen, der zunehmenden pflegerischen Herausforderungen und der hohen Bedürftigkeit der alten Menschen kann der Anspruch an eine Betreuung nach Palliative-Care-Richtlinien aufgrund fehlender Ressourcen meist nicht gewährleistet werden. Die Diskrepanz zwischen Anspruch, Anforderung und Möglichem kann zu einem beträchtlichen Spannungsfeld für die Pflegepersonen führen.

Wenn eine Pflegeperson im Nachtdienst zum Beispiel für 30 und mehr PatientInnen bzw. BewohnerInnen zuständig ist, dann ist leicht nachvollziehbar, dass palliative Pflege innerhalb dieser Rahmenbedingungen nur sehr begrenzt möglich ist.

Derzeit weisen (international gesehen) etwa 70% der PflegeheimpatientInnen demenzielle Veränderungen auf. Diese Menschen haben einen besonders signifikanten Bedarf an Palliative Care. Oft sind sie nicht mehr in der Lage, ihre Schmerzen und Belastungen adäquat zu äußern, und die zugrunde liegenden Ursachen ihres Leidens werden häufig nicht erkannt.

Weil sich diese PatientInnen oft nicht mehr ausreichend verbal ausdrücken können, erhalten sie häufig nicht die notwendige Beachtung ihrer körperlichen und seelischen Leiden. Verschiedene Studien zeigen, dass sie – auch im Krankenhaus – deutlich weniger Schmerzmittel erhalten als PatientInnen ohne Demenz in vergleichbaren Situationen, da sie ihre Schmerzen oft nicht mitteilen können, weil sie nicht in der Lage sind, zu beschreiben, was sie quält. Sie brauchen daher spezielle Formen des Symptom-Assessments (siehe Kapitel 7.3, Die Schmerzeinschätzung, S. 201) und sie sind weitgehend abhängig davon, wie viel Fachwissen, kommunikative Kompetenz und Verständnis die Pflegenden aufbringen können (vgl. Kojer 2011).

Was demenziell veränderte Menschen aufgrund ihrer Erkrankung an kognitiven Fähigkeiten verlieren, gewinnen sie oft an Sensibilität. Sie sind ungeheuer verletzbar und schutzbedürftig – und Zuwendung, Empathie und emotionale Anteilnahme sind für sie lebensnotwendig.

Die alten Menschen, und ganz besonders jene mit Demenz, brauchen Pflegende und ÄrztInnen, die gelernt haben, mit ihnen zu kommunizieren, und die zudem in Palliative Care ausgebildet sind. Es genügt jedoch nicht, das ursprünglich für TumorpatientInnen entwickelte Konzept von Palliative Care unverändert auf alte und hochaltrige Menschen zu übertragen. Geriatrische PatientInnen haben infolge ihrer Multimorbidität, ihrer besonderen Lebenssituation und ihrer spezifischen körperlichen und seelischen Nöte in vieler Hinsicht andere Bedürfnisse und Ansprüche als jüngere PatientInnen. Um diesen Unterschied zu verdeutlichen, hat Marina Kojer den Begriff „Palliative Geriatrie" geprägt. Es handelt sich um ein eigenständiges Teilgebiet der Palliative Care, das zusätzlich gelernt werden muss. Daher ist eine Grundschulung in Palliativer Geriatrie für alle in der Geriatrie Tätigen ein Postulat, das unbedingt erfüllt werden muss, um die erforderliche Qualität der Behandlung, Pflege und Begleitung für alle HeimbewohnerInnen im Leben und im Sterben zu garantieren (vgl. Kojer 2011).

„Alte Menschen haben eindeutig besondere Bedürfnisse, weil ihre Probleme anders und oft komplexer sind als die junger Menschen."

(WHO 2004)

Eine gute palliative Versorgung, Palliativmedizin und palliative Pflege gewährleisten, dass Leiden reduziert wird, Lebensqualität und Lebensfreude erhalten bleiben, wenn das Fortschreiten der Erkrankung nicht verhindert werden kann.

1.2.5 Teams im palliativen Bereich

Das mobile Palliativteam

Dieses Team setzt sich multiprofessionell zusammen. Aufgabe des mobilen Palliativteams ist es, professionelle BetreuerInnen vor Ort (z. B. HausärztInnen, Pflegepersonen, mobile Dienste) und PatientInnen in palliativen Situationen und ihre Angehörigen in der Betreuung zu Hause bzw. im Pflegeheim zu unterstützen, zu beraten und zu begleiten. Ziel ist, dass die PatientInnen in der gewohnten Umgebung (zu Hause bzw. im Pflegeheim) bleiben können und nicht in ein Krankenhaus aufgenommen werden müssen. Das mobile Palliativteam übt auch eine wichtige Brückenfunktion aus, der Übergang zwischen stationärer und ambulanter Betreuung wird erleichtert.

Je nach örtlicher Gegebenheit kann das mobile Palliativteam auch als Konsiliarteam in Krankenhäusern, Heimen und Tageshospizen beratend tätig sein.

Der Palliativkonsiliardienst

Dieser Dienst wird von einem multiprofessionell zusammengesetzten Team im Krankenhaus geleistet. Er bietet in erster Linie beratende Unterstützung für die betreuenden ÄrztInnen und Pflegepersonen im Krankenhaus (auf den Stationen und in den Ambulanzen).

Der Palliativkonsiliardienst ...

- führt Konsiliarbesuche auf den Stationen und Ambulanzen durch,
- unterstützt die Einleitung einer Betreuung der schwer Kranken zu Hause oder die Überweisung in andere Einrichtungen,
- vermittelt weitere Dienstleistungen,
- bietet telefonische Beratung sowie Aus- und Fortbildungen.

Das Hospizteam

Das Hospizteam besteht aus qualifizierten, ehrenamtlichen HospizbegleiterInnen und mindestens einer hauptamtlichen koordinierenden Fachkraft und ist in allen Versorgungskontexten tätig (zu Hause, im Krankenhaus, im Pflegeheim). Das Team bietet betroffenen PatientInnen und ihren Angehörigen mitmenschliche Begleitung und Unterstützung in der Zeit der Krankheit, des Abschieds und der Trauer. Es leistet einen wesentlichen Beitrag zur psychosozialen und emotionalen Entlastung von PatientInnen, Angehörigen und der betreuenden Berufsgruppen. Das Hospizteam ist Teil des umfassenden Betreuungsnetzwerkes und arbeitet eng mit anderen Fachdiensten in der palliativen Versorgung zusammen.

> Hospizteams arbeiten mit anderen Diensten eng zusammen. Sie üben ihre Tätigkeit je nach Situation zu Hause, in Pflegeheimen oder in Krankenhäusern aus.

1.3 Arten der Zusammenarbeit

1.3.1 Multiprofessionelle und interprofessionelle Zusammenarbeit

Definition der Begriffe

Disziplin (lat.)	= Fach einer Wissenschaft, Teilbereich
multidisziplinär (lat.)	= mehrere Fächer betreffend
interdisziplinär (lat.)	= fachübergreifend, die Zusammenarbeit mehrerer Fachgebiete betreffend
multiprofessionell (lat.)	= mehrere Berufe betreffend
interprofessionell (lat.)	= berufsübergreifend; eine enge, überschneidende Zusammenarbeit mehrerer Professionen

Definition von Zusammenarbeit

- Tätigkeiten auf ein Ziel hin vereinigen; Grundlage ist dabei ein Vertrauen auf die fortgesetzte bzw. den Abmachungen entsprechende Wechselwirkungsmöglichkeit
- mindestens zwei Personen aus unterschiedlichen Disziplinen, nicht zwingend aus unterschiedlichen Professionen

Eine gelingende interdisziplinäre/**interprofessionelle** Zusammenarbeit ist die Grundvoraussetzung für eine umfassende Versorgung und Betreuung sterbenskranker Menschen.

> **interprofessionell**
> von lat. inter = zwischen und Profession = Beruf; „interprofessionell" bedeutet die Zusammenarbeit mehrerer Berufe

Eine optimale Betreuung und Begleitung von schwer kranken und sterbenden Menschen und ihren Bezugspersonen erfordert ein hohes Maß an Fachwissen und eine große Bandbreite an Angeboten, da die Bedürfnisse und Problemstellungen dieser speziellen PatientInnengruppe oft sehr komplex sind. Es ist für eine einzige Berufsgruppe nicht möglich, allen Problemen und Bedürfnissen der Betreffenden gerecht zu werden. Daher sind Personen aus unterschiedlichen Gesundheitsberufen und Fachrichtungen erforderlich, um diesem Auftrag gemeinsam nachzukommen.

Multiprofessionelle Zusammenarbeit

In fast jedem medizinischen Bereich und in allen Krankenhäusern wird in multiprofessionellen Teams gearbeitet. Das heißt, es arbeiten verschiedene Professionen eigenständig und unabhängig voneinander. Die Bedürfnisse der Kranken werden dabei häufig in einer Form bewertet, die der hierarchischen Struktur innerhalb dieses multiprofessionellen Teams entspricht.

Eine solche Bewertung erfolgt beispielsweise, wenn medizinische Maßnahmen höher bewertet werden als etwa ein Gespräch mit dem Seelsorger oder der Seelsorgerin. Oder wenn ein Spaziergang mit Angehörigen zugunsten einer Infusion zurückstehen muss. Das Entscheidende dabei ist, dass die Bewertung dieser Bedürfnisse von außen erfolgt. Dieser Wert ergibt sich nicht aus dem momentanen vorrangigen Bedürfnis der Kranken, sondern die Bewertung dessen, was Vorrang hat, wird von außen festgelegt.

Interprofessionelle Zusammenarbeit

In einem interprofessionell arbeitenden Team werden bestehende Rollenbilder manchmal unscharf, die Grenzen verwischen zugunsten eines gemeinsamen Strebens nach einem übergeordneten Ziel: den Bedürfnissen der schwer kranken Menschen und ihrer Angehörigen zu entsprechen.

Die Rangordnung innerhalb dieses interprofessionellen Teams ergibt sich aus den aktuellen Bedürfnissen des Patienten oder der Patientin. Das kann bedeuten, dass die Seelsorge oder die Sozialarbeit momentan größere Bedeutung hat als die Pflege oder die Medizin.

Interprofessionelle Betreuungs- und Therapiemaßnahmen richten sich nach den aktuellen Bedürfnissen der PatientInnen, nicht nach hierarchischen Strukturen.

In Palliative Care wird die PatientInnenorientierung sehr ernst genommen: Das bedeutet, dass die PatientInnen bestimmen, was geschieht. Sie legen die Rangordnung ihrer Bedürfnisse fest.

Die interprofessionelle Zusammenarbeit der verschiedenen Berufsgruppen lässt sich gut durch ein Uhrwerk symbolisieren: Ein Uhrwerk funktioniert durch die enge Verbindung von verschieden großen Zahnrädern. Jedes einzelne dieser Zahnräder, auch das kleinste, ist für das Funktionieren des gesamten Werkes maßgeblich. Nur wenn die einzelnen Zahnräder ineinandergreifen, also eng und überschneidend zusammenarbeiten, kann das Uhrwerk seine Funktion erfüllen. Arbeiten die einzelnen Zahnräder, um bei diesem Bild zu bleiben, ohne oder nur mit geringer gegenseitiger Berührung, können sich die einzelnen Räder sehr schnell und mit großem Energieaufwand drehen, werden aber ihrer Aufgabe, dem ganzen Werk zu dienen, trotz großer Anstrengung kaum gerecht werden können. Eine gelingende interprofessionelle Zusammenarbeit verlangt also eine enge, überschneidende Zusammenarbeit der beteiligten Professionen.

> Welche Erfahrungen hinsichtlich der Zusammenarbeit verschiedener Berufsgruppen haben Sie gemacht?
>
> War es eine interprofessionelle oder eher eine multiprofessionelle Zusammenarbeit?

Bei interprofessioneller Zusammenarbeit greifen die „Zahnräder“ ineinander und sie bringen damit das ganze Werk in Bewegung: Die verschiedenen Berufsgruppen – Medizin, Pflege, Psychologie, Physiotherapie, Seelsorge und Sozialarbeit – arbeiten dabei eigenständig, weitgehend gleichberechtigt und auch sehr eng zusammen.

Die Zusammenarbeit der differierenden Professionen ist die Grundvoraussetzung, um eine palliative Begleitung im Sinne der Betroffenen umsetzen zu können (vgl. Wegleitner/Heimerl 2009).

1.3.2 Das interdisziplinäre/interprofessionelle Team

Ein Team ist eine Gruppe von Personen mit der gemeinsamen Absicht, zusammenzuarbeiten. Es geht nicht nur darum, am gleichen Strang zu ziehen, sondern am selben Ende desselben Strangs (vgl. Metz/Heimerl 2002, S. 303–304).

Palliative-Care-Teams zeichnen sich durch eine enge Zusammenarbeit folgender Professionen aus:

- Medizin
- Pflege
- Physiotherapie
- Ergotherapie
- Logopädie
- Diätdienste
- Psychotherapie
- Seelsorge unterschiedlicher Konfessionen
- Sozialarbeit

Es zählen im weiteren Sinne auch noch folgende Personengruppen dazu:

- ehrenamtlich Tätige ohne Berufsausbildung im Gesundheitsbereich, die aber für ihre Aufgabe speziell geschult werden;
- Stationshilfsdienste, Hauswirtschaft und Reinigungspersonal: Es ist wesentlich, dass diese Personengruppe bewusst ins Team integriert wird, da auch sie mit den PatientInnen und ihren Angehörigen in Kontakt tritt und viel zum Wohlbefinden der Kranken beitragen kann.

1.3.3 Wesentliche Punkte für eine gute Zusammenarbeit

Jede Berufsgruppe ist im gleichen Ausmaß wertvoll

Grundsätzlich muss sich jede Berufsgruppe selbst des Wertes ihrer eigenen Profession bewusst sein, um sich gegenüber anderen Berufsgruppen sinnvoll abgrenzen und Verantwortungsbereiche festlegen zu können. Eine fruchtbringende Zusammenarbeit ist nur zu erreichen, wenn jeder Berufsgruppe das Recht zugestanden wird, sich einzubringen, Vorschläge zu machen und gehört zu werden.

Verborgene Hierarchien, oft aus der geschichtlichen Entwicklung erklärbar, sowie Vorurteile und verfestigte Denkmuster gegenüber bestimmten Berufsgruppen im Sinne einer negativen Aus- oder Abgrenzung oder Pauschalisierungen („typisch Ärzte“ oder „die Schwestern“) erschweren die Zusammenarbeit. Es geht darum, sich solcher Denkmuster bewusst zu werden und sie zu verändern.

In der Betreuung schwer kranker Menschen entstehen immer wieder besonders schwierige und belastende Situationen. Es ist ein Merkmal guter interprofessioneller Zusammenarbeit, wenn es gelingt, solche oft unlösbaren Situationen gemeinsam auszuhalten, ohne die Notwendigkeit, dafür einen Verantwortlichen oder eine Verantwortliche finden zu müssen.

Interprofessionalität in der Palliative Care im Sinne einer „Orchestrierung des Lebensendes“ bedeutet auch: Es gibt prinzipiell keine Leitdisziplin und Leitwissenschaft.

> *„Die Akteure eines Orchesters sind keine Solisten, sie müssen nicht nur ihre Instrumente gut spielen können, sondern auch das Zusammenspiel gut beherrschen. Dabei darf nicht ein Einzelner versuchen, die Hauptrolle an sich zu reißen.“*
>
> *(Loewy 2000)*

Eigenverantwortliches Handeln

Die jeweiligen Professionen müssen ihre eigenen Kompetenz- und Aufgabenbereiche erkennen und nach ihnen handeln sowie die daraus resultierende Verantwortung wahrnehmen. Erst wenn diese Kriterien erfüllt sind, entsteht echter Handlungsspielraum im interprofessionellen Team.

Um den Bedürfnissen der PatientInnen im interprofessionellen Team entsprechen zu können, müssen Informationen, die auch die anderen beteiligten Berufsgruppen benötigen, weitergegeben werden (z. B. regelmäßige interprofessionelle Übergaben und PatientInnenbesprechungen). Das setzt die Bereitschaft voraus, andere Professionen an der Betreuung teilhaben zu lassen und über ihren Aufgabenbereich Bescheid zu wissen.

Jeder Blickwinkel ist richtig und wichtig

Es ist notwendig, auch die Sicht anderer Berufsgruppen auf eine Fragestellung oder ein Problem zu beachten. Das schützt vor „blinden Flecken“ im eigenen Arbeitsbereich und es bietet auch die Chance, sich mit dem Handeln der eigenen Berufsgruppe immer wieder reflektiv auseinanderzusetzen. Die unterschiedlichen Betrachtungsweisen der verschiedenen Professionen tragen auch zu einem wesentlich besseren, umfassenderen Verständnis der Gesamtsituation eines Patienten oder einer Patientin bei. Es gilt der Grundsatz: Gemeinsam wissen wir mehr.

Voraussetzung für eine gute interprofessionelle Zusammenarbeit ist eine horizontale Kommunikationsebene zwischen den Berufsgruppen. Damit ist gemeint, dass sich alle Berufssparten in der interprofessionellen Zusammenarbeit auf derselben hierarchischen Stufe befinden. Alle bringen als Fachkräfte in ihrem Bereich wertvolle Aspekte ein, wenn es z.B. um eine Behandlungsentscheidung geht.

Beispiel

Eine indische Parabel erzählt Folgendes: Fünf Blinde hatten den Auftrag, einen Elefanten zu beschreiben. Der Erste ergriff den Rüssel und sagte: „Ein Elefant ist ein beweglicher, faltiger Schlauch!“ Der Zweite fasste an ein Ohr und sagte: „Ein Elefant ist groß und sehr flach. Er wackelt heftig, wenn ich ihn angreife.“ Der Dritte umarmte ein Bein und sagte: „Ein Elefant ist eine feste Säule.“ Der Vierte ertastete den Bauch und meinte: „Ein Elefant ist eine dicke Kugel.“ Der Fünfte schließlich nahm den Schwanz des Elefanten und sagte: „Ein Elefant ist eine dünne Schnur mit einem Büschel Haare am Ende.“ Die Parabel zeigt: Ein jeder hatte den Elefanten auf seine persönliche Weise wahrgenommen, alle haben Recht, und doch beschreibt keiner den Elefanten, wie er wirklich ist.

(Parabel; vgl. Schäfer 1998)

Die in der indischen Parabel geschilderte Situation lässt sich auch auf die unterschiedlichen Blickwinkel der verschiedenen Berufsgruppen übertragen. Jede Profession erkennt einen spezifischen Teil der Gesamtsituation und zeichnet davon ein Bild, das ihr als Handlungsgrundlage dient. Das Ziel ist, das eigene Bild durch andere Sichtweisen zu erweitern und zu ergänzen.

Untereinander verständlich bleiben

Jede Berufsgruppe entwickelt sich weiter und zeichnet sich durch zunehmende Spezialisierung aus. Es ist wichtig, trotz dieses zunehmenden Wissens für andere Berufsgruppen verständlich zu bleiben und sie nicht durch Fachtermini über einen zumutbaren Rahmen hinaus zu belasten. Das dient bestenfalls dem Ego der eigenen Berufsgruppe, nicht aber dem Bemühen um eine gemeinsame interprofessionelle Basis.

Gemeinsame Ziele festlegen

Die Festlegung eines gemeinsamen Zieles, zusammen mit dem Patienten oder der Patientin, ist unerlässlich. Die gemeinsame Arbeit, die zu diesem Ziel führen soll, braucht klare Arbeitsaufträge und Strukturen. Es muss für alle transparent sein, worauf Wert gelegt wird, wer welche Aufgaben oder Rollen unter Berücksichtigung der fachlichen Qualifikation, persönlicher Stärken und Erfahrungen der einzelnen Personen übernimmt. Dabei ist es wesentlich, sich immer wieder zu vergewissern, dass die einzelnen Berufsgruppen noch immer dasselbe Ziel verfolgen. Sonst kann es z. B. geschehen, dass die ÄrztInnen die Behandlung einer Infektion als Ziel verfolgen, die Pflege die Versorgung der Wunde im Fokus hat, die Angehörigen möchten, dass die Patientin endlich wieder essen kann, und es das Ziel der Patientin ist, einmal wieder eine Nacht lang durchschlafen zu können. Das sind höchst unterschiedliche Ziele, und nur, wenn ein gemeinsames Ziel definiert wird, kann man den aktuellen Bedürfnissen der Patientin gerecht werden. Die besondere Herausforderung interprofessioneller Zusammenarbeit liegt in der Integration sowie in der Balancierung von Widersprüchen und Unterschieden zugunsten eines gemeinsamen Ziels, einer gemeinsamen Haltung zugunsten des Kranken (vgl. Heller 2007, S. 201).

Auf gute Rahmenbedingungen und klare Regeln achten

Bestimmte Rahmenbedingungen sind notwendig, um als interprofessionelles Team gut arbeiten zu können. An Räumlichkeiten für interprofessionelle Teamsitzungen mangelt es kaum, schwieriger ist das Zeitmanagement, um alle Berufsgruppen an einem Tisch zu versammeln. Der Brückenschlag mit anderen Berufsgruppen setzt die Bereitschaft voraus, diese Besprechungen regelmäßig zu planen und für diese Gespräche bewusst Zeit zu investieren (vgl. Böker et al. 2005, S. 328).

Dabei gilt: Zeit, die für die Kommunikation innerhalb des professionellen Teams investiert wird, lohnt sich vielfach. Das Einsparen von Kommunikationszeiten rächt sich durch Erschwernisse in den Arbeitsabläufen und braucht so letztlich mehr Zeit, als eine regelmäßige Besprechung erfordert hätte.

Für eine gute Zusammenarbeit ist es auch wichtig, dass sich alle Beteiligten an die zuvor gemeinsam festgelegten Arbeitsregeln halten und verteilte Arbeitsaufträge verlässlich und zeitgerecht erfüllen. Die Verantwortung für das therapeutische Bündnis der Berufsgruppen im Interesse der PatientInnen liegt bei **allen** beteiligten Professionen.

1.3.4 Teamfähigkeit

Persönliche Voraussetzungen für gute Teamfähigkeit

Neben vielen anderen Voraussetzungen seien folgende wesentlichen Aspekte angeführt:

- fachliche Kompetenz
- eine grundsätzlich respektvolle Haltung den anderen beteiligten Berufsgruppen gegenüber
- soziale/kommunikative Kompetenz: die Fähigkeit, Kritik zu ertragen und konstruktive Kritik einbringen zu können, Feedback geben und annehmen zu können, Konfliktfähigkeit

konstruktive Kritik
Die Beurteilung/Bewertung wird in einer Art und Weise geäußert, die Möglichkeiten zur Verbesserung aufzeigt sowie wertschätzend, aufbauend und nicht zerstörerisch ist.

- realistisches Einschätzen der eigenen Möglichkeiten und Grenzen
- Lernbereitschaft und das Interesse, von anderen etwas zu lernen
- Disziplin, gemeinsame Regeln zu tragen
- Sinn für Humor!

Störende Faktoren in der Teamarbeit

- zu wenig Anerkennung bzw. Feedback für geleistete Arbeit
- Abwertung einzelner Personen oder Berufsgruppen
- Kritik nicht dort anzubringen, wo sie hingehört – Kritische oder gar abwertende Äußerungen hinter dem Rücken der Betreffenden erweisen sich als besonders destruktiv für die Teamarbeit.
- Gruppendruck und Rollenstereotypisierungen

Teamarbeit ist erschwert, wenn es Vorurteile und schlechte Vorerfahrungen gibt, wenn Aufgabenverteilung und Abläufe nicht ausreichend geklärt sind und wenn sie von Führungskräften nicht vorgelebt wird.

1.3.5 Eckpfeiler interprofessioneller Zusammenarbeit

Aufnahmen und Entlassungen

Die Art und Weise, wie Entscheidungen über Aufnahmen und Entlassungen erfolgen, ist ein wichtiger Eckpfeiler für die Zusammenarbeit. In den meisten Institutionen entscheiden die ÄrztInnen über den Zeitpunkt von Aufnahmen und die Entlassungen der PatientInnen. Bei Pflegenden kann dadurch der Eindruck entstehen, dass andere Stellen entscheiden, sie aber letztlich die Last (der Pflege) tragen, ohne ein Mitspracherecht zu haben. Das kann Unmut erzeugen.

Es ist hingegen hilfreich, wenn die Pflegenden über den Zeitpunkt einer (geplanten) Aufnahme mitentscheiden können. So kann gewährleistet werden, dass die Aufnahme eines Patienten oder einer Patientin in Ruhe und mit ausreichend Aufmerksamkeit erfolgen kann.

Die PatientInnenbesprechung

In komplexen Betreuungssituationen sind Medizin, Pflege und psychosoziale Berufe aufeinander angewiesen, denn gemeinsam wissen wir mehr und nur gemeinsam können wir dem vielfältigen Leiden schwer kranker und sterbender Menschen begegnen.

Daher sind regelmäßige interprofessionelle Besprechungen über die aktuellen Probleme und Belastungen der PatientInnen eine Notwendigkeit. Im Rahmen dieser Besprechungen können gemeinsame (Behandlungs-) Ziele definiert werden und sie sind darüber hinaus auch ein Forum für Fragen und Diskussionen, welche die Behandlung und Betreuung der PatientInnen betreffen.

Dabei ist es wichtig, dass Entscheidungen und Handlungen hinterfragt werden dürfen und dass besondere Belastungen und Befürchtungen der

Ethik als eine praktische Disziplin der Philosophie stellt Fragen nach dem „höchsten Gut“ des Menschen, nach dem richtigen Handeln, um diese Werte anzustreben oder zu verwirklichen, und nach der Freiheit des Willens. Bei ethischen Entscheidungen in der Medizin geht es vorrangig um Therapieentscheidungen wie die Frage um lebensverlängernde Maßnahmen, um Selbstbestimmung und bei nicht entscheidungsfähigen PatientInnen um den mutmaßlichen Willen des/der Betroffenen. Die Grundlage für ethische Entscheidungen bilden die vier ethischen Prinzipien nach Beauchamp/Childress (1995):

- Benefizprinzip: Verpflichtung, Gutes zu tun
- Non-Malefiz-Prinzip: Verpflichtung, Schlechtes abzuwehren, nicht schaden
- Autonomie: Verpflichtung, die individuelle Persönlichkeit und deren Recht auf unabhängige Selbstbestimmung zu respektieren
- Gerechtigkeit: Verpflichtung, Diskriminierung zu vermeiden, nicht auf Grundlage irrelevanter Merkmale zu unterscheiden. Verpflichtung, Ressourcen gleich, nicht willkürlich zu teilen (Verteilungsgerechtigkeit, Verteilungsethik)

Betreuenden geäußert werden können. Diese Besprechungen gewährleisten zum einen die lückenlose Information innerhalb des Teams und auch die Festlegung gemeinsamer Betreuungsziele und sie sind zum anderen eine gute Möglichkeit, voneinander zu lernen und sich als Team weiterzuentwickeln.

Gemeinsame Entscheidungsprozesse

In der palliativen Betreuung schwer kranker Menschen steht das Team immer wieder vor schwierigen ethischen Entscheidungen; etwa wenn es darum geht, eine Entscheidung für oder gegen eine künstliche Ernährung zu treffen. Um in diesen Fragen zu guten Entscheidungen zu gelangen, braucht es die Berücksichtigung aller Aspekte und der Sichtweisen aller beteiligten Professionen. Ethik braucht die Kompetenz geteilter Inkompetenz. Niemand hat allein den Blick auf das Ganze (vgl. Reitinger/Heller 2010).

Es gehört zu den spezifischen Fähigkeiten Pflegender, eine vertrauensvolle Beziehung zu den PatientInnen aufzubauen und ihre körperlichen und seelischen Befindlichkeiten, den persönlichen Hintergrund und ihre Wünsche im Blick zu behalten. Daher kommt den Pflegepersonen in diesen Entscheidungsprozessen eine besondere Rolle zu, denn sie stehen in nahem Kontakt mit den PatientInnen und sie sind es meist auch, die die getroffenen Entscheidungen umsetzen. Daher ist es wesentlich, dass sich Pflegende an diesen Entscheidungsprozessen beteiligen, auch, damit sie eventuell schwierige Entscheidungen mittragen können. Dann besteht auch die Chance, durch eine gute Zusammenarbeit und die Bündelung von Ressourcen und Fähigkeiten der verschiedenen Berufsgruppen, gemeinsam fundierte Entscheidungen zu treffen und damit mehr für die Lebensqualität der PatientInnen zu erreichen (vgl. Böker et al. 2005, S. 325).

Die Error-Runde

Einen besonderen Stellenwert im Rahmen der interprofessionellen Besprechung hat die Analyse von Fehlern. Es zeugt von einer hohen Teamkultur, Fehler, die gemacht wurden, innerhalb des Teams anzusprechen und zu reflektieren. Dabei kann es stets nur um die eigenen Fehler gehen, es ist nicht zulässig, die Fehler anderer zu erörtern. Es ist eine Tatsache, dass immer wieder Fehler passieren, und es hat einen besonderen Wert, zu analysieren, wie es zu diesen Fehlern gekommen ist und welche Möglichkeiten der Verbesserung bestehen. Dabei geht es nicht darum, Kritik zu üben, es ist vielmehr eine gute Möglichkeit, voneinander zu lernen und künftige Fehler vielleicht zu vermeiden. Letztlich geht es um die Sicherheit der PatientInnen.

> Regelmäßige Besprechungen aller beteiligten Personen und Berufsgruppen verhindern, dass Informationslücken entstehen. In diesen Besprechungen kann auch immer wieder ein gemeinsames Ziel im Sinne der PatientInnen festgelegt werden.

1.3.6 Die GuKG-Novelle 2016, BGBl. I Nr. 75/2016, und die Konsequenzen für den Palliativ- und Hospizbereich

Erstellt in Zusammenarbeit mit DGKP Hilde Kössler MMSc auf Basis ihres Werkes „Konsequenzen aus der GuKG-Novelle 2016, BGBl. I Nr. 75/2016, für den allgemeinen wie spezialisierten Palliativ- und Hospizbereich" (2016), http://www.hospiz-baden.at/wp-content/uploads/2016/09/GuKG-Novelle-2016.pdf

Mit der Novelle des Gesundheits- und Krankenpflegegesetzes (GuKG) 2016, das am 14.7.2016 beschlossen wurde, soll eine bessere Zusammenarbeit der unterschiedlichen Berufsgruppen am Krankenbett erreicht werden. Die Umsetzung des Gesetzes wird mehrere Jahre in Anspruch nehmen. Die Zeitpunkte des Inkrafttretens der einzelnen Änderungen sind unterschiedlich, beginnend mit 1.9.2016. Theoretisch können noch bis 31.12.2024 Diplomierte Gesundheits- und Krankenpflegepersonen (DGKP) nach altem Curriculum an Gesundheits- und Krankenpflegeschulen ausgebildet werden.

Berufsbild des gehobenen Dienstes für Gesundheits- und Krankenpflege
Im Sinne einer palliativen Haltung in der allgemeinen Gesundheits- und Krankenpflege erweisen sich folgende Passagen der GuKG-Novelle 2016 als wegweisend:

In § 12. (1) wird für das Berufsbild ausdrücklich erwähnt, dass der gehobene Dienst für Gesundheits- und Krankenpflege „Verantwortung für die unmittelbare und mittelbare Pflege von Menschen" trägt. „Handlungsleitend sind dabei ethische, rechtliche, interkulturelle, psychosoziale und systemische Perspektiven und Grundsätze."

(2) „Auf der Grundlage wissenschaftlicher Erkenntnisse" trägt der gehobene Dienst für Gesundheits- und Krankenpflege durch „gesundheitsfördernde, präventive, kurative, rehabilitative sowie palliative Kompetenzen zur Förderung und Aufrechterhaltung der Gesundheit, zur Unterstützung des Heilungsprozesses, Linderung und Bewältigung gesundheitlicher Beeinträchtigung sowie zur Aufrechterhaltung der höchstmöglichen Lebensqualität aus pflegerischer Sicht bei."

(3) „Im Rahmen der medizinischen Diagnostik und Therapie" führen DGKP die ihnen von Ärztinnen und Ärzten „aufgetragenen Maßnahmen und Tätigkeiten durch."

(4) „Im Rahmen der interprofessionellen Zusammenarbeit tragen" DGKP „zur Aufrechterhaltung der Behandlungskontinuität" bei.

(5) „Der gehobene Dienst für Gesundheits- und Krankenpflege entwickelt, organisiert und implementiert pflegerische Strategien, Konzepte und Programme zur Stärkung der Gesundheitskompetenz, insbesondere bei chronischen Erkrankungen, im Rahme der Familiengesundheitspflege, der Schulgesundheitspflege sowie der gemeinde- und bevölkerungsorientierten Pflege."

Kompetenzen des gehobenen Dienstes für Gesundheits- und Krankenpflege
Die bisher (eigen-, mitverantwortlichen, interdisziplinären) Tätigkeitsbereiche werden nun in Form von Kompetenzen angeführt und ergänzt:

- pflegerische Kernkompetenzen (§ 14)
- Kompetenzen bei Notfällen (§ 14a)
- Kompetenzen bei medizinischer Diagnostik und Therapie (§ 15)
- Weiterverordnung von Medizinprodukten (§ 15a)
- Kompetenzen im multiprofessionellen Versorgungsteam (§ 16)
- Spezialisierungen (§ 17)

In der Folge wird der Gesetzestext zur besseren Information weitgehend wörtlich wiedergegeben und bei besonderer Bedeutung für Palliative Care erläutert.

§ 14 Pflegerische Kernkompetenzen
§ 14. (1) Die pflegerischen Kernkompetenzen „umfassen die eigenverantwortliche Erhebung des Pflegebedarfes sowie Beurteilung der Pflegeabhängigkeit, die Diagnostik, Planung, Organisation, Durchführung, Kontrolle und Evaluation aller pflegerischen Maßnahmen (Pflegeprozess) in allen Versorgungsformen und Versorgungsstufen [...].

(2) [...] insbesondere:

1. Gesamtverantwortung für den Pflegeprozess,
2. Planung und Durchführung von Pflegeinterventionen bzw. -maßnahmen,
3. Unterstützung und Förderung der Aktivitäten des täglichen Lebens,
4. Beobachtung und Überwachung des Gesundheitszustandes,
5. theorie- und konzeptgeleitete Gesprächsführung und Kommunikation,
6. Beratung zur Gesundheits- und Krankenpflege sowie die Organisation und Durchführung von Schulungen,
7. Förderung der Gesundheitskompetenz, Gesundheitsförderung und Prävention,
8. Erstellen von Pflegegutachten,
9. Delegation, Subdelegation und Aufsicht entsprechend dem Komplexitäts-, Stabilitäts- und Spezialisierungsgrad der Pflegesituation“
   Anmerkung zu Passus 9: Dieser betrifft die (Sub-)Delegation an PflegeassistentInnen (PA) und PflegefachassistentInnen (PFA). Daher müssen die jeweiligen Tätigkeitsbereiche sowie die unterschiedliche Verpflichtung zu Anleitung, Aufsicht und Kontrolle in die Entscheidung zur (Weiter-)Übertragung mit einbezogen werden. Zu beachten ist, dass die durchführende Person (PA/PFA) auch eine Übernahmeverantwortung trägt.

„10. Anleitung und Überwachung von Unterstützungskräften sowie Anleitung, Unterweisung und begleitende Kontrolle von Personen gemäß §§ 3a. bis §§ 3d.“
Anmerkung zu Passus 10: Dieser betrifft Sozialbetreuungsberufe, PersonenbetreuerInnen („24-Stunden-BetreuerInnen“), persönliche AssistentInnen sowie Studierende im Praktikum. Auch hier trägt die durchführende Person eine gewisse Übernahmeverantwortung. Sie kann die Übernahme einer Tätigkeit mit dem Hinweis auf fehlendes Wissen/Können ablehnen.

„11. Anleitung, Begleitung und Beurteilung von Auszubildenden,

12. ethisches, evidenz- und forschungsbasiertes Handeln einschließlich Wissensmanagement,

13. Weiterentwicklung der beruflichen Handlungskompetenz,

14. Mitwirkung an fachspezifischen Forschungsprojekten und Umsetzung von fachspezifischen Forschungsergebnissen,

15. Anwendung komplementärer Pflegemethoden“
Anmerkung zu Passus 15: So erfreulich dieser Passus gerade auch für die Palliativpflege sein kann, bedarf es der Klärung der Voraussetzungen zur praktischen Umsetzung. Eine Kernkompetenz müsste nach derzeitigem Verständnis im Rahmen der Grundausbildung erworben werden können und innerhalb der ersten Berufserfahrung zur Anwendung kommen.
Komplementäre Pflegemethoden dürfen derzeit keine eigenmächtige Heilbehandlung umfassen, bedürfen der Aufklärung und Einwilligung der gepflegten Person und erfordern zumindest die Anleitung und Überwachung durch DGKP, die einen Abschluss nach der GuK-Weiterbildungsverordnung, BGBl. II Nr. 453/2006 und BGBl. II Nr. 359/2010, erlangt haben. Eine solche Weiterbildung umfasst mindestens 160 Stunden (GuK-WV § 12).

„16. Mitwirkung im Rahmen von Qualitäts- und Risikomanagement,

17. Psychosoziale Betreuung in der Gesundheits- und Krankenpflege.“

§ 14a Kompetenzen bei Notfällen
Die Kompetenz bei Notfällen umfasst das Erkennen und Einschätzen von Notfällen und Setzen entsprechender Maßnahmen. In Kombination mit dem Berufsbild § 12 (1) („Handlungsleitend sind dabei ethische, rechtliche, [...] Perspektiven und Grundsätze“) sowie der Kernkompetenz § 14 (2) 12 („Ethisches, evidenz- und forschungsbasiertes Handeln“) kann/darf ein erwarteter Sterbeprozess oder Todesfall nicht als Notfall eingeschätzt werden. In Folge kann eine „entsprechende Maßnahme“ aus ethischen, rechtlichen, evidenz- und forschungsbasierten Gründen nur im Verzicht auf Reanimationsmaßnahmen bestehen.

Selbstverständlich muss das Erkennen und Einschätzen von Notfällen entsprechend beherrscht werden. Im Idealfall kann im Vorhinein, z.B.

durch nachweisliche Willensäußerungen des Patienten, der Patientin oder mit medizinischer Begründung, dokumentiert werden, was als Notfall einzuschätzen ist und welche Maßnahmen dann zu treffen sind.

PatientInnen, auch in palliativen Situationen, steht eine Verlängerung ihres Lebens durch lebensrettende Sofortmaßnahmen im Notfall oder auch nur im Zweifel, ob eine Situation als Notfall zu bewerten ist, zu.

Die Neuformulierung und offensichtliche Intention dieses Passus nimmt aber endlich die Verpflichtung von DGKP, bei einem erwarteten Sterbeprozess und erwartetem Versterben bis zum Eintreffen eines Arztes bzw. einer Ärztin Sofortmaßnahmen wie Herzdruckmassage, Beatmung oder Defibrillation zu ergreifen.

§ 15 Kompetenzen bei medizinischer Diagnostik und Therapie

Laut § 15 (2) haben ärztliche Anordnungen schriftlich zu erfolgen. Die erfolgte Durchführung ist durch DGKP zu dokumentieren.

„(3) Die ärztliche Anordnung kann mündlich erfolgen, sofern

1. die Dringlichkeit der Maßnahmen und Tätigkeiten dies erfordert oder diese bei unmittelbarer Anwesenheit des anordnenden Arztes vorgenommen werden und
2. die Eindeutigkeit und Zweifelsfreiheit der Anordnung sichergestellt sind.

Eine Übermittlung der schriftlichen Anordnung per Telefax oder im Wege automationsunterstützter Datenübertragung ist nach Maßgabe des Gesundheitstelematikgesetzes 2012, BGBL. I Nr. 111/2012, zulässig, sofern die Dokumentation gewährleistet ist. Die schriftliche Dokumentation der ärztlichen Anordnung hat unverzüglich zu erfolgen."

Anmerkung zu § 15 (2) und (3): Gerade für den ambulanten Bereich ist wesentlich, dass eine Anordnung bei entsprechender Dringlichkeit auch mündlich oder automationsunterstützt übertragen werden kann. Dabei ist zu beachten, dass die „eindeutige Identität" von SenderIn, EmpfängerIn und des Patienten, der Patientin gewährleistet ist. Bei elektronischer Weitergabe sind aktuelle Standards der Netzwerksicherheit und des Datenschutzes, allenfalls durch Verschlüsselung der Daten im Rahmen eines IT-Sicherheitskonzeptes, einzuhalten und die entsprechenden Übertragungen zu speichern. (Vgl. Gesundheitstelematikgesetz 2012, BGBl. I Nr. 111/2012)

§15 (4) zählt die Kompetenzen bei medizinischer Diagnostik und Therapie auf:

„1. Verabreichung von Arzneimitteln, einschließlich Zytostatika und Kontrastmitteln,
2. Vorbereitung und Verabreichung von Injektionen und Infusionen,
3. Punktion und Blutentnahme aus den Kapillaren, dem periphervenösen Gefäßsystem, der Arteria Radialis und der Arteria Dorsalis Pedis sowie Blutentnahme aus dem zentralvenösen Gefäßsystem bei liegendem Gefäßzugang,

4. Legen und Wechsel periphervenöser Verweilkanülen, einschließlich Aufrechterhaltung deren Durchgängigkeit sowie gegebenenfalls Entfernung derselben,
5. Wechsel der Dialyselösung im Rahmen der Peritonealdialyse,
6. Verabreichung von Vollblut und/oder Blutbestandteilen, einschließlich der patientennahen Blutgruppenüberprüfung mittels Bedside-Tests,
7. Setzen von transurethralen Kathetern zur Harnableitung, Instillation und Spülung bei beiden Geschlechtern sowie Restharnbestimmung mittels Einmalkatheter,
8. Messung der Restharnmenge mittels nichtinvasiver sonographischer Methoden einschließlich der Entscheidung zur und Durchführung der Einmalkatheterisierung,
9. Vorbereitung, Assistenz und Nachsorge bei endoskopischen Eingriffen,
10. Assistenztätigkeiten bei der chirurgischen Wundversorgung,
11. Entfernen von Drainagen, Nähten und Wundverschlussklammern sowie Anlegen und Wechsel von Verbänden und Bandagen,
12. Legen und Entfernen von transnasalen und transoralen Magensonden,
13. Durchführung von Klistieren, Darmeinläufen und -spülungen,
14. Absaugen aus den oberen Atemwegen sowie dem Tracheostoma,
15. Wechsel von suprapubischen Kathetern und perkutanen gastralen Austauschsystemen,
16. Anlegen von Miedern, Orthesen und elektrisch betriebenen Bewegungsschienen bei vorgegebener Einstellung des Bewegungsausmaßes,
17. Bedienung von zu- und ableitenden Systemen,
18. Durchführung des Monitorings mit medizin-technischen Überwachungsgeräten einschließlich Bedienung derselben,
19. Durchführung standardisierter diagnostischer Programme,
20. Durchführung medizinisch-therapeutischer Interventionen (z. B. Anpassung von Insulin-, Schmerz- und Antikoagulantientherapie), insbesondere nach Standard Operating Procedures (SOP)“
    Anmerkung zu Passus 20: Es ist zu beachten, dass Insulin-, Schmerz- und Antikoagulantientherapie hier als Beispiele für den Komplexitätsgrad angeführt werden. Im Bedarfsfall kann Therapie daher symptom- und kontextentsprechend flexibel angepasst werden.

„21. Anleitung und Unterweisung von Patienten sowie Personen, denen gemäß § 50a. oder § 50b. ÄrzteG 1998 einzelne ärztliche Tätigkeiten übertragen wurden, nach Maßgabe der ärztlichen Anordnung.“
    Anmerkung zu Passus 21: Diese Anleitung und Unterweisung betreffen Laien, also An- und Zugehörige sowie persönliche AssistentInnen und PersonenbetreuerInnen außerhalb von Institutionen. Im Palliativbereich kann die Unterweisung und Einschulung von Personen-

betreuerInnen über die in § 50b ÄrzteG genannten Tätigkeiten unter bestimmten Voraussetzungen auch hinausgehen.

Die Übernahme der entsprechenden Tätigkeit durch einen Personenbetreuer bzw. durch eine Personenbetreuerin muss dem (mutmaßlichen) Willen des Patienten, der Patientin entsprechen. Die jeweiligen PersonenbetreuerInnen müssen die entsprechenden Fähigkeiten aufweisen, ausdrücklich auf die Möglichkeit der Ablehnung der Tätigkeit hingewiesen werden, die Durchführung der Tätigkeit dokumentieren und die Dokumentation MitarbeiterInnen von Gesundheitsberufen zugänglich machen sowie dem/der Anordnenden sämtliche Informationen, die für die Anordnung von Bedeutung sein können, unverzüglich mitteilen. (Vgl. Kössler 2014)

§ 15 (5) bestimmt, dass die Weiterdelegation von ärztlichen Anordnungen an „1. Angehörige eines Pflegeassistenzberufs, der Desinfektionsassistenz, der Ordinationsassistenz und der Operationsassistenz und

2. in Ausbildung zu einem Gesundheitsberuf stehende Personen" dann stattfinden kann, wenn der Tätigkeitsbereich der jeweiligen Berufsgruppe diese Tätigkeit umfasst und der entsprechende Aufsichtsgrad gegeben ist.

Gemäß § 15 (6) kann die Weiterdelegation von ärztlichen Anordnungen an PersonenbetreuerInnen (§ 3b) und persönliche Assistenten (§ 3c) im Einzelfall erfolgen und umfasst in erster Linie

„1. Verabreichung von Arzneimitteln,
2. Anlegen von Bandagen und Verbänden,
3. Verabreichung von subkutanen Insulininjektionen und subkutanen Injektionen von blutgerinnungshemmenden Arzneimitteln,
4. Blutentnahme aus der Kapillare zur Bestimmung des Blutzuckerspiegels mittels Teststreifen,
5. einfache Licht- und Wärmeanwendungen."

Anmerkung zu § 15 (6): Für den Palliativbereich wesentliche Bedeutung hat die Möglichkeit, subkutane Therapien (z. B. Schmerztherapie) an PersonenbetreuerInnen zu übertragen. Laut ÄrzteG § 50b (2) 6. können „weitere einzelne ärztliche Tätigkeiten, sofern diese einen zu den in den Z 1 bis 5 genannten Tätigkeiten vergleichbaren Schwierigkeitsgrad sowie vergleichbare Anforderungen an die erforderliche Sorgfalt aufweisen", an PersonenbetreuerInnen delegiert werden, die Einschulung und Unterweisung kann durch DGKP stattfinden. (Vgl. Kössler 2014)

Laut § 15 (7) sind DGKP „berechtigt, nach Maßgabe der ärztlichen Anordnung an Personen gemäß § 50a ÄrzteG 1998 einzelne ärztliche Tätigkeiten weiter zu übertragen und die erforderliche Anleitung und Unterweisung zu erteilen. Sie haben sich zu vergewissern, dass diese über die erforderlichen Fähigkeiten zur Durchführung der Tätigkeiten verfügen, und auf die Möglichkeit der Ablehnung der Übertragung der entsprechenden ärztlichen Tätigkeiten gesondert hinzuweisen." Hierbei handelt es sich um

Angehörige der PatientInnen, um Personen, in deren Obhut der Patient, die Patientin steht, oder um Personen, die zum Patienten, zur Patientin in einem örtlichen und persönlichen Nahverhältnis stehen – dies gilt nur außerhalb von Pflege- und Betreuungseinrichtungen.

§ 15a. Weiterverordnung von Medizinprodukten

§ 15a (1) bestimmt, dass DGKP berechtigt sind, „nach Maßgabe der ärztlichen Anordnung vom Arzt verordnete Medizinprodukte" weiterzuverordnen. Dies umfasst folgende Bereiche: Nahrungsaufnahme, Inkontinenzversorgung, Mobilisations- und Gehhilfen, Verbandsmaterialien, prophylaktische Hilfsmittel und Messgeräte sowie Illeo-, Jejuno-, Colon- und Uro-Stomas.

Die verordneten Medizinprodukte können so lange verordnet werden, „bis die sich ändernde Patientensituation die Einstellung der Weiterverordnung oder die Rückmeldung an den Arzt" erforderlich macht „oder der Arzt die Anordnung ändert". Stellt der/die DGKP die Weiterverordnung ein, muss dies dem anordnenden Arzt, der anordnenden Ärztin mitgeteilt werden.

Laut § 15a (2) ist eine „Abänderung von ärztlich verordneten Medizinprodukten" durch DGKP „nicht zulässig".

Zu beachten ist aber, dass nach Sozialversicherungsgesetz § 350 (1a) von einer/einem DGKP verordnete Heilbehelfe von Apotheken und von Hausapotheken führenden ÄrztInnen nur dann „für Rechnung der Krankenversicherungsträger abgegeben werden" dürfen, wenn sie „im Rahmen einer Tätigkeit für eine Vertragseinrichtung des leistungszuständigen Krankenversicherungsträgers oder für eine/einen den Heilbehelf verordnende/n Vertragsärztin/Vertragsarzt oder Vertragsgruppenpraxis weiterverordnet" wurden und der Patient, die Patientin sich nicht in einer Anstaltspflege befindet.

Exkurs

Mit diesem Passus werden die Möglichkeiten zur Weiterverordnung massiv eingeschränkt. Erscheint durch die Novelle des GuKG noch möglich, dass die betreuende diplomierte Hauskrankenpflegeperson die angeführten Produkte weiterverordnet, wird dies im Sozialversicherungsgesetz für DGKP eingeschränkt, die für Vertragseinrichtungen, VertragsärztInnen oder Vertragsgruppenpraxen tätig sind. (Auf welche Weise die Apotheke oder die eine Hausapotheke führende Arztpraxis diese Berechtigung feststellen kann, wer im Falle einer fälschlichen Abgabe zur Verrechnung an den Krankenversicherungsträger die Kosten übernimmt – Apotheke oder Patient –, wird interessant zu beobachten sein.)

In Ausnahmefällen kann es sinnvoll sein, dass Palliativpflegepersonal Heilbehelfe verordnet (z. B. Verbandsmaterial). Für den mobilen Palliativbereich wird zu klären sein, ob definierte Palliativteams den Status eines Vertragsarztes oder einer Vertragsgruppenpraxis erhalten, da sonst die Gefahr besteht, dass der Krankenversicherungsträger die Kosten einer Verordnung nicht übernimmt.

§ 16 Kompetenzen im multiprofessionellen Versorgungsteam
Bisher umfasste dieser Passus Kompetenzen, die im „interdisziplinären Tätigkeitsbereich“ beschrieben waren. Nun sind sie ergänzt bzw. besonders herausgehoben, wie Kompetenzen in der interprofessionellen Vernetzung, dem Informationstransfer und Wissensmanagement sowie der Koordination des Behandlungs- und Betreuungsprozesses einschließlich der Sicherstellung der Behandlungskontinuität.

Tätigkeitsbereiche der Pflegeassistenzberufe (Pflegeassistenz und Pflegefachassistenz)
Prinzipieller Unterschied zwischen Pflegeassistenz (PA) und Pflegefachassistenz (PFA) ist das Ausmaß der Selbstständigkeit und Eigenverantwortung. Beide Pflegeassistenzberufe arbeiten ausschließlich auf Anordnung/Übertragung bzw. Weiterübertragung (Mitwirkung bei Diagnostik und Therapie) durch DGKP oder Arzt.

Im extramuralen Bereich kann die Anordnung auch per Telefax oder automationsgestützt stattfinden, sofern die Dokumentation gewährleistet ist.

Die Pflegeassistenz wird ausschließlich unter „Anordnung und Aufsicht“ tätig, wobei die Aufsicht im extramuralen Bereich § 83 (5) in Form einer „begleitenden, in regelmäßigen Intervallen auszuübenden Kontrolle“ durchgeführt werden kann.

Da die Pflegefachassistenz eigenverantwortlich tätig wird, entfallen hier Aufsicht und Kontrolle durch DGKP oder ÄrztInnen. Nur im Falle der Weiterdelegation von Tätigkeiten im Rahmen von Mitwirkung bei Diagnostik und Therapie kommt DGKP die Verpflichtung zur Aufsicht – im extramuralen Bereich wiederum in Form begleitender, in regelmäßigen Intervallen auszuübender Kontrollen – zum Tragen.

Laut § 83 (2) dürfen PA und PFA folgende Pflegemaßnahmen durchführen bzw. an ihnen mitwirken:

„1. Mitwirkung beim Pflegeassessment,
2. Beobachtung des Gesundheitszustands,
3. Durchführung der ihnen entsprechend ihrem Qualifikationsprofil von Angehörigen des gehobenen Dienstes für Gesundheits- und Krankenpflege übertragenen Pflegemaßnahmen,
4. Information, Kommunikation und Begleitung,
5. Mitwirkung an der praktischen Ausbildung in der Pflegeassistenz.“

Des Weiteren dürfen PA und PFA bei Diagnostik und Therapie mitwirken. Dies umfasst laut § 83 (4):

„1. Verabreichung von lokal, transdermal sowie über Gastrointestinal- und/oder Respirationstrakt zu verabreichenden Arzneimitteln,
2. Verabreichung von subkutanen Insulininjektionen und subkutanen Injektionen von blutgerinnungshemmenden Arzneimitteln,

3. standardisierte Blut-, Harn- und Stuhluntersuchungen sowie Blutentnahme aus der Kapillare im Rahmen der patientennahen Labordiagnostik und Durchführung von Schnelltestverfahren (Point-of-Care-Tests),
4. Blutentnahme aus der Vene, ausgenommen bei Kindern,
5. Durchführung von Mikro- und Einmalklistieren,
6. Durchführung einfacher Wundversorgung, einschließlich Anlegen von Verbänden, Wickeln und Bandagen,
7. Durchführung von Sondenernährung bei liegenden Magensonden,
8. Absaugen aus den oberen Atemwegen sowie dem Tracheostoma in stabilen Pflegesituationen,
9. Erhebung und Überwachung von medizinischen Basisdaten (Puls, Blutdruck, Atmung, Temperatur, Bewusstseinslage, Gewicht, Größe, Ausscheidungen) sowie
10. einfache Wärme-, Kälte- und Lichtanwendungen."

Der Tätigkeitsbereich der PA und PFA bei Notfällen umfasst laut § 83 (3) zum einen das „Erkennen und Einschätzen von Notfällen und Setzen entsprechender Maßnahmen". Wie im Abschnitt zu den „Kompetenzen des gehobenen Dienstes für Gesundheits- und Krankenpflege" bereits ausgeführt, stellt dieser Passus gerade in palliativen Situationen sowohl eine Chance als auch eine Gefahr dar. Vor allem müssen im Rahmen von Aus- und Fortbildungen entsprechende Fähigkeiten laufend geschult, reflektiert und qualitätsgesichert werden.

PA und PFA obliegt zudem „die eigenverantwortliche Durchführung lebensrettender Sofortmaßnahmen, solange und soweit ein Arzt nicht zur Verfügung steht, insbesondere

- Herzdruckmassage und Beatmung mit einfachen Beatmungshilfen,
- Durchführung der Defibrillation mit halbautomatischen Geräten oder Geräten im halbautomatischen Modus sowie
- Verabreichung von Sauerstoff."

Die Verständigung eines Arztes oder einer Ärztin ist von der PA oder der PFA „unverzüglich zu veranlassen".

Tätigkeitsbereiche der Pflegeassistenz

§ 83 besagt, dass Tätigkeiten der PA auf „Anordnung und unter Aufsicht" von DGKP oder ÄrztInnen stattfinden – im extramuralen Bereich auf schriftliche oder automationsgestützte Anordnung.

Einzelne ärztliche Tätigkeiten (aus dem Bereich „Mitwirkung bei Diagnostik und Therapie"), die vom Tätigkeitsbereich des PA umfasst sind, können laut § 15 (5) durch DGKP schriftlich weiterdelegiert werden, sofern die Aufsicht über deren Durchführung gewahrt wird. Die Aufsicht kann laut § 83 (5) dann in Form einer begleitenden, in regelmäßigen Intervallen auszuübenden Kontrolle erfolgen, wenn „die Anordnung schriftlich erfolgt, Dokumentation gewährleistet ist und es die Möglichkeit einer Rückfrage" bei DGKP oder Arzt bzw. Ärztin gegeben ist.

Kontrollintervalle werden nach qualitätssichernden Notwendigkeiten durch DGKP oder Arzt/Ärztin schriftlich festgelegt.

Spezialisierung in Hospiz- und Palliativversorgung
Künftig soll eine Spezialisierung in Hospiz- und Palliativversorgung (§ 22b) möglich sein. Es ist davon auszugehen, dass die bereits bestehenden Weiterbildungscurricula in der Palliative Care (Interprofessioneller Basislehrgang, Monoprofessioneller Vertiefungslehrgang, Akademischer Palliativexperte und Master of Science, Palliative Care) dem gesetzlichen Rahmen für postgraduale Weiterbildung und Spezialisierung angepasst werden. Aber Näheres zu Ausbildung und Ausübung der neuen Spezialisierung wird erst nach Erlassung von Durchführungsbestimmungen einschließlich Festlegung von Qualifikationsprofilen möglich sein.

Vertiefung des Lernstoffes

Hospizarbeit und Palliative Care sind mittlerweile weltweit anerkannte Konzepte und Haltungen für die Behandlung und Betreuung unheilbar erkrankter Menschen sowie für die Begleitung und Unterstützung ihrer Bezugspersonen. Charakteristisch für Palliative Care sind die Orientierung an den Wünschen und Bedürfnissen der Betroffenen und die umfassende Sicht auf den Menschen mit seinen körperlichen, seelischen, sozialen und spirituellen Nöten.

Daraus ergibt sich auch das Erfordernis einer interprofessionellen Arbeitskultur. Palliative Care wird in Österreich in verschiedenen Formen angeboten:

Palliativstationen übernehmen die Versorgung in besonders komplexen Situationen, die andere Einrichtungen oder Dienste nicht bewältigen können und die besondere ärztliche Expertise erfordern.

Stationäre Hospize versorgen stationär, wenn die pflegerische und psychosoziale Betreuung stärker in den Vordergrund tritt.

Tageshospize bieten jenen, die vorwiegend in ihrer gewohnten Umgebung versorgt werden können, tageweise Betreuung und ihren An-/Zugehörigen Entlastung während des Tages.

Mobile Palliativteams und Palliativkonsiliardienste unterstützen und beraten andere Teams in der Betreuung von PatientInnen in palliativen Situationen und deren Angehörigen.

Hospizteams begleiten durch ehrenamtlich tätige MitarbeiterInnen schwer kranke und sterbende PatientInnen und ihre Angehörigen in allen Versorgungskontexten bis hin zur Trauerbegleitung.

1. Auf welche Zielgruppe ist Palliative Care ausgerichtet?
2. Woher stammt das Wort Hospiz und wer war maßgeblich an der Entwicklung der modernen Hospizbewegung beteiligt?
3. Welche Berufsgruppen können in einem Palliative-Care-Team vertreten sein?
4. Welches gemeinsame, vorrangige Ziel verfolgen alle Berufsgruppen, die in der Palliative Care zusammenarbeiten?
5. Was sind die Grundlagen einer interprofessionellen Zusammenarbeit?

Borasio G. D. (2013): Über das Sterben. Was wir wissen. Was wir tun können. Wie wir uns darauf einstellen. C. H. Beck, München.
Borasio widmet sich in diesem Buch verschiedenen Aspekten von Palliative Care sowie den Fragen um Selbstbestimmung am Lebensende, um Patientenverfügungen und Vorsorgevollmachten.

Heller A., Heimerl K., Husebø S. (2007): Wenn nichts mehr zu machen ist, ist noch viel zu tun: Wie alte Menschen würdig sterben können. Lambertus, Freiburg im Breisgau.
Die AutorInnen vermitteln die entsprechende Haltung und das erforderliche Wissen dafür, wie alte Menschen in ihrer letzten Lebensphase betreut werden können. Sie stellen Modelle vor, wie Trägerorganisationen betroffenenorientiert ihre Versorgungsleistungen entwickeln können.

Husebø S., Mathis G. (Hg). (2017): Palliativmedizin. 6. Auflage. Springer, Wien.
Ein Standardwerk in der 6., überarbeiteten Auflage. Sie erhalten einen guten Gesamtüberblick hinsichtlich der geschichtlichen Entwicklung, des Standes der Palliative Care in Europa sowie ihrer Organisationsformen und zahlreiche praktische Hinweise zur Symptomlinderung.

Kojer M., Schmidl M. (2011): Demenz und Palliative Geriatrie in der Praxis. Springer, Wien.
Das Konzept der Palliativen Geriatrie wird beschrieben und anhand vieler Praxissituationen anschaulich gemacht.

Nemeth C. (2004): im Auftrag des Österreichischen Bundesinstituts für Gesundheit: Abgestufte Hospiz- und Palliativversorgung 2004. http://www.bmg.gv.at/cms/home/attachments/3/6/7/CH1071/CMS1103710970340/bericht_abgestufte_hospiz-_und_ palliativversorgung.pdf.
Sie finden hier das Konzept der abgestuften Hospiz- und Palliativversorgung in Österreich erklärt. In dem Beitrag sind auch Leitlinien für einen koordinierten Ausbau der Palliative Care in Österreich festgehalten.

Ridder M. de (2010): Wie wollen wir sterben? Ein ärztliches Plädoyer für eine neue Sterbekultur in Zeiten der Hochleistungsmedizin. Deutsche Verlags-Anstalt, München.
Michael de Ridder befasst sich in diesem Buch kritisch mit lebensverlängernden Maßnahmen angesichts terminaler Krankheitssituationen und Todesnähe. Er stellt gängige Lebenserhaltung um jeden Preis infrage und stellt das Recht auf Selbstbestimmung der PatientInnen in den Mittelpunkt.

Kränzle S., Seeger C., Schmid U. (Hg.) (2011): Palliative Care. Handbuch für Pflege und Begleitung. Springer, Berlin.
Die AutorInnen beschreiben Grundlagen von Palliative Care und sie setzen sich sehr praxisnah mit verschiedenen Aspekten palliativer Betreuung auseinander. Das Buch ist ein fundiertes, gut strukturiertes Nachschlagewerk zu palliativer Versorgung.

Stolberg M. (2011): Die Geschichte der Palliativmedizin. Medizinische Sterbebegleitung von 1500 bis heute. Mabuse, Frankfurt am Main.
Ein gut recherchiertes Buch, das die Entwicklung der Palliativmedizin eindrucksvoll schildert.

Thöns M. (2016): Patient ohne Verfügung. Das Geschäft mit dem Lebensende. Piper Verlag, München, Berlin, Zürich.
Der Autor beschreibt anhand von anschaulichen Beispielen und auf spannende Weise das Zusammentreffen der unterschiedlichen Interessen in unserem Gesundheitssystem sowie die Folgen eines zu späten Einsatzes von Palliative Care.

2 Bedürfnisse Sterbender

Für eine optimale Betreuung sterbender Menschen ist es von besonderer Bedeutung, ihre individuellen Bedürfnisse und Wünsche zu erfassen und im Rahmen der Pflegeplanung darauf einzugehen. Das Einbeziehen von Angehörigen kann wertvolle Informationen zur Einschätzung der individuellen Pflegesituation bieten.

2.1 Grundbedürfnisse

2.1.1 Körperliche Bedürfnisse

Ausreichende Nahrungs- und Flüssigkeitsaufnahme
Schwer kranke Menschen verlieren zunehmend das Interesse am Essen. Meist sind es nur noch einzelne Lieblingsspeisen, die sie – oft nur in sehr geringen Mengen – zu sich nehmen. Menschen, die gar nichts mehr essen können oder wollen, empfinden oft sehr kleine Mengen Vanilleeis als wohltuend. Die Erkenntnis, dass der Verzicht auf Nahrung bei sterbenden PatientInnen physiologisch ist und dass die PatientInnen keinesfalls zum Essen gedrängt werden dürfen, hat sich inzwischen durchgesetzt. Aber der Verzicht auf Flüssigkeit und die Frage nach der Notwendigkeit einer künstlichen Zufuhr von Flüssigkeit werden noch immer kontroversiell diskutiert. Im Mittelpunkt steht die Sorge, der Patient oder die Patientin könnte „verdursten".

Ein trockener Mundrachenraum ist ein sehr häufiges und auch belastendes Symptom in der Terminalphase. Die Ursachen für die Mundtrockenheit sind jedoch nicht nur die verminderte Flüssigkeitsaufnahme, sondern vielmehr die Atmung mit offenem Mund und eine reduzierte Speichelproduktion aufgrund von Medikamenten (z. B. Opioiden). Damit kann eine parenterale Gabe von Flüssigkeit die Mundtrockenheit nicht beeinflussen, sie kann jedoch zu beträchtlichen Belastungen für Sterbende führen. Zielführender sind eine intensive Pflege des Mundrachenraumes und ein häufiges Anfeuchten der Mundschleimhaut (siehe Kapitel 6.1.1 Pflegerische Maßnahmen, S. 153).

Angehörige können es als sehr bedrohlich empfinden, wenn der Patient bzw. die Patientin das Essen und Trinken zunehmend ablehnt. Es entstehen Ängste, der Patient oder die Patientin könnte verhungern und verdursten. Bei schwerer Erkrankung und ganz besonders in der Sterbephase kann Ernährung für die PatientInnen aber eine zusätzliche Belastung darstellen, da die Verdauungsarbeit eine anspruchsvolle Körperfunktion ist. Das Essen weitgehend einzuschränken, oder auch ganz einzustellen, ist daher eine schützende und sinnvolle Reaktion der PatientInnen im Sterbeprozess. Es ist jedoch ganz wesentlich, den Angehörigen diese Vorgänge zu erklären, damit sie nicht versuchen, den Kranken oder die Kranke zum Essen zu drängen. Es erweist sich als hilfreich, wenn Pflegende den Angehörigen Vorschläge für alternative Maßnahmen machen, wenn das Ernähren nicht länger möglich ist. Das kann eine ganz an den Wünschen orientierte Mundpflege oder auch eine sanfte Massage der Hände und der Füße sein. Auch behutsames, sehr langsames Streichen über die Stirn wird oft als wohltuend empfunden. In dieser Phase des Sterbens ist jedoch das einfache Danebensitzen, die stille Präsenz, in besonderer Weise unterstützend.

Erhöhtes Ruhebedürfnis

Die schwer kranken Menschen haben ein erhöhtes Ruhe- und Schlafbedürfnis. Störungen im Schlaf-Wach-Rhythmus sind häufig zu beobachten, und der Bezug zur Zeit kann verloren gehen. Es ist wichtig, darauf zu achten, dass dem sterbenden Menschen ausreichend Ruhezeiten ermöglicht werden. Meistens benötigen Sterbende nicht rund um die Uhr jemanden an ihrer Seite, sondern Zeiten der Anwesenheit und Nähe sowie Zeiten des Alleinseins und der Distanz.

Der Zeitpunkt von Pflegehandlungen sollte sich vorrangig nach den Bedürfnissen der sterbenden Menschen richten und nicht nach den Erfordernissen der Stationsroutine.

Unerwünschte Besuche

Es gibt Besuche, die den Kranken gut tun, sie stärken und unterstützen. Andere Besuche sind möglicherweise anstrengend und belastend. Den Kranken ist es aber oft nicht möglich, von sich aus diese Besuche zu verhindern. Ein Schild an der Tür mit der Aufschrift „Wir bitten BesucherInnen, sich vor dem Betreten des Zimmers beim Pflegepersonal zu melden" kann hilfreich sein. Die Pflegeperson kann dann abklären, ob der Besuch erwünscht ist.

Ausscheidung

Durch eine verminderte Flüssigkeitszufuhr nimmt die Harnmenge ab. Auf diese Weise wird die Belastung der PatientInnen durch pflegerische Maßnahmen reduziert und das Legen eines Dauerkatheters kann vermieden werden. In der Inkontinenzversorgung sind offene Systeme zu bevorzugen.

Die erste Körperfunktion, die im Sterbeprozess versagt, ist die Verdauung. Abführmittel und Einläufe sind in dieser Situation daher nicht mehr angemessen, da sie für den sterbenden Menschen eine große Belastung darstellen können. Vor allem die Gabe von Quellmitteln kann den Patienten oder die Patientin belasten: Aufgrund der zunehmenden Schwäche sind sterbende Menschen nicht mehr in der Lage, eine Bauchpresse einzusetzen, und es ist leicht vorstellbar, wie unangenehm ein starker Stuhldrang in dieser Situation sein kann. Ist das Abdomen weich und nicht druckempfindlich, sollte in der Sterbephase auf abführende Maßnahmen grundsätzlich verzichtet werden. Sollte aber der Eindruck entstehen, dass der Patient oder die Patientin unter der Obstipation leidet und der Bauch gespannt und druckempfindlich ist, kann eine möglichst behutsame abführende Maßnahme als Entlastung angezeigt sein.

Es ist also sorgfältig abzuwägen, ob abführende Maßnahmen angemessen sind, ob sie für den Patienten bzw. die Patientin entlastend wirken oder eine weitere Belastung bedeuten. Dies muss stets als Einzelfallentscheidung getroffen werden und kann nicht nach Standard erfolgen.

Andere körperliche Bedürfnisse
Diese sind in Kapitel 6 (Symptomlinderung) näher beschrieben. Sehr häufige körperliche Bedürfnisse sind:

- Schmerzlinderung
- das Aufrechterhalten einer schmerzfreien und ausreichenden Atmung
- Schlaf und Ruhe

2.1.2 Bedürfnisse aufgrund von veränderten Sinneswahrnehmungen

Sterbende Menschen haben meist eine intensivere Sinneswahrnehmung, da der Sterbeprozess mit einem vermehrten inneren Rückzug, einer Konzentration auf das Innere verknüpft ist. Möglicherweise werden Sinneswahrnehmungen in dieser Phase auch intensiver erlebt. So gibt es Hinweise darauf, dass Geräusche lauter und helles Licht greller empfunden und Gerüche intensiver wahrgenommen werden.

Berührung/Tastsinn
Sterbende Menschen reagieren empfindsamer auf äußere Reize. Die Zuwendung über die Haut spielt eine besonders große Rolle. Es besteht häufig ein erhöhtes Bedürfnis nach Hautkontakt, danach, an der Hand oder in den Armen gehalten zu werden, sowie nach Umarmungen (siehe auch Kapitel 3.2.2, Nonverbale Kommunikation in Form von Berührung, S. 89).

> *„Berührung ist immer gegenseitig.*
> *Wir können sehen, ohne gesehen zu werden, und so mit allen Sinnen.*
> *Aber niemand kann berühren, ohne berührt zu werden.*
> *Daher die Ehrfurcht, die echter, wacher, dankbarer Berührung bedarf."*
> *(Steindl-Rast 1988, S. 74)*

Die Berührung der Haut erreicht den kranken Menschen in allen Seinsebenen. Gezielte Berührungen wie einfaches Eincremen – am besten mit leicht angewärmten Lotionen oder Ölen –, rhythmische und atemstimulierende Einreibungen sind geeignete Maßnahmen, um das subjektive Wohlbefinden zu fördern und Entspannung zu erzielen. Dabei ist zu bedenken, dass das Tragen von Handschuhen den Wert der Berührung deutlich reduziert. Solange kein Kontakt zu Sekreten erfolgt, ist daher eine Berührung ohne Handschuhe vorzuziehen. Eine pflegerische Handlung ist immer als Angebot zu verstehen, das dem kranken Menschen gemacht wird. Dabei ist darauf zu achten, dass die Berührungen bewusst, behutsam und achtsam erfolgen.

Schwer Kranke nehmen sehr sensibel wahr, ob die Pflegeperson bewusst berührt und mit ihren Gedanken bei der ausgeführten Handlung ist.

Dabei ist zu beachten, dass Berührung zeitweise auch als unangenehm erlebt werden kann und Berührungen, die zuvor als angenehm empfunden wurden (z. B. Massagen, Einreibungen), in der Terminalphase auch als irritierend oder belastend wahrgenommen werden können.

Zu erkennen, was der sterbende Mensch zum jeweiligen Zeitpunkt braucht, setzt großes Einfühlungsvermögen voraus.

- Berührungen sollen in der Pflege ganz bewusst ausgeführt werden. Das vermittelt das Gefühl von Schutz und menschlicher Wärme.
- Berührungen und Bewegungen müssen dem oder der Kranken vorab erklärt werden.
- Es ist wichtig, nonverbale Signale der PatientInnen zu erkennen, um entsprechend darauf reagieren zu können.

Durch die Bewegungslosigkeit und die Unfähigkeit, die eigene Position zu verändern, verlieren Sterbende ihr Körpergefühl. Sie wissen dann nicht mehr, wie groß und wie breit ihr Körper ist, wo er beginnt und wo er endet. Sie nehmen die Lage ihrer Füße nicht mehr wahr. Beim Lagewechsel ist es daher hilfreich, z. B. die Arme und Beine zunächst einmal nur zu berühren, damit sie dem Patienten oder der Patientin wieder bewusst werden.

Üben Sie, Berührungen bewusst wahrzunehmen. Wie reagieren Ihnen vertraute Menschen auf Ihre Berührung? Wie fühlen sich Berührungen von anderen Menschen für Sie an? Versuchen Sie, sich ganz bewusst auf die Qualität der Berührung zu konzentrieren, wenn Sie jemanden berühren oder von jemandem berührt werden.

Geschmacks- und Geruchssinn

Diese Sinne sind bei Sterbenden meist stärker ausgeprägt. Duftstoffe (für uns kaum wahrnehmbar) können höchsten Widerwillen und Unbehagen auslösen. Wenn Pflegende Parfüms und Rasierwasser benützen, kann das durch die Intensivierung der Geruchswahrnehmung bei den Kranken Übelkeit hervorrufen. So kann z. B. selbst das frühere Lieblingsparfüm der Patientin von ihr nun als unangenehm empfunden werden.

Dasselbe gilt für den Geruch von Zigarettenrauch. Es kann belastend für sterbende Menschen sein, wenn die Kleidung oder der Atem der Pflegenden nach Zigarettenrauch riechen. Es liegt in der Verantwortung der Pflegepersonen, die sterbenden Menschen nicht durch unachtsames Verhalten zusätzlich zu belasten.

Säurehaltige Obstsäfte können in der Geschmacksintensität als zu intensiv empfunden werden. Das ist bei der Mundpflege zu berücksichtigen.

Auch bei der Anwendung von Aromapflege und Düften ist äußerste Vorsicht geboten, wenn sich der sterbende Mensch dazu nicht mehr äußern kann! Ätherische Öle sollen nur verwendet werden, wenn der Patient oder die Patientin in der Lage ist, die gewünschte Duftrichtung auszuwählen und diesbezüglich Rückmeldungen zu geben. Viele PatientInnen empfinden es aber als angenehm, wenn eine frisch aufgeschnittene Zitrone oder Orange in ihrer Nähe aufgestellt wird.

Sehen

KunsttherapeutInnen, die mit sterbenden Menschen gearbeitet haben, berichten, dass offenbar auch die Farbwahrnehmung dieser PatientInnen intensiviert sein kann. Farben, die wir gerade noch sehen können, werden von Sterbenden mitunter als sehr kräftig empfunden.

In der Pflege ist es deshalb wichtig, auf ein angenehmes Licht zu achten, denn fast immer ist den PatientInnen z. B. Sonnenlicht zu grell. Im Blickfeld der Kranken sollten persönliche, vertraute Dinge stehen, die ihnen wichtig sind.

Beispiel

Das Team einer onkologischen Station hatte in den Krankenzimmern bunte Bilder von Clowns angebracht. Die heiteren, farbenfrohen Bilder mussten aber entfernt werden, da sie von den meisten PatientInnen als bedrohlich empfunden wurden.

Wärmeempfinden

Das Wärmeempfinden verändert sich bei Sterbenden. Es fehlt ihnen die Kraft, eigene Wärme zu produzieren, aufgrund mangelnder Blutzirkulation bekommen sie leichter kalte Hände und Füße. Allerdings scheinen sie dieses Auskühlen der Hände und Füße meist nicht wahrzunehmen. Wärme wird jedoch assoziiert mit dem Gefühl von Geborgenheit und Sicherheit, und daher kann es von sterbenden Menschen als sehr angenehm empfunden werden, wenn für Wärmezufuhr von außen gesorgt wird. Zusätzliche Bettdecken werden aber meist als zu schwer empfunden. Die Kranken sind oft nicht mehr in der Lage, die Decken selbst zurückzuschieben. Hilfreich sind alle Formen von Nestlagerungen; dazu können Stillkissen und echte Schaffelle verwendet werden. Sie vermitteln Wärme und Geborgenheit. Auch warme Socken oder angewärmte Kirschkernkissen können wohltuend für die PatientInnen sein.

Hören

Sterbende Menschen hören meist sehr gut. Sie nehmen Geräusche überdeutlich wahr. Selbst Menschen, die zuvor schwerhörig waren, reagieren jetzt sogar auf leises Sprechen oder Flüstern. Deshalb ist es wichtig, darauf zu achten, dass die PatientInnen nicht durch laute und plötzliche Geräusche erschreckt werden.

Vorsicht auch mit Musik! Selbst die frühere Lieblingsmusik der Kranken kann jetzt durch die Bewegungsunfähigkeit und durch das gesteigerte Hörvermögen als äußerst unangenehm und belastend empfunden werden. Besser geeignet ist fließende, sehr leise Musik ohne Rhythmen.

Auch Menschen ohne vollem Bewusstsein hören noch.

Beispiel

Sehr gute Erfahrungen gibt es mit Klängen eines Monochords und Musik von Entspannungs-CDs für Babys. Manche PatientInnen empfinden Naturgeräusche wie Wasserrauschen, Vogelgezwitscher, Wellengeräusche oder auch Töne von Klangschalen als wohltuend.

2.1.3 Spirituelle Bedürfnisse

Spiritualität meint die innere Einstellung, den inneren Geist, mit dem ein Mensch auf die Fährnisse des Lebens reagiert und auf sie persönlich zu antworten versucht. Spiritualität ist das ganz persönliche Ringen um Sinngebung und die innere Lebenseinstellung, mit der ein Mensch der existenziellen Herausforderung begegnet. Diese Suche nach Sinn begleitet den Menschen ein Leben lang, sie wird aber besonders aktuell in Krisensituationen wie jener am Lebensende (vgl. Weiher 2007, S. 439).

„Spiritualität gehört keiner Religion allein und erwächst nicht nur aus konfessionellen Bindungen“, schreibt Birgit Heller (2003, S. 15). Sie versteht Spiritualität als eine bestimmte, individuelle Haltung gegenüber dem Leben und dem Tod. Diese Haltung ist geprägt von

- der Art der Sinngebung;
- der spezifischen Weise, wie sich ein Mensch zu seiner Mitwelt in Beziehung setzt und diese Beziehungen lebt (vgl. Heller 2007).

Weiher unterscheidet Alltagsspiritualität von Glaubensspiritualität. Die Alltagsspiritualität umfasst die Beziehungsgeschichte eines Menschen mit den Dingen und Ereignissen des Lebens, der alltäglichen Lebensgestaltung, z. B. die Liebe zum Garten, zur Musik etc. Wenn diese Verbundenheit einem alles umfassenden Sinngrund, wie Gott, zugeschrieben wird, entsteht aus dieser Alltagsspiritualität die Glaubensspiritualität (vgl. Weiher 2007, S. 444).

Spirituell-religiöse Bedürfnisse werden geprägt durch:

- die persönliche Einstellung zu Leben und Tod,
- die Vorstellung vom „Danach“,
- Überzeugungen bezüglich Ernährung und Körperpflege,
- religiöse Observanzen in der letzten Lebensphase,
- Sterbe- und Totenrituale,
- Verlust und Trauer (vgl. Heller 2007, S. 434).

Spiritualität ist Teil des menschlichen Lebens. Besonders in einer Krisensituation können **spirituelle** Bedürfnisse für die Betreffenden große Bedeutung haben und viel Raum einnehmen. Die Pflegenden werden häufig mit spirituellen Bedürfnissen der PatientInnen konfrontiert. Nachdem gerade die Pflegephilosophie von einem ganzheitlichen Menschenbild ausgeht, ist es ihre Aufgabe, den Menschen auch in seinen spirituellen Belangen wahrzunehmen.

spirituell
geistig, geistlich

Im Folgenden werden einige wichtige spirituelle Bedürfnisse beschrieben.

Menschliche Zuwendung und Liebe
Sterbende verlangen oft nach Beistand und Nähe, danach, dass Angehörige ihnen sagen: „Ich bin bei dir!" Es ist für den sterbenden Menschen wesentlich, von anderen angenommen und anerkannt zu werden als der Mensch, der er/sie ist, damit sein/ihr Gefühl der Selbstachtung positiv unterstützt wird.

Pflegende können dahingehend wirken, dass den Sterbenden die Möglichkeit eingeräumt wird, so weit wie möglich selbstständig Entscheidungen zu treffen, nach denen pflegerisches Handeln ausgerichtet wird.

Gefühle und Ängste ausdrücken können
Manche PatientInnen haben mit großen Ängsten zu kämpfen. Sie bringt der Gedanke an einen nahen Tod in eine schwere innere Krise, der sie sich nicht gewachsen fühlen. Manche haben Schuldgefühle und Angst vor Strafe oder befürchten, dass ihr Leben in wichtigen Punkten gescheitert ist und jetzt nicht mehr in Ordnung gebracht werden kann. Andere bewältigen ihre Angst im Gedanken an ihre Geborgenheit in Gott.

Letzte Dinge für sich regeln können
Das Ordnen der Hinterlassenschaften (z. B. Testament) sowie klärende Gespräche mit Personen, die den Sterbenden wichtig sind, sind hier von Bedeutung. Zwischenmenschliche Konflikte und Schuldgefühle können für sterbende Menschen sehr bedrückend sein. Es kann in diesem Zusammenhang sehr wichtig sein, dass die Möglichkeit zu einer Aussöhnung besteht.

Sinnfragen stellen können
Das Sterben eines Menschen, sein Abschied vom Leben, stellt in besonderer Weise die Sinnfrage: War mein Leben so, wie ich es mir gewünscht habe? War mein Bemühen umsonst? Was bleibt von meinem Leben? Für wen war es wichtig, dass ich gelebt habe? Solche Fragen stellen sich besonders in Zusammenhang mit wichtigen Beziehungen wie jener zum/zur EhepartnerIn oder zu den Kindern.

Die Pflegeperson als spirituelles Wesen
Auch Sie als Pflegeperson haben Ihre persönliche Spiritualität. Diese hat Auswirkungen auf das berufliche Handeln, weil Spiritualität die inneren Werte eines Menschen beeinflusst und daher ethische Entscheidungen durch sie mitbestimmt werden (vgl. Weiher 2007, S. 438). In diesem Zu-

sammenhang ist es wünschenswert, wenn Pflegepersonen ihre eigene Spiritualität reflektiert wahrnehmen, weil persönliche Haltungen und Handlungen dann besser nachvollziehbar werden.

> *„Ich trete zurück als Handelnde und gebe ihm (dem Patienten) Raum, sich nach innen zu wenden. Ich bin nicht dafür da, einen Sinn zu suchen oder zu erklären. Ich bin stille Zeugin. Momente geteilter Ohnmacht sind Augenblicke, in denen ich keine Angst habe, in Kontakt zu treten. Um einen Menschen da abholen zu können, wo er steht, müssen wir in Kontakt mit uns selber sein. [...] Ich versuche, nur zu beobachten, statt vorschnell zu urteilen. Ich möchte völlig offen, leer und neugierig bleiben. Ich versuche, mich zurückzunehmen und somit meinem Gegenüber genügend Raum zu geben. [...]“*
>
> *(Ingrid Marth/pflegenetz.02/11, S. 11)*

2.2 Religiöse Begleitung Sterbender

Unter Religion versteht man ein getragenes Sinngebungssystem einer Gemeinschaft, das helfen soll, sich mit einem höchsten Prinzip, z. B. Gott, in Beziehung zu setzen. Spezifische Symbole und Praktiken sind dabei unterstützend und bedeutend (vgl. Weiher 2007, S. 440).

Haltung der Pflegepersonen
Die Herausforderung für Pflegepersonen besteht nun darin, dass sie mit für sie fremden Kulturen und Religionen und deren Verhaltensweisen und Ritualen in Berührung kommen, aus denen lediglich die jeweiligen Handlungen sichtbar sind.

Die Motivation, an solchen Handlungen teilhaben zu wollen, kann von Personen mit anderer religiöser Zugehörigkeit in der Regel oft nicht oder nur unzureichend nachvollzogen werden. Die Gefahr besteht dann vor allem darin, dass die Wertigkeit, die eine bestimmte Handlung für die Betroffenen hat, unterschätzt oder erst gar nicht (an)erkannt wird. So gilt es zunächst, sich bewusst zu machen, dass Menschen mit anderer Religionszugehörigkeit unter Umständen auch ein Wertesystem vertreten und bestimmte Handlungen für sie eine große Bedeutung haben.

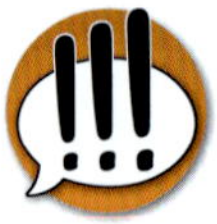

Unabhängig von der eigenen Haltung gehört es zu den Aufgaben der Pflegepersonen, den religiösen Wertvorstellungen der PatientInnen respektvoll zu begegnen und sie in der Ausübung ihrer Religion bestmöglich zu unterstützen, z. B. die Gebetszeiten zu achten, spezielle Bedürfnisse bei der Körperpflege zu beachten etc.

Das erfordert von den Pflegepersonen die Bereitschaft, einen anderen Blickwinkel zuzulassen, auch wenn er gar nicht in das eigene Lebenskonzept passt oder zu passen scheint.

2.3 Pflege Verstorbener

2.3.1 Sichere und unsichere Todeszeichen

Ab wann ist ein Mensch tot? Diese Frage kann man nicht eindeutig und nur unter Berücksichtigung der folgenden Unterscheidungen beantworten: Mit der Definition des „klinischen Todes“ entsteht der Eindruck, dass sich das Ende des Lebens bzw. das Ende des Sterbeprozesses exakt markieren lässt. Dabei bleibt jedoch unberücksichtigt, dass verschiedene biologische Vorgänge im Rahmen der Supravitalzeit auch nach dem Eintritt des Todes noch einige Zeit lang aufrechterhalten bleiben.

Der klinische Tod

Ein Mensch ist innerhalb von drei Minuten nach Herz- und Atemstillstand klinisch tot. Der klinische Tod ist von den sogenannten unsicheren Todeszeichen (s. u.) begleitet. Unsicher nennt man sie deshalb, weil eine unverzügliche Reanimation den Tod möglicherweise noch einmal verhindern kann.

Der Hirntod

Das ist der irreversible und vollständige Funktionsausfall des Gesamthirns (Großhirn und Hirnstamm). Der Hirntod bedeutet auch rechtlich den Tod des Menschen. Die Feststellung des vollständigen und irreversiblen Zusammenbruchs aller Gehirnfunktionen ist an einen umfangreichen Kriterienkatalog gebunden (vgl. Frowein 1999).

Diese Hirntod-Definition spielt im Zusammenhang mit der Organtransplantation eine bedeutende Rolle. Die vitalen Funktionen hirntoter OrganspenderInnen werden durch spezielle Maßnahmen, wie z. B. eine künstliche Beatmung, aufrechterhalten, damit die Organe für eine Transplantation funktionsfähig bleiben.

Der biologische Tod

Es erlöschen sämtliche Organfunktionen, was mit Veränderungen einhergeht, die als sichere Todeszeichen (s. u.) verstanden werden. Der Körper erkaltet langsam (jede Stunde um ungefähr 1° Celsius).

Tabelle 2
Der biologische Tod

Biologisch leben Zellen noch nach dem Hirntod weiter:	
Herz	15–30 Min.
Leber	30–35 Min.
Lunge	bis zu 2 Std.
Muskeln	über 8 Std.
Magen, Darm	arbeiten noch bis zu 24 Std. weiter
Schweißdrüsen	arbeiten noch über 30 Std.
Spermien	leben noch bis mehrere Tage nach dem Tod

Kontraktion
von lat. contrahere = zusammenziehen

Mit dem Eintreten des Todes finden markante Veränderungen am Körper des toten Menschen statt. Bei der Feststellung des Todes wird zwischen sicheren und unsicheren Zeichen oder Merkmalen unterschieden.

Sichere Todeszeichen

- **Totenflecke** (Livor mortis) an der Haut. Sie haben eine rotviolette Farbe und entstehen durch das Absinken des Blutes an die tiefsten Körperstellen. Sie bilden sich innerhalb einer bis mehrerer Stunden nach Eintritt des Todes.
- **Rigor mortis:** Die sogenannte Totenstarre ist die Folge einer **Kontraktion** der Muskulatur. Ursache ist der durch den Stillstand des Stoffwechsels bedingte Mangel an Adenosintriphosphat (ATP). Fehlt ATP, so verharren die Muskelproteine Aktin und Myosin in einer festen Bindung zueinander und der Muskel wird starr. Die muskuläre Erstarrung erfolgt von kranial nach kaudal. Sie beginnt ein bis zwei Stunden nach dem Tod an den Augenlidern, nach zwei bis vier Stunden in den Kaumuskeln, schreitet über Schultergürtel und Arme fort und breitet sich schließlich am ganzen Körper aus. Die Starre löst sich nach etwa zwei bis drei Tagen, abhängig von der Todesart und der Temperatur.
- **Fäulnis- und Auflösungsprozesse** sowie der Verwesungsgeruch entstehen durch die Bildung von Gasen wie Ammoniak, Kohlendioxid, Schwefelwasserstoff und Stickstoff. Dieser Prozess beginnt fast immer im Darmtrakt.

Unsichere Todeszeichen

Die folgenden Todeszeichen werden als unsicher bezeichnet, weil ihr Vorhandensein noch nicht zwingend den Tod des Menschen bedeuten muss. Diese Symptome können auch bei einem lebenden Menschen auftreten, z. B. bei Menschen, die sich im weit fortgeschrittenen Sterbeprozess befinden:

- Eintritt von Bewusstlosigkeit
- Atemstillstand
- kein Puls tastbar, fehlender Blutdruck
- schlaffe Muskulatur
- fehlende Reflexe

In jedem Fall muss der Tod eines Menschen durch einen Arzt oder eine Ärztin festgestellt werden. ÄrztInnen sind verpflichtet, den verstorbenen Menschen zu untersuchen und die Todesanzeige auszufüllen, in der Angaben zur Person, zum Todeszeitpunkt, zur Todesart, Angaben im Falle übertragbarer Krankheiten sowie Angaben zur Todesursache natürlicher oder unnatürlicher Art (= Gewalt, Unfall, Verletzung, Suizid, Vergiftung) festgehalten werden.

Die Krankenhausverwaltung und die Angehörigen des/der Verstorbenen müssen, den hausinternen Richtlinien folgend, benachrichtigt werden.

Pflegepersonen müssen den zuständigen Arzt oder die Ärztin und je nach hausinterner Regelung eventuell auch ihre Stationsleitung vom Tod eines Patienten oder einer Patientin sofort verständigen.

Wenn ein Mensch zu Hause stirbt, führen die zuständigen HausärztInnen bzw. SprengelärztInnen die Todesfeststellung durch und stellen die Todesanzeige aus.

2.3.2 Pflegemaßnahmen für den verstorbenen Menschen

Die innere Haltung von Pflegepersonen

Solange ein Patient bzw. eine Patientin lebt, wird von Pflege gesprochen. Begriffe wie „Pflege“, „Betreuung“, „Begleitung“, „Fürsorge“ erscheinen wie selbstverständlich. Ist der Patient bzw. die Patientin verstorben, so findet rasch eine Ablösung dieser Begrifflichkeit statt. Nun sprechen die Pflegenden von der Versorgung (assoziiert mit Entsorgung), vom Richten, vom Herrichten des bzw. der Verstorbenen.

Ein verstorbener Patient bzw. eine verstorbene Patientin, der/die kurze Zeit zuvor noch gepflegt wurde, wird nun „gerichtet“, „hergerichtet“. Diese sprachliche Veränderung ist Ausdruck des Bemühens der Pflegenden um Distanzierung zum/zur Verstorbenen.

Pflege hört nicht mit dem letzten Atemzug, mit dem fehlenden Herzschlag, mit der erloschenen interagierenden Kommunikations- und Beziehungsfähigkeit des verstorbenen Menschen auf (vgl. Arndt 2007). Die pflegerische Zuwendung, der Respekt und die Achtsamkeit der pflegerischen Handlungen, auch nach Eintritt des Todes, sind Teil eines letzten Aktes der Mitmenschlichkeit.

Wie unterschiedlich auch immer sich die jeweilige Situation darstellen mag, so darf nie vergessen werden, dass allen pflegerischen Handlungen die Wahrung der personalen Würde des/der Verstorbenen zugrunde liegen muss. Ein würdevoller Umgang drückt sich durch überlegtes und bewusstes Handeln aus, immer im Respekt vor dem verstorbenen Menschen.

Werden die Tätigkeiten im Wissen um die Einzigartigkeit dieser Person verrichtet, so kann mit dieser letzten Pflege zugleich auch der Abschied der Pflegeperson von dem verstorbenen Patienten bzw. der verstorbenen Patientin gestaltet werden.

Von der Wichtigkeit des letzten Anblickes

Der letzte Anblick des bzw. der Verstorbenen prägt sich tief in das Gedächtnis der Angehörigen ein. Noch Jahre später sind sie in der Lage, sich dieses Bild jederzeit in allen Einzelheiten in Erinnerung zu rufen. Von daher kann die Bedeutung dieses Augenblicks gar nicht hoch genug eingeschätzt werden. Den Pflegepersonen kommt hier die besondere Aufgabe zu, eine würdevolle Situation zu schaffen, damit die Erinnerung an diesen letzten Anblick entlastend und gut für die Angehörigen sein und bleiben kann. Ausdruck dafür, wie wichtig diese letzte Erinnerung sein kann, ist die Tatsache, dass manche Angehörige ein Foto des oder der Verstorbenen machen möchten: Es ist ihnen ein Anliegen, diesen gelösten und friedlichen Eindruck festzuhalten.

Manche Angehörigen befürchten eine übermäßige emotionale Belastung oder äußern Angst beim Gedanken, ihre Verstorbenen noch einmal zu sehen. Es ist wichtig, die Betreffenden keinesfalls zu drängen, aber die Pflegeperson sollte die Angehörigen dazu ermutigen, sich von ihren verstorbenen Lieben zu verabschieden.

Hilfreich ist es, wenn Pflegende anbieten, zusammen mit den Angehörigen in das Zimmer der Verstorbenen zu gehen, sie dabei gleichsam bei der Hand nehmen. Die Erfahrung zeigt, dass die Angehörigen, die diesen Schritt trotz ihrer Angst gewagt haben, immer große Erleichterung darüber empfinden, dass der Anblick der Verstorbenen nichts „Schreckliches“ für sie darstellt. Meist sind sie tief berührt von dem friedvollen Ausdruck des bzw. der Verstorbenen und sehr oft äußern die Angehörigen dann Dankbarkeit für die Ermutigung zu diesem persönlichen Abschied. Aber selbstverständlich ist auch in dieser Situation die Entscheidung der Angehörigen, ob sie die Verstorbenen noch einmal sehen möchten oder nicht, zu respektieren!

Wollen Angehörige den Verstorbenen bzw. die Verstorbene nicht mehr sehen, dann bieten manche Pflegeteams an, ein Foto von dem verstorbenen Patienten bzw. der verstorbenen Patientin zu machen. Dieses Foto wird dann der Dokumentation beigefügt und auf Wunsch zu einem späteren Zeitpunkt ausgehändigt.

> Bei allen Tätigkeiten, die an einem verstorbenen Menschen durchgeführt werden, gilt grundsätzlich: Es gibt keinen Grund zur Eile oder Hektik! Verrichten Sie Ihre Tätigkeiten in Ruhe.

Körperpflege

Die Körperpflege der Verstorbenen ist keine verpflichtende Hygienemaßnahme, sondern sie dient ausschließlich der Gestaltung einer würdevollen Abschiedssituation. Daher ist es nicht zwingend notwendig, dem toten Menschen eine Ganzkörperwaschung zukommen zu lassen, es sei denn, Angehörige oder die Pflegepersonen selbst verspüren dieses Bedürfnis im Sinne einer letzten Zuwendungshandlung für die Verstorbenen.

Bei Todeseintritt kann es vorkommen, dass aufgrund der Erschlaffung der Sphinkter Exkremente aus dem Körper gelangen. Es empfiehlt sich deshalb, eine saugfähige Unterlage einzubetten und gegebenenfalls eine Waschung an verschmutzten Körperstellen durchzuführen. Wunden sollen frisch verbunden werden, speziell bei übel riechenden Wunden ist geruchsdichtes Verbandsmaterial (z. B. Folie) erforderlich, damit die Angehörigen beim Abschiednehmen nicht zusätzlich belastet werden. Im Falle eines Stomas wird der Stomabeutel gewechselt.

Gekämmte Haare und eine Rasur tragen ebenso zur Pflege des toten Menschen bei wie das Einsetzen der Zahnprothesen, sofern diese dem Patienten oder der Patientin noch passen. Die Augen werden sanft geschlossen: Sollten sich die Augenlider nicht schließen lassen und der Anblick deshalb für die Angehörigen irritierend sein, dann hilft es, für kurze Zeit feuchte Wattepads aufzulegen.

Hygiene

Es bestehen dieselben Richtlinien wie bei lebenden Menschen. Das Patientenzimmer bedarf keiner besonderen hygienischen Nachbereitung, sofern keine infektiöse Erkrankung bestand. Verstorbene können ohne Handschuhe berührt werden, die Gefahr einer Vergiftung durch Eiweißfäulnisprodukte besteht nicht. Es ist bemerkenswert, dass Pflegende, die eine Patientin oder einen Patienten kurz zuvor noch ohne Scheu ohne Handschuhe berührt haben, sich wenige Minuten später, nach Eintritt des Todes, mit Handschuhen schützen möchten. Es scheint, als wäre der Kontakt mit dem Körper eines Toten mit der Gefahr einer „Ansteckung" (mit dem Tod) verbunden. Aber ist es nicht noch immer dieselbe Frau, derselbe Mann, die/der kurz zuvor noch ohne Angst berührt wurde?

Selbstverständlich sind dieselben Hygienemaßnahmen in der Pflege Verstorbener einzuhalten wie auch in der Pflege lebender PatientInnen. Da es aber kein „Leichengift" in diesem Sinne gibt, stellen die zusätzlich eingesetzten Schutzmaßnahmen bei Verstorbenen (z.B. Handschuhe beim Frisieren, zwei Paar Handschuhe übereinander, Überschürze) eine Distanzierungsstrategie dar, um nicht vom Tod „angesteckt" zu werden.

Das Betten des verstorbenen Menschen

Die Lagerung eines verstorbenen Menschen ist einerseits wichtig für das Gesamtbild, andererseits ist eine entsprechende Lage für das anschließende Einbetten in den Sarg von Bedeutung. Aufgrund der beginnenden Leichenstarre ist es wichtig, dass Verstorbene mit dem Oberkörper nur leicht hochgelagert werden. Es kann eine kleine Rolle (zusammengerolltes Handtuch oder Zellstoffrolle) unter das Kinn gelegt werden, damit der Unterkiefer nicht herunterfällt. Vor allem, wenn der offene Mund einen grotesken oder unästhetischen Eindruck vermittelt, ist diese Maßnahme angezeigt. Zudem können sich die Gesichtszüge des Leichnams innerhalb der ersten 24 Stunden noch verändern. Das Lächeln, das zum Zeitpunkt des Todes und in den ersten Stunden danach zu sehen war, kann sich wieder verlieren.

Diese Veränderungen sind dadurch zu erklären, dass nach dem Tod Umbauprozesse in der Gesichtsmuskulatur erfolgen und Wasser aus der Haut verdunstet. Diese Erklärung kann für die trauernden Angehörigen wichtig sein.

Die Verstorbenen werden mit einem Leintuch (Betttuch) zugedeckt, die Hände werden über die Decke gegeben und zusammengelegt (eventuell gefaltet). Je nach individuellem Wunsch können ein Rosenkranz (für christliche PatientInnen) oder auch Blumen daraufgelegt werden. Bei einer geplanten Obduktion ist es günstiger, die Arme parallel zur Körperachse zu legen. Sämtliche Sonden, Drainagen und Katheter dürfen bis nach der Totenbeschau durch den Arzt bzw. die Ärztin nur verschlossen, nicht aber entfernt werden.

Bei jeder Lageveränderung des verstorbenen Menschen kann durch Entweichen von restlicher Luft aus der Lunge ein gut hörbares Geräusch entstehen. Es ist wichtig, das zu wissen, damit Sie in dieser Situation nicht erschrecken.

Gestaltung des Raumes

Im Idealfall findet das Abschiednehmen in dem Zimmer statt, in dem der oder die Verstorbene die letzten Tage verbracht hat, da alle Beteiligten zu diesem Raum großen Bezug haben.

Das Zimmer soll in erster Linie einen aufgeräumten und ordentlichen Eindruck machen. Decken und alle Lagerungshilfen sowie andere medizinische Hilfsmittel wie Absaug- oder Sauerstoffgerät werden entfernt. Die Verstorbenen werden mit einem Leintuch nur bis zur Brust zugedeckt. Die Heizung soll abgedreht und eventuell ein Fenster geöffnet werden.

Individuelle Gegenstände wie Bilder, Blumen, Kerzen (als Symbol eines Lebens nach dem Tod) und religiöse Gegenstände können für den persönlichen Rahmen sorgen.

Ist es aus diversen Gründen nicht möglich, im Patientenzimmer Abschied zu nehmen, muss auf spezielle Aufbahrungsräumlichkeiten oder auf ein Zimmer der Station zurückgegriffen werden, das den Angehörigen einen geschützten Raum für ihren Abschied bietet.

Es ist wichtig, dies vorher mit den Angehörigen zu besprechen, damit für sie nicht der Eindruck entsteht, der oder die Verstorbene werde in eine „Kammer abgeschoben". Weiters ist darauf zu achten, dass dieses Zimmer in dieser Zeit nicht von anderen Personen betreten wird (evtl. Türschild anbringen). Die Gestaltung des Raumes soll so gut wie möglich dem Anlass gerecht werden. Aufbahrungsräume haben oft den Nachteil, dass sie ohne Tageslicht ausgestattet und sehr kühl sind.

Machen Sie sich ein Bild von den Aufbahrungsmöglichkeiten in Ihrer Institution und lassen Sie die Atmosphäre dieses Raumes auf sich wirken.

2.3.3 Abschied nehmen

Ruthmarijke Smeding (2010) beschreibt ein Trauermodell, in dem den Pflegenden in der ersten Phase, der Schleusenzeit, eine ganz besondere Bedeutung zukommt. Als Schleusenzeit gilt die Zeit zwischen der Feststellung des Todes und der Bestattung. Diese Zeitspanne wird von den Angehörigen nur einmal durchlebt, was die Wichtigkeit einer gut gestalteten Abschiedssituation unterstreicht. Fachpersonen, wie Pflegende, ÄrztInnen, SeelsorgerInnen, SozialarbeiterInnen, PsychologInnen, welche die Angehörigen in dieser Zeit unterstützend begleiten, bezeichnet Smeding als SchleusenwächterInnen. Wie Smeding weiter beschreibt, können Pflegende durch ihre Unterstützung nach dem Versterben eines Patienten bzw. einer Patientin gleichsam „Trittsteine“ für die Bewältigung der nachfolgenden Trauer für die Angehörigen legen. Es ist also entscheidend, wie es gelingt, die Angehörigen in den Stunden nach dem Versterben von PatientInnen zu unterstützen und zu begleiten. Eine gut begleitete Schleusenzeit kann den Bedarf an Trauerbegleitung nach dem Tod des kranken Menschen verringern.

Die Hinterbliebenen sollen daher dazu ermutigt werden, ihren Abschied von der verstorbenen Person nach ihren individuellen Wünschen bewusst zu gestalten. Das unterstützt das Wahrnehmen auftretender Gefühle im Zusammenhang mit dem Verlust, denn das Durchleben von Gefühlen, die eine Trauerreaktion auslöst, ist eine wichtige Aufgabe in der Bewältigung des Trauerprozesses.

Der Abschied der Angehörigen

Obwohl die Bezugspersonen terminal kranker PatientInnen um die fortgeschrittene Krankheitssituation und den sich nähernden Tod wissen, so bleibt doch oft ein Funken Hoffnung auf ein Wunder bestehen. Selbst Angehörige, die auf das Sterben der PatientInnen wohlvorbereitet zu sein scheinen, erleben den Eintritt des Todes oft als Schock. Es muss daher davon ausgegangen werden, dass selbst Angehörige, die auf den Tod des Patienten bzw. der Patientin vorbereitet sind, beim Versterben einen unerwartet heftigen Trennungsschmerz erleben.

Den Tod eines nahestehenden Menschen zu erleben bedeutet eine tiefe Erschütterung für die Angehörigen und es ist eine Situation, die sich vermutlich für immer in ihr Gedächtnis einprägt.

Es ist wichtig, den Angehörigen zu vermitteln, dass sie sich so viel Zeit für den Abschied nehmen dürfen, wie es ihrem persönlichen Bedürfnis entspricht. Im Wissen, dass dieser Abschied nicht mehr nachgeholt werden kann, ist es entscheidend, dass die Angehörigen darin unterstützt werden, sich auf ihre individuelle Art und Weise von dem/der Verstorbenen zu verabschieden. Es kann auch wichtig sein, dass einzelne Familienmitglieder die Möglichkeit erhalten, sich alleine zu verabschieden.

Manchen Angehörigen ist es ein Bedürfnis, bei der letzten Pflege mitzuhelfen und so dem/der Verstorbenen ein letztes Mal Fürsorge und Zärtlichkeit zu schenken, anderen wiederum ist es lieber, wenn die pflegerische Versorgung durch die Pflegepersonen erfolgt.

Berührungsängste: Berührungsängste der Angehörigen sind keine Seltenheit. Es liegt an den Pflegepersonen, den Angehörigen einen möglichst unbefangenen Umgang mit dem oder der Verstorbenen zu zeigen: Oft wagen die Angehörigen erst dann, den toten Menschen zu berühren, nachdem die Pflegeperson ihn so natürlich wie zuvor berührt hat.

Sich Zeit nehmen: Es ist wichtig, den Angehörigen zu vermitteln, dass die Zeit, in der die oder der Verstorbene noch da ist, besonders kostbar ist. Noch haben sie Gelegenheit, dem verstorbenen Menschen all das zu sagen, was während des Lebens ungesagt geblieben ist oder ihnen noch am

Herzen liegt. Dazu kann es wichtig sein, dass alle Familienmitglieder auch die Gelegenheit haben, mit dem/der Verstorbenen allein zu sein, wenn sie das wünschen. Angehörige benötigen ein unterschiedliches Maß an Zeit, um sich von ihrem oder ihrer Verstorbenen für immer zu verabschieden. Das kann unter Umständen Stunden bis Tage dauern. Die meisten Angehörigen werden aber innerhalb eines Tages dahin kommen, dass es „jetzt gut ist" und sie den Verstorbenen bzw. die Verstorbene zurücklassen können.

Beispiel

Nach dem Tod des 16-jährigen Sohnes im Krankenhaus bitten die Eltern, noch bei ihm sein zu dürfen. Sie bleiben den ganzen Abend und auch während der Nacht am Bett ihres verstorbenen Kindes. Die Pflegenden betreuen die trauernden Eltern fürsorglich. In den Morgenstunden des nächsten Tages erklärt die Mutter, dass es gut ist und dass sie ihren Sohn jetzt gehen lassen können.

Eine Einschränkung bezüglich des Zeitrahmens für den Abschied kann der entstehende Fäulnisgeruch darstellen. Das Einsetzen des Fäulnisprozesses ist abhängig von der Grunderkrankung und von der Umgebungstemperatur. Es gilt daher, den Raum kühl zu halten und die Heizung abzustellen. Da die Fäulnis vom Darmtrakt ausgeht, kann eine Grünfärbung der Haut im Bereich des Appendix als erstes Zeichen dafür gewertet werden, dass eine rasche Kühlung des Leichnams erforderlich ist.

Gemeinsames Gebet: Ein gemeinsames Gebet kann für gläubige Angehörige sehr hilfreich sein. Pflegepersonen sollten daher keine Scheu davor haben, nachzufragen, ob der Wunsch nach einem Gebet besteht.

Abschiede anderer Bezugspersonen

Es kann auch wichtig sein, nachzufragen, ob es noch weitere Personen gibt, für die es bedeutsam sein kann, sich von dem/der Verstorbenen zu verabschieden. Im akuten Verlustschmerz wird oft nicht an gute Bekannte oder FreundInnen der Verstorbenen gedacht, der Abschied ist jedoch für sie in dieser Form nie mehr nachzuholen.

Abschiede der Kinder

Den Kindern, auch Kleinkindern, muss die Möglichkeit geboten werden, sich von dem/der Verstorbenen zu verabschieden. Der Tod eines/einer nahen Angehörigen bedeutet auch für sie Verlust und Trauer. Wie die Erwachsenen brauchen sie die Möglichkeit, sich zu verabschieden, und auch für Kinder ist es wichtig, den Verstorbenen oder die Verstorbene noch einmal sehen zu dürfen. Wird ihnen das verwehrt, fühlen sie sich ausgeschlossen.

Die Kinder benötigen dabei jedoch Begleitung und Unterstützung, altersgerechte Informationen und auch die Ermutigung, Fragen zu stellen. Dabei zeigt sich immer wieder die bemerkenswerte Unbefangenheit der Kinder. Meist wollen sie alles genau erklärt bekommen, sie möchten den

Verstorbenen bzw. die Verstorbene anfassen und sie begreifen damit den Tod auf ihre eigene Weise. Manchmal flüstern sie dem/der Toten etwas ins Ohr, oder sie legen ihm/ihr einen kleinen gefalteten Zettel in die Hand, mit Botschaften wie: „Entschuldige, dass ich die Fische in deinem Aquarium mit Schokolade gefüttert habe ..."

Ebenso wie für Erwachsene kann ein Abschiedsritual für Kinder eine bedeutsame Unterstützung darstellen. Das kann zum Beispiel eine Grabbeigabe für den Verstorbenen oder die Verstorbene sein, etwa eine Zeichnung, ein Brief, ein besonderer Stein oder auch ein anderer Gegenstand, den das Kind für den Verstorbenen oder die Verstorbene für bedeutsam hält. Auch die Gestaltung einer Kerze oder das Flechten eines Freundschaftsarmbandes für die verstorbene Person kann ein geeignetes Abschiedsritual für ein Kind sein.

Wichtig ist jedoch, dass die Kinder keinesfalls zu irgendetwas gedrängt werden dürfen. Sie sollen auch frei entscheiden können, wie lange sie sich im Zimmer der verstorbenen Person aufhalten. Die Erfahrung zeigt, dass Kinder sehr gut in der Lage sind, selbst zu entscheiden, ob und wie lange sie im Zimmer beim Verstorbenen bleiben, sie haben eine gute Wahrnehmung für eigene Grenzen.

Kinder stellen viele Fragen, sie möchten wissen, warum die Oma die Augen nicht aufmacht oder warum der Papa jetzt so bleich ist. Viele Kinder möchten die Verstorbenen berühren, und mit der Erklärung, dass die Haut des/der Toten sich möglicherweise kühl anfühlt, soll ihnen das erlaubt werden.

Praxisbeispiel

Die vierjährige Tamara kommt mit ihren Eltern auf die Station, um sich von ihrer verstorbenen Oma zu verabschieden. Schwester Karin erklärt ihr noch vor Betreten des Zimmers, dass die Oma jetzt nicht mehr antworten kann, und vielleicht auch, dass sie anders aussieht. Sie nimmt das Mädchen an der Hand und geht mit ihr ins Zimmer der verstorbenen Patientin. Schwester Karin ermutigt das Kind, Fragen zu stellen. Dann erklärt sie: „Ich weiß, dass Krankenhaus-Besuche für Kinder auch langweilig sein können. Deshalb habe ich draußen im Aufenthaltsraum Saft und Kekse für dich bereitgestellt. Und auch Farbstifte – denn vielleicht möchtest du ein Bild für deine Oma malen?" Tamara wechselt dann wiederholt zwischen dem Patientenzimmer und dem Aufenthaltsraum. Zum Abschied schenkt sie ihrer verstorbenen Oma eine Zeichnung mit bunten Schmetterlingen.

Bieten Sie kleineren Kindern Buntstifte und Zeichenpapier an, damit sie ein Bild für den Verstorbenen bzw. für die Verstorbene anfertigen können.

Sargbeigaben
Hilfreich für Angehörige kann auch die Anregung sein, zu überlegen, was sie ihren Verstorbenen in den Sarg mitgeben möchten. Einige Beispiele dafür:

- Fotos der Familie
- ein bestimmter Gegenstand, zu dem der/die Verstorbene eine besondere Beziehung hatte
- ein Brief an den oder die Verstorbene
- ein Rosenkranz oder andere religiöse Symbole

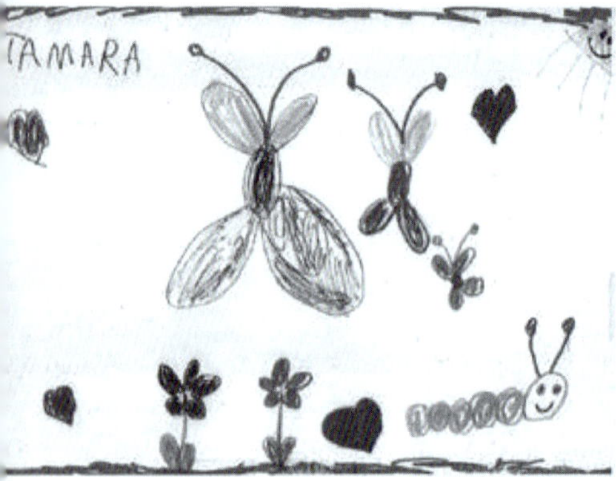

Foto: Feichtner

- Ein Ehemann legt seiner verstorbenen Frau den Hochzeitsschal um.
- Ein Fünfjähriger legt seiner Oma eine Orange, die er mit Nelken bestückt hat, mit in den Sarg – mit der Begründung, er tue dies, damit es im Sarg immer gut rieche.
- Die zwölfjährige Tochter flicht für ihre verstorbene Mutter ein Freundschaftsbändchen und bindet es ihr um das Handgelenk.
- Kinder fertigen sehr gern Zeichnungen als Abschiedsgeschenk an, oder sie geben kleine Spielzeugautos als Sargbeilagen.
- Eine Ehefrau gibt ihrem Mann einen Bildband über eine Reise mit, die sie für die Zeit nach seiner Genesung geplant hatten.
- Ein junger Mann zieht seiner verstorbenen Freundin die Tanzschuhe an.

Manchmal gibt es auch etwas, das Angehörige von den Verstorbenen behalten möchten. So zieht die Ehefrau ihrem verstorbenen Mann den Ehering ab, um ihn künftig zu tragen. Eine Mutter schneidet ihrer verstorbenen Tochter eine Locke aus dem langen Haar ab. Sie erklärt der anwesenden Pflegeperson: „Wissen Sie, ich habe auch die erste Locke von ihr aufbewahrt."

Abschied der Pflegepersonen
Auch Pflegepersonen dürfen und sollen die Möglichkeit nutzen, sich von den PatientInnen zu verabschieden. Eine Pflegebeziehung kann nicht allein durch das Beenden einer Pflegedokumentation abgeschlossen werden. Es ist von großer Wichtigkeit, dass Pflegende für sich eine individuelle Form des Abschieds finden. Nur so sind sie längerfristig fähig, sich immer wieder auf neue PatientInnen einzulassen und ihnen auch gerecht zu werden.

Pflegepersonen haben das Recht, Trauer zu empfinden und diese auszudrücken. Hinter jeder Professionalität steht der Mensch mit all seinen Gefühlen und Empfindungen. Und als solcher kann und darf er vom Tod eines anderen

Menschen berührt sein. Trauer und Tränenspuren zeugen nicht von unzureichender psychischer Belastbarkeit oder von unprofessionellem Verhalten, sondern von Menschlichkeit im Pflegeberuf.

Es ist zu bedenken, dass Pflege die einzige Berufsgruppe ist, die mit vielen Verstorbenen zu tun hat, zu denen eine – oft hautnahe – Beziehung bestand. Im Sinne der Psychohygiene ist es daher unerlässlich, dass Pflegepersonen für sich persönliche Formen des Abschiednehmens von verstorbenen PatientInnen entwickeln.

Beispiel

Eine Intensivschwester berichtet: „Nach einer erfolglosen Reanimation ziehen sich alle beteiligten ÄrztInnen und KollegInnen zurück. Ich bleibe mit dem toten Menschen allein zurück. Ich habe für mich eine Form des Abschiedes gefunden, die mir hilft: Ganz bewusst und sehr behutsam entferne ich alle Schläuche, alle Spuren der Reanimation, und ich tue das im Bewusstsein, dass das der letzte Dienst an diesem Menschen und zugleich mein persönlicher Abschied von ihm ist."

Angehörige berichten oft tief berührt, wie wertvoll und unterstützend sie es empfunden haben, wenn ÄrztInnen und Pflegende ihre Gefühle gezeigt haben. Sie empfinden dies als sehr unterstützend, als tiefe Mitmenschlichkeit und Mitgefühl.

Abschiedsrituale

Abschiedsrituale sind von großer Wichtigkeit für die Angehörigen und das Betreuungsteam. Sie unterstützen dabei, bewusst von verstorbenen PatientInnen Abschied zu nehmen.

Die folgenden Abschiedsrituale aus Hospizen und aus der Langzeitpflege sollen Anregungen für die Entwicklung eigener Rituale bieten:

- individuelles Abschiednehmen von dem/der Verstorbenen im Zimmer
- eine Kerze für den Verstorbenen oder die Verstorbene im Stützpunkt oder vor dem Zimmer aufstellen
- auf das gereinigte und frisch überzogene Bett eine Zeit lang eine Blume legen
- ein Totengebet, das Angehörige und das Betreuungsteam gemeinsam sprechen
- eine Mappe gestalten (z. B. „Gedanken zum Abschied"), in die Fotos von den Verstorbenen eingeklebt werden und in die Personen aus dem Team kurze Biografien, bleibende Eindrücke aus der Zeit der Betreuung u. Ä. hineinschreiben können
- ein Buch für Angehörige, in dem sie ihre Gedanken festhalten können

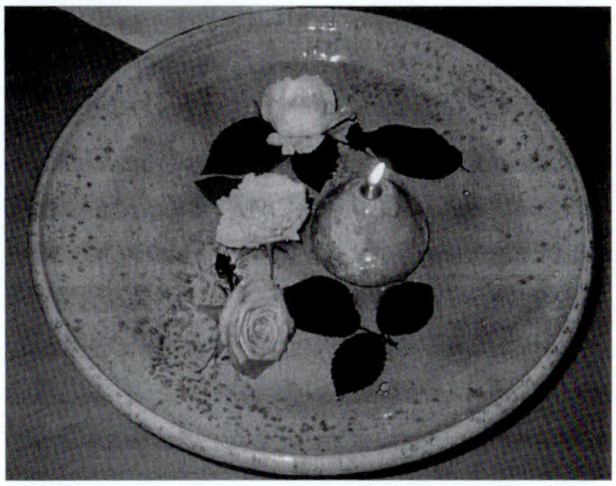

Foto: Feichtner

- einen Erinnerungsstein gestalten (Beispiel: In einem Hospiz liegen bunt bemalte Flusssteine im Garten. Die Angehörigen werden gefragt, ob sie einen Erinnerungsstein für ihren Verstorbenen oder ihre Verstorbene gestalten möchten, der dann zu den anderen Steinen gelegt wird.)
- ein monatlich stattfindendes Verabschiedungsritual für das Team, in dem an alle in diesem Monat Verstorbenen gedacht wird; zur Gestaltung können Texte, Gebete, Fürbitten und Musik eingesetzt werden

Beispiele

„Wir stellen eine Öllampe auf, wenn jemand verstorben ist, als sichtbares Zeichen dafür. Das gibt den anderen PatientInnen die Möglichkeit zu fragen, wer gestorben ist, wenn sie das wollen, und es ist auch eines unserer Rituale für das Team. Die Lampe wird im Gang aufgestellt und bleibt so lange, wie der oder die Verstorbene auf der Station ist. Dazu gestaltet die jeweilige Pflegeperson eine Kerze mit dem Vornamen der Verstorbenen. Diese Kerze wird gleich nach Eintritt des Todes angezündet und später den Angehörigen mitgegeben. Diese Geste ist wohltuend für Angehörige, sie schätzen das sehr, und für uns Pflegende ist es Teil unserer Verabschiedung."

„In der Pflegedokumentation haben wir eine eigene Rubrik, in der sich alle vom Team eintragen können, wenn es ihnen wichtig ist, dass sie verständigt werden, wenn Herr/Frau XY verstorben ist. Manchmal kann es dann sehr gut sein, evtl. auch an freien Tagen zu kommen, um sich persönlich zu verabschieden. Es verhindert auch, dass man nach einigen freien Tagen in den Dienst kommt und der Mensch, den man zuvor intensiv betreut hat, einfach nicht mehr da ist. Abschiede sind uns allen sehr wichtig, nicht bei allen PatientInnen gleich, aber ganz besonders bei den Menschen, zu denen Einzelne von uns eine tiefere Beziehung aufgebaut haben."

„Unser Ritual ist, dass wir bei der Teambesprechung immer kurz auch an die Menschen denken, die im letzten Monat gestorben sind. Wir reflektieren kurz die Betreuung, wie sie gelaufen ist, was wir dabei gelernt und erlebt haben. Ich meine, das ist unerlässlich, wenn wir unsere Fähigkeit, uns immer wieder auf neue Menschen einlassen zu können, aufrechterhalten wollen."

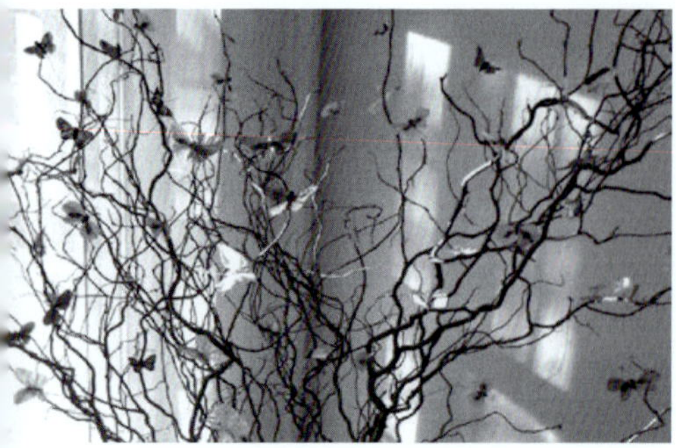

Foto: Uhlich

Die Pflegenden eines Hospizes haben ein besonderes Abschiedsritual entwickelt: Verstirbt ein Patient bzw. eine Patientin, wird an der Zimmertüre ein kleiner, aus Federn angefertigter Schmetterling als sichtbares Zeichen angebracht. Nachdem der/die Verstorbene von der Bestattung weggebracht wird, werden die Schmetterlinge an einem Strauch zur Erinnerung aufbewahrt.

Vertiefung des Lernstoffes

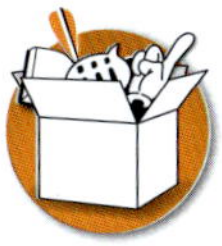

Für den sterbenden Menschen ergibt sich meist eine Reihe körperlicher, seelischer und sozialer Bedürfnisse. Es gilt, diese zu erheben und im interprofessionellen Rahmen darauf einzugehen. Für die religiöse Begleitung ist es wichtig, sich sensibler Bereiche bewusst zu sein und wertschätzend damit umzugehen.

Beim Umgang mit dem toten Menschen ist eine respektvolle Haltung gegenüber der verstorbenen Person von besonderer Bedeutung. Pflegepersonen haben mit der Gestaltung der Abschiedssituation größten Einfluss auf den letzten Augenblick für die Angehörigen und damit auch auf die Trauerverarbeitung.

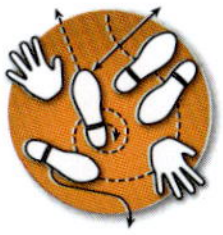

1. Worauf sollten Sie hinsichtlich Berührung bei sterbenden Menschen allgemein achten?
2. Welche seelischen/spirituellen Bedürfnisse können für sterbende Menschen von Bedeutung sein?
3. Was sind sichere/unsichere Todeszeichen?
4. Wie können Sie Angehörige beim Abschied vom verstorbenen Menschen unterstützen?
5. Wie nehmen Sie selbst Abschied von Verstorbenen?

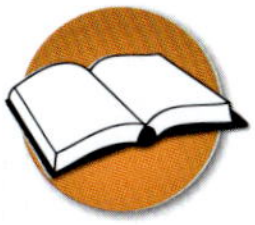

Heller A., Heller B. (2013): Spiritualität und Spiritual Care. Orientierungen und Impulse. Huber, Bern.
Dieses Buch von Andreas und Birgit Heller bietet eine Fülle von praktischer Information und Inspiration für die Auseinandersetzung mit den spirituellen Bedürfnissen am Lebensende.

Heller B. (2007): Bedeutung religiös-kultureller Unterschiede in der Palliative Care. In: Knipping C. (Hg.): Lehrbuch der Palliative Care. 2. Auflage. Huber, Bern.
Birgit Heller stellt die unterschiedlichen kulturellen und religiösen Haltungen in den Religionen für die überkonfessionelle Pflege und Betreuung sehr anschaulich dar.

Heller B. (2012): Wie Religionen mit dem Tod umgehen. Grundlagen für die interkulturelle Sterbebegleitung. Lambertus, Freiburg.
Religionen bieten unterschiedliche Antworten auf Fragen nach dem Tod. Um sterbende Menschen aus anderen Kulturkreisen und Religionen angemessen betreuen zu können, ist das Wissen um die jeweiligen religiös-weltanschaulichen Haltungen bedeutsam. Dieses Buch ist ein wertvoller Beitrag dazu.

Neuberger J. (2009): Die Pflege Sterbender unterschiedlicher Glaubensrichtungen. Ullstein Mosby, Wiesbaden.
Die Autorin vermittelt einen sehr guten Überblick hinsichtlich der speziellen Bedürfnisse von Menschen mit unterschiedlichen religiös-kulturellen Hintergründen. Dieses Wissen ist für die Praxis ein wertvoller Beitrag zum besseren Verständnis der unterschiedlichen Bedürfnisse von Menschen aus verschiedenen Glaubensrichtungen und Kulturen.

Smeding R. (2010): Trauer erschließen – eine Tafel der Gezeiten. Hospiz-Verlag, Wuppertal.
Ruthmarijke Smeding stellt in diesem Buch ihr Modell der Trauer und der Trauerbewältigung vor. Dabei wird auch die Verantwortung Pflegender für die Gestaltung des Abschiedes deutlich. Der Bundesverband der Hospize in Deutschland empfiehlt dieses Buch auch zu Schulungszwecken.

Specht-Tomann M., Tropper D. (2010): Zeit des Abschieds. Sterbe- und Trauerbegleitung. 7. Auflage. Patmos Verlag, Düsseldorf.
Ein leicht verständliches Grundlagenwerk für PflegeschülerInnen, das die Bedürfnisse sterbender Menschen sehr gut aufzeigt. Sie finden darin auch wertvolle Hinweise für die Kommunikation mit schwer Kranken, Sterbenden und ihren Angehörigen.

3 Kommunikation in der Palliative Care

Die **Kommunikation** ist eines der Hauptwerkzeuge in der Pflege. Die Qualität des Betreuungsprozesses und der Pflegebeziehung hängt zum überwiegenden Teil vom Gelingen einer guten Kommunikation ab.

In der Palliative Care benötigen alle Teammitglieder eine hohe kommunikative Kompetenz, also den nötigen Sachverstand, Empathie und die Fähigkeit, mit anderen in Verbindung zu treten.

Kenntnisse verschiedener methodischer Ansätze der Kommunikation sowie die Bereitschaft, sich in seinen kommunikativen Fähigkeiten durch ständige **Reflexion** in der praktischen Anwendung weiterzuentwickeln, können diesen Lernprozess fördern.

Damit verbunden ist auch eine Reifung der eigenen Persönlichkeit, was besonders in der Pflegetheorie nach Hildegard Peplau betont wird.

Kommunikation
von lat. communicatio = Mitteilung und communicare = miteinander machen, beraten, einander mitteilen. Kommunikation findet immer zwischen zwei oder mehr Menschen statt.

Reflexion
von lat. reflexio = Rückstrahlung. Reflexion meint vertieftes Nachdenken über etwas, im hier genannten Zusammenhang über sich selbst, seine eigenen Handlungen und Verhaltensweisen.

Hildegard Peplau (*1909 in Pennsylvania; † 1999): Krankenschwester und Pflegetheoretikerin, Dozentin und Direktorin der American Nurses Association (ANA). Sie entwickelte die Theorie der interpersonalen Beziehung, auf der das Pflegemodell der psychodynamischen Pflege basiert.

3.1 Kommunikationsgrundlagen

3.1.1 Kommunikationskanäle

Die Kommunikation erfolgt zum einen über die Sprache (= verbal) und zum anderen über körpersprachliche Signale (= nonverbal). Die Körpersprache drückt sich über die Körperhaltung und -bewegung, über Gesten, Mimik, Blickrichtung und Körperkontakt bzw. Nähe aus. Zu beachten ist, dass die Kommunikation zum überwiegenden Teil von nonverbalen Signalen bestimmt wird. Der nonverbalen Ausdrucksweise wird wesentlich mehr Bedeutung beigemessen, sie verrät (gewollt oder ungewollt) einiges über die Person selbst.

Beispiel

Sagt uns eine Patientin mit herunterhängenden Mundwinkeln oder gar Tränen in den Augen, dass sie sich heute ausgezeichnet fühle, werden wir ihre Worte anzweifeln.

Für die Entwicklung einer guten Pflegebeziehung ist es ganz besonders bei sterbenden Menschen von Bedeutung, dass Pflegepersonen in ihrem Verhalten **kongruent** erscheinen, um für die PatientInnen vertrauenswürdig zu sein. Sterbende Menschen haben ein besonders ausgeprägtes Gespür für Echtheit. Sie merken schnell, ob ihnen ein Mensch oder eine „menschliche Fassade“ gegenübersteht. Sich jemandem als Mensch zu zeigen, bedeutet, Zugang zu seinen eigenen Gefühlen zu haben und sich selbst mit den eigenen Stärken und Schwächen annehmen zu können.

kongruent
deckungsgleich. Sachinhalt und nonverbales Verhalten stimmen überein

Paul Watzlawick hat folgende zwei Grundsätze (Axiome) der Kommunikation definiert:

1. Man kann nicht nicht kommunizieren.
Kommunikation findet in jeder Begegnung zwischen Menschen statt. Jede Pflegehandlung bedeutet auch Kommunikation, selbst wenn dabei nicht gesprochen wird. Auch ein Schweigen oder ein Nichthandeln haben Mitteilungscharakter. Es kommt wesentlich darauf an, wie sich die Pflegeperson dem Patienten oder der Patientin gegenüber gibt und verhält.

2. Jede Nachricht besteht aus Inhalts- und Beziehungsebene.
Jede Nachricht vermittelt neben der sachlichen Information auch etwas über das persönliche Verhältnis zum Kommunikationspartner oder zur Kommunikationspartnerin. Es geht darin um Botschaften über die Beziehung, die „mitgesendet" werden. Je eindeutiger die Beziehung zum Kommunikationspartner oder zur Kommunikationspartnerin ist, desto eher kommt die Nachricht im Sinne des Senders oder der Senderin an.

Beispiel

Frau Mair fragt Eva: „Gefällt Ihnen dieser Beruf?" In dieser Frage schwingen aber auch Aussagen über die Beziehung der beiden mit. So könnte die Praktikantin diesen Aspekt wie folgt interpretieren:

Interesse: Frau Mair möchte von mir etwas Persönliches erfahren.

Kritik: Frau Mair hat den Eindruck, ich bin nicht geeignet für diesen Job.

Bewunderung: Frau Mair bewundert mein Engagement.

Bedürfnis: Frau Mair möchte sich mit mir unterhalten.

Je nachdem, wie sich die Beziehung zwischen Eva und Frau Mair bisher gestaltet hat, wird Eva die Nachricht in die eine oder in die andere Richtung verstehen.

Das Aufbauen einer aufrichtigen und einfühlsamen Pflegebeziehung erleichtert die Kommunikation erheblich. Sie beugt Missverständnissen vor.

Specht-Tomann und Tropper (2000) betonen zum Gelingen einer tragfähigen Beziehung zwei wesentliche Faktoren nach Tausch und Tausch:

1. **Wertschätzende Haltung:** Der Mensch soll als vollwertige, gleichberechtigte Person verstanden werden, der mit Achtung und Wohlwollen begegnet wird. Höflichkeit, Takt und freundliche Ermutigung sind Ausdruck dieser Wertschätzung. Die Art und Weise, wie man mit den anderen spricht, ihnen gegenübertritt, soll so passieren, wie man es für sich selbst ebenfalls wünscht. Mangelnde Wertschätzung erzeugt Gefühle, wie sich ausgeliefert, abgeschoben oder unverstanden zu fühlen.

2. **Zulassen von Mitbestimmung und Entscheidungsfreiheit:** Ein hohes Maß an Lenkung und Kontrolle, ein reines Vorbringen von Anweisungen, Vorschriften und Verboten lassen ein Gefühl von Bevormundung entstehen, das bei dem oder der Betreffenden zunächst Widerstand, später auch Resignation und Verzweiflung auslöst. Die Möglichkeit, das eigene Leben zu gestalten, mitentscheiden zu dürfen, reduziert Gefühle der Ohnmacht und des Ausgeliefertseins. Daher ist es auch Aufgabe der Pflege, das Recht der PatientInnen auf Selbstbestimmung nicht nur zu achten, sondern diese Selbstbestimmung auch zu unterstützen und zu fördern.

Die vier Seiten einer Nachricht

Schulz von Thun hat die Axiome von Watzlawick auf die folgenden vier Perspektiven einer Aussage erweitert. Jede Aussage enthält:

- einen sachlichen Inhalt: die Mitteilung des Inhalts
- eine Selbstoffenbarung: der oder die SprecherIn teilt damit etwas über sich mit
- eine Beziehungsebene: enthält eine Information über die Beziehung der jeweiligen KommunikationspartnerInnen
- einen Appell: darin ist enthalten, was die SprecherInnen mit ihrer Aussage erreichen möchten

Beispiel

Hr. Müller sagt zur Praktikantin Elke: *„Meine Familie kommt mich so selten besuchen."*

Sachlicher Inhalt: Meine Familie kommt mich selten besuchen.
Selbstoffenbarung: Ich fühle mich einsam.
Beziehungsinhalt: Ihnen kann ich das anvertrauen.
Appell: z. B.: Bleiben Sie bei mir für ein Gespräch!

So wie jede Aussage vier Seiten enthält, kann der Empfänger oder die Empfängerin mit den vier darauf ausgerichteten „Empfangsohren" hören. Je nachdem, auf welchem Ohr Praktikantin Elke diese Botschaft empfängt, wird ihre Reaktion dementsprechend unterschiedlich sein:

Hört Elke mit dem …
Sachohr, wird ihre Reaktion folgende sein: Sie wird vor dem Hinausgehen noch sagen: *„Ja, ich weiß. Sie sind ja alle berufstätig."*
Selbstoffenbarungsohr, wird sie vielleicht sagen: *„Sie machen auf mich den Eindruck, als ob Sie sich einsam fühlten."*
Beziehungsohr, wird sie sich vielleicht denken: *„Schön, dass Herr Müller mit mir darüber sprechen möchte."*
Appellohr: *„Wissen Sie was, Herr Müller, ich verräume noch schnell die Tabletts und werde Ihnen anschließend ein wenig Gesellschaft leisten, wenn Sie das möchten."*

Mit einer Nachricht wird wesentlich mehr transportiert als die reine Sachinformation. Unabhängig von dieser kann die Nachricht unterschiedlich verstanden werden, was die nachfolgende Reaktion und Handlung des Empfängers/der Empfängerin bestimmt.

Dieses Wissen kann helfen, die Absichten und Wünsche des Gegenübers besser zu ergründen und die eigene Reaktion bewusster zu steuern.

Es gibt darüber hinaus noch andere hilfreiche Kommunikationsmodelle (z. B. die Transaktionsanalyse nach E. Berne), auf die aber in diesem Rahmen nicht näher eingegangen werden kann.

3.1.2 Aktives Zuhören

Aktives Zuhören ist derjenige Teil der Kommunikation, den Pflegepersonen am häufigsten einsetzen. Hier stehen die PatientInnen im Zentrum der Aufmerksamkeit, sie möchten den Pflegepersonen etwas mitteilen, und diese hören „nur" zu. Das aktive Zuhören soll den betreffenden Menschen dabei helfen, sich ihrer eigenen Gefühle bewusst zu werden, und damit auch zur Bewältigung ihrer Situation beitragen.

Gutes Zuhören ist Schwerstarbeit!

Zuhören ist nicht so einfach, wie man gern glauben möchte. Aktives Zuhören benötigt ein höchstes Maß an Aufmerksamkeit und Konzentration. Ein ablenkender Gedanke (z.B. über die gestrige Geburtstagsfeier) genügt, um diese notwendige Konzentration zu stören. Deshalb besteht die Voraussetzung für aktives Zuhören darin, sich ganz bewusst auf das Zuhören einzustellen, die ausschließliche Zuwendung und die ungeteilte Aufmerksamkeit auf den Patienten oder die Patientin zu richten. Dabei geht es auch darum, den Menschen mit seinen persönlichen Erfahrungen und Sichtweisen wertfrei anzunehmen. Die Schilderungen der PatientInnen dürfen also nicht bewertet oder korrigiert werden, auch müssen vorschnelle Lösungen unbedingt vermieden werden. Es geht primär darum, dem Patienten bzw. der Patientin den erforderlichen Raum für die Schilderung seiner/ihrer Sichtweise zu bieten. Zuhören bedeutet Anteilnehmen im wörtlichen Sinn, es bedeutet, sich empathisch auf den Patienten bzw. die Patientin zu konzentrieren. Diesen intersubjektiven Kontakt nennt Zderad (2008) die ursprüngliche menschliche Begegnung oder den aufrichtigen Dialog. Die Voraussetzungen dafür sind Empfänglichkeit, Verfügbarkeit und Präsenz. PatientInnen nehmen sehr sensibel wahr, wenn ihr Gegenüber nicht ganz präsent und gedanklich mit anderem beschäftigt ist. Diese Wahrnehmung wird als kränkend empfunden und sie vergrößert das Gefühl der Einsamkeit des kranken Menschen. Empathisches Zuhören bietet den PatientInnen das Gefühl, verstanden zu werden. In der Praxis entsteht oft der Eindruck, dass die Umgebung in diesen Gesprächen gleichsam ausgeblendet wird, ähnlich einem gemeinsamen Abtauchen in einen geschützten Raum.

Nonverbal wird das aktive Zuhören durch eine interessierte, dem Sprecher oder der Sprecherin zugewandte Körperhaltung, durch Kopfnicken und Blickkontakt unterstützt. Zudem ist es hilfreich, die Körpersprache und -haltung, den Tonfall, die Sprechgeschwindigkeit usw. beim Gegenüber genau zu beobachten, da diese nonverbalen Ausdrucksformen Gefühle oft deutlicher transportieren können als Worte.

Beispiel

Frau Brecht erklärt, dass ihre Tochter sie nur selten besuchen kommt, wenn sie im Krankenhaus liegt. Während sie diesen Satz ausspricht, lehnt sie ihren Oberkörper zurück, überkreuzt ihre Oberarme vor der Brust und hält sich mit ihren Händen an ihren Oberarmen fest. Zudem wird ihre Stimme leiser, und ihr Kopf neigt sich während des Sprechens nach unten. Nach einer Pause antwortet die Pflegeperson: *„Frau Brecht, ich habe den Eindruck, dass Sie das sehr, sehr traurig macht."* Oder: *„Das hört sich für mich so an, als ob Sie Ihre Tochter gern öfter um sich haben würden."* Jetzt hat Frau Brecht die Möglichkeit, darauf einzusteigen und mehr über die Beziehung zu ihrer Tochter bzw. ihre Gefühle, Wünsche, Ängste zu schildern.

Techniken beim aktiven Zuhören

Paraphrasieren: den gehörten Gesprächsinhalt in eigenen Worten sinngemäß wiedergeben. Das hat drei Wirkungen:

- Es lässt sich feststellen, ob der Inhalt richtig verstanden wurde.
- Für den Sprecher oder die Sprecherin kann es eine wertvolle Hilfe sein, das eigene Anliegen mit den Worten und aus dem Mund einer anderen Person zu hören.
- Es vermittelt der sprechenden Person gegenüber Verständnis, Wertschätzung und Nähe.

Verbalisieren: Die Pflegeperson drückt in eigenen Worten aus, was bei ihr „gefühlsmäßig" ankommt. Dadurch werden Einfühlungsvermögen und Menschlichkeit spürbar.

Gespräche gehören zu den häufigsten pflegerischen Handlungen und damit ist Kommunikation ein bedeutsames Instrument in der Betreuung von PatientInnen. Wie sicher und geborgen sich ein Patient oder eine Patientin fühlt, hängt nicht zuletzt von den kommunikativen Fähigkeiten des betreuenden Teams ab.

Für terminal erkrankte Menschen trifft dies in ganz besonderer Weise zu, denn ihre Angewiesenheit macht sie verletzbar und sie brauchen eine Umgebung, die ihnen Sicherheit und Geborgenheit vermittelt. Eine offene, wertschätzende Kommunikation kann wesentlich dazu beitragen.

3.1.3 Bausteine für ein gelingendes Gespräch, angelehnt an Specht-Tomann und Tropper (2000)

Zeit und Raum: Ein gutes Gespräch braucht eine Einladung, um abzuklären, ob beide PartnerInnen überhaupt für ein Gespräch bereit sind. Für das Gespräch müssen ausreichend Zeit und ein geeigneter Raum zur Verfügung stehen. Gespräche, die zwischen Tür und Angel ablaufen, verhindern eine geeignete Atmosphäre, und das Gespräch erfährt damit automatisch eine Abwertung. Selbstverständlich ist das im Stationsalltag nicht immer leicht umzusetzen. Für je wichtiger die Pflegeperson selbst eine geeignete Gesprächsatmosphäre hält, desto eher wird sie mittels kreativer Lösungen akzeptable Rahmenbedingungen für ein Gespräch schaffen können.

Haltung: Das Gespräch soll grundsätzlich von Wertschätzung, Respekt und Akzeptanz gegenüber den GesprächspartnerInnen getragen sein. Ziel ist es, den anderen als den Menschen zu akzeptieren, der er ist. Ebenso ist empathisches Verhalten – also die Situation aus dem Blickwinkel des betroffenen Menschen betrachten zu können – wesentlich für ein gelingendes Gespräch. Kommunikation bedeutet also sehr viel mehr als den Austausch von Information, sie ist immer auch ein Zeugnis der inneren Haltung, mit der die Pflegeperson dem anderen Menschen begegnet. Diese Grundhaltung bestimmt die Art und Weise, wie wir kommunizieren, sie macht unsere Werte sichtbar. Kommunikation ist damit nicht nur Teil der professionellen Kompetenz, sondern immer auch eine implizite Botschaft unserer Werthaltungen.

Spiegelzellen bewirken, dass unser Gegenüber gleichsam spüren kann, mit welcher Haltung wir ihm oder ihr begegnen. Damit machen uns Spiegelneurone nicht nur zu einem sozialen Wesen, das seine Mitmenschen intuitiv verstehen kann, sie machen uns auch konsequent ehrlich. Sterbende Menschen sind in besonderer Weise sensibel dafür, mit welcher Haltung ihnen ihre Betreuenden begegnen, sie haben eine feine Wahrnehmung für Inkongruenz und sie erfassen rasch, wenn Gesprochenes nicht deckungsgleich mit der Haltung vermittelt wird.

Blickkontakt: Ein offener, aufrichtiger Augenkontakt ist Grundlage für jedes Gespräch. Das zeugt von der eigenen Präsenz und dem Interesse, das den GesprächspartnerInnen entgegengebracht wird. Wann immer möglich, sollen sich die GesprächspartnerInnen auf gleicher Höhe befinden. Gespräche von „oben herab“ lassen beim betreffenden Menschen leicht ein Gefühl der Unterlegenheit entstehen. Das trifft besonders auf die Kommunikation mit liegenden PatientInnen zu. Hier entsteht ungewollt ein gewisses Machtgefälle: Der/die Gesunde (Starke) steht gegenüber dem/der Kranken (Schwachen), was die ohnehin schon asymmetrische Kommunikationsebene verstärkt.

Beobachten Sie, wie sich die Qualität eines Gespräches verändert, wenn Sie sich auf Augenhöhe mit den PatientInnen begeben, indem Sie sich setzen oder in die Knie gehen.

Authentizität: Gute GesprächspartnerInnen transportieren Authentizität. Das bedeutet, dass das, was sie sagen, mit ihrer Körpersprache übereinstimmt. Das vermittelt dem Gegenüber ein Gefühl von Echtheit und Wahrhaftigkeit. Das kann natürlich nur gelingen, wenn die Pflegeperson tatsächlich in ihrem Denken und Fühlen mit dem übereinstimmt, was sie sagt. Es ist z. B. nicht möglich, authentisch zu wirken, wenn die Pflegeperson so tun muss, als ob alles in Ordnung sei, während die lebensbedrohlich erkrankte Patientin über ihre Situation noch nicht aufgeklärt wurde.

Spiegeln die verbale und die nonverbale Kommunikation nicht die gefühlte innere Wahrnehmung, spüren die PatientInnen diese Diskrepanz. Dies führt bei ihnen zu Verunsicherung und Verwirrung.

Raum für Fragen: In einem gelingenden Gespräch wird den GesprächspartnerInnen ausreichend Möglichkeit geboten, Fragen zu stellen. In diesem Sinne kann es hilfreich sein, die PatientInnen explizit dazu zu ermutigen, ihre Fragen zu stellen.

Positiver Umgang mit negativen Reaktionen: Kommunikative Kompetenz zeigt sich auch daran, wie negativen Gefühlen der KommunikationspartnerInnen begegnet wird. Das können Ablehnung, Wut, Trauer, Enttäuschung, Ärger oder Ähnliches sein. Es ist entscheidend, wie gut die Pflegeperson in der Lage ist, diese Gefühle der PatientInnen nicht nur zuzulassen, sondern sie auch zu akzeptieren. Eine Herausforderung in der Kommunikation kann aber auch schlicht eine andere Sichtweise, vielleicht sogar ein unterschiedliches Weltbild sein. Dann wird es darauf ankommen, dieser anderen Sichtweise mit Aufgeschlossenheit und Respekt zu begegnen.

Schweigen lernen: In der Kommunikation mit schwer kranken Menschen entsteht häufig Stille, ein vorübergehendes Schweigen. Es ist wichtig, dies nicht als kommunikatives Versagen oder als Peinlichkeit zu bewerten, denn Pausen sind oft wichtige Standortbestimmungen, Möglichkeiten, sich zu sammeln oder den roten Faden wiederzufinden. Das Schweigen kann aber auch Ausdruck dafür sein, dass es nichts in Worte zu fassen gibt, und vielleicht auch, dass Worte nicht ausreichen. Gemeinsames Schweigen kann auch Verbundenheit und Nähe ausdrücken. Es gilt, das Schweigen auszuhalten, es nicht zu unterbrechen. Diese einfache Regel wird häufig ignoriert.

Möglicherweise sind die momentanen Gefühle für den Patienten bzw. die Patientin zu intensiv, als dass sie in Worte gefasst werden könnten. Vielleicht denkt er bzw. sie aber auch über etwas Wichtiges nach – dann ist es wesentlich, dass diese Gedankengänge nicht unterbrochen werden. Die stille Präsenz, das gemeinsame Schweigen, kann eine innere Verbundenheit schaffen, und durch diese Verbundenheit kann das Gefühl der Isolation des Patienten bzw. der Patientin verringert werden. Das Schweigen kann auch Ausdruck eines solidarischen Mittragens und damit zu einer bedeutsamen Form des Beistandes werden.

Stellen Sie sich folgende Situation vor:

Sie stehen am Bett von Herrn Berger. Er ist Vater eines vierjährigen Sohnes und terminal krank. Seine Tumorerkrankung ist weit fortgeschritten, er ist sehr schwach und sein Sterben scheint nahe.

Herr Berger hat den Blick auf das Fenster gerichtet, auf die Nordkette, die in der Morgensonne leuchtet. Ohne Sie anzusehen sagt er: „Ich habe meinem Sohn versprochen, dass ich mit ihm in die Berge gehe."

Und dann: „Ich werde nicht mehr da sein, wenn er alt genug dazu sein wird." Er bricht in Tränen aus und sagt: „Ich werde nicht da sein, wenn er mich braucht."

Wie würden Sie reagieren?

„Es gibt verschiedene Möglichkeiten, mit jemandem zu kommunizieren: indem man ihn berührt, indem man mit ihm spricht, aber vor allem, indem man mit ihm schweigt."

(Ramana Maharishi, indischer Mystiker, 1879–1950)

3.2 Kommunikation mit Sterbenden

In der Kommunikation mit sterbenden Menschen kommen Pflegende immer auch in Berührung mit ihrer eigenen Endlichkeit, mit ihren eigenen Leiderfahrungen und ihren eigenen Ängsten. Das mag einer der wichtigsten Gründe sein, warum die Gespräche mit sterbenden Menschen als so herausfordernd wahrgenommen werden. Es ist letztlich eine Begegnung von zwei gleichermaßen verletzlichen und sterblichen Menschen. Die Profession verliert an Bedeutung, im Vordergrund steht die menschliche Begegnung. Damit können Situationen pflegerischen Handelns auch zu besonderen Momenten zwischenmenschlicher Begegnung werden.

3.2.1 Symbolhafte Ausdrucksform

Menschen, die dem Tod sehr nahe sind, drücken sich oft in Metaphern und Symbolen aus. Diese stellen die bevorzugte Sprache des Unbewussten dar. Diese Ausdrucksform bietet Sterbenden mehr Möglichkeiten, innere Vorgänge zu beschreiben und nach außen zu kommunizieren. Das bedeutet, Sterbende sprechen plötzlich „verschlüsselt“ und für andere nicht nachvollziehbar. Es handelt sich bei diesen Mitteilungen um die spirituelle Dimension, in der sich ein sterbender Mensch mitteilen möchte. Die Grenze zwischen Leben und Tod wird nicht in Form einer scharf begrenzten Linie durchschritten, sondern in Form eines prozesshaften Geschehens, und diese Erfahrungen können oft nur verschlüsselt transportiert werden. Hilde Domin schrieb (2009) in einem ihrer Gedichte: „Der sterbende Mund müht sich um das richtig gesprochene Wort einer fremden Sprache.“

Sprachlich scheinen sich sterbende Menschen tatsächlich in einer Art Exil zu befinden, und die Metaphern, die sie verwenden, mögen ihre Kommunikation verschlüsselt und unverständlich erscheinen lassen. In der Praxis zeigt sich jedoch, dass diese Bilder genutzt werden können, um mit den Sterbenden in ein Gespräch zu kommen – um zu erfahren, was sie beschäftigt und welches Bedürfnis dahinterliegt. Sagt etwa ein Patient: *„Ich glaube, ich habe es bald geschafft“*, bietet es sich an, darauf mit der Frage zu reagieren: *„Wie kann ich das verstehen?“*, oder: *„Was wollen Sie damit sagen?“*

Solche Aussagen können ein Tor öffnen und dem Patienten oder der Patientin ein offenes Gespräch ermöglichen. Oft steht dahinter die Hoffnung, dass der oder die andere diese Botschaft aufnimmt und darauf entsprechend reagiert: z. B.: *„Wie soll ich das verstehen?“, „Was wollen Sie damit sagen?“*

Diese besondere Art der Kommunikation erfordert von den BetreuerInnen sehr viel Sensibilität und Fingerspitzengefühl, Zeit, echtes Interesse am jeweiligen Menschen und Mut, sich einzulassen.

Häufig verwendete, klassische Symbole

Zeit und Raum: Sterbende Menschen bedienen sich häufig der Symbole und Bilder von Zeit und Raum. Hier spürt der sterbende Mensch, dass sich für ihn die Dimensionen Zeit und Raum zu verändern, sich aufzulösen beginnen. Aussagen wie *„Meine Uhr geht nicht richtig“* oder *„Ich spüre eine andere Zeit“* können auf diese innere Veränderung hindeuten (vgl. Specht-Tomann/Tropper 2000, S. 145).

Sterbende scheinen tatsächlich ein anderes Gefühl für Raum und Zeit zu haben und sie erleben Gegenwärtiges offenbar auch viel intensiver. Eine unbequeme Lage oder eine erschwerte Atmung kann in dieser erlebten „Zeitlosigkeit“ als endlose Zeitspanne erlebt werden. Aus diesem Grund ist es wichtig, auf momentan belastende Symptome sofort zu reagieren.

Eine Reise machen: Der sterbende Mensch bereitet sich gleichsam auf seine „letzte Reise“ vor und bringt diese in Form von Aussprüchen zum Ausdruck wie z. B.: *„Ich habe meinen Koffer gepackt“, „Ich habe meinen Reisepass vergessen“* oder *„Ich versäume den Zug“*. Sterbende sprechen sehr häufig von größeren und kleineren Reisen. Sie sehnen sich oft auch an bestimmte

Orte zurück, an denen sie glücklich waren (vgl. Specht-Tomann/Tropper 2000, S. 144–145).

Beispiele für andere Metaphern: Heimat, nach Hause kommen, der Garten, der passende Schlüssel, das Haus umbauen oder neu bauen, irgendetwas reparieren müssen, die Feuerwehr rufen wollen.

Hermann (2011, S. 124) schreibt dazu: „Sterbende [...] sind Grenzgänger. Was sie erfahren, lässt sich oft nur verschlüsselt kommunizieren." Es ist wichtig, dass Betreuende sich auf die symbolhafte Kommunikation der PatientInnen einlassen können, derartige Äußerungen sensibel aufnehmen und nicht versuchen, sie zu berichtigen. Symbolhafte Mitteilungen sterbender PatientInnen sind wertschätzend und respektvoll aufzunehmen. Zugleich ist jedoch Vorsicht vor Fehlinterpretation geboten.

Verhalten bei symbolhafter Kommunikation sterbender PatientInnen:

- Die Pflegeperson lässt sich auf diese Art der Mitteilung ein, reagiert sensibel und wertschätzend auf solche Äußerungen und beurteilt sie nicht als ‚Verwirrtheit'.
- Die Botschaft des betreffenden Menschen wird so akzeptiert, wie sie ist, ohne sie verändern oder be‚richtigen' zu wollen.
- Die Aussagen können nicht wörtlich genommen werden. Sie sind die zerbrechliche Hülle für einen tieferliegenden Wortsinn.
- Metaphorische Äußerungen sterbender PatientInnen können auch einen Versuch darstellen, Erfahrungen, die nicht in Worte gefasst werden können, mitzuteilen.

Beispiel

Frau A. befindet sich seit zwei Tagen im finalen Stadium des Sterbeprozesses. Sie zeigt kaum Reaktionen auf ihre Umwelt, und die Zeichen des herannahenden Todes sind deutlich. Aber unvermittelt taucht Frau A. aus ihrer Bewusstseinstrübung noch einmal auf und sagt zur Pflegeperson: „Es hat noch nicht funktioniert mit dem Sterben. Ich hatte meinen Pass nicht dabei."

Hier steht der Reisepass symbolisch für das Überschreiten der Grenze von hier nach drüben. Es wäre verletzend, würde die Pflegeperson Frau A. erklären, dass sie keinen Pass benötige, oder wenn sie die Aussage der Patientin gar als ‚Verwirrtheit' fehlinterpretierte.

Unterstützend ist es, wenn die Pflegeperson die Aussage von Frau A. ernst nimmt und sich für diese Ebene der Kommunikation gesprächsbereit zeigt. Einfühlsam gestellte Rückfragen können Frau A. dazu einladen, über ihre Wahrnehmungen zu erzählen, z. B.: *„Darf ich Sie fragen, wie sich das für Sie anfühlt/wie das für Sie ist?"* Frau A. hat in diesem Fall geantwortet, dass sie das nächste Mal den Pass dabeihaben wird. Kurz darauf starb sie.

Häufig ist zu beobachten, dass sterbende PatientInnen von der symbolhaften Kommunikationsebene plötzlich und nahtlos zur gemeinsamen Realitätsebene wechseln. Das mag befremdlich erscheinen und es kann das Erkennen der jeweiligen Kommunikationsebene erschweren. Daher empfiehlt es sich, nachzufragen, was der Patient bzw. die Patientin damit vermitteln möchte.

3.2.2 Nonverbale Kommunikation in Form von Berührung

Körperkontakt und Berührung sind ursprünglichste Formen der sozialen Kommunikation. Wenn die sprachliche Kommunikation aufgrund kognitiver Einschränkung oder zunehmender Eintrübung des Bewusstseins eingeschränkt ist, wird der direkte Körperkontakt zu einem wesentlichen Kommunikationsmittel.

Daher ist das bewusste Berühren von Sterbenden im Rahmen der Pflege von besonderer Bedeutung, entscheidend ist jedoch die Qualität der Berührung. Es ist zu bedenken, dass die Art und Weise der Berührung (fest, flüchtig, hart, oberflächlich, kosend etc.) indirekt immer etwas ausdrückt und damit den PatientInnen etwas mitteilt.

Versuchen Sie, sich verschiedener Berührungsqualitäten anhand eigener Erfahrungen bewusst zu werden.

Erinnern Sie sich an eine Situation, in der eine bestimmte Berührung in Ihnen Unbehagen ausgelöst hat. Das mag ein Händedruck, eine Berührung beim Friseur, bei einer ärztlichen Untersuchung oder eine andere Situation sein, in der Sie von einem anderen Menschen berührt wurden. Können Sie nachvollziehen, wie entscheidend die Qualität der Berührung ist?

Stellen Sie sich nun vor, dass eine derartige Berührung in einer Situation erfolgt, in der die PatientInnen nicht in der Lage sind, der als unangenehm empfundenen Berührung auszuweichen.

Aufgrund der zunehmenden Routine besteht die Gefahr, dass Berührungen in der Pflege schnell, kurz und zweckmäßig durchgeführt werden. Für einen Patienten bzw. eine Patientin stellen diese Berührungen jedoch keineswegs eine Selbstverständlichkeit dar. Daher ist es wichtig, dass trotz aller Zweckmäßigkeit der Berührungen nie vergessen wird, wie bedeutsam die Berührung für die PatientInnen sein kann. Zu beachten ist auch, dass es von der individuellen Prägung und vom jeweiligen Kulturkreis abhängt, wie ein Patient bzw. eine Patientin berührt werden möchte. Wenn schwer kranke Menschen kommunikativ eingeschränkt sind, ist es wertvoll, zu wissen, welche Berührungen sie als angenehm oder auch als unangenehm empfinden. Feinfühlige Pflegepersonen werden das intuitiv wahrnehmen, im Zweifel können aber auch Informationen von Angehörigen hilfreich sein.

Berührung ist im Umgang mit Sterbenden eine wichtige Kommunikationsform. Es ist wesentlich, Berührungen bewusst anzuwenden. Sie sollen menschliche Zuwendung ausdrücken und zum Wohlbefinden der PatientInnen beitragen.

Entspannende und wohltuende Berührungen:

- Hand halten
- Streicheln von Körperzonen, die nicht als Intimzone empfunden werden (z. B. Arme, Hand) etc.
- in den Arm nehmen, bei Unruhe und Angst evtl. auch wiegen
- Massagen an Händen, Füßen, Kopf, Nacken
- bewusstes Berühren bei Pflegemaßnahmen, wie z. B. Lagerungen, Waschungen
- Anlegen von Wickeln und Auflagen
- atemstimulierende Einreibungen etc.

Nonverbale Reaktionen auf Berührung

Wird der Körperkontakt vom Patienten bzw. von der Patientin als positiv erlebt, so kann sich dies durch eine ruhige und regelmäßige Atmung sowie durch eine Reduktion der Körperspannung ausdrücken. Im Gegensatz dazu wird bei unpassender Berührung die Atmung unruhiger und die Körperspannung nimmt zu, was meist auch am Gesichtsausdruck der PatientInnen zu erkennen ist.

Bedeutung der Berührung für die Pflegenden

Einen anderen Menschen zu berühren, bedeutet immer auch ein sehr intimes Geschehen. Pflege ist eine sehr körpernahe Tätigkeit und sie erfordert Berührungen, die unter anderen Umständen undenkbar wären. Daher ist eine gewisse Scheu vor diesen Berührungen, vor allem bei noch nicht sehr erfahrenen Pflegepersonen, nicht ungewöhnlich. Es ist wichtig, dabei einerseits die eigenen Grenzen wahrzunehmen und zu respektieren, andererseits aber auch sensibel für die Bedürfnisse und für die Reaktionen der PatientInnen zu bleiben.

Gezieltes Üben während der Ausbildung kann dabei unterstützen, eine vorhandene Befangenheit hinsichtlich Berührungen zu überwinden. Auch der Austausch mit KollegInnen erweist sich als hilfreich.

Wenngleich Berührungen in der Pflege „Berufsberührungen“ sind, so bedeuten sie jedoch immer auch Kontakt und Dialog zwischen der Pflegeperson und dem Patienten bzw. der Patientin. Erfolgt dieser Kontakt achtsam und bewusst, so kann die Art der Berührung ein Ausdruck der pflegerischen Fürsorge und mitmenschlicher Zuwendung sein.

3.3 Die Mitteilung einer schwerwiegenden Diagnose

3.3.1 Was bedeuten Wahrheit und Wirklichkeit?

Wahrheit bedeutet herkömmlich „die Übereinstimmung von Aussage und Wirklichkeit". Wirklichkeit wird dabei als etwas Objektives betrachtet, als eine Art Sachverhalt, welcher sich auf allgemeingültige Grundannahmen stützt. Dieser Ansatz findet insbesondere in den Naturwissenschaften (z. B. Medizin) Anwendung. Bei näherer Betrachtung ergibt sich allerdings die Frage, inwieweit wir überhaupt etwas mit Gewissheit für „wahr" oder „wirklich" erklären können (vgl. Birkenbihl 2003, S. 199).

Die subjektive Wirklichkeit

Wenn ein Mensch erfahren muss, dass er an einer nicht heilbaren Erkrankung leidet, und wenn der Tod unvermeidbar nahe ist, so wird diese Tatsache in ihrer vollen Tragweite nicht allein auf rationaler Ebene erfasst werden können. Zu begreifen, dass das Ende des eigenen Lebens erreicht ist, lässt sich nicht durch einen Willensakt bewerkstelligen. Diese Erkenntnis kann sich nur nach und nach entwickeln. Um diese ultimative Bedrohung auch emotional erfassen zu können, sie zu verarbeiten und die daraus folgenden Konsequenzen (er-)tragen zu können, bedarf es eines inneren Prozesses. Und erst durch diese innere Auseinandersetzung kann die Tatsache einer lebensbegrenzenden Situation zur subjektiven Wirklichkeit der betroffenen Person werden.

rational
von lat. ratio = Vernunft. Etwas rein rational zu erfassen, bedeutet, nur den der Vernunft und dem Verstand zugänglichen Inhalt zu begreifen und die Gefühlsebene dabei vollständig auszublenden.

3.3.2 Der Wunsch nach Wahrhaftigkeit und Information

Noch bis vor wenigen Jahrzehnten herrschte in der Medizin die Haltung, dass eine schwerwiegende Diagnose den betroffenen PatientInnen nicht mitgeteilt werden sollte, um sie nicht zusätzlich zu belasten. Dies führte dazu, dass die Kranken belogen wurden, dass ihnen wichtige Informationen vorenthalten wurden, und oft auch dazu, dass sie für sie wichtige Dinge nicht mehr rechtzeitig regeln konnten. Die PatientInnen nahmen das Fortschreiten der Erkrankung, die Verschlechterung ihres Zustandes und auch das Nahen des Todes wahr, konnten meist aber mit niemandem darüber sprechen, da ihnen der Ernst der Situation vorenthalten wurde. Für die PatientInnen bedeutete dies eine zutiefst einsame Situation. Meist wurden die Diagnose und die infauste Prognose jedoch den Angehörigen mitgeteilt. Diese Vorgehensweise führte zu einer enormen Belastung der Angehörigen. Außerdem nahmen die PatientInnen auch dann, wenn sie keine Informationen über den Stand ihrer Erkrankung erhielten, die Verzweiflung ihrer Angehörigen wahr und sie konnten daraus erahnen, dass sie bezüglich ihrer Erkrankungssituation getäuscht wurden.

Inzwischen hat sich hinsichtlich der Information der PatientInnen eine andere Haltung etabliert. Es gilt als selbstverständlich, dass alle Fragen der PatientInnen wahrheitsgemäß beantwortet werden müssen.

Aus einer Vielzahl von Befragungen geht eindeutig hervor, dass sich die allermeisten PatientInnen Offenheit hinsichtlich der Diagnose, Therapie und Prognose ihrer Erkrankung wünschen (vgl. Husebø 2003, S. 128; Bucka-Lassen 2005, S. 217; Gestrich 2006, S. 97).

Das Recht auf Information

Gesetzliche Situation: PatientInnen haben ein Recht darauf, vom behandelnden Arzt oder der Ärztin über ihren Gesundheitszustand umfassend aufgeklärt zu werden. Dies ist auch in den PatientInnenrechten im Österreichischen Krankenanstalten- und Kuranstaltengesetz festgehalten.

Autonomie
Selbstständigkeit, Unabhängigkeit

Der Wert der Autonomie: Aus ethischer Sicht ist die Aufklärung der PatientInnen deshalb zu befürworten, weil gerade in unserem Kulturkreis Autonomie und Selbstbestimmung einen sehr hohen Wert haben. Um selbstbestimmt handeln und über weitere Schritte mitentscheiden zu können, sind die PatientInnen auf umfassende Informationen, die ihren Gesundheitszustand betreffen, angewiesen. Werden den PatientInnen diese Informationen vorenthalten, bedeutet das eine erhebliche Einschränkung ihres Rechtes auf Selbstbestimmung.

Vertrauen verlangt verantwortendes Handeln: Ehrlichkeit und die Achtung vor der Persönlichkeit sind die unabdingbaren Voraussetzungen, um ein Vertrauensverhältnis zwischen PatientInnen, Bezugspersonen und ÄrztInnen sowie dem Betreuungsteam aufzubauen bzw. zu erhalten. Lügen zerstören dieses Vertrauen nachhaltig.

Die Chance, persönliche Angelegenheiten zu regeln und zu ordnen: Wird den PatientInnen eine wahrheitsgemäße Information vorenthalten, wird ihnen damit zugleich auch die Möglichkeit genommen, die ihnen verbleibende Lebenszeit nach ihren persönlichen Bedürfnissen zu gestalten und für sie wichtige Dinge noch zu regeln.

Recht auf Nichtwissen: Es gibt aber auch das Recht auf Nichtwissen. Wenn ein Patient oder eine Patientin für sich entscheidet, nichts über die Diagnose oder die Prognose des Krankheitsverlaufes wissen zu wollen, so ist das zu respektieren. Zugleich muss das Angebot bestehen bleiben, auf Fragen, wenn sie gestellt werden, ehrlich und umfassend zu antworten.

Letzten Endes bleibt die Tatsache, dass der oder die Betreffende die Wahrheit ohnehin erfahren wird. Niemand kann einen anderen Menschen vor dem Wissen um den nahenden Tod ‚schonen'.

„Das Furchtbarste so sagen, dass es nicht mehr furchtbar ist, dass es Hoffnung gibt, weil es gesagt ist."

(Elias Canetti, 1905–1994)

Häufige Bedenken gegen eine umfassende Information der PatientInnen

1. Der Patient oder die Patientin könnte die Diagnose psychisch nicht verkraften oder wolle sie gar nicht wirklich wissen.

Es stellt sich die Frage, wer das Recht hat, darüber zu entscheiden, ob einem Patienten oder einer Patientin Informationen über seine/ihre Erkrankung mitgeteilt oder vorenthalten werden sollen. Es erscheint anmaßend, wenn andere entscheiden, was für einen kranken Menschen „zumutbar" ist.

Auch ist zu überlegen, für wen die Tatsache einer schweren, lebensbegrenzenden Erkrankung unzumutbar ist und wer mit dem Zurückhalten der Information geschont werden soll. Meist ist es das eigene Schutzbedürfnis, das dazu führt, den PatientInnen Informationen vorzuenthalten.

Diese **paternalistische** Haltung entsteht oft aufgrund gut gemeinter und fürsorglicher Überlegungen. Doch die Kritik bleibt, dass den PatientInnen damit auch die Möglichkeit genommen wird, sich mit ihrer Situation auseinanderzusetzen und vielleicht auch entsprechende Bewältigungsstrategien zu entwickeln.

Paternalismus

Paternalismus ist hier die Haltung der ÄrztInnen und Pflegenden, die eine Entscheidung für einen Patienten oder eine Patientin treffen, weil sie meinen, aufgrund ihrer besseren Einsichten zu wissen, was in einer bestimmten Situation für diesen bzw. diese das Beste ist (vgl. Husebø 2003).

Praxisbeispiel

Herr Amann, 92 Jahre alt, leidet an einem Blasentumor. Seine Tochter wird über die Diagnose informiert und sie entscheidet, dass der Vater diese Diagnose nicht erfahren soll. Die behandelnden ÄrztInnen halten sich an den Wunsch der Tochter und erklären Herrn Amann, dass alles in Ordnung und seine Schwäche altersbedingt sei. Die anhaltende **Hämaturie** macht dem Patienten jedoch Sorgen, auch kann er nicht verstehen, warum er so viele Medikamente einnehmen muss, wenn alles in Ordnung ist, wie seine ÄrztInnen ihm erklärt haben. Durch einen Zufall bekommt Herr Amann einen Arztbrief in die Hand und er erfährt seine Diagnose. Er reagiert zutiefst enttäuscht darüber, dass ihm etwas, das so bedeutsam für ihn ist, verheimlicht wurde. Verbittert sagt er: *„Ich habe zwei Kriege durchgemacht, viele Entbehrungen und Verluste erlebt und den Tod meiner Frau bewältigt – und ihr wollt darüber entscheiden, was ich verkraften kann!"*

Hämaturie

von griech. häm (Blut) und ouron (Harn) – Vorkommen von roten Blutkörperchen oder Blut im Urin. Eine Hämaturie weist auf eine Blutungsquelle, z.B. eine entzündete Schleimhaut, oder auch auf einen Tumor im Harntrakt hin.

Während es bei jüngeren PatientInnen inzwischen durchaus als Standard gilt, ihnen umfassende Information über ihre Erkrankung zu geben, besteht bei alten und hochaltrigen PatientInnen noch immer die Gefahr, dass sie im Unklaren gelassen werden. Damit werden sie zusätzlichen Ängsten, Sorgen und Unsicherheiten ausgesetzt. Und nicht zuletzt zerstört dies das Vertrauen zu Medizin und Pflege nachhaltig.

Häufig wird auch mit der Sorge vor einem möglichen Suizid argumentiert, wenn die PatientInnen ihre Diagnosen und Zukunftsaussichten erfahren. Die Gefahr eines Suizides allein aufgrund eines Aufklärungsgespräches darf aber als äußerst gering eingestuft werden, wenn wesentliche Grundsätze im Gespräch (siehe SPIKES-Modell, S. 100 ff.) berücksichtigt wurden (vgl. Husebø 2003, S. 139). Es stellt sich daher nicht die Frage, **ob** die PatientInnen informiert werden sollen, sondern vielmehr **wie** diese Informationen vermittelt werden.

2. Es könnte die Hoffnung (auf Genesung oder Besserung) zerstört werden. Von Hoff (1975) war der Meinung, dass durch die Diagnosemitteilung die letzte Hoffnung der Kranken zerstört würde, die zum Weiterleben so dringend erforderlich sei. Das Leiden würde sich mit der Mitteilung rapide verschlechtern.

Hoffnung ist ein elementares Bedürfnis des Menschen, sie dient auch der Angstabwehr. Hoffnung bezieht sich immer auf eine Situation oder ein Ziel in der Zukunft und sie stellt damit auch den Gegenpart zur Verzweiflung dar.

Ein Leben ganz ohne Hoffnung ist nicht denkbar, aber es muss eine realistische Hoffnung sein. Falsche Hoffnungen zerstören Vertrauen nachhaltig und belasten den kranken Menschen zusätzlich.

Wenn es nicht mehr die Hoffnung auf das Wiedergesundwerden sein kann, dann ist es oft die Hoffnung auf eine Besserung der Symptome, die Hoffnung auf eine gute Nacht oder die Hoffnung, die Geburt des Enkelkindes noch zu erleben. Hoffnung ist selbst in größter Beschränkung und auch am Ende des Lebens möglich – und: Sie wirkt, ohne sich erfüllen zu müssen.

Eine empathische, achtsame Art der Mitteilung einer schlechten Nachricht kann die Vertrauensbasis stärken und auch gewährleisten, dass die PatientInnen in jeder Phase der Erkrankung Hoffnung schöpfen können.

> *„Die Fähigkeit oder Unfähigkeit eines Arztes, mit seinen Patienten über seine Krankheit, Behandlung und Leben zu kommunizieren, macht nicht selten den Unterschied zwischen einem Leben in Verzweiflung und Angst und einem Leben mit Hoffnung und Zukunft aus.“*
>
> *(Husebø 2003, S. 128)*

Wie kann ein Patient oder eine Patientin die schwierige Situation einer terminalen Erkrankung bewältigen, wenn er/sie nicht die Möglichkeit erhält, zu erfassen, in welcher Lebenssituation er/sie sich befindet?

Würden Sie einem Arzt/einer Ärztin vertrauen können, wenn Sie wüssten, das er/sie nicht in der Lage ist, offen und ehrlich mit Ihnen über alles zu sprechen, was Ihnen wichtig ist?

3.3.3 Bewusstheitskontexte

Glaser und Strauss beobachteten die Verhaltensweisen, die abhängig davon auftreten, ob und wie PatientInnen über ihre Erkrankung bzw. das unvermeidbar gewordene Sterben aufgeklärt sind. Sie erstellten eine Klassifikation, die sie „Bewusstheits**kontexte**“ nannten. Der jeweilige Bewusstheitskontext bestimmt sich durch den aktuellen Informationsstand aller Beteiligten (PatientIn, Betreuungsteam, Bezugspersonen).

Kontext
auf den Inhalt oder die Situation bezogener Zusammenhang, aus dem heraus eine Handlung oder Verhaltensweise verständlich wird

Jedes Verhalten richtet sich danach aus, ob und was die GesprächspartnerInnen wissen und wie sicher sie sich diesbezüglich sind. Aufgrund von

Gesprächen und Begegnungen können sich die Bewusstheitskontexte verändern und in andere übergehen.

Der geschlossene Bewusstheitskontext
Einem schwer erkrankten Menschen wird nicht mitgeteilt, wie es um ihn steht, während das Betreuungsteam und oft auch Angehörige darüber informiert sind. Dies erfordert eine hohe Selbstkontrolle der Wissenden:

- Gegenüber dem Patienten oder der Patientin sind bewusste Täuschungen erforderlich.
- Eine zunehmende Verschlechterung des Allgemeinzustandes wird geleugnet.
- Einzelne positive Aspekte werden besonders hervorgehoben.
- Fragen werden ausweichend beantwortet.
- Die ÄrztInnen konzentrieren sich auf medizinische Fakten (Laborbefunde etc.).
- Das Pflegepersonal signalisiert, nicht gesprächsbereit zu sein, oder verweist auf den Arzt oder die Ärztin.

Es ist fast nicht möglich, diese Täuschung der PatientInnen aufrechtzuerhalten. Und die Praxis zeigt, dass die PatientInnen (bewusst oder unbewusst) erfassen, wie es um sie steht, und auch, dass sie um ihre Situation wissen, auch wenn ihnen Informationen darüber vorenthalten oder sie bewusst getäuscht werden.

Menschen, die mit einer lebensbedrohlichen Erkrankung konfrontiert sind, entwickeln oft eine große Sensibilität für die Authentizität ihrer Mitmenschen. Nonverbale Signale sind in diesem Zusammenhang von besonderer Bedeutung. Die PatientInnen nehmen selbst subtilste Veränderungen in der Mimik anderer wahr und sie erfassen rasch, wenn ihnen Unwahrheiten vermittelt werden.

Weiters können die durchgeführte Therapie (Bestrahlung, Chemotherapie), Befundblätter oder auch eine zunehmende Verschlechterung des subjektiven Befindens dazu beitragen, eine gewisse Skepsis auszulösen und in den argwöhnischen Bewusstheitskontext überzuleiten.

Der argwöhnische Bewusstheitskontext
Die Betroffenen sind über ihre Gesundheitssituation nicht oder nur unzureichend aufgeklärt und sie hegen gleichzeitig den Verdacht, dass etwas verschwiegen wird. PatientInnen berichten oft, dass gerade jene Zeitspanne, in der sie sich im Ungewissen befanden, die größte Belastung im gesamten Verlauf der Erkrankung darstellte.

Eine unzureichende Information der PatientInnen stellt aber auch eine erhebliche Belastung für das Pflegepersonal dar, da die PatientInnen ihre Fragen sehr häufig an die Pflegenden richten.

Damit kann sich für Pflegepersonen ein moralisches **Dilemma** ergeben, weil sie sich in einem Spannungsfeld zwischen dem ethischen Grundsatz, sich den PatientInnen gegenüber wahrhaftig zu verhalten, und der

Dilemma
Zwangslage; sich in einer Situation befinden, in der man zwischen zwei – unangenehmen – Möglichkeiten wählen muss

gesetzlichen Situation, den PatientInnen keine Auskünfte über Diagnose, Befunde und Prognose geben zu dürfen, befinden. Hier wird der Grundsatz „Man kann nicht nicht kommunizieren" besonders deutlich. In diesen Fällen ist es von vorrangiger Bedeutung, die ÄrztInnen über die Situation sofort zu informieren und so rasch wie möglich ein Gespräch des Arztes oder der Ärztin mit dem Patienten bzw. der Patientin zu ermöglichen.

Das Ritual wechselseitiger Täuschung

Die PatientInnen selbst sowie ihre Bezugspersonen (inkl. Betreuungsteam) wissen um den nahen Tod, was aber niemand anspricht. Alle Beteiligten gehen davon aus, dass die jeweils andere Seite nicht in der Lage sei, ein Gespräch über die Situation und das Sterben zu führen. Folglich wird nach dem Ritual ‚als ob nichts wäre' gehandelt, was kostbare Zeit und Kraft kostet. Eine vertrauensvolle Beziehung der PatientInnen zu ihren Bezugspersonen und auch zum Betreuungsteam kann dadurch nachhaltig beeinträchtigt werden.

Beispiel

Jeden Tag besucht Frau Marberger ihren schwer kranken Ehemann im Krankenhaus. Ihr wird mitgeteilt, dass seine Krebserkrankung weit fortgeschritten sei und dass die letzten Untersuchungen auch mehrere Metastasen in der Leber gezeigt hätten. Herrn Marberger hingegen wird erklärt, dass er an einer „Entzündung" der Leber leide und dass es bald wieder „aufwärts" gehe. Während der Körperpflege erklärt Herr Marberger jedoch, dass er schon „zwischen den Zeilen lesen" könne und dass ihm bewusst sei, dass ihm nicht mehr viel Zeit bleibe. Während der Besuche versuchen aber beide, der Patient und auch seine Ehefrau, Zuversicht und Hoffnung zu verbreiten. Äußerst bemüht versuchen sie zu scherzen und sogar Pläne für den nächsten Urlaub zu schmieden. Über das, was beide zutiefst ängstigt, über die gemeinsame Sorge um die Zukunft und über den bevorstehenden endgültigen Abschied kann nicht gesprochen werden, weil der Patient nicht wissen soll, wie ernst die Lage ist.
Unmittelbar nach Verlassen des Zimmers bricht Frau Marberger am Gang weinend zusammen. Aber auch Herr Marberger ist verzweifelt. Das Bemühen um ein gegenseitiges ‚Schonen' erweist sich nicht nur als ungeheuer kraftraubend, es verhindert auch, dass die Sorge, die Angst und die Trauer gemeinsam getragen werden können.

Der offene Bewusstheitskontext

Alle Beteiligten wissen um den nahen Tod des betroffenen Menschen. Es herrscht eine offene Gesprächssituation mit umfassender Information, soweit diese von den Beteiligten gewünscht wird.

Dies ist die einzige Form, in der das Selbstbestimmungsrecht der PatientInnen gewahrt wird und die Pflegepersonen der Aufgabe einer Begleitung in der letzten Lebensphase wirklich nachkommen können. In diesen Begegnungen können praktische Probleme angegangen, Missverständnisse ausgeräumt und das gegenseitige Vertrauen gestärkt werden (vgl. Husebø 2009).

Für die betroffenen PatientInnen und ihre Bezugspersonen kann diese offene Gesprächssituation wesentlich zu einer erhöhten Lebensqualität beitragen, da sie intensive und sehr bewusste Momente von Nähe und Liebe zueinander möglich machen kann.

Das Angebot einer offenen und ehrlichen Kommunikation muss gewährleistet sein, es ist aber natürlich zu respektieren, wenn ein Patient oder eine Patientin keine Gespräche und keine Information über seine/ihre Erkrankung wünscht.

Wissensstand innerhalb des Betreuungsteams

Es ist von großer Wichtigkeit, dass das gesamte Betreuungsteam über den aktuellen Informationsstand der PatientInnen und ihrer Bezugspersonen Bescheid weiß. Das trägt entscheidend dazu bei, Unsicherheiten im Verhalten gegenüber den PatientInnen zu vermeiden. Weiters kann dadurch verhindert werden, dass Personen aus dem Betreuungsteam unterschiedliche Informationen an die PatientInnen weitergeben, was das Vertrauen der PatientInnen zum Betreuungsteam nachhaltig stören würde.

Besonders Auszubildende in Pflegeberufen sind häufig mit dem Problem konfrontiert, dass sie über den aktuellen Wissensstand der PatientInnen und ihrer Angehörigen unzureichend informiert sind. Daraus können für alle Beteiligten problematische und sehr belastende Situationen entstehen.

Fordern Sie die Informationen darüber ein, was der Patient oder die Patientin (und die Angehörigen) über die Erkrankung und über die Zukunftsaussichten wissen, wenn Sie selbst darüber nicht oder nur unzureichend informiert wurden.

Beispiel

Während Pflegepraktikant Martin die Beine von Herrn Müller bandagiert, fragt der Patient: *„Martin, sagen Sie, ist das eigentlich Krebs, was ich habe?"*

Derartige Fragen werden oft an Pflegende und häufig an junge, noch wenig erfahrene KollegInnen gerichtet. Es zeugt von einer guten Vertrauensbasis, wenn PatientInnen diese Fragen stellen, und zugleich sind die sich daraus ergebenden Gespräche eine zusätzliche Möglichkeit, dieses Vertrauen zu stärken.

Das „Prinzip der Ehrlichkeit" als ethisches Grundprinzip ist gegenüber PatientInnen ein unverzichtbarer Grundpfeiler. Ist es Pflegenden nicht möglich, diesem Anspruch gerecht zu werden, wird sich nur schwer eine vertrauensvolle Pflegebeziehung entwickeln können.

In der Kommunikation mit PatientInnen ist es von besonderer Bedeutung, als Pflegeperson und als Mensch wahrhaftig zu bleiben.

Wesentlich ist auch, sich gegenüber den Fragen und Anliegen der PatientInnen nicht ausweichend zu verhalten, sondern ihnen die Sicherheit zu vermitteln, dass sie in ihrer Situation ernst genommen werden. Die Erfahrung hat gezeigt, dass Sterbende immer andeuten, ob, wie und mit wem sie über ihren bevorstehenden Tod sprechen wollen (vgl. Arndt 2002, S. 60).

Häufig befürchten Personen, die noch wenig Erfahrung in der Betreuung Sterbender haben, auf gewisse Fragen der Betroffenen keine passende Antwort parat zu haben. In sehr vielen Situationen reicht aber ein aufmerksames, aktives Zuhören als Unterstützung völlig aus.

Bei dem oben angeführten Beispiel könnte der Pflegepraktikant zum Beispiel fragen: *„Sie machen sich Sorgen und Sie möchten gern mehr über ihre Erkrankung wissen?"* Damit bleibt er im Gespräch mit Herrn Müller und kann Näheres über die Ängste und Befürchtungen des Patienten erfahren. Würde Martin auf die Frage von Herrn Müller antworten, dass er dazu leider keine Auskunft geben dürfe, wäre das Gespräch augenblicklich beendet und der Patient wäre mit seinen Sorgen alleingelassen. Martin könnte Herrn Müller aber auch anbieten, sich für ihn um ein Gespräch mit dem Arzt oder der Ärztin zu bemühen.

3.4 Das Diagnose-Mitteilungsgespräch

Bei dieser Form der Besprechung handelt es sich um ein Gespräch, *„bei dem der Arzt bewusst einem Patienten die Botschaft einer existenziellen, unheilbaren Krankheit mit einer (wahrscheinlich) infausten Prognose vermittelt"* (Bucka-Lassen 2011, S. 178).

Dieses Gespräch muss von dem behandelnden Arzt bzw. der behandelnden Ärztin geführt werden, es sollte jedoch möglichst immer auch jemand aus dem Pflegeteam, am besten die jeweilige Bezugs-Pflegeperson, an diesem Gespräch teilnehmen. Damit ist auch gewährleistet, dass die Pflegepersonen über den Verlauf des Gespräches informiert sind. Wenn sich im Anschluss an das Gespräch noch Fragen des Patienten bzw. der Patientin ergeben, wird es der Pflegeperson nicht schwerfallen, entsprechend darauf zu reagieren.

Es ist leicht nachvollziehbar, wie sehr die Nachricht über eine lebensbedrohende Erkrankung das Leben der PatientInnen und auch ihrer Angehörigen schlagartig verändert. Dieses Gespräch wird den Betroffenen vermutlich lange in Erinnerung bleiben. Es ist daher entscheidend, wie dieses Gespräch verläuft. Ein bereits aufgebautes Vertrauensverhältnis zwischen dem Betreuungsteam und dem Patienten oder der Patientin ist hier von großem Wert.

Briefing (engl.)
ist eine Kurzbesprechung vor einem wichtigen Gespräch oder eine Art Einsatzbesprechung vor einem Ereignis

Vor einem geplanten Diagnose-Mitteilungsgespräch mit dem Patienten bzw. der Patientin und seiner/ihrer Bezugsperson empfiehlt sich ein kurzes **Briefing** der teilnehmenden Pflegeperson und des gesprächsführenden

Arztes bzw. der Ärztin. Dabei wird überprüft, ob alle relevanten Befunde und eventuell auch aktuelle Informationen über das Befinden des Patienten bzw. der Patientin bekannt sind. Dieses Briefing dauert meist wenige Minuten, stellt aber eine gute Vorbereitung für ein Diagnose-Mitteilungsgespräch dar.

Aufgaben der Pflege beim Diagnose-Mitteilungsgespräch
Es sollte inzwischen Standard sein, dass die Bezugspflegeperson eines Patienten oder einer Patientin bei einem Diagnose-Mitteilungsgespräch anwesend ist. Sie erhält damit einen guten Einblick in den momentanen Wissensstand des oder der Betroffenen und kann sich über seine oder ihre Ängste und Sorgen einen ersten Eindruck verschaffen. Diese Informationen müssen dokumentiert und an das Betreuungsteam weitergegeben werden, damit alle über denselben Informationsstand verfügen.

Wichtig dabei ist, dass die Pflegeperson an der Seite der Patientin oder des Patienten sitzt – und nicht gegenüber, an der Seite des Arztes oder der Ärztin. Damit wird die Pflegeperson auch als unterstützend von den PatientInnen wahrgenommen.

Sehr häufig wenden sich PatientInnen mit ihren Fragen und Befürchtungen direkt an Pflegepersonen. Dann ist es besonders wertvoll, wenn die Pflegeperson weiß, was genau bei der Diagnose-Mitteilung besprochen wurde. Sie kann daran anknüpfen und eventuell auftretende Fragen der PatientInnen mit dem Hinweis auf die ärztlichen Erklärungen beantworten.

Emotionale Unterstützung geben
Die Aufklärung dient zwar vordergründig der Informationsvermittlung, dennoch ist natürlich nicht allein die vermittelte Botschaft das Entscheidende, sondern auch die emotionale Unterstützung bei der Verarbeitung dieser Information.

Die Aufnahmefähigkeit der PatientInnen während eines so bedeutsamen Gesprächs ist begrenzt. Häufig wird nach Worten wie „unheilbar“, „Krebs“ oder Ähnlichem nichts mehr wirklich erfasst. Es ist daher wichtig, die PatientInnen nicht mit einer Flut von Informationen zu überfordern. Das Gespräch soll vorerst beendet werden, wenn der Patient oder die Patientin den Informationen offensichtlich nicht mehr folgen kann. Daher gilt es, immer wieder behutsam nachzufragen, ob der Patient bzw. die Patientin noch in der Lage ist, Informationen aufzunehmen.

3.4.1 Grundsätze eines Diagnose-Mitteilungsgespräches

Schrittweise Aufklärung
Ein viel zitiertes Bild von Max Frisch kann die Grundhaltung in einem Diagnose-Mitteilungsgespräches versinnbildlichen:

> *„Man soll dem Kranken die Wahrheit hinhalten wie einen Mantel, in den er hineinschlüpfen kann, und sie ihm nicht wie einen nassen Fetzen um die Ohren schlagen.“*

Es gilt, sich mit den PatientInnen auf die Suche nach einem passenden Mantel zu begeben, in einem Gespräch herauszufinden, wie dieser Mantel beschaffen sein soll, damit er als Kleidungsstück akzeptiert werden kann (vgl. Specht-Tomann/Tropper 1998).

Die Tatsache einer lebensbedrohenden Erkrankung oder des bevorstehenden Todes wird in einem Prozess verarbeitet. Es ist also oft nicht notwendig, alles sofort zu sagen, es ist angemessener, die Informationen schrittweise zu vermitteln und immer darauf zu achten, ob der Patient oder die Patientin das Gesagte noch aufnehmen kann. Die PatientInnen sollen jeweils nur so viele Informationen über ihren Zustand erhalten, wie sie selbst wünschen und verarbeiten können. Aufklärung ist selten ein einzelnes Gespräch, sondern vielmehr ein Prozess mit mehreren Gesprächen.

Es kann auch vorkommen, dass PatientInnen im Anschluss an das Gespräch den Inhalt oder Teile daraus ‚vergessen' bzw. deutlich verharmlosen. Dies stellt eine erste Schutzreaktion dar. Eine schrittweise Aufklärung kann dieser Reaktion unter Umständen vorbeugen. Es sei an dieser Stelle noch betont, dass PatientInnen auch das Recht darauf haben, nicht gegen ihren Willen aufgeklärt zu werden.

Das Recht auf Wissen ist ebenso verbürgt wie das Recht auf Nichtwissen. Und nicht selten wechseln schwer kranke PatientInnen in ihrem Anspruch zwischen Wissen-Wollen und Nicht-wissen-Wollen. Erfahrene Pflegepersonen werden dies als Teil des Bewältigungsprozesses anerkennen und vielleicht fragen: *„Wie sehen Sie Ihre Lage heute?"*

Aussagen über die zu erwartende Lebensdauer

Vorsicht ist bei Aussagen über die geschätzte, noch zu erwartende Lebensdauer geboten, im Sinne von: *„Sie haben noch so und so lange zu leben."* Einen Zeitraum bis zum Tod festzulegen, ist insofern gefährlich, als solche Sätze vom Unbewussten schnell als unhinterfragte Glaubenssätze aufgenommen werden können. Und es ist eine Tatsache, dass ein Krankheitsverlauf sehr oft nicht vorausgesagt werden kann, denn statistische Wahrscheinlichkeiten sagen nichts über den Einzelfall aus. ‚Wunder' sind selten, aber möglich.

Allerdings ist es für manche Menschen sehr wichtig, eine ungefähre zeitliche Prognose zu erfahren. Sie müssen wissen, ob sie in Monats- oder in Wochenperspektiven denken sollen. Es gilt dann nachzufragen, warum es für diesen Patienten oder diese Patientin so wichtig ist, nähere Information über die zeitliche Prognose zu erhalten. Häufig ist es dann ein bestimmtes Datum, das von besonderer Bedeutung ist, z. B. die Geburt des ersten Enkelkindes, die Hochzeit der Tochter oder die Rückkehr des Sohnes nach einer langen Reise.

3.4.2 Das SPIKES-Modell

Das Überbringen schlechter Nachrichten kann nach dem SPIKES-Modell erfolgen. Dieses Kommunikationsmodell bietet durch seine klare Struktur eine Art Leitfaden in sechs Schritten (vgl. Baile et al. 2000, S. 305 ff.; Kränzle 2011, S. 123):

S – *Setting up = Gesprächsrahmen*
Für eine geschützte Umgebung sorgen und Privatsphäre schaffen. Unterbrechungen sind unbedingt zu vermeiden und Telefone auszuschalten oder abzugeben. Im Vorfeld soll geklärt werden, ob Angehörige bei diesem Gespräch dabei sein wollen. Die Betroffenen sind über die zeitliche Begrenzung des Gespräches zu informieren. Geeignete Sitzmöglichkeiten sollen vorhanden sein.

P – *Perception = Kenntnisstand*
Der Wissensstand der PatientInnen und ihre Wahrnehmung wird durch offene Fragen ermittelt, z. B.: *„Was wissen Sie über Ihre medizinische Situation?"; „Was denken Sie, warum wir diese Untersuchung durchführen?"* Eventuelle Missverständnisse können damit geklärt werden.

I – *Invitation = Einladung*
Von den PatientInnen wird die ‚Erlaubnis' eingeholt, die Befunde/Erkenntnisse übermitteln zu dürfen, mit dem Hinweis, dass dieses Gespräch auch zu einem späteren Zeitpunkt stattfinden kann. Zum Beispiel: *„Darf ich Ihnen die Ergebnisse vorstellen?"* Oder: *„Wie darf ich Ihnen die Befunde mitteilen, ausführlich oder auf das Wesentliche beschränkt?"*

K – *Knowledge = Wissensvermittlung*
Die Betroffenen werden nach einer Vorankündigung, dass ihnen jetzt eine schlechte Nachricht übermittelt werden muss, in verständlicher Sprache und in der gebotenen Offenheit über ihre unheilbare Krankheit informiert. Wichtig sind wiederholte Rückfragen, um Missverständnisse auszuschließen.

E – *Emotions = Gefühle/Emotionen*
Die Gefühle der PatientInnen sollen wahrgenommen, benannt und zugelassen werden. Bei schweigenden PatientInnen sollen im Gesprächsverlauf ihre Gefühlsregungen erfragt werden. Die Hintergründe für ihre Emotionen sollen identifiziert und gegebenenfalls erfragt werden. Die aufbrechenden Gefühle der Betroffenen müssen zugelassen werden. Dem Weinen, den Klagen und den Ängsten der PatientInnen sollte also entsprechender Raum gegeben werden.

S – *Strategy and Summary = Strategie/Plan und Zusammenfassung*
Am Ende des Gespräches gilt es, das Wichtigste noch einmal kurz zusammenzufassen und das weitere Vorgehen in der Behandlung und Betreuung kurz zu erläutern. Die Strategie für das weitere Prozedere wird – abhängig von den Wünschen der PatientInnen – kurz und knapp, ausführlich oder an einem darauffolgenden Gesprächstermin besprochen. Abschließend wird noch einmal geklärt, ob alles verstanden wurde und ob es noch wichtige Fragen von Seiten der PatientInnen gibt.

In der Praxis hat es sich sehr bewährt, im Anschluss an ein derartiges Gespräch ein sogenanntes **Debriefing** des gesprächsführenden Arztes bzw. der Ärztin und der teilnehmenden Pflegeperson durchzuführen. Dabei

Debriefing (engl.)
bezeichnet das Nachbereiten und die gemeinsame Analyse einer wichtigen Situation oder eines wichtigen Gespräches.

wird der Verlauf des Gespräches noch einmal kurz reflektiert und die jeweiligen Wahrnehmungen werden ausgetauscht. Diese kurzen Reflexionsgespräche bieten oft zusätzliche Erkenntnisse und auch eine gute Lernmöglichkeit für weitere derartig bedeutsame Gespräche.

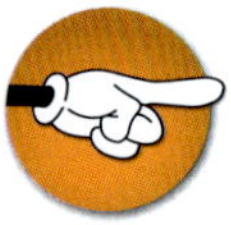

Es ist empfehlenswert, schwierige Gespräche unmittelbar danach zu reflektieren. Was hat der Arzt/die Ärztin wahrgenommen, welche Beobachtungen hat die Pflegeperson gemacht?

Vertiefung des Lernstoffes

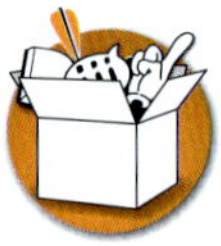

Sterbende Menschen und ihre Angehörigen zu betreuen und zu begleiten, erfordert ein hohes Maß an kommunikativer Kompetenz. Zur nonverbalen Verständigung werden Berührungen gezielt eingesetzt.

Die PatientInnen haben ein Recht auf Wahrheit, Information und Aufklärung in einer einfühlenden Art und Weise. Es entstehen problematische Situationen, wenn sich der Patient oder die Patientin, seine/ihre Angehörigen und das Betreuungspersonal auf unterschiedlichem Informationsstand bewegen (Bewusstheitskontexte).

Die Frage, ob eine infauste Prognose oder eine belastende Diagnose dem Patienten oder der Patientin mitgeteilt werden soll oder nicht, stellt sich so gar nicht. Wenn die PatientInnen nicht ehrlich informiert werden, dann wird die Tatsache ignoriert, dass sie häufig schon wissen oder zumindest erahnen, wie es um sie steht. Werden diese Informationen den bereits wissenden PatientInnen vorenthalten, so versetzt sie dies in eine hilflose und angstvolle Situation.

Die „Wahrheit", die einfach mitgeteilt werden kann, gibt es nicht.
Die Diagnose-Mitteilung ist immer ein Prozess mit mehreren Gesprächen. Dieser Prozess ist nicht die Aufgabe einer einzelnen Person, sondern vielmehr die des ganzen Betreuungsteams.

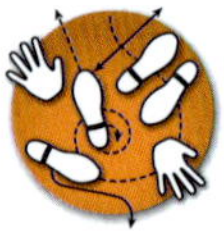

1. Wie können Sie Ihre kommunikative Kompetenz erweitern?
2. Auf welche Art drücken sich sterbende Menschen oft aus?
3. Was ist bei Diagnose-Mitteilungsgesprächen wichtig?
4. Welche Aufgaben haben Pflegepersonen bei diesen Gesprächen?

George U., George W. (2003): Angehörigenintegration in der Pflege. Reinhardt, München.
Sie finden dort konkrete Tipps sowie Grundlageninformationen zum Thema „Gesprächsführung mit Angehörigen“.

Husebø S., Mathis G. (2017): Palliativmedizin. 6. Auflage. Springer, Wien, S. 102–155.
In diesem fundierten Werk finden Sie zahlreiche wichtige Informationen zum Thema „Kommunikation und Aufklärung mit schwer kranken Erwachsenen und Kindern“. Es wird darin eine wünschenswerte ethische Grundhaltung zu dieser sensiblen Thematik transparent.

Kränzle S. (2010): Palliative Care. Handbuch für Pflege und Begleitung. 3. Auflage. Springer, Heidelberg.
In dem Kapitel über die Begegnung mit Sterbenden werden mithilfe von Fallbeispielen die Besonderheiten in der Kommunikation mit PalliativpatientInnen und ihren Angehörigen überaus praxisnah aufgezeigt. Die hilfreichen Anregungen und Tipps machen das Buch zu einem nützlichen Nachschlagewerk.

Specht-Tomann M., Tropper D. (2011): Hilfreiche Gespräche und heilsame Berührungen im Pflegealltag. 4. Auflage. Springer, Wien.
In diesem Buch werden Grundlagen sowie theoretische Modelle der Kommunikation beschrieben. Es finden sich darin auch zahlreiche Abbildungen und praktische Beispiele, anhand derer gezeigt wird, wie eine wertschätzende Kommunikation mit schwer kranken und sterbenden Menschen gelingen kann. Die Autorinnen nähern sich auch behutsam dem Thema „Berührung als spezielle Form der Kommunikation“ und geben dazu gute Hinweise und Hintergrundinformationen für die Praxis.

Wingchen J. (2006): Kommunikation und Gesprächsführung für Pflegeberufe. Ein Lehr- und Arbeitsbuch. 2., aktualisierte Auflage. Brigitte Kunz Verlag, Hannover.
Dieses Buch gibt einen breiten Einblick darüber, wie Kommunikation mit PatientInnen und Angehörigen in den jeweiligen Kommunikationsfeldern erfolgen kann. Sie finden darin Kommunikationsgrundlagen und ausgewählte Kommunikationsmodelle beschrieben, die für die pflegerische Arbeit relevant sind. Der Inhalt ist als Lehr- und Lernbuch gestaltet und daher sehr übersichtlich.

4 Selbstfürsorge und Psychohygiene

Hygiene bedeutet die Gesunderhaltung des Menschen durch vorbeugende Maßnahmen (z. B. Schutz des Körpers vor Infektionen). In der Psychohygiene geht es darum, die eigene Psyche durch entsprechende hygienische Maßnahmen vor Überlastung zu bewahren.

Selbstfürsorge meint die Fähigkeit, mit sich selbst gut umzugehen, zu sich selbst gut zu sein, sich zu schützen und nach sich selbst zu schauen, die eigenen Bedürfnisse zu berücksichtigen, Belastungen richtig einzuschätzen, sich nicht zu überfordern oder sensibel gegenüber Überforderungen zu bleiben. (Vgl. Küchenhoff 1999)

Was tun Sie für Ihren Ausgleich? Was hilft Ihnen bei der Verarbeitung belastender beruflicher Erlebnisse?

Pflegende kümmern sich meist fürsorglich und mit hohem Engagement um das Wohl der PatientInnen. Dabei ist es unerlässlich, dass Pflegepersonen sich selbst mit derselben Fürsorge widmen können. Selbstfürsorge und **Selbstpflege** sind die Voraussetzung, um anderen Menschen wirklich zugewandt und authentisch begegnen zu können. Denn nur, wer in ausreichendem Maß für sich selbst sorgen kann, kann für andere da sein, ohne sich selbst zu verausgaben.

Selbstpflege
„Selbstpflege bedeutet, die eigenen Grenzen zu kennen, zu erfahren und zu reflektieren. Dies sollte zum eigenen Schutz und zum Schutz der anvertrauten Patienten geschehen." Selbstpflege zielt auf Leben, Gesundheit und Wohlbefinden ab; diese können durch bestimmte Handlungen gefördert werden, „um die persönliche Leistungsfähigkeit und Entwicklung zu gewährleisten. Das Selbstpflegeverhalten von Menschen ist individuell sowie gesellschaftlich und kulturell geprägt." (Lexa 2013, S. 173)

„Damit jemand im Stande ist, wahrhaft Mitgefühl gegenüber anderen zu entwickeln, benötigt er oder sie zunächst eine Grundlage, auf der Mitgefühl kultiviert werden kann. Diese Grundlage ist die Fähigkeit, mit den eigenen Gefühlen verbunden zu sein und für sein eigenes Wohlergehen zu sorgen […]. Fürsorge für andere setzt Fürsorge für sich selbst voraus."

(Dalai Lama)

Es liegt in der Verantwortung jeder einzelnen Pflegeperson, gut für sich selbst zu sorgen und bewusst auf ihre eigene Psychohygiene zu achten. Diese Verantwortung gilt nicht nur sich selbst gegenüber, sondern auch gegenüber dem Team. Die Zusammenarbeit mit KollegInnen, die ihre Selbstfürsorge ernst nehmen, ist entschieden leichter, als mit KollegInnen, die das nicht tun. Nicht zuletzt kann eine Pflegeperson, die auf ihre körperliche und psychische Gesundheit achtet, den PatientInnen wesentlich mehr Unterstützung bieten als eine Pflegeperson, die permanent an der Grenze zur Überforderung steht.

4.1 Maßnahmen zur Selbstfürsorge

Ausgleich im Privatleben

In der Palliativpflege sind Pflegende besonders intensiv mit Leiden, Sterben, Tod und Trauer konfrontiert. Um in dieser Arbeit langfristig empathisch und zugewandt bleiben zu können, ist es entscheidend, regelmäßig für Ausgleich im privaten Bereich zu sorgen.

Dazu gehören soziale Beziehungen, das Pflegen von Freundschaften, Freizeitbeschäftigungen wie Sport und andere Hobbys, Musik, Kunst etc. Selbstfürsorge betrifft alle Dimensionen, die körperliche, seelisch-emotionale, soziale und spirituelle Ebene. Es ist daher wichtig, sich in allen diesen Bereichen zu stärken.

Beispiele für selbstfürsorgliches Verhalten:

- **„Körperliche Selbstfürsorge**
  Auf Signale des Körpers achten, regelmässig essen, körperliche Aktivitäten ausüben, die Spass machen, sich entspannen (Ferien, Pausen, Schlafen), im Krankheitsfall daheimbleiben.
- **Emotionale Selbstfürsorge**
  Gefühle wahrnehmen. Ausdruck von Ärger, Wut, Trauer, Liebe, Freude, Heiterkeit, Humor. Zeit mit anderen Menschen verbringen, persönlich wichtige Beziehungen pflegen. Möglichkeiten zum Lachen und zur Lebensfreude suchen. Sich Zeit nehmen, für sich sein. Geniessen. Feiern. Lieblingsfilme, -musik, -bücher.
- **Kognitive Selbstfürsorge**
  Sich Zeit nehmen zum Nachdenken und Reflektieren. Tagebuch schreiben. Auf eigene Gedanken, Meinungen, Glauben, Haltungen achtgeben. Sich selbst loben. Seinen Geist für neue Bereiche öffnen. Umgang mit negativen Glaubenssätzen lernen.
- **Soziale Selbstfürsorge**
  Mit anderen Menschen zusammen sein. Pflege von sozialen Kontakten durch Begegnungen, gemeinsame Erlebnisse. Konflikte ansprechen und klären, für sich einstehen. Anderen Menschen verschiedene Aspekte der eigenen Person zeigen.
- **Spirituelle Selbstfürsorge**
  Persönlichen Werten einen eigenen Platz im Leben einräumen. Dankbarkeit. Bescheidenheit. Akzeptanz und Hingabe. Optimismus, Hoffnung und Vertrauen pflegen. Offen sein für neue Inspiration. Beten. Meditieren. Sich mit der Natur verbinden."

  (Brechbühl/Pfeifer-Burri 2012, S. 10; schweizerische Rechtschreibung)

Belastendes wahrnehmen und darüber sprechen können

Zuerst ist es wichtig, seine eigenen Gefühle, Gedanken und Bedürfnisse zu kennen, um eine Belastung überhaupt wahrnehmen zu können. In zweiter Linie geht es dann darum, darüber zu sprechen, denn: Über Belastendes sprechen zu können, hilft, die eigenen Gedanken zu ordnen, und schon das Gespräch bringt oft Entlastung. Dabei können KollegInnen unterstützend wirken, aber auch die verschiedenen professionellen Angebote wie Teambesprechungen und **Supervision**. In komplexen Betreuungssituationen, in der Betreuung von PatientInnen in existenziellen Krisen und in der Begegnung mit sehr belasteten Angehörigen ist es entscheidend, dass die Pflegepersonen über eine entsprechende **Resilienz** verfügen. Resilienz ist eine Art von seelischer Widerstandsfähigkeit, gewissermaßen das Immunsystem der Seele.

Resilienzaspekte in der Pflege:

- am Leid anderer nicht zerbrechen
- im beruflichen Handeln Gefühle zulassen
- Sinn für Humor bewahren, auch im Leid
- weinen können, ohne auf Dauer handlungsunfähig zu sein
- eigene Grenzen wahrnehmen und auch respektieren
- in Krisen selbst um Hilfe bitten und Hilfe annehmen können
- sich nicht für alles verantwortlich fühlen

Ob es einen Zusammenhang zwischen Empathie und Resilienz gibt, ist wissenschaftlich noch nicht hinreichend geklärt, aber Menschen mit empathischer Kompetenz kommen auch mit belastenden Situationen in der Betreuung von Menschen am Lebensende gut zurecht und sie können diese Erlebnisse sogar als Bereicherung wahrnehmen. Es besteht daher die Vermutung, dass die Begegnung mit Tod und Sterben förderlich für die Entwicklung von Resilienz sein kann (vgl. Müller-Busch 2014, S. 257).

Teams können ihre Resilienz stärken, indem sie Zuversicht und Vertrauen in das eigene Können entwickeln. Aber auch die gemeinsame Identität und ein gemeinsames Ziel, das von allen Teammitgliedern geteilt und angestrebt wird, erweisen sich als schützende Faktoren. Darüber hinaus sind ein starker Zusammenhalt innerhalb des Teams, flache Hierarchien und ein hohes Maß an Flexibilität resilienzfördernd (vgl. Steinebach/Steinebach 2014, S. 103).

Müller et al. (2009) führten eine bundesweite Befragung an Palliativstationen in Deutschland zum Thema „Wie viel Tod verträgt das Team?" durch. Dabei wurde deutlich, dass die Unterstützung innerhalb des Teams einen wesentlichen Faktor in der Bewältigung von belastenden Situationen darstellt. Die Studie zeigte aber auch, dass das Nicht-erfüllen-Können der eigenen Ansprüche den stärksten Belastungsfaktor darstellt. Wenngleich die Ansprüche des Teams daraufhin überprüft werden sollten, ob sie auch realistisch sind, so sollte diese Belastung jedoch nicht primär durch eine Senkung des Anspruchs reduziert werden.

Als zweitwichtigster belastender Faktor wurde die Beziehung zu den schwer kranken PatientInnen genannt, vor allem dann, wenn eine besondere Nähe zwischen der Pflegeperson und dem Patienten bzw. der Patien-

Supervision
von engl. supervise = beaufsichtigen, kontrollieren. Supervision ist ein auf das Arbeitsleben zugeschnittener professioneller Beratungsansatz.

Resilienz
Fähigkeit eines Individuums, mit Stress und belastenden Situationen ressourcenorientiert umzugehen. Resilienz beschreibt die psychische Widerstandskraft gegenüber biologischen, psychischen und psychosozialen Entwicklungsrisiken.
Eine hohe Resilienz bedeutet, dass eine Person – oder auch ein Team – nach einschneidenden Erlebnissen diesen standzuhalten vermag oder sich schnell von diesen erholt. Resilienz bedeutet aber auch, Risikofaktoren zu minimieren und andererseits protektive Faktoren zu erhöhen.

tin entsteht. Andererseits belegen die Aussagen der StudienteilnehmerInnen, dass gerade diese Beziehung, die Nähe, eine große Ressource für die pflegerische Arbeit darstellt. Damit kann die Beziehung zu den PatientInnen sowohl ein Belastungs- als auch ein Schutzfaktor sein.

Es ist wichtig, dass die herrschende Teamkultur offene Gespräche über Belastendes nicht nur zulässt, sondern diesen kollegialen Austausch auch fördert. Belastende Erfahrungen mit den KollegInnen zu teilen fördert das gegenseitige Verständnis und das Vertrauen innerhalb des Teams. Und damit kann es auch gelingen, sich gegenseitig zu unterstützen und zu entlasten.

Aber natürlich sind nicht nur schwierige Situationen, welche gemeinsam im Team gemeistert wurden, eine Ressource, sondern auch die erfolgreich bewältigten Herausforderungen des Pflegealltags. Wie die Praxis zeigt, neigen Teams dazu, sich der weniger gelungenen Betreuungen deutlich länger zu erinnern als der sehr gut gelungenen. Es ist daher wichtig, dass sich ein Team dieser Erfolge bewusst ist und sich an diese positiven Erfahrungen erinnert.

Für die persönliche Selbstfürsorge sind ein unterstützender Freundeskreis und familiäre Bindungen ein wichtiger Beitrag. Ein stabiles soziales Netz gilt auch als wesentlicher Faktor zur Verhinderung eines **Burnout-Syndroms**.

Burnout-Syndrom
ausgebrannt sein, Erschöpfungssyndrom. Zustand körperlicher und psychisch-seelischer Erschöpfung, der aufgrund lang andauernder negativer Gefühle und/oder wegen Über-/Unterforderung entsteht. „Burnout ist das Resultat wiederholter emotionaler Belastungen im Zusammenhang mit einem intensiven Einsatz für andere Menschen“ (Willig/Kommerell 2001, S. 339).

Identifizierung der inneren „Antreiber“

Hofmann listet in ihrem Buch über Stress- und Burnout-Prävention „innere Antreiber“ auf, die ein Ausbrennen fördern. Sie nennt auch ein Gegenmittel für diese inneren „Peitschenhiebe“:

Tabelle 3
Die inneren „Antreiber“

Antreiber	Bedeutung	Gegenmittel
Sei perfekt!	Tu das, was du machst, richtig gut, auch wenn es nicht wirklich wichtig ist	Jeder Mensch macht Fehler, ich bin ein Mensch und auch ich darf Fehler machen.
Streng dich an!	Nur was mit Anstrengung erreicht wurde, was schwer war, verdient Anerkennung.	Arbeit darf auch ruhig leicht von der Hand gehen und Freude machen.
Mach schnell!	Zeit ist Geld!	Manchmal ist langsam schneller und weniger mehr. Lieber erst gut planen.
Sei stark!	Du sollst keine Gefühle zeigen, das ist ein Zeichen von Schwäche – und Schwäche wird ausgenutzt.	Auch ich habe Gefühle, Wünsche, Träume, und ich darf zeigen, wie mir zumute ist.
Denk an die anderen!	Liebe deinen Nächsten und vergiss dich selbst.	Wenn ich mir selbst nicht wichtig bin, warum sollen mich dann andere wichtig nehmen?
Stell dich nicht so an!	Du willst dich bloß nicht anstrengen.	Auch ich darf mich entspannen, muss nicht immer auf dem Sprung sein.
Schau dir mal deine Schwester an!	Die macht das viel besser als du.	Auch ich habe meine Stärken, und mich mit anderen zu vergleichen, lenkt nur von meinen eigenen Fähigkeiten ab.

Auseinandersetzung mit Nähe und Distanz

Pflegepersonen sind durch ihre Arbeit sehr mit körperlicher und emotionaler Nähe zu den PatientInnen konfrontiert. Sie erleben hautnah mit, welche Ängste und Probleme einen schwer kranken, sterbenden Menschen und seine Angehörigen bewegen. Pflege ohne Nähe ist nicht möglich, aber Pflege ohne entsprechende Distanz ist ungesund. Es geht daher nicht um Nähe oder Distanz, sondern vielmehr darum, immer wieder eine Balance zwischen beidem herzustellen. Nähe und Distanz sind demnach nicht im Sinne eines Entweder-oder zu begreifen, sondern als zwei Pole eines Kontinuums, welche je nach Pflegesituation bedürfnisgerecht und reflektiert eingesetzt werden sollen.

Schwer kranke PatientInnen brauchen die intensive Zuwendung und Nähe ihrer Pflegepersonen – das, was so oft als ‚professionelle Distanz' propagiert wird, fügt einem leidenden Menschen weiteres Leid zu. Es braucht mitfühlende, empathische Pflegende, die nicht nur über eine hohe professionelle Kompetenz verfügen, sondern auch dazu in der Lage sind, mitmenschlichen Beistand zu bieten.

Irvin Yalom (2010, S. 197) schreibt in diesem Zusammenhang:

> *„In meiner Arbeit mit Patienten strebe ich vorrangig nach Verbundenheit. Zu diesem Zweck handle ich in unbedingter guter Absicht: keine Uniformen oder Kostümierungen; keine Demonstration von Diplomen, Berufsgraden und Auszeichnungen; kein Wissen vorspiegeln, das ich nicht habe; nicht leugnen, dass existenzielle Dilemmas auch bei mir ins Schwarze treffen; keine Weigerung, Fragen zu beantworten; mich nicht hinter meiner Rolle verstecken; und zuletzt, meine eigene Menschlichkeit und meine eigenen Verwundbarkeiten nicht verbergen."*

Empathie kann als unverzichtbare Komponente und Schlüsselqualifikation in der Pflege betrachtet werden und sie gilt als wichtigstes Motiv helfenden Verhaltens (vgl. Bischoff-Wanner 2002, S. 15). Sie ermöglicht es, eine innere Verbindung zu anderen Menschen herzustellen und zu erspüren, welche Gefühle und Bedürfnisse sie bewegen. Es ist ein Wahrnehmen des inneren Bezugsrahmens eines anderen Menschen, als ob man selbst der/die andere wäre, jedoch ohne diese „Als ob"-Ebene zu verlassen. Schwer kranke Menschen nehmen sehr feinfühlig wahr, mit welcher Haltung ihnen die Pflegeperson begegnet, und eine behutsame, empathische Pflege kann sich geradezu als heilsam erweisen.

Als neurobiologische Grundlage für Empathie gilt das Spiegelneuronensystem. **Spiegelneuronen** sind für die Fähigkeit des Einfühlens und Empfindens von Mitgefühl verantwortlich. Sie rufen spiegelbildlich die Gefühle oder Körperzustände des/der anderen in uns wach und bilden auch die neurobiologische Basis für intuitives Wissen.

Ein bekanntes Beispiel für die Resonanz durch Spiegelneuronen: Die Anwesenheit bei einem Menschen, der von heftigem Brechreiz gequält wird, löst bei uns häufig ähnliche Reaktionen aus. Es entsteht eine leichte

Empathie
die Fähigkeit, sich in die Gedanken, Gefühle und das Weltbild anderer Menschen hineinzuversetzen und nicht aus der eigenen Perspektive zu interpretieren; es ist ein Einstimmen auf die Wellenlänge anderer, ein intuitives Einfühlen, ein Kontakt auch ohne Worte

Spiegel-Nervenzellen
bilden im Gehirn ein neurologisches System, dessen wesentliche Funktion darin besteht, dass sich Menschen (und auch Tiere) sozial aufeinander einstellen und untereinander abstimmen können. Spiegelzellen veranlassen, dass wir mit unserem eigenen Organismus einen Teil dessen spüren können, was sich im Körper eines anderen Menschen abspielt, der sich in unserer unmittelbaren Gegenwart befindet

Übelkeit oder auch eigener Brechreiz. Ähnlich wie bei diesem Beispiel lösen auch Trauer oder Schmerz der PatientInnen spiegelbildliche Reaktionen im Gehirn der BetreuerInnen aus. Deshalb ist es wichtig, nach Zeiten intensiver Nähe auch bewusst wieder Distanz herzustellen, etwa indem Pflegende sich bei belastenden Tätigkeiten abwechseln oder indem eine Dienstübergabe bewusst erfolgt.

Wird die Selbstfürsorge hier vernachlässigt, kann es zu einer Erschöpfung des Mitgefühls („Compassion Fatigue") kommen. Dabei fällt es Pflegenden zunehmend schwerer, sich den PatientInnen empathisch zuzuwenden, sie bleiben in einer distanzierten Haltung, in der es nur schwer möglich ist, unterstützend zu sein. Damit wird die Qualität der pflegerischen Arbeit natürlich wesentlich beeinträchtigt.

Spiegelneuronen sind aber auch dafür verantwortlich, dass Stimmung ‚ansteckend' ist. So können wir z. B. mit schlechter Laune oder mit Fröhlichkeit die Spiegelzellen der Menschen in unserer Nähe in Resonanz versetzen (vgl. Bauer 2011). In Teams ist das häufig zu beobachten: Selbst in herausfordernden Situationen mit hoher Arbeitsbelastung bleibt die Stimmung entspannt, ruhig und heiter, wenn die MitarbeiterInnen sich bemühen, sich nicht vom Stress anderer ‚anstecken' zu lassen.

An besonders arbeitsintensiven, stressvollen Tagen ist oft zu beobachten, dass die KollegInnen durch die Station eilen. Diese Hektik kann sich dann leicht nicht nur auf alle anderen im Team, sondern auch auf die PatientInnen übertragen. Versuchen Sie an so einem Tag ganz besonders besonnen zu agieren und trotz der herausfordernden Situation gelassen zu bleiben.

Schon ein Lächeln im Vorübergehen kann die entstehende Anspannung im Team reduzieren.

Im Wissen, dass sich sowohl Anspannung und Stress als auch Ruhe und Gelassenheit gleichsam ‚infektiös' innerhalb eines Teams ausbreiten, ist es wichtig, darauf zu achten, welche Signale die Pflegepersonen aussenden.

Das richtige Maß an professioneller Nähe

Sich in passender Art und Weise emotional zu engagieren, bedeutet eine Gratwanderung, die gelernt, geübt und immer wieder überprüft werden muss. Zu viel Nähe schadet der Pflegebeziehung genauso wie zu viel Distanz. Bei zu großer Nähe ist die Pflegeperson zu sehr in den Problemkreis der PatientInnen verstrickt und damit nur mehr begrenzt hilfreich.

„Die Grenzen zwischen Selbst und Gegenüber verwischen. Die mangelhafte Trennung vom Klienten und seinem Schicksal oder seiner Situation führt zu einer Vermischung mit dem Leben des Helfers. Dieser ist nun nicht mehr in der Lage, den nötigen inneren Abstand zu wahren, und nimmt die Probleme des Klienten mit in seine Lebenswelt."

(Domnowski 2010, S. 43)

Der Leidensdruck wird für die betreffende Pflegeperson dann zu groß, was ihrer psychischen Gesundheit schaden kann. Ebenso geht dabei der professionelle Blickwinkel – nämlich zu erkennen, wobei man durch Pflegemaßnahmen unterstützen kann und was nicht durch das Pflegeangebot beeinflusst werden kann – verloren.

Im anderen Fall kann eine zu große Distanz das Gefühl beim betreffenden Menschen auslösen, nicht verstanden zu werden, alleingelassen zu sein, und auch Angstgefühle hervorrufen. Es ist notwendig, immer wieder neu die Balance zwischen Nähe und Distanz zu finden – einerseits, um handlungsfähig und unterstützend bleiben zu können, andererseits aber auch, um sich selbst zu schützen.

Vermeiden der Identifikation mit dem Leid und den Problemen der PatientInnen

PatientInnen in ihren Gefühlen zu verstehen, heißt nicht gleichzeitig, sich mit ihrem Leid zu identifizieren. Eine solche Identifikation macht handlungsunfähig, da die so entstandene eigene Gefühlslage vernünftiges, zielorientiertes Handeln und Denken überlagert und blockiert.

Schletterer (2013) beschreibt dieses Mitleiden aus dem Blickwinkel der „Spiritual Care". Mit-Leid setzt sich zusammen aus „mit" (lat. „com") und „leiden" (lat. „pati"). Com-pati bedeutet also „zugleich leiden". Wenn Pflegende mit intensivem Leid der PatientInnen konfrontiert werden, besteht die Gefahr des Mitleidens. Es kommt zu einer Resonanz mit eigenen Leid-Erfahrungen, die dazu führen kann, dass die Pflegeperson mehr mit ihrem eigenen Leid als mit dem der PatientInnen in Verbindung ist. In der Praxis ist dann häufig zu beobachten, dass die Pflegepersonen bestrebt sind, dieses wahrgenommene Leid möglichst rasch zu beenden. Sie suchen vorschnell nach Lösungen oder sie reichen rasch ein Taschentuch, um die Tränen des Patienten bzw. der Patientin zu stoppen, oder sie nehmen Betroffene ungefragt in den Arm.

Achten Sie auf Ihre Reaktion, wenn jemand weint. Wollen Sie rasch trösten? Oder reichen Sie ein Taschentuch?

Im Englischen wird dies als „Tissue-Effekt" bezeichnet – die Pflegeperson möchte das Weinen möglichst rasch beenden. Daher gilt:

- Reichen Sie kein Taschentuch.
- Sorgen Sie dafür, dass Sie bequem sitzen – besonders, wenn Sie sich unbehaglich fühlen.
- Bieten Sie angesichts der Tränen Raum, Zeit und Präsenz.
- Wenn Sie es gar nicht aushalten und unbedingt ein Taschentuch reichen müssen, erklären Sie: *„Dieses Taschentuch bedeutet nicht, dass Sie zu weinen aufhören sollen. Sie sollen wissen, dass Sie so lange weinen dürfen, wie Sie das Bedürfnis haben."* (Cheatham 2016, o. S.; Übers. A. F.)

Wird vorschnell ein Taschentuch gereicht, signalisiert das zugleich, dass die Tränen unangemessen und unerwünscht sind. Die Pflegeperson schützt sich vor den Tränen, indem sie etwas tut. Dieses „Tun" schafft eine Distanz zur eigentlichen Herausforderung, nämlich des Mit-Aushaltens und des Beistandes. Das Weinen erlaubt es der betroffenen Person, ihrer Trauer, ihrem Schmerz und ihrem erlebten Leid Ausdruck zu verleihen, und dies kann bereits der erste Schritt zu deren Bewältigung sein.

Jeder Mensch trägt Verletzungen und Verwundungen in sich, und es ist unvermeidlich, dass Pflegepersonen damit in Kontakt kommen, wenn sie Menschen betreuen, die gerade ähnliche Traumata erleben. Schletterer schreibt, dass die eigenen Gefühle des Verletztseins nicht abgelehnt oder vermieden werden, sondern vielmehr wahrgenommen und als Teil der eigenen Geschichte anerkannt werden sollen. So können sich Pflegende dem aktuell leidenden Menschen in besonderer Weise zuwenden, jedoch ohne ihn zur ‚Heilung' eigener Verwundungen zu benutzen. Das wahrgenommene Leid eines anderen Menschen kann nicht ‚weggetröstet' oder gar wie andere Symptome ‚kontrolliert' werden.

Eine hilfreiche Haltung angesichts des Leidens eines anderen Menschen stellt die Beschreibung von Bei-Leiden dar:

- „Sieh mich dort, wo ich bin, und lass mich dort"
- das Leiden als Leiden wahrnehmen
- sich langsam ‚annähern' und ‚dazugesellen' (das Leid aus der Perspektive des/der anderen begreifen, aber nicht „zum/zur anderen werden")
- sich nicht an Ergebnissen orientieren (etwas ‚offen' lassen können)

> *„Beileid akzeptiert das Leiden,*
> *Beileid gibt dem Mitmenschen Bedeutung und Wert,*
> *Beileid verzichtet auf (Er-)Lösung;*
> *Beileid traut dem anderen einen Umgang mit Leid zu."*
>
> *(Müller 2007, S. 106)*

altruistisch
von lat. alter = der andere. Altruistisches Handeln ist selbstlos, uneigennützig, dient dem Wohl anderer Menschen.

egoistisch
von lat. ego = ich. Das Handeln ist auf sich selbst bezogen, eigennützig, den persönlichen Vorteil in den Vordergrund stellend.

Auseinandersetzung mit der Motivation, zu helfen

Schmidbauer beschrieb Ende der 1970er-Jahre das sogenannte „Helfersyndrom" in den Sozialberufen. Demnach besteht für die meisten Menschen die Motivation zum Helfen darin, dass sie sich selbst stark fühlen können (sich selbst aufwerten), wenn sie sich um Schwächere kümmern. Indem die Schwächen anderer wahrgenommen werden, lassen sich eigene Unzulänglichkeiten überdecken; damit kann man auch einer persönlichen Auseinandersetzung aus dem Weg gehen. Im Grunde kann das mehr Eigennutzen im Sinne einer Selbsthilfe sein als eine edle Tat am Mitmenschen. Für Personen aus helfenden Berufen ist es wichtig, zu akzeptieren, dass hinter der Fassade altruistischen Handelns auch egoistische Motive stehen.

Um sich zu einer stabilen Helferpersönlichkeit entwickeln zu können, braucht es genau diesen Schritt. Die Helfersituation wird dann problematisch und krankhaft, wenn der Helfer oder die Helferin unbewusst andere

Personen in Abhängigkeit hält, um nicht selbst in eine Krise zu geraten. Häufig sind Helferpersönlichkeiten auch in ihrem privaten Umkreis von vielen ‚Hilflosen' und ‚Schwachen' umgeben. Allein das Ideal, Menschen helfen zu wollen, reicht nicht aus für eine professionelle und stabile Berufsmotivation. Wichtiger ist die Entwicklung einer klaren Berufsrolle, in der die Aufgaben möglichst genau definiert und abgegrenzt werden (vgl. Hofmann 2010).

Domnowski (2010) beschreibt das Helfersyndrom als eine zur Persönlichkeitsstruktur gewordene Unfähigkeit, eigene Gefühle und Bedürfnisse zu artikulieren und weiterzugeben, begleitet von einer allmächtigen und unangreifbaren Fassade. Er listet folgende Merkmale eines Helfersyndroms auf:

- eine Fassade der Stärke muss aufrechterhalten werden
- Schwäche darf nicht zugelassen werden
- Vermeiden von Gegenseitigkeit und Nähe in Beziehungen
- Vorlieben für Beziehungen mit schwächeren/hilfsbedürftigen PartnerInnen
- hohe Ansprüche an sich selbst (Ehrgeiz)
- seltene Zufriedenheit mit der eigenen Leistung/Leistungsfähigkeit
- überhöhte Resignation beim Scheitern
- übersteigerte Minderwertigkeitsgefühle im Wechsel mit Größenfantasien

> Wie steht es mit Ihren Schwächen? Dürfen Sie sich selbst zugestehen, einmal nicht ‚edel und gut' zu sein und alles unter Kontrolle zu haben? Wie ist die Vorstellung für Sie, auch einmal ‚schwach' zu sein und sich von anderen helfen lassen zu ‚müssen'? Haben Sie diesen Mut?

Reflexion

In der Pflege ist es unerlässlich, das eigene Handeln immer wieder zu reflektieren, um eine entsprechende Betreuungsqualität zu gewährleisten. Daher besteht geradezu eine Verpflichtung zur Reflexion des eigenen beruflichen Handelns. Diese Reflexion kann durch die kritische Auseinandersetzung mit der eigenen Arbeit erfolgen, aber auch durch **Intervisionen** und Supervisionen.

Intervision
eine Form der kollegialen Beratung in medizinischen und psychosozialen Berufen. Beruflich Gleichgestellte suchen gemeinsam nach Lösungen für ein konkretes Problem. Die Intervision entwickelte sich aus dem Konzept der Supervision.

Supervision

In der Supervision erhalten Teams die Möglichkeit, berufliche Erlebnisse und Probleme unter Anleitung eines Supervisors oder einer Supervisorin mit entsprechender Zusatzausbildung zu besprechen. Es ist ein Qualitätsmerkmal, wenn regelmäßig Supervisionen stattfinden und möglichst alle Personen des Teams teilnehmen.

Supervision hat zwei wesentliche Funktionen:

1. die eigene berufliche Praxis kritisch zu betrachten, zu reflektieren und daraus schrittweise Veränderungen zu setzen;

2. die psychische Entlastung der TeilnehmerInnen, da sie über ihre beruflichen Belastungen (z. B. eine besonders herausfordernde Betreuungssituation) sprechen können. Durch den Beitrag des Supervisors bzw. der Supervisorin wird ein Perspektivenwechsel möglich. Die damit verbundenen Erkenntnisse erweisen sich meist als äußerst hilfreich.

Unterschieden wird zwischen Teamsupervision, Fallsupervision und Einzelsupervision:

- Bei einer Teamsupervision wird die Teamentwicklung gefördert und damit auch die Qualität der Arbeit des Teams, zugleich wird der Zusammenhalt im Team gestärkt.
- In der Fallsupervision geht es um die Besonderheit einer bestimmten Betreuungssituation. Ziele sind Entlastung der Betreuenden und Verbesserung der Betreuung. Die Gruppe dient dabei als Spiegel, in dem Konflikte und Ressourcen deutlich werden und Lösungen gefunden werden können. Die Teilnehmenden haben nicht nur die Möglichkeit, das eigene Handeln zu reflektieren, sondern auch vom Wissen und der Erfahrung der KollegInnen zu profitieren.
- Eine Einzelsupervision bietet einer Person die Möglichkeit, ihre berufliche Situation im Einzelgespräch mit einem Supervisor bzw. einer Supervisorin zu reflektieren. Der Vorteil einer Einzelsupervision besteht darin, dass auch sehr persönliche Fragen bearbeitet werden können.

In Team- und Fallsupervisionen besteht immer auch die Chance, voneinander zu lernen. Es ist entlastend für ein Team, zu erleben, dass alle KollegInnen mit eigenen Schwächen und mit den verschiedenen beruflichen Belastungen ringen.

Obwohl die Teilnahme an einer Supervision grundsätzlich auf Freiwilligkeit beruht, so ist doch zu bedenken, dass die Bereitschaft zu einer Supervision einen ganz wichtigen Beitrag zur Betreuungsqualität darstellt.

Beispiel

Pflegepraktikantin Karin hat einen besonders guten Kontakt zu Frau Berger, einer Patientin mit einem fortgeschrittenen Mammakarzinom, entwickelt. Immer wenn Karin im Dienst ist, übernimmt sie die Körperpflege von Frau Berger, und inzwischen sind die beiden ein eingespieltes Team. Als sich der Zustand von Frau Berger zunehmend verschlechtert, leidet Karin sehr darunter. Sie möchte die Pflege der Patientin nicht abgeben, und sogar an dienstfreien Tagen kommt sie auf die Station, um die Körperpflege von Frau Berger zu übernehmen. In einer Supervision erkennt Karin, dass diese Patientin Ähnlichkeit mit ihrer verstorbenen Mutter hat und dass sie in der Pflege von Frau Berger ihr Gefühl, nicht genug für die Mutter getan zu haben, kompensieren möchte. In der Supervision erarbeitet Karin auch Strategien, wieder eine professionelle Distanz herzustellen und Frau Berger trotzdem mit aller Fürsorglichkeit zu pflegen.

Ethikberatung
In der Betreuung von schwer kranken Menschen entstehen immer wieder ethische Problemsituationen, die einer gemeinsamen Entscheidung bedürfen, die alle im Team tragen können. Wenn es zum Beispiel um künstliche Ernährung oder andere lebenserhaltende Maßnahmen oder um die Beendigung aussichtloser Therapien geht, müssen unterschiedliche Werte diskutiert und gewichtet werden. Diese ethischen Aspekte werden mittels einer Ethikberatung auf professioneller Ebene zielführend beleuchtet. Ethikberatung kann in Form eines institutionalisierten Ethikkomitees, von Ethikkonsilien oder externer EthikberaterInnen erfolgen. Werden moralische Konfliktsituationen nicht gemeinsam entsprechend gelöst, müssen einzelne Personen in schwierigen Situationen kurzfristig entscheiden, was zu einer Überforderung führen kann.

Fortbildungen
Ein wesentlicher Faktor in Bezug auf Psychohygiene ist auch das Interesse, sich selbst in seinen Kompetenzen, seinem Fachwissen und seinen Fähigkeiten weiterzuentwickeln. Fortbildungen geben die Möglichkeit, Wissen zu erweitern, neue Interessengebiete zu entdecken und das eigene Handeln zu reflektieren. Auch die Auseinandersetzung mit dem Arbeitsfeld anderer KollegInnen und Berufsgruppen im Rahmen von Fortbildungen kann ein besseres Verständnis des eigenen Arbeitsbereiches und der Aufgaben und Ziele anderer Professionen ermöglichen.

Selbst aktiv werden
Häufig fehlt es Pflegepersonen an Eigeninitiative, Neues in ihrem Arbeitsbereich aufzunehmen und auszuprobieren. Arbeitsgruppen der eigenen Profession zu bestimmten Themen, aber auch multiprofessionelle Arbeitskreise bieten eine gute Möglichkeit, die bestehende Betreuungsqualität weiterzuentwickeln und neue Ideen umzusetzen.

Ein wesentlicher Faktor der Psychohygiene in Pflegeberufen ist der Umgang mit den eigenen belastenden Gefühlen. Eine besondere Herausforderung, vor allem für noch wenig erfahrene Pflegepersonen, sind auftretende Ekelgefühle.

4.2 Umgang mit Ekel

Pflege ist generell eine körpernahe und auch grenzüberschreitende Tätigkeit und es ergeben sich, auch in der palliativen Pflege, zahlreiche Situationen, die Ekelgefühle auslösen können.

Von Ekelgefühlen sind jedoch nicht nur die Betreuenden, sondern auch die Angehörigen und manchmal auch die PatientInnen selbst betroffen.

Ursachen von Ekelgefühlen
Psychologisch betrachtet, zählt Ekel zu den primären Gefühlen wie Lust, Freude, Angst oder Zorn. Sie sind bereits sehr früh beim Säugling zu beobachten und der mimische Ausdruck dieser primären Gefühle ist bei allen

Menschen, unabhängig von der jeweiligen Kultur, gleich. Ekel ist ein starkes Abwehrgefühl, das anzeigt, dass die betroffene Person mit etwas Bestimmtem nicht in Berührung kommen will. Grundsätzlich stellt das Ekelgefühl eine wichtige Schutzfunktion des Menschen dar, indem es auf toxische, ungenießbare oder infektiöse Substanzen aufmerksam macht. Wenn ein Gefühl auch eine wichtige Schutzfunktion hat, dann ist das Ziel, dieses Gefühl loszuwerden, ziemlich unvernünftig (vgl. Pernlochner-Kügler 2010).

Das „Sichekeln" ist ein Affekterleben, das in Sekundenschnelle abläuft und nicht zu verhindern ist. Daher kann es nicht das Ziel sein, Ekelgefühle zu vermeiden, sondern vielmehr, eine angemessene Form der Bewältigung zu erlernen.

> *„Ekel geht mit körperlichen Reaktionen einher, die ein sich Abwenden beinhalten. Gleichzeitig ist das Individuum gereizt, was sich auf die Hilfsbereitschaft des Betroffenen auswirken kann. In welchem Umfang die vom Ekel Betroffenen diese Reaktionen zeigen, hängt wahrscheinlich davon ab, wie viel sie über das Phänomen Ekel wissen."*
>
> *(Krey 2003, S. 28)*

Die Haut ist das größte Ausscheidungsorgan des Menschen. Da der gesamte Körper mit Haut überzogen ist, kann alles am Körper als potenziell ekelerregend empfunden werden. Ekel entsteht immer durch Nähe, eine aufgezwungene Nähe, die in der Pflege nicht vermeidbar ist. Sobald eine physische oder psychische Distanz hergestellt werden kann, fehlt dem Ekelhaften die Grundlage – je mehr Nähe, desto größer kann das Ekelempfinden sein. Ob nun etwas als ekelerregend empfunden wird, bleibt letztlich eine individuelle Bewertung jedes einzelnen Menschen. Trotz bestimmter kulturell/gesellschaftlich vorgelebter Werte und Normen ekelt es den einen Menschen in einer bestimmten Situation mehr als den anderen.

Das Empfinden von Ekel in der beruflichen Praxis bedeutet eine erhöhte Stressbelastung für die Pflegepersonen und dieser Stress kann zu einer Schwächung des Immunsystems führen. Durch das Bemühen, den erlebten Ekel nicht zu zeigen, um die PatientInnen nicht emotional zu verletzen, kann der Stress noch weiter verstärkt werden. (Vgl. Krey 2015, S. 44ff.)

Empfundener Ekel kann die Beziehung zum Patienten bzw. zur Patientin erschweren, aber auch das ständige Bemühen um Kontrolle der eigenen Ekelgefühle kann die Interaktion mit den PatientInnen sehr belasten.

Folgende Bereiche sind besonders mit Ekelgefühlen verbunden:

- Stuhl und Urin: besonders dann, wenn die Ausscheidungen nicht mehr gesund riechen, nicht mehr normal aussehen oder andere Gegenstände/Orte beschmutzt haben (Bett, Zimmer ...)
- künstlicher Darmausgang
- Wunden, Dekubiti, Eiterherde
- Sputum
- Erbrochenes

Ekel kann nicht abgewöhnt oder verlernt werden, außer es handelt sich dabei um erlernten Ekel. Wenn erfahrene Pflegepersonen eine höhere Ekelschwelle zu haben scheinen, dann weniger, weil eine gewisse Gewöhnung erfolgt ist, sondern vielmehr, weil sie persönliche Strategien der Gefühlsregulation entwickelt haben.

Es ist sehr wichtig, dass Pflegepersonen sich mit ihren Ekelgefühlen auseinandersetzen, denn ein unreflektierter Umgang mit Ekel erschwert nicht nur die tägliche Arbeit, er kann auch zu Aggressionen gegenüber den PatientInnen führen.

Ekelgefühle können nicht unterdrückt werden!

Hilfreiche Maßnahmen im Umgang mit Ekel:

- **Ekelgefühle erkennen/zulassen:** Grundsätzlich ist es wichtig, sich Ekelgefühle zuzugestehen, um überhaupt wirksame Maßnahmen in solchen Situationen ergreifen zu können. Ansonsten werden durch die Abwehrreaktion ständig eigene Bedürfnisse ignoriert, was zu Frustration, Aggression oder auch zu einem Burnout-Syndrom führen kann.
- **Enttabuisierung des Themas:** Gespräche innerhalb des Teams als Entlastung
- **Unangenehme Arbeiten zu zweit erledigen oder innerhalb des Teams tauschen:** Die Belastung durch Ekelgefühle kann innerhalb eines Teams unterschiedlich stark sein, deshalb ist es oft hilfreich, sich bei diesen Tätigkeiten abzuwechseln.
- **Konzentration auf die Person** der Patientin oder des Patienten als Ablenkung von ekelerregenden Situationen
- **Anwendung von Hilfsmitteln:** Hilfsmittel wie Nierentassen, Zellstoff, Handschuhe, Einmalschürzen, Pflegeschaum sowie Desinfektionsmittel sind wichtige Utensilien, um ekelerregende Substanzen zu entfernen bzw. sich davor zu schützen. Diese Gegenstände sollen in Reichweite deponiert sein.
- Es kann hilfreich sein, **den Raum kurz** zu **verlassen**, um einmal durchzuatmen und in Ruhe weitere Schritte zu überlegen.
- **Einsatz von ätherischen Ölen:** Ein Taschentuch, benetzt mit einem Tropfen eines ätherischen Öls, kann das Gefühl eines anhaftenden Ekelgeruchs eindämmen.
- **Auszeit nach ekelerregenden Tätigkeiten:** Eine kurze Auszeit durch ein paar Minuten an der frischen Luft oder bei einem wohlschmeckenden Getränk kann helfen, das Ekelgefühl abklingen zu lassen. Auch das zeitweilige Ausüben von patientInnenfernen Tätigkeiten kann Erleichterung bringen.
- **Waschen/duschen:** Nach besonders belastenden Situationen kann es hilfreich sein, sich zu waschen oder zu duschen und die Dienstkleidung zu wechseln.

Kachexie
pathologischer Gewichtsverlust

Wenn PatientInnen sich vor sich selbst ekeln

Ekelgefühle treten aber nicht nur bei den Pflegepersonen auf. Der zunehmende körperliche Verfall, bedingt durch **Kachexie**, exulzerierende Wunden, Inkontinenz etc., kann beim kranken Menschen selbst eine Entfremdung vom eigenen Körper bis hin zu einem regelrechten Ekel vor der eigenen Existenz auslösen. Die veränderte äußere Erscheinung des eigenen Körpers und veränderte Körperfunktionen können dazu führen, dass sich der betreffende Mensch selbst nicht mehr annehmen kann, seine Kontakte zu seinen Mitmenschen einschränkt oder sein eigenes Leben infrage stellt (vgl. Georg 2004).

Mit Ekel verbundene Situationen dürfen nicht verharmlost werden, zum Beispiel indem den PatientInnen erklärt wird: *„Das macht mir nichts aus"*, oder: *„Es ist nicht so schlimm."* Die PatientInnen verfügen über eine feine Wahrnehmung für die Echtheit der Aussagen ihrer Betreuenden. Eine offensichtliche Verharmlosung der Situation kann als verletzend empfunden werden und die PatientInnen beschämen.

Ähnlich wie bei den betroffenen PatientInnen können aber auch körperliche Veränderungen, wie zum Beispiel krankheitsbedingte Veränderungen im Geruch des Körpers, exulzerierende Wunden, Inkontinenz oder ein Stoma, bei den Angehörigen der Kranken Ekel auslösen. Es stellt eine besonders belastende Situation dar, wenn der Kontakt mit einem sonst nahestehenden, vielleicht sogar einem geliebten Menschen bei den Angehörigen Ekel hervorruft. Es ist ihnen dann kaum möglich, körperliche Nähe und Zuwendung zuzulassen. Angehörige haben das Bedürfnis nach Distanz, während die Kranken ein erhöhtes Bedürfnis nach Nähe haben. In einer Zeit, in der Nähe, Geborgenheit und auch Körperkontakt für die PatientInnen besonders wichtig sind, wird diese Distanzierung der Angehörigen oft als beschämend und verletzend erlebt.

Wenn es Angehörigen schwerfällt aufgrund von Ekelgefühlen Nähe zuzulassen, entwickeln sie aufgrund dieser Distanzierung oft Schuldgefühle: Sie möchten für den Kranken da sein, sie oder ihn nach Kräften unterstützen, doch Gefühle von Ekel machen es ihnen unmöglich, den Patienten bzw. die Patientin auch nur in den Arm zu nehmen.

Hilfreiche Pflegemaßnahmen:

- den Ekel nicht verleugnen, sondern benennen, Gespräche darüber ermöglichen; zum Beispiel fragen: *„Was macht diese Wunde mit Ihnen?"*
- für ein gut gelüftetes Zimmer und für eine wirksame Geruchsreduktion sorgen (siehe auch Kapitel 6.3 Exulzerierende Wunden und Dekubitus)
- auf einen kosmetisch akzeptablen Verband achten
- insgesamt eine gute Körperpflege bieten
- auf die Wahrung der Intimsphäre achten
- körperliche Zuwendung wie Massagen etc.
- die Aufrechterhaltung sozialer Kontakte unterstützen

Achtung!
Ekelgefühle können Zorn und Geringschätzung bis hin zu Gewalthandlungen auslösen: Eine ständige Konfrontation mit Ekelerregendem kann psychisch sehr belastend sein. Es ist möglich, dass die Pflegeperson dem Menschen gegenüber, der dieses Ekelhafte produziert, Aggressionen entwickelt. Bleibt dieser Vorgang von der Pflegeperson unreflektiert, kann sie keine geeigneten Maßnahmen treffen, um die Situation zu verändern. Das wirkt sich negativ auf die Pflegebeziehung aus und kann sogar zu Gewalthandlungen seitens der Pflegeperson führen.

Vertiefung des Lernstoffes

In der Pflege von schwer kranken und sterbenden Menschen entsteht oft viel Nähe, und Pflegende werden ganz unmittelbar mit dem Leiden der PatientInnen und ihrer Angehörigen konfrontiert. Sie erleben deren Ängste, die oft sehr belastenden Symptome, und sie erleben auch das Sterben mit. Das kann an die eigenen Ängste rühren und es zwingt auch immer wieder zu einer Auseinandersetzung mit der eigenen Endlichkeit. Daher verlangt eine empathische, zugewandte Pflege auch nach Aufmerksamkeit für die eigene psychische Gesundheit und nach Selbstsorge. Denn nur wer gut für sich selbst sorgt, wird auch gut für andere sorgen können.

Es ist daher wesentlich, bewusst Maßnahmen zu setzen, die ausgleichend wirken. Nach besonders belastenden Erfahrungen kann eine Reflexion im Team oder auch eine Supervision für Entlastung sorgen.

„Man muss achtsam sein und sich Zeit zum Alleinsein nehmen, zum Schweigen, zum Nachdenken, zum Abstandgewinnen. Und man muss hinsehen"

(Tiziano Terzani, Das Ende ist mein Anfang)

1. Was bedeuten Selbstfürsorge und Psychohygiene und warum sind diese Aspekte in der Palliative Care besonders wichtig?
2. Wie gelingt Ihnen die Balance von Nähe und Distanz in der Pflege?
3. Welche Formen professioneller Unterstützung zur Entlastung kennen Sie?
4. Was löst bei Ihnen Ekel aus?
5. Wie sind Ihre Strategien im Umgang mit Ekel in der Pflege?

Domnowski M. (2010): Burn-out und Stress in Pflegeberufen. 3. Auflage. Brigitte Kunz (Schlütersche), Hannover.
In diesem Buch wird das Burnout-Syndrom in Helferberufen thematisiert. Der Autor geht speziell auf die Ursachen eines Burnout-Syndroms aus dem Blickwinkel der helfenden Berufe ein und beschreibt förderliche Interventionen zur Psychohygiene.

Pernlochner-Kügler C. (2010): Körperscham und Ekel: Wesentlich menschliche Gefühle und ihre Schutzfunktion. Grin, München.
Christine Pernlochner-Kügler studierte Psychologie, Philosophie und Deutsche Philologie und unterrichtet in verschiedenen Pflegefachausbildungen. Das Buch „Körperscham und Ekel" basiert auf ihrer Dissertation und bietet einen umfassenden Einblick nicht nur in die biologischen Grundlagen des Ekelerlebens, sondern auch in verschiedene Strategien zum Umgang mit diesem Gefühl.

Schmid W. (2007): Mit sich selbst befreundet sein. Von der Lebenskunst im Umgang mit sich selbst. Suhrkamp, Berlin.
In Anlehnung an Aristoteles erzählt der Philosoph Wilhelm Schmid, wie wichtig der freundschaftliche Umgang mit sich selbst ist. Schmid gelingt es dabei auf einzigartige Weise, die Herausforderungen des Alltags mit der Philosophie in Verbindung zu bringen.

Schützendorf E. (2009): Wer pflegt, muss sich pflegen. Belastungen in der Altenpflege meistern. 2., erweiterte Auflage. Springer, Wien.
Sie finden in diesem Buch zahlreiche Praxistipps, wie Sie während der Arbeit mit desorientierten alten Menschen immer wieder kleine Erholungsphasen einbauen können, um Ihre psychische Gesundheit zu stärken.

Stähli A. (2004): Umgang mit Emotionen in der Palliativpflege. Ein Leitfaden. Kohlhammer, Stuttgart.
Der Autor behandelt in seinem Werk das Thema „Gefühlsarbeit in der Palliative Care". Er vermittelt Hintergrundinformationen zu den Emotionen Scham, Ekel, Angst, Wut, Trauer, Schuldgefühle sowie Hoffnung und Freude. Die Notwendigkeit der Auseinandersetzung mit den eigenen Gefühlen in der Pflegearbeit wird damit deutlich.

Weiss H., Harrer M. E., Dietz T. (2010): Das Achtsamkeits-Buch. Klett-Cotta, Stuttgart.
Den Autoren ist mit diesem Buch eine hervorragende Zusammenfassung von vielfältigen Aspekten zur Achtsamkeit gelungen. Durch die vielen gut erklärten Übungen wird der Band zu einer praktischen und hilfreichen Anleitung zum achtsamen Umgang mit sich selbst und mit anderen.

5 Der Sterbeprozess

5.1 Sterben ist ein Teil des Lebens

Es ist zuallererst wichtig, den Tod und das Sterben voneinander zu unterscheiden. Sie sind zwei verschiedene Dinge: Der Tod steht am Ende des Sterbeprozesses, er ist abstrakt, er ist das Ende des Lebens. Das Sterben ist ein Teil des Lebens, sterbende Menschen leben, und der Prozess des Sterbens gehört ins Leben. Das Sterben kann sich auch über einen längeren Zeitraum, über Wochen und Monate erstrecken.

Nur sehr wenige Menschen (<10 %) sterben plötzlich und unerwartet. Mehr als 90 % der Menschen sterben nach einer mehr oder weniger lang andauernden Erkrankung. Eine allmähliche Reduktion des Allgemeinzustandes geht schließlich in den Sterbeprozess über.

Wittkowski hat das Sterben einmal als „dritten Zustand" beschrieben, nicht mehr zu leben, aber auch noch nicht tot zu sein (Wittkowksi 1990, S. 117). Dem ist zu widersprechen, denn Sterben ist ganz eindeutig leben, sterbende Menschen leben, und sie leben oft in einer einzigartigen Intensität.

Sterben bedeutet immer einen mehr oder weniger lang andauernden Prozess, den „Augenblick des Sterbens" gibt es nicht.

5.1.1 Wann beginnt der Sterbeprozess?

Wissenschaftliche Betrachtung

Die Frage, wann das Sterben beginnt, hat einen fast schon philosophischen Charakter, denn es ist sehr schwierig, den Beginn des Sterbeprozesses zu definieren. Aus kranken PatientInnen werden irgendwann sterbende PatientInnen, das ist ein höchst individueller Prozess, der sich vielleicht nur retrospektiv definieren lässt.

Aus medizinischer Sicht beginnt das Sterben dann, wenn die elementaren Körperfunktionen unaufhaltsam versagen und medizinische Maßnahmen keinen Erfolg mehr versprechen. Für die Medizin mit ihrer Ausrichtung auf Heilen, auf Wiederherstellen, ist es oft schwierig zu akzeptieren, dass der Prozess des Sterbens begonnen hat.

Überlegen Sie: Ab wann gilt ein Patient bzw. eine Patientin aus Ihrer Sicht als sterbend?

Aus biologischer Sicht beginnt das Sterben durch das stete Absterben von Zellen bereits mit der Geburt. Wir nähern uns also mit jedem Tag in unserem Leben dem Tod.

Psychologisch ist ein Mensch dann als Sterbender zu bezeichnen, wenn er objektiv vom Tod bedroht ist und er sich dieser Todesbedrohung so weit bewusst ist, dass sie sein Erleben und Verhalten bestimmt (vgl. Seel 2001). Diese Definition steht jedoch im Widerspruch zur Tatsache, dass zum Beispiel auch Bewusstlose oder Säuglinge, die sich ihres Sterbens nicht bewusst sind, sterbend sein können.

Aus Sicht der Pflege ist der begonnene Sterbeprozess oft an einem Rückzug des Patienten bzw. der Patientin zu erkennen. Oft schon einige Zeit bevor körperliche Veränderungen das Sterben ankündigen, zeigen viele PatientInnen einen auffallenden Verlust an Interessen. Es entsteht der Eindruck, als würden sich die Interessen der kranken Menschen dann zunehmend von außen nach innen richten. Es findet eine Art Konzentrationsprozess auf innere Vorgänge statt.

Wir müssen davon ausgehen, dass der Sterbeprozess bereits sehr viel früher beginnt, nicht erst, wenn Diagnose und Prognose feststehen, und oft auch sehr viel früher, als es den PatientInnen und ihren Angehörigen bewusst ist.

Sterben ist nicht nur ein körperliches Geschehen, es ist vielmehr ein multidimensionaler Prozess mit sozialen, psychischen, spirituellen und körperlichen Veränderungen. Ebenso ist es ein sehr intimer Prozess, und Sterbende brauchen eine Umgebung, die ihnen Geborgenheit und Sicherheit vermitteln kann, und Menschen, die in der Lage sind, nicht nur ihre körperlichen Bedürfnisse wahrzunehmen, sondern auch auf ihre seelischen, sozialen und spirituellen Nöte einzugehen.

Es ist wichtig, dass wir lernen, den Beginn des Sterbens noch besser zu erkennen. Viele diagnostische, medizinische und auch pflegerische Interventionen bekommen eine andere Wertigkeit, wenn wir verstehen, dass es sich schon um den begonnenen Sterbeprozess handelt.

> „Der Beginn des Sterbeprozesses ist kein Notfall, den es abzuwenden gilt. Hingegen bedürfen die auftretenden krisenhaften Situationen während des Sterbeprozesses eines umsichtigen Managements, bei dem die optimale Symptomkontrolle im Vordergrund steht. Das Ziel ist hier die bestmögliche Lebensqualität der PatientInnen bis zuletzt." (Nauck/Alt-Epping 2011, S. 480)

terminal

von lat. terminus = Grenze, Ende, Schluss, die Grenze, das Ende betreffend. Der Begriff „Terminalphase" bezieht sich auf den Zeitraum von einigen Wochen, selten auch von wenigen Monaten vor dem Tod des Patienten/der Patientin (vgl. F. Nauck, zit. nach Knipping, S. 221).

Aus der Sicht der Praxis

Man spricht häufig von der **Terminal-** und der Finalphase, wenn ein Patient oder eine Patientin als sterbend erkannt wird. Dabei ist es von Bedeutung, dass das Betreuungsteam gemeinsam entscheidet, auf welche medizinischen und pflegerischen Maßnahmen nun verzichtet werden soll, um die PatientInnen nicht unnötig zu belasten.

Es setzt eine gewisse Erfahrung im Umgang mit Sterbenden voraus, um die zunächst oft subtilen Veränderungen im beginnenden Sterbeprozess wahrzunehmen. Pflegende verfügen jedoch meist über eine feine Wahrnehmung für das Erkennen des begonnenen Sterbeprozesses, und es gilt als selbstverständlich, dass dieser Prozess fürsorglich unterstützt und begleitet werden muss. Die herrschenden Rahmenbedingungen erschweren jedoch häufig eine bedürfnisorientierte Pflege sterbender PatientInnen. Dieses Spannungsfeld wird im Krankenhauskontext besonders deutlich. Dort werden Sterbende nicht selten nach ähnlichen Kriterien versorgt, wie sie für PatientInnen gelten, die Hoffnung auf Rehabilitation oder darauf haben, wieder gesund zu werden.

Somit stehen medizinische Aspekte im Vordergrund, es geht vor allem um körperliche Belange und um die Behandlung von Symptomen, während psychosoziale und spirituelle Bedürfnisse der Sterbenden oft nachrangig behandelt werden. Für sterbende Menschen ist eine Besserung des körperlichen Zustandes als Behandlungs- und Betreuungsziel jedoch unrealistisch, viel mehr noch: Es steht manchmal im direkten Widerspruch zu den Bedürfnissen dieser PatientInnen.

In Palliative Care gilt: Wenn es nicht mehr um Heilung im medizinischen Sinne gehen kann, muss der Fokus auf dem Wohlbefinden der PatientInnen liegen. Das bedeutet auch, dass nicht nur körperliche Symptome behandelt werden, sondern den seelisch-sozialen und spirituellen Aspekten ebenso viel Beachtung zukommt.

Es lässt sich aber nicht nur nicht eindeutig feststellen, wann der Sterbeprozess beginnt, es gibt bislang auch keine sichere Definition, wann der Sterbeprozess endet. Es ist keineswegs so, dass der Sterbeprozess mit dem letzten Atemzug abgeschlossen ist. Biologisch leben Zellen in der **Supravitalphase** noch einige Zeit nach dem Gesamthirn-Tod weiter: Somit ist das Ende des Sterbeprozesses nicht mit dem letzten Atemzug, der letzten Herzaktion und auch nicht mit dem **klinischen Tod** oder dem **Hirntod** gleichzusetzen. Der Hirntod stellt vielmehr eine Stufe im Sterbeprozess dar und ist damit noch nicht das Ende des Lebens. Das menschliche Leben beginnt nicht erst mit der Tätigkeit des Gehirns, und es endet dementsprechend auch nicht unmittelbar mit dessen Ausfall.

Linke (2005) schrieb in diesem Zusammenhang:

> *„Es ist kein Zweifel, dass wir es beim Hirntod noch mit einem lebenden Organismus zu tun haben. 97% des Organismus sind beim Hirntod noch lebendig. Es ist eine metaphorische Leistung, in solch einer Situation doch vom Tod des Gesamtorganismus reden zu wollen."*

Supravitalphase
ist ein Begriff aus der Thanatologie und der Rechtsmedizin, er beschreibt die Phase zwischen Individualtod und totalem Organtod.
Da Organe zum Zeitpunkt des Individualtodes noch einen gewissen Rest an Energieträgern besitzen, können sie ihre Funktion bzw. das Leben der einzelnen Zelle für eine gewisse Zeit über den Hirntod hinweg aufrechterhalten. Je nach Organ kann die Zeit bis zum Absterben der letzten Zelle unterschiedlich lange dauern.
Die Zeit zwischen irreversiblem Funktionsausfall des Gehirns und dem Absterben der letzten Zelle wird als intermediäres Leben bezeichnet.
Siehe auch Kapitel 2.3 zur Pflege Verstorbener

klinischer Tod
oder Herz-Lungen-Tod = Ausfall des Herz-Kreislauf-Systems

Hirntod
irreversibel erloschene Gesamtfunktion des Großhirns, des Kleinhirns und des Hirnstamms

5.1.2 Terminal- und Finalphase

Die Terminal- und die Finalphase beschreiben die letzten Tage und Stunden im Leben eines Menschen. Sie umschreiben den Sterbeprozess im engeren Sinne. In der Pflege stehen die Bedürfnisse des sterbenden Men-

Siehe Kapitel 2.3 über Pflegemaßnahmen für den verstorbenen Menschen

schen im Zentrum allen Bemühens. Bei allen Tätigkeiten muss abgewogen werden, ob sie überhaupt notwendig sind, ob sie eine Belastung für den Patienten/die Patientin darstellen oder ob sie geeignet sind, ihm/ihr Erleichterung zu verschaffen. Meist benötigen die PatientInnen in dieser Phase nur mehr wenige pflegerische Interventionen, es bedürfen dann eher die anwesenden Angehörigen der Unterstützung.

Wenn deutlich ist, dass der Sterbeprozess bereits eingesetzt hat, verändert sich die Pflege. Zuvor vielleicht wichtige Maßnahmen, wie etwa die Mobilisation, verlieren an Bedeutung. Insgesamt gelten andere Prioritäten, es geht nicht mehr um Lebensverlängerung, sondern um Wohlbefinden. Diese Form der pflegerischen Betreuung wird in den englischsprachigen Ländern als „Comfort Care“ bezeichnet. Das bringt zum Ausdruck, dass der Comfort, das Wohlbefinden der PatientInnen, jetzt oberstes Ziel ist. Dafür ist auch eine umfassende Linderung aller die PatientInnen belastenden Symptome entscheidend (siehe Kapitel 6 Symptomlinderung).

In der Zeit des Sterbens verändert sich die Pflege:

- Veränderung der Prioritäten – nicht Lebensverlängerung, sondern Wohlbefinden und „Comfort“
- Pflege erfolgt nicht nach Routine oder Standard, sondern orientiert sich strikt am Bedürfnis der PatientInnen
- Sorgfältiges Symptomassessment und exzellente Symptomlinderung sind wichtig.

Die Pflege in der Zeit des Sterbens kann nicht nach Routine und Standard erfolgen, sie muss sich ganz an den aktuellen Bedürfnissen der PatientInnen orientieren. Im stationären Alltag ist dies nicht immer leicht zu gewährleisten, wenn aber dem betreuenden Team die Bedeutsamkeit einer bedürfnisgerechten Pflege sterbender PatientInnen bewusst ist, werden die Prioritäten entsprechend gesetzt werden.

Sterbende Menschen sind sehr verletzlich. Folgende inadäquate Maßnahmen können die PatientInnen nicht nur enorm belasten, sie können auch den Sterbeprozess beträchtlich erschweren:

- belastende Diagnostik ► Diagnostik ist nur gerechtfertigt, wenn sich daraus eine therapeutische Konsequenz ergibt
- häufige Lagewechsel ► geeigneter sind Mikrolagerungen
- Ganzkörperpflege ► wird als sehr belastend empfunden, besser sind Teilwäschen
- Vitalzeichenkontrolle ► ist im Sterben verzichtbar
- abführende Maßnahmen ► Da die Verdauung bereits früh im Sterbeprozess versagt, sind abführende Maßnahmen meist nicht zielführend, sie bedeuten jedoch eine große Belastung für die PatientInnen.

Liverpool Care Pathway

In der Praxis wird das Sterben oft nicht rechtzeitig erkannt, und wenn es erkannt wird, wird es häufig nicht hinreichend gut kommuniziert. Dabei haben Pflegende eigentlich eine sehr gute Wahrnehmung dafür, und aufgrund der Nähe während der Pflegemaßnahmen erkennen sie entsprechende Veränderungen meist sehr früh. Allerdings fehlt es dann oft an Konsequenzen, die aus dieser Erkenntnis heraus in der weiteren Betreuung gesetzt werden müssten. Wenn aber deutlich ist, dass der Sterbeprozess bereits begonnen hat, dann sollten – in Anlehnung an den Liverpool Care Pathway von John Ellershaw (2003) – die folgenden sechs Punkte berücksichtigt werden:

- Die Medikation wurde überprüft und weitgehend reduziert.
- Keine orale Medikamenten-Gabe mehr, alle Verordnungen lauten auf „subcutan“ oder „intravenös“.
- Unangemessene Interventionen wurden gestoppt, darunter fallen diagnostische Maßnahmen, Vitalzeichen-Kontrolle, Mobilisation, häufige Lagewechsel und auch Ganzkörper-Waschungen.
- Die Angehörigen sind über das bevorstehende Sterben informiert, für ihre Unterstützung ist gesorgt.
- Reserven für Schmerz, Agitation, Übelkeit und für respiratorische Symptome sind verordnet (subcutan).
- Notfall- und DNR-Verordnung liegen vor. (Vgl. Ellershaw 2003)

In der Praxis hat sich diese Checkliste bewährt, um notwendige Änderungen und Anpassungen in der Betreuung nicht zu übersehen. Zugleich stellt die Diskussion der Betreuungsziele in der Zeit des Sterbens sicher, dass das gesamte Team ein gemeinsames Ziel verfolgt: das möglichst hohe Wohlbefinden des sterbenden Menschen.

> Der Liverpool Care Pathway umfasst 20 Ziele, wobei sich die erste Hälfte der Ziele auf die Betreuung Sterbender, die zweite Hälfte auf die Betreuung nach dem Tod bezieht. Sobald ein oder zwei Teammitglieder feststellen, dass bei einem Patienten oder einer Patientin der Sterbeprozess bereits begonnen hat, gelten die LCP-Leitlinien.

5.2 Stadien des Sterbens

5.2.1 Das „Sterbephasenmodell“ nach Kübler-Ross

Das fälschlicherweise oft als „Sterbephasenmodell“ bezeichnete Modell von Elisabeth Kübler-Ross beschreibt weniger die einzelnen Sterbephasen, sondern vielmehr die psychischen Vorgänge im Zusammenhang mit dem nahenden Tod in fünf Phasen. Es handelt sich dabei um unbewusste Strategien zur

Bewältigung extrem schwieriger Situationen, welche gleichzeitig und nebeneinander vorhanden sein und jeweils unterschiedlich lange andauern können.

> Dieses Fünf-Phasen-Modell verläuft in der Realität nicht „idealtypisch", denn letztendlich stirbt jeder Mensch auf seine eigene, individuelle Weise. Dieser Prozess kann sich über Jahre hinweg hinziehen oder auch nur innerhalb weniger Minuten geschehen. Es können auch Phasen wegfallen bzw. mehrere Male durchlebt werden.

Angehörige durchleben ähnliche Phasen der Bewältigung wie die Sterbenden. Die bei den Angehörigen zu beobachtenden Phasen können auch Anteile vorweggenommener Trauer enthalten. Hinzu kommt, dass diese Bewältigungsphasen bei Sterbenden und Angehörigen selten zeitgleich auftreten. Es kann durchaus sein, dass der Patient bzw. die Patientin sich in einer Phase der Zustimmung befindet, während seine/ihre Angehörigen mit dem Nicht-wahrhaben-Können ringen.

Die fünf Phasen nach Kübler-Ross sind also weniger „Sterbephasen", sondern mögliche emotionale Reaktionen und Verarbeitungsweisen, abhängig von der seelischen Verfassung des bzw. der Sterbenden, und sie verlaufen unterschiedlich intensiv.

Tabelle 4
Die fünf Phasen nach Kübler-Ross

Phase		**Verhalten der Pflegeperson**
Nicht-wahrhaben-Wollen	Die Betroffenen versuchen, die Erkenntnis von sich abzuwehren: „Nein, ich doch nicht." Sie können die gesamte Tragweite der Situation für sich nicht wahrnehmen, die Antwort ist (vorerst) eine Verdrängungsreaktion. Es ist möglich, dass Betroffene sogar an eine Fehldiagnose oder an eine Verwechslung ihrer Untersuchungsbefunde glauben.	▸ Gesprächsbereitschaft signalisieren ▸ die Abwehr der Betroffenen als Bewältigungsstrategie akzeptieren und auch respektieren ▸ keine Informationen aufzwingen
Zorn	Die Betroffenen sind erfüllt von Groll, Wut und Neid: „Warum gerade ich?" Wut und Zorn liegen häufig darin begründet, dass alle Pläne und Aktivitäten ein Ende haben sollen. Der Neid richtet sich auf diejenigen, die das Leben ungestört genießen können. Die Aggression kann gegen sich selbst gerichtet sein oder gegen die Umwelt, z. B. direkt gegen einzelne Personen (auch Pflegepersonen), was für diese Personen schwierig sein kann. Der Patient bzw. die Patientin äußert Unzufriedenheit über die Betreuung, über die Mahlzeiten, das Zimmer, über Personen des Betreuungsteams, die Angehörigen etc.	▸ den Zorn des oder der Betroffenen nicht persönlich nehmen, keine Bewertung vornehmen ▸ negative Gefühle des Patienten bzw. der Patientin zulassen ▸ dem oder der Betroffenen die Möglichkeit geben, seine/ihre Unzufriedenheit ausdrücken zu dürfen ▸ den negativen Gefühlen und dem Klagen der PatientInnen ist mit Respekt und mit Verständnis zu begegnen

Verhandeln	Die Betroffenen versuchen, durch Verhandlungen einen Aufschub, also ein Mehr an Lebenszeit zu erlangen. Sie hoffen, durch ein besonderes Zutun ihrerseits noch etwas bewirken zu können. Das Bitten um weitere Therapiemöglichkeiten mit dem Versprechen, alle Verordnungen genau einzuhalten, sowie das Ablegen diverser Gelübde oder sonstiger Verpflichtungen können Ausdruck für dieses Verhandeln sein. Manchmal basieren diese Versprechungen auf persönlichen Schuldgefühlen.	▸ unrealistische Hoffnungen nicht nehmen, aber auch nicht nähren ▸ aktiv zuhören, keine Bewertungen vornehmen ▸ Bereitschaft zu Gesprächen signalisieren
Depression	Es taucht die Frage auf: „Was bedeutet das für mich?" Die Betroffenen verlieren alles, was ihnen ein sinnerfülltes Dasein und Freude bereitet hat. Sie nehmen innerlich von vielen Plänen, Zielen, Träumen, Menschen, Plätzen etc. Abschied. Dieses Abschiednehmen verursacht eine tiefe Traurigkeit (nicht zwingend eine Depression!), ermöglicht aber eine Auseinandersetzung mit dem eigenen Tod und bietet die Chance, noch Wichtiges mit nahestehenden Menschen zu klären. Dieses schrittweise Abschiednehmen kann zu einem inneren Rückzug der Betreffenden führen. Sie beginnen, sich von ihren Bindungen zu lösen. Für nahestehende Personen kann dieser Rückzug sehr schmerzlich sein, weil sie nicht nur unter dem drohenden Verlust leiden, sondern diesen Rückzug vielleicht auch als Distanzierung ihnen gegenüber empfinden.	▸ Traurigkeit zulassen, mitaushalten ▸ Gespräche ermöglichen ▸ unterstützende Maßnahmen einleiten, wenn die PatientInnen Hilfe bei der Erledigung ihrer letzten Dinge benötigen ▸ Unterstützung der Angehörigen in dieser für sie oft besonders schwierigen Phase
Zustimmung	Der nahe bevorstehende Tod kann von den PatientInnen, oft nach einer intensiven Auseinandersetzung mit ihren Emotionen, akzeptiert werden. Sie haben ein gesteigertes Ruhebedürfnis und schlafen in dieser Phase viel. Die Kommunikation mit der Außenwelt beschränkt sich meist auf Gesten bzw. wenige Worte.	▸ den Rückzug akzeptieren ▸ die Betreffenden möglichst wenig stören ▸ Ruhe ermöglichen

Aufgabe der Pflegenden in diesen fünf Phasen ist es, den Sterbenden Hilfe und Beistand zu bieten und für ein möglichst hohes Maß an Wohlbefinden zu sorgen. Alle medizinischen und pflegerischen Maßnahmen erfolgen mit größter Behutsamkeit und im Bemühen, die PatientInnen möglichst wenig zu belasten.

Zu beachten
Obwohl bekannt ist, dass diese Phasen nicht für alle Menschen zutreffen, können sie dazu beitragen, momentane Stimmungen, Äußerungen oder Handlungen der einzelnen PatientInnen besser zu verstehen. Sie helfen, ihren Gefühlen wie Trauer, Verzweiflung, Zorn, Ablehnung und Aggression Raum zu geben und unrealistisch scheinende Pläne eher nachvollziehen zu können (vgl. Arndt 2002, S. 60).

Michael, ein 26-jähriger Patient mit einem schon sehr weit fortgeschrittenen, multipel metastasierenden Osteosarkom, schwankt zwischen tiefer Verzweiflung und Phasen von Wut und Aggression. Zugleich schmiedet er aber auch Pläne für seine nächste Motorrad-Reise durch Marokko im Frühjahr.

Wie würden Sie seinen Reiseplänen begegnen?

Sterben ist immer ein höchst aktives, intimes und individuelles Geschehen.

5.2.2 Die drei Stadien im Sterbeprozess von Renz

Monika Renz ist Musik- und Psychotherapeutin und hat Erfahrung in der therapeutisch-spirituellen Sterbebegleitung. Renz betrachtet das Sterben als eine letzte Reifung des Menschen, in der das Ich radikal losgelassen werden muss und in der darüber hinaus ein tiefer Wandlungsprozess vollzogen wird, der durch ein starkes emotionales Erleben gekennzeichnet ist.

Renz unterscheidet drei Stadien im Sterbeprozess, in denen sich Sterbende im Übergang zum Tod befinden. Diesen Übergang versteht sie als ein „Hin und Her zwischen zwei Welten", als bewusstseinsnähere und -fernere Befindlichkeiten (Renz 2014, S. 32).

Davor
Der oder die Sterbende ist geistig anwesend im Hier und Jetzt. Häufig ist dieser Zustand verbunden mit der Angst, sich ins Ungewisse fallen zu lassen.

Hindurch
Hier kann es notwendig werden, grundlegende Ängste durchzustehen. Es geht dabei vor allem um jene Ängste, die für andere real schwer nachzuvollziehen sind, wie z. B. um die Angst, nackt, minderwertig oder ausgesetzt zu sein. Renz geht davon aus, dass in Todesnähe sichtbar wird, mit welchen Ängsten ein Mensch in seinem Leben konfrontiert war. Einige Sterbende drücken ihre Ängste in Worten aus, andere beschreiben sie eher symbolisch (z. B. befinden sie sich in Tunneln, Röhren u. Ä.).

Auf körperlicher Ebene besteht häufig extreme Unruhe, die sich auch in Form eines Durch-, Ab- oder Wegstoßens mit Beinen und Armen äußern kann. Aussagen wie *„Ich falle"* oder *„Ich war ganz leicht"* drücken Veränderungen im Gefühl der Leiblichkeit und der Schwerkraft aus.

Häufig wollen Sterbende, laut Renz, für sie Unerledigtes, Unsauberes aus der Vergangenheit bereinigen. Sie sprechen dann z. B. von Schmutz, Spinnen und dergleichen und haben unter Umständen das Bedürfnis, sauber zu machen, zu wischen oder zu waschen. Auch innere Kämpfe gegen bedrohliche Wesen oder Läuterungsszenarien (Feuer, höllische Hitze u. Ä.) können Ausdruck für dieses Hindurch-Stadium sein. Es treten dabei mitunter plötzliche körperliche Reaktionen wie Schweißausbrüche und

Zittern auf. Renz weist darauf hin, dass es für die Sterbenden wichtig ist, durch dieses „Hindurch-Stadium" zu gehen, und sie betont: „Die Angst ist nicht das Letzte." (Renz 2011, S. 12)

Danach
Nach dem Hindurch folgt die Auflösung. Obwohl medizinisch noch nicht tot, befinden sich Sterbende dabei wie innerlich „drüben" (jenseits der Bewusstseinsschwelle). Diese Zustände werden häufig als Befindlichkeiten des Ursprungs erfahren, als „Sein" ohne jede Angst. Einige Sterbende können sich noch dazu äußern, z. B. sprechen sie mitunter von Heimkehr oder von einer Höhle als „gutem Sein", von einem „heiligen Raum" u. Ä. Bei anderen sind veränderte Gesichtszüge erkennbar, die friedlich, verzückt oder erfüllt wirken können. Auch Renz geht davon aus, dass jeder Mensch das Sterben anders erlebt. Manche sterben ohne sichtbare Hinweise auf das Hindurch, bei anderen erstreckt sich das Hin und Her über Wochen.

Für die Pflegepraxis sollen die Erkenntnisse von Monika Renz dazu dienen, psychisch-spirituelle Vorgänge während des Sterbeprozesses besser zu verstehen und sensibel auf Ängste sowie auf verbale und nonverbale Äußerungen zu reagieren.

5.2.3 Die vier Phasen nach Jonen-Thielemann

Jonen-Thielemann (1997) beschreibt vier Phasen im Sterbeprozess, indem sie sich an den noch möglichen Aktivitäten und an der geschätzten verbleibenden Lebenszeit der Betroffenen orientiert.

In diesem Modell beschränkt sich die eigentliche Sterbephase auf die letzten Stunden.

Tabelle 5
Die vier Phasen nach Jonen-Thielemann

1. Die Rehabilitationsphase (die letzten Monate/Jahre)	In dieser Phase ist die aktive Teilnahme am sozialen Leben trotz fortgeschrittener Erkrankung noch vorhanden.
2. Die Präterminalphase (die letzten Wochen/Monate)	Diese Phase ist bereits durch eingeschränkte Möglichkeiten des aktiven Lebens gekennzeichnet.
3. Die Terminalphase (die letzten Tage, wenige Tage/Wochen)	Diese Phase wird beherrscht durch Bettlägerigkeit, inneren Rückzug und manchmal auch Ruhelosigkeit; die Aktivität der Kranken ist deutlich eingeschränkt. Die auftretenden Symptome können sich in dieser Phase rasch ändern.
4. Die Sterbephase (die letzten Stunden, einige Stunden, ein Tag)	In dieser Phase liegt der Mensch im Sterben und das Bewusstsein ist nicht mehr auf die Außenwelt gerichtet.

5.2.4 Die vier Phasen nach Nauck

Nauck unterscheidet ähnliche Phasen im Sterben wie Jonen-Thielemann. In der Palliative-Care-Praxis werden beide Modelle verwendet. (Vgl. Nauck et al. 2007; Jonen-Thielemann 1997)

Tabelle 6
Die vier Phasen nach Nauck

Rehabilitations-phase	Monate bis Jahre	Rückkehr zum früheren, aktiven Leben. Das Ziel von Palliative Care in dieser Phase ist eine gute Symptomkontrolle, bestmögliche Mobilität und Lebensqualität für die PatientInnen.
Präterminal-phase	Wochen bis Monate	Deutlich erkennbare Symptome der fortgeschrittenen Erkrankung. Die meisten Beschwerden können durch umfassende Schmerz- und Symptomkontrolle zufriedenstellend gelindert werden; allgemeine Zeichen des nahenden Lebensendes bleiben jedoch und schränken die Möglichkeiten des aktiven Lebens ein.
Terminalphase	Tage bis Wochen	Die PatientInnen sind durch die Erkrankung weitgehend eingeschränkt und zumeist auch intensiv pflegebedürftig. Der Allgemeinzustand kann sich täglich verändern und ist von zunehmender Schwäche geprägt.
Finalphase	Letzte 72 Stunden	Häufige, starke motorische Unruhe, wiederholter Drang zum Aufstehen; aber auch eingetrübtes Bewusstsein bis hin zum Koma; kalte Füße und Arme oder übermäßiges Schwitzen und dunkle, livide Verfärbung der Körperunterseite, Hände, Knie und/oder der Füße (Marmorierung) und/oder eine bleiche, wächserne Hautfarbe; ausgeprägtes, bleiches Mund-Nasen-Dreieck; schwacher Puls und Blutdruckabfall, reduzierte Wahrnehmung der Außenwelt, veränderter Atemrhythmus (Cheyne-Stokes-Atmung, Schnappatmung), terminale Rasselatmung.

5.3 Veränderungen im Sterbeprozess

Merkmale des begonnenen Sterbeprozesses:

- Rückzug, Schwäche, Bettlägerigkeit
- Verlust von Interesse an Essen und Trinken
- verändertes Bewusstsein
- Reisevorbereitungen, Abschiede
- Wissen um den bevorstehenden Tod
- Kommunikation mit Unsichtbaren
- Unruhe
- veränderte Durchblutung und veränderte Atmung

Verstärkter Rückzug nach innen

Der schon beschriebene Rückzug des kranken Menschen steht oft in Verbindung mit auffallenden Veränderungen in den gewohnten Verhaltensweisen. Dinge, die diesen Menschen zuvor sehr interessiert haben, verlieren zunehmend an Bedeutung, und die verbalen Äußerungen reduzieren sich allmählich auf das Notwendigste.

Es scheint eine Verlagerung der Interessen von außen nach innen stattzufinden. Auch wenn die kranken Menschen dabei manchmal passiv und uninteressiert wirken, so kann diese Innenschau doch ein höchst aktives Geschehen sein. Die PatientInnen vermitteln oft den Eindruck, ganz bei sich zu sein. Medizin und Pflege haben jetzt die Aufgabe, dieses Bei-sich-sein-Können zu unterstützen. Es muss dafür gesorgt sein, dass die sterbenden PatientInnen nicht durch Symptome wie etwa Atemnot oder Schmerzen gestört werden. Schmerzen z. B. verhindern die Konzentration auf sich selbst, der Ausdruck „vor Schmerz außer sich sein“ ist bezeichnend dafür.

Für die Angehörigen ist die Situation des Rückzugs oft nur schwer zu akzeptieren, sie versuchen häufig, die in sich zurückgezogenen PatientInnen zu bestimmten Handlungen zu aktivieren, sie zu motivieren, gewisse Angewohnheiten beizubehalten. Behutsame Information und Unterstützung der Angehörigen sind in dieser Phase sehr wichtig.

Die Pflege orientiert sich jetzt ganz an den veränderten Bedürfnissen des Patienten bzw. der Patientin. So sind z. B. Ganzkörperwaschungen in dieser Phase viel zu belastend für die Kranken, und die Körperpflege erfolgt in kleinen Etappen. So werden vielleicht nur Hände und Gesicht gewaschen, bei einem späteren Positionswechsel dann etwa der Intimbereich, denn alle pflegerischen Interventionen bedeuten jetzt nicht nur Wohlbefinden für die PatientInnen, sondern zugleich auch Belastung.

Verlust des Interesses an Essen und Trinken

Neben dem Rückzug ist auch der Verlust des Interesses am Essen und Trinken ein weiteres Merkmal des Sterbeprozesses. Meist sind es nur noch einzelne Lieblingsspeisen, welche die PatientInnen zu sich nehmen, aber auch davon sind es nur ganz geringe Mengen. In der Zeit des Sterbens essen viele PatientInnen nur mehr kleine Mengen Vanille- oder Zitroneneis. Für die Angehörigen der kranken Menschen kann diese Reduktion der Nahrungsaufnahme sehr belastend sein. Jemanden zu ernähren, bedeutet letztlich auch, ihn am Leben zu erhalten, und damit gilt das Ernähren des Kranken als eine ganz unmittelbare Art der Fürsorge und Hilfe.

Angehörige können entlastet werden, indem ihnen behutsam erklärt wird, dass der Patient bzw. die Patientin jetzt nicht mehr essen kann und dass die Nahrungsaufnahme jetzt möglicherweise sogar eine große Belastung für ihn bzw. sie darstellen würde. Oder wie Marina Kojer es treffend formulierte: „Er stirbt nicht, weil er nichts isst, sondern er isst nichts, weil er stirbt!“ (Gespräch mit Marina Kojer)

Während des Sterbeprozesses programmiert sich der gesamte Organismus gleichsam um: Es geht nun nicht mehr um Aufbau und Erhaltung, sondern um Abbau. Botenstoffe stellen Hunger und Durst ab und in dieser katabolen Stoffwechsellage besteht meist ein umfassendes Gefühl der Sättigung. Daher genügen bereits kleinste Mengen an Nahrung, mehr können und wollen die PatientInnen nicht zu sich nehmen.

Hinzu kommt, dass die Verdauung die erste Körperfunktion ist, die im Sterben versagt. Daher kann ein Zuviel an Nahrung (z. B. auch über eine PEG-Sonde) in dieser Phase sehr belastend für die PatientInnen sein und ihr Wohlbefinden wesentlich beeinträchtigen.

Für Angehörige kann es sehr beängstigend sein, wenn der Patient bzw. die Patientin nicht mehr isst, und meist versuchen sie, ihn/sie zur Nahrungsaufnahme zu motivieren. Wenn Angehörige den Patienten bzw. die Patientin zum Essen drängen, entstehen oft druckvolle Situationen, die von den Kranken als sehr belastend erlebt werden. Sie essen dann ihren Angehörigen zuliebe und erbrechen danach oft wieder.

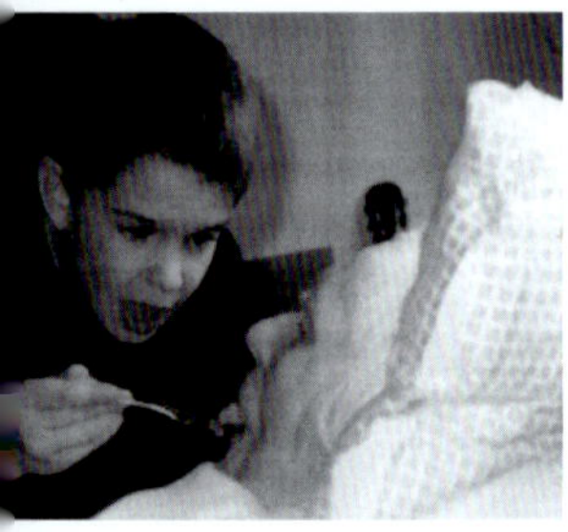
Foto: Feichtner

Es ist hilfreich, wenn Angehörige frühzeitig darauf vorbereitet werden, dass es sein kann, dass der Patient/die Patientin aufhört zu essen. Gemeinsam mit den Angehörigen kann dann überlegt werden, was ihm oder ihr guttun würde. Viele Kranke lieben in dieser Zeit ganz sanfte Massagen an den Händen, an den Füßen oder manchmal auch im Gesicht. Sie empfinden aber auch Handhalten und stilles Danebensitzen als wohltuend und unterstützend.

Verändertes Bewusstsein und zunehmende Bewusstseinstrübung

Im weiteren Verlauf des Sterbens nimmt die Bewusstseinstrübung zu und es gelingt immer weniger, den Menschen aufzuwecken. Die PatientInnen befinden sich in einem Zustand zwischen Wachsein und Schlaf. Auf plötzliches Berühren oder auf laute Geräusche reagieren sie meist mit Erschrecken. Die Kontaktaufnahme, etwa vor pflegerischen Handlungen, muss also sehr behutsam erfolgen, am besten mit einer Initialberührung.

Das Schmerz- und Symptomassessment erfolgt in dieser Phase nach den Kriterien für eingeschränkt kommunikationsfähige PatientInnen (siehe Kapitel 7.3 zur Schmerzeinschätzung). Das Assessment orientiert sich damit weitgehend an nicht verbalen Äußerungen.

Die Bewusstseinstrübung ist selten gleichbleibend, sie schwankt ständig. Menschen, die seit Tagen im Koma liegen, werden manchmal für kurze Zeit wieder wach und sind fähig, ein paar Worte zu sagen. Oft reagieren die Kranken in dieser Phase nur mehr auf die Stimme von ihnen sehr nahestehenden Menschen. Es kann aber auch vorkommen, dass sie Bezugspersonen gar nicht mehr erkennen.

In diesem Zustand ist es manchmal hilfreich, wenn Angehörige oder den Kranken vertraute Menschen in der Nähe sind. Unruhe im Zimmer sowie häufiges Kommen und Gehen kann jetzt besonders stören. Es ist auch günstig, die Sterbenden immer wieder eine Zeit lang allein zu lassen.

Wichtig ist aber, zuvor Bescheid zu geben, also zu sagen: „Ich gehe jetzt, und in einer halben Stunde komme ich wieder."

Auch wenn die Betreffenden nicht mehr in der Lage sind, zu sprechen, können sie dennoch hören. Sterbende benötigen aber mehr Zeit, um Worte ankommen zu lassen. Es ist daher notwendig, sich den Sterbenden gegenüber langsam und in einfachen Worten auszudrücken, um ihnen das Aufnehmen des Gesagten zu erleichtern. Um den PatientInnen Orientierung und Sicherheit zu geben, sollten alle pflegerischen Handlungen zuvor erklärt werden.

> Wenn die PatientInnen auf nichts mehr reagieren, dürfen wir nicht daraus schließen, dass sie nichts mehr wahrnehmen! In jedem Fall gebühren Menschen mit vermindertem Bewusstsein und Menschen im Koma jene Würde und jener Respekt, die ihnen auch im wachen Zustand zuteil würden.

Veränderte Bewusstseinszustände

Noch wissen wir sehr wenig über das Erleben im Sterbeprozess, aber es gibt Hinweise, dass Sterbende eine veränderte Wahrnehmung haben. Auch das Raum-Zeit-Erleben scheint anders zu sein, und die Zeitgrenzen scheinen sich aufzulösen. Durch die vollständige Immobilität und Bettlägerigkeit geht das Bewusstsein für die eigenen Körpergrenzen verloren, das muss bei der Pflege berücksichtigt werden. Es ist hilfreich, wenn Pflegende erklären, was sie tun, z. B.: *„Ich hebe jetzt Ihren Arm hoch."*

Sterbende Menschen berichten oft auch von einer veränderten Zeit- und Raumwahrnehmung. So äußerte ein Patient: *„Ich spüre eine andere Zeit."* Manche berichten von außerkörperlichen Erfahrungen.

Delirante Phänomene im Sterbeprozess

> *„Ihr Blick war auf die Ecke des Raumes gerichtet. Auf ihrem Gesicht zeigte sich Überraschung und voll Freude begrüßte sie jemanden, den wir nicht sehen konnten. Dann streckte sie ihre Hand aus, lehnte sich lächelnd zurück und mit dem Ausdruck dieses freudigen Lächelns starb sie."*
>
> *(Bericht eines Angehörigen)*

Das Delir als eine besondere Form der „Verwirrtheit" ist ein häufiges, multifaktorielles Syndrom in der Palliativmedizin. Die Prävalenz in den letzten 24 bis 48 Stunden vor dem Tod wird mit bis zu 90 % angegeben (vgl. Klaschik 2008). Damit zählen delirante Phänomene im Sterbeprozess zu den häufigsten Symptomen, man könnte auch sagen, zu den häufigsten Komplikationen in den letzten Tagen und Stunden eines Menschen. Die Tatsache, dass Deliranz die häufigste Indikation für eine **palliative Sedierung** darstellt, lässt vermuten, dass dieses Symptom nicht nur für die betroffenen PatientInnen, sondern auch für das betreuende System äußerst belastend sein kann. (Siehe auch Kapitel 6.5 Delirantes Syndrom)

palliative Sedierung
Siehe Erklärung in Randspalte auf S. 139

Delir
von lat. de lirare, von der (vorgegebenen) Spur abweichend; ist ein akut einsetzender Verwirrtheitszustand

Diagnostische Kriterien eines Delirs nach ICD-10:
- Störung von Bewusstsein und Aufmerksamkeit: Konzentrationsfähigkeit sinkt, leichte Bewusstseinsminderung bis Koma
- Störung der Kognition: veränderte Wahrnehmung, Halluzinationen (optisch, akustisch), Beeinträchtigung des Denkens, Desorientiertheit, Gedächtnisstörung
- psychomotorische Störungen: Hypoaktivität/Hyperaktivität, plötzlicher Beginn und fluktuierender Verlauf

Unter dem Begriff des deliranten Syndroms können verschiedene Manifestationen zusammengefasst werden. Das reicht vom klassischen Delir, von Halluzinationen und von motorischer Unruhe über das so genannte Sterbebett-Phänomen bis hin zu transpersonalen Erfahrungen. Dabei ist es wichtig, die verschiedenen Phänomene zu unterscheiden, besonders hinsichtlich ihrer Therapiebedürftigkeit.

Das Delir ist relativ gut untersucht, die diagnostischen ICD-10-Kriterien, nach denen ein Delir diagnostiziert wird, sind für Sterbende jedoch nur bedingt anwendbar: Bewusstseinsstörungen wie reduzierte Klarheit und beeinträchtigte Aufmerksamkeit sind völlig normale Veränderungen im Sterbeprozess, ebenso wie ein geänderter Schlaf-Wach-Rhythmus.

Selbst der plötzliche Beginn und auch der fluktuierende Verlauf dieser Symptome lassen im unmittelbaren Sterbeprozess nicht zwingend auf ein Delir schließen. Hinzu kommt, dass die verschiedenen Assessment-Instrumente zur Erfassung eines Delirs, wie zum Beispiel CAM, bei sterbenden Menschen kaum aussagekräftige Ergebnisse bieten.

In der Praxis kann zwischen einem hyperaktiven und einem hypoaktiven Delir unterschieden werden, meist treten allerdings Mischformen auf. In den hyperaktiven Phasen fallen Nesteln, motorische Unruhe, Halluzinationen, suchend nach oben fassen, starker Bewegungsdrang und auch das Bedürfnis, das Bett zu verlassen, auf. Während die hyperaktiven Delirien eine beträchtliche Herausforderung für die Betreuung darstellen, werden hypoaktive Delirien häufig übersehen, da der Patient bzw. die Patientin unauffällig und ruhig im Bett liegt. Alle Formen eines Delirs können jedoch mit einem enormen Leidensdruck für die PatientInnen verbunden sein. Und es steht außer Frage, dass hier rasch und effektiv behandelt werden muss. (Siehe auch Kapitel 6.5 Delirantes Syndrom)

Aber es scheinen nicht alle PatientInnen unter dem, was als Delir erfasst wird, zu leiden. Wir wissen das von noch kommunikationsfähigen Sterbenden, die klar äußern, dass sie sich in diesen Situationen nicht belastet fühlen.

Es gibt eine Vielzahl möglicher Ursachen für Deliranz – es wurden über 100 mögliche Auslöser von Delirien identifiziert (vgl. Trzepacz 2000) –, auf die hier im Einzelnen nicht näher eingegangen werden kann. Die klinische Symptomatik deliranter Syndrome legt aber eine pathogenetische Beteiligung jener Hirnstrukturen nahe, die für Bewusstsein und kognitive Funktionen verantwortlich sind. Neuropathologisch werden vor allem drei auslösende Mechanismen dafür verantwortlich gemacht:

- **Verlust des Neurotransmitters Acetylcholin** (z. B. durch Medikamente, Elektrolyt-Verschiebungen, Hypo- oder Hyperglykämien) ▸ Infolgedessen kommt es zu einer Störung weiterer Transmittersysteme des Gehirns, z. B. Dopamin und Serotonin (vgl. Maclullich et al. 2000; Tune 2000).
- **Stressreaktionen des Gehirns:** Das können unter anderem auch Reaktionen auf systemische Entzündungsprozesses oder psychische Stressoren sein. ▸ Die Mikroglia sind permanent aktiviert und sie zeigen eine Überreaktion, selbst auf minimale periphere Stimuli.

- **„Versagen des Gehirns“**: Dysfunktion des Temporallappens, etwa durch einen Sauerstoffmangel ▸ Ionen-Gradienten werden nicht mehr aufrechterhalten, es kommt zu einem vermehrten Calcium-Einstrom in die Zelle, die Folge ist eine Depression der neuronalen Aktivität.

Mit diesem generell von einer Pathologie ausgehenden Ansatz wird übersehen, dass manches von dem, was sich bei Sterbenden als „delirantes Syndrom“ manifestiert, durchaus auch Ausdruck anderer Phänomene des Sterbeprozesses sein kann. Unter dem Überbegriff der Erfahrungen in Todesnähe werden verschiedene bislang unerklärliche Phänomene zusammengefasst.

Das am häufigsten auftretende Phänomen ist die so genannte „Deathbed-Communication“ – also eine Art Dialog des Sterbenden mit einem für andere unsichtbaren Dialogpartner. Es scheint sich dabei um Visionen von bereits verstorbenen Bezugspersonen zu handeln. Was vielleicht seltsam anmuten mag, ist eine Tatsache, die viele erfahrene Pflegepersonen bestätigen. Diese Erfahrungen Sterbender sind aus allen Kulturen bekannt, und unabhängig vom kulturellen Kontext gleichen sich die Beschreibungen (vgl. Facco/Agrillo/Greyson 2015).

In den letzten Jahren wird zunehmend über diese Phänomene geforscht und publiziert. So wurden im Rahmen einer Untersuchung von Lawrence und Repede (2013) 75 Pflegepersonen in Hospizen dazu befragt. In einem Zeitraum von 30 Tagen wurde von 363 derartigen Deathbed-Communications berichtet. Es handelt sich dabei also keineswegs um ein seltenes Phänomen. Dass es häufig auftritt, steht außer Frage, wenngleich weder die auslösenden Faktoren noch die Bedeutung dieser transpersonalen Erfahrungen wissenschaftlich erklärt werden können. Alle bisherigen Erklärungsversuche scheinen unzureichend.

Diese Kommunikation mit bereits verstorbenen Bezugspersonen der PatientInnen tritt in seltenen Fällen bis zu vier Wochen vor dem Versterben auf, am häufigsten jedoch innerhalb der letzten Stunden des Lebens (vgl. Fenwick/Brayne 2010). Damit können diese Phänomene im Sterbeprozess auch als prognostische Indikatoren betrachtet werden, denn sie treten meist in unmittelbarer Todesnähe auf.

Als Abgrenzung zu einem Delirium oder zu medikamenteninduzierten Halluzinationen kann die klare Luzidität der PatientInnen während dieser Erfahrungen gelten. Sie sind zeitlich und örtlich orientiert, sie wissen um die Außergewöhnlichkeit ihrer Wahrnehmung und häufig zögern sie, davon zu berichten, weil sie fürchten, nicht ernst genommen zu werden oder als psychiatrisch auffällig zu gelten.

Halluzinationen, oft Teil eines Delirs, beinhalten meist Insekten oder bedrohliche Zerrbilder und Schatten. Sie sind meist mit ausgeprägter Agitation verbunden und sehr furchterregend – für die PatientInnen, die sie erleben, ebenso wie für deren Angehörige. Während bei Halluzinationen bizarre Manifestationen von Objekten, eine verzerrte Wahrnehmung der Umgebung und eher zufällige Trugbilder auftreten, beinhalten diese Visionen Sterbender fast immer Begegnungen mit konkreten, nahestehenden Personen. Die PatientInnen beschreiben diese Erfahrungen meist als überraschende und höchst erfreuliche Begegnungen mit Verstorbenen. Diese Visitationen verstorbener Angehöriger oder anderer Bezugspersonen werden von den Sterbenden als sehr real und zugleich als Wahrnehmungen aus einer „anderen Welt" empfunden (vgl. Fenwick/Brayne 2011). Anders als bei Delirien, die meist angstbesetzt sind, werden diese Visionen von den PatientInnen als bedeutungsvoll, tröstlich und entlastend erlebt. Charakteristisch für diese Visionen im Sterbeprozess ist also, dass sie sich für die PatientInnen durchaus real anfühlen, dass sie nie als bedrohlich empfunden werden und dass sie emotional von großer Bedeutung sind. Manchmal scheinen sie sogar ausgesprochen kathartisch zu wirken (vgl. Kerr et al. 2014).

Während erfahrene Palliativpflegepersonen meist recht gut zwischen einem Delir bzw. einer Halluzination und einem Sterbebett-Phänomen unterscheiden können (vgl. Brayne/Farnham/Fenwick 2006), fällt auf, dass diese Unterscheidung für Pflegepersonen aus anderen Kontexten sowie für Ärzte und Ärztinnen deutlich schwieriger ist. Ob die Berichte der PatientInnen über Sterbebett-Phänomene als Delir, als Halluzination oder eben als unerklärliches Phänomen im Sterbeprozess gedeutet werden, ist aber entscheidend. Während ein Delir oder eine Halluzination für die Betroffenen belastend und damit therapiebedürftig sind, erweisen sich andere Phänomene durchaus als tröstlich und unterstützend für die Sterbenden und ihre Angehörigen. Eine Halluzination oder ein Delir erfordern also eine gänzlich andere Intervention als ein Sterbebett-Phänomen. Inzwischen kann es als evident gelten, dass diese Erfahrungen im Sterbeprozess keineswegs immer als Psychopathologie zu werten sind, sondern vielmehr als normale Aspekte des Sterbens.

Luzides Träumen

Der Begriff des luziden Träumens wurde 1913 von Van Eeden geprägt. Während eines luziden Traumes sind sich die Träumenden darüber bewusst, dass sie träumen. Die Erfahrung eines luziden Traumes unterscheidet sich von anderen Traumzuständen und auch vom Wachzustand. Dies gilt in besonderer Weise für luzide Traumerfahrungen in der Zeit des Sterbens. Sterbende Menschen scheinen sich oft in einem Zwischenzustand, zwischen Wachsein und Schlaf, zu befinden und sie wechseln, oft ganz unvermittelt, die Bewusstseinsebenen.

Luzide Träume werden manchmal Wochen vor Eintritt des Todes berichtet, am häufigsten treten sie aber wenige Tage oder Stunden vor dem Versterben ein.

Beispiel

Herr B. scheint die meiste Zeit über zu schlafen, er reagiert aber auf Berührung und auf vertraute Stimmen. Unvermittelt öffnet er die Augen, sucht Blickkontakt und erklärt, dass er eine „wunderschöne innere Musik“ gehört habe. Die Musik sei unbeschreiblich schön, schöner, als alles, was er bisher gehört habe, geradezu überirdisch, und sie sei im Inneren seines Körpers. Herr B. wendet sich an seine Angehörigen und er bittet sie um Verständnis, dass er jetzt nicht mit ihnen sprechen könne – er wolle dieser Musik lauschen. In der folgenden Nacht verstirbt Herr B. (Bericht einer Pflegeperson)

Die Inhalte luzider Träume werden durchaus als real empfunden, zugleich scheinen die Träumenden um die Besonderheit dieser Erfahrung zu wissen. Es werden oft ganz außergewöhnliche, paradiesisch anmutende Orte beschrieben, Erfahrungen von Liebe, von Licht, von tiefem Frieden oder auch von sphärisch anmutenden Klängen. Die Menschen erklären meist auch, dass ihre Sprache nicht ausreiche, um das Erlebte zu schildern. Manche berichten von Begegnungen mit bereits verstorbenen Bezugspersonen, wie oben im Zuge der Deathbed-Communications bereits erläutert wurde. Diese als real erlebten Visitationen lösen oft tiefe Freude bei den sterbenden Menschen aus und sie scheinen bestehende Ängste vor dem Tod deutlich zu reduzieren. Das Wiedersehen von bereits verstorbenen Angehörigen scheint die Sterbenden auch spirituell auf den Tod vorzubereiten. Nach diesen Erfahrungen schwindet die Angst und oft entsteht der Eindruck, dass sich eine friedliche Gelassenheit und tiefe innere Ruhe einstellt (vgl. Mazzarino-Willett 2010).

In einer Studie von Grant et al. (2014) mit 63 HospizpatientInnen über einen Zeitraum von 18 Monaten berichteten 82,5 % der PatientInnen über derartige Visionen oder luzide Träume, so genannte End-of-Life-Dreams. Intensive, für die Betroffenen sehr bedeutsame Träume – nicht nur im Schlaf-, sondern auch im Wachzustand – werden beschrieben. Auch sie beinhalten Begegnungen mit Verstorbenen, Hinweise auf den bevorstehenden Tod – häufig mit detaillierter Zeitangabe – oder auch Visionen von paradiesisch anmutenden Orten. Es handelt sich dabei also keineswegs um ein seltenes Phänomen. Dass es häufig auftritt, steht außer Frage, wenngleich weder die auslösenden Faktoren noch die Bedeutung dieser transpersonalen Erfahrungen wissenschaftlich erklärt werden können. Alle bisherigen Erklärungsversuche scheinen unzureichend. Mitunter entsteht der Eindruck, dass sich Vergangenheit, Gegenwart, Traum und Wirklichkeit für die PatientInnen vermischen, sie äußern manchmal alte Erinnerungen, verbunden mit aktuellen Erlebnissen, Wunschbildern und Zukünftigem.

Terminale Unruhe
Bei etwa 80 % der sterbenden Menschen treten terminale Unruhezustände auf. Dies kann sich in unterschiedlichen Handlungen zeigen: suchend nach oben fassen, ziellos in die Luft greifen, nesteln, weiters in einem starken Bewegungsdrang und durch das Bedürfnis, das Bett zu verlassen. Nicht bekannt ist, ob eine terminale Unruhe auch mit einer veränderten Wahrnehmung oder mit Halluzinationen verbunden ist.

Wenngleich die terminale Unruhe für die PatientInnen belastend sein kann, so ist doch nicht zwingend davon auszugehen, dass alle sterbenden Menschen darunter leiden. Diese Annahme resultiert aus Praxiserfahrungen mit PatientInnen, die dies noch mitteilen konnten. Die motorische Unruhe eines sterbenden Menschen widerspricht jedoch den gängigen Vorstellungen von einem friedvollen Sterben, daher wird nicht selten medikamentös für ein ‚ruhiges' Sterben gesorgt.

Mögliche Ursachen terminaler Unruhe sind:

- unbequeme Position – Die PatientInnen versuchen sich Druckentlastung und Erleichterung zu verschaffen.
- Atemnot oder erschwerte Atmung
- der Versuch, sich aufzurichten oder das Bett zu verlassen, um festen Boden unter den Füßen zu spüren
- Suche nach Kontakt – bei Verlassenheitsängsten
- Verlust des Körpergefühls
- Versuche, sich auszuziehen
- zu schwere Bettdecke
- äußere oder auch innere Reizüberflutung durch zu viele Personen im Raum, ungewohnte und unbekannte Geräusche
- Halluzinationen oder Wahrnehmungen aus einer anderen Realitätsebene, wie Stimmen hören, oder Visionen von längst verstorbenen Bezugspersonen
- Symptome wie Übelkeit, Juckreiz, Mundtrockenheit
- hirnorganische Erkrankungen und Veränderungen des zentralen Nervensystems, metabolische Enzephalopathie
- Harndrang oder Stuhldrang
- Angst vor dem Sterben; Angst davor, allein zu sein
- Gedanken an unerledigte Dinge
- Sorge um die Angehörigen

Bei diesen Auslösern einer terminalen Unruhe wird auch deutlich, dass die Unruhe durchaus eine Funktion haben kann: Sie stellt den Versuch des sterbenden Menschen dar, sich zu entlasten. In der Pflegepraxis erweist es sich jedoch oft als beträchtliche Herausforderung, herauszufinden, was einen sterbenden und nicht mehr kommunikationsfähigen Menschen quält. Einer unter hohem Zeitdruck arbeitenden Pflegeperson wird das nur schwer gelingen, denn es bedarf einer gewissen Ruhe und intensiver Zuwendung, um zu erfassen, wie der Unruhe begegnet werden kann.

Als weitere, sehr häufige Unruhe auslösende Faktoren kommen verschiedene Medikamente in Betracht. Daher ist es gerade in der unmittelbaren Sterbephase äußerst wichtig, die verordneten Medikamente immer wieder auf ihre Notwendigkeit hin zu überprüfen und die Medikation auf das absolute Minimum zu beschränken. Ein zu rasches Absetzen bestimmter Medikamente, wie zum Beispiel von Steroiden, Benzodiazepinen oder Opioiden, kann jedoch eine Entzugssymptomatik mit starker Unruhe auslösen. Bei starken RaucherInnen könnte auch der Nikotinentzug zu Unruhe führen. In diesem Fall könnte ein Nikotinpflaster entlastend sein.

Eine besonders belastende Form der terminalen Unruhe wird durch das Auftauchen traumatischer Erfahrungen aus der Vergangenheit ausgelöst, z. B. durch Kriegserlebnisse, Gewalterfahrungen oder Unfälle (vgl. Zettel 2011). Pflegerische Maßnahmen, wie etwa die Körperpflege, können bei diesen PatientInnen dann leicht zu einer Retraumatisierung führen. Es scheint oft, als würden diese PatientInnen ihre Pflegepersonen als feindlich wahrnehmen. Ihre oft verzweifelt anmutende Abwehr gegen Körperkontakt und Anzeichen von Panik bei Berührung könnten darauf hinweisen. Bei diesen PatientInnen ist die Präsenz eines vertrauten und nicht als bedrohlich wahrgenommenen Menschen sehr wichtig. Führt dies nicht zu einer Beruhigung der Situation, sind angstlösende Medikamente indiziert.

Während die terminale Unruhe, ähnlich wie ein delirantes Syndrom, in der Medizin nahezu immer als behandlungsbedürftig gilt, besteht in der Pflege – vor allem in der Palliativpflege – die Haltung, dass es sich bei der terminalen Unruhe durchaus auch um ein physiologisches Übergangsphänomen im Sterbeprozess handeln kann (vgl. dazu Sterbephasen nach Renz, Kapitel 5.2.2). Möglicherweise hat die Unruhe bei manchen sterbenden Menschen auch einen ordnenden Charakter, und nicht immer ist eine **Sedierung** oder Anxiolyse erforderlich. Manchmal können die PatientInnen in dieser Situation auch noch darüber Auskunft geben, ob sie sich durch die Unruhe belastet fühlen.

Sedierung
Medikamentöse Dämpfung von Funktionen des zentralen Nervensystems. Die palliative Sedierung erfolgt durch den überwachten Einsatz von Medikamenten mit dem Ziel einer verminderten oder aufgehobenen Bewusstseinslage.
Die österreichische „Leitlinie zur Palliativen Sedierungstherapie“ inklusive Literaturangaben ist in der „Wiener Medizinischen Wochenschrift“ erschienen und kann über die Website der NÖ Patienten- und Pflegeanwaltschaft kostenlos downgeloadet werden. http://www.patientenanwalt.com/wpfb-file/leitlinie_zur_palliativen_sedierungstherapielang-version-pdf/

Beispiel

Eine Frau bringt die Nacht vor ihrem Tod in großer Unruhe zu. Sie versucht immer wieder, aus dem Bett aufzustehen, und auf Nachfragen erklärt sie, der Garten müsse noch winterfest gemacht werden. Vor allem beschäftigt sie sich mit dem Lavendelstrauch; sie erklärt, sie müsse einen guten Platz für ihn zum Überwintern finden. Am Ende der Nacht wirkt sie zufrieden und ruhig. Sie hat offenbar einen guten Platz für ihren Lavendelstrauch gefunden und stirbt wenige Stunden später.

Auch wenn terminale Unruhe einen produktiven, ordnenden Charakter haben kann, so muss doch bedacht werden, dass sie auch äußerst belastend für die PatientInnen sein kann.

Angehörige interpretieren eine terminale Unruhe jedoch sehr oft als Ausdruck von Schmerz oder als Zeichen anderer Leiderfahrung. In dieser höchst sensiblen und belastenden Situation kann die Unruhe für die Angehörigen unerträglich sein und häufig fordern sie in ihrer Not, dass der Patient bzw. die Patientin „etwas bekommt, damit er/sie schlafen kann".

Beispiel

Die motorische Unruhe eines sterbenden Mannes belastet seine am Bett anwesenden Angehörigen sehr. Mit seinen Händen versucht er immer wieder nach etwas Unsichtbarem zu greifen. Die Ehefrau des Patienten nimmt das als „Kampf" wahr, und sie bittet den Pfleger, ihrem Mann ein Medikament zur Beruhigung zu geben. Auf die Frage des Pflegers, wonach er zu greifen versuche, antwortet der Patient mit einem Lächeln: „So schön – so viele schöne Schmetterlinge!"

Es ist wesentlich, zu unterscheiden, wer durch eine terminale Unruhe belastet ist. Oft scheint es, als stehe eine terminale Unruhe im Widerspruch zum gängigen Bild eines „friedlichen" Sterbens. Es scheint jedoch verschiedene „Wege" in den Tod zu geben: Während viele PatientInnen im Sterben immer ruhiger und zurückgezogener wirken, scheinen andere erst nach Phasen intensiver Unruhe zu einem in letzter Konsequenz doch ruhigen Sterben zu gelangen.

Für Pflegepersonen ist es daher wichtig, bestmöglich ausschließen zu können, dass die Unruhe für den Patienten bzw. für die Patientin mit einem Leidensdruck verbunden ist. Besteht jedoch der Eindruck, dass der Patient bzw. die Patientin unter der Unruhe leidet, sollte vor allem durch pflegerische Maßnahmen für Entlastung gesorgt werden. Erst wenn diese keine Entspannung der Situation bewirken, sollten Medikamente eingesetzt werden.

Oft sind es aber die Angehörigen der PatientInnen oder auch die Pflegepersonen, die diese Unruhezustände nur schwer aushalten und deshalb den Wunsch nach einer Sedierung der PatientInnen äußern. Da eine Sedierung immer auch mit erheblichen Einschränkungen für die PatientInnen und mit Konsequenzen für die Kommunikationsfähigkeit verbunden ist, bedarf sie einer sorgfältigen Indikationsstellung.

Sind es vor allem die Angehörigen, die darunter leiden, dass der Patient bzw. die Patientin unruhig ist, genügt es meist, sie in dieser Situation zu unterstützen, und nicht selten hat dies dann auch eine stabilisierende Wirkung auf die PatientInnen. Die Erklärung, dass diese Symptome am Ende des Lebens nichts Außergewöhnliches sind und dass die PatientInnen nicht in jedem Fall darunter leiden, kann für Angehörige sehr entlastend sein.

Meist vermittelt bereits die Anwesenheit vertrauter Personen den PatientInnen Sicherheit und Unterstützung. Durch sanfte Hand- oder Fußmassagen können Angehörige zur Beruhigung des Kranken beitragen. Auch das aus der Neonatologie bekannte „Kangarooing" hat sich bei unruhigen PatientInnen sehr bewährt. Dabei setzt sich eine vertraute Person ins Bett hinter den Patienten bzw. die Patientin, so dass dieser/diese sich mit dem Rücken an die Brust des Angehörigen lehnen kann. Der Körperkontakt vermittelt Nähe und Sicherheit und der ruhige Atemrhythmus des/der Angehörigen kann sich auf den Patienten bzw. die Patientin übertragen. Dabei ist es wichtig, darauf zu achten, dass die Position des/der Angehörigen entspannt und bequem ist. Die Nähe durch das Kangarooing erweist sich vielfach nicht nur für die PatientInnen beruhigend und entspannend, sie ist auch für die Angehörigen eine wertvolle Erfahrung, denn oft ist es die letzte Möglichkeit intensiver körperlicher Nähe zum/zur Sterbenden.

Eine weitere Möglichkeit zur Entlastung der Angehörigen sind gemeinsame Überlegungen, was dem Patienten bzw. der Patientin in dieser Unruhe guttun könnte. Die Angehörigen haben oft sehr kreative Ideen, wie die Unruhe gelindert werden kann, und sie empfinden es ihrerseits als entlastend, etwas zum Wohlbefinden des/der Sterbenden beitragen zu können.

Pflegerische Maßnahmen bei Unruhe

- PatientInnen möglichst nicht allein lassen
- für eine ruhige Umgebung sorgen
- alle pflegerischen Maßnahmen müssen in Ruhe durchgeführt werden
- wiederholte ruhige Kontaktaufnahme, um eventuell übersehene Bedürfnisse und Wünsche des Patienten bzw. der Patientin zu erfassen
- Ja-Nein-Fragen stellen (zu Schmerzen, zur Angst etc.)
- Anwesenheit vertrauter Personen
- Angehörige unterstützen; Einbeziehung der Angehörigen in die Pflege, wenn erwünscht
- Lavendelöl-Kompressen auf den Solarplexus auflegen – Vorsicht: nur wenn sichergestellt ist, dass der Patient bzw. die Patientin den Geruch von Lavendel als angenehm empfindet
- sanfte Berührung, evtl. Hand- oder Fußmassagen
- Behutsame und sehr langsame Streichungen quer über die Stirn
- Körperkontakt, wenn erwünscht, oder Kangarooing
- leises Summen oder Singen (Kinderschlaflieder wirken oft sehr beruhigend)
- leise, beruhigende Musik (ohne Rhythmen!); Naturgeräusche

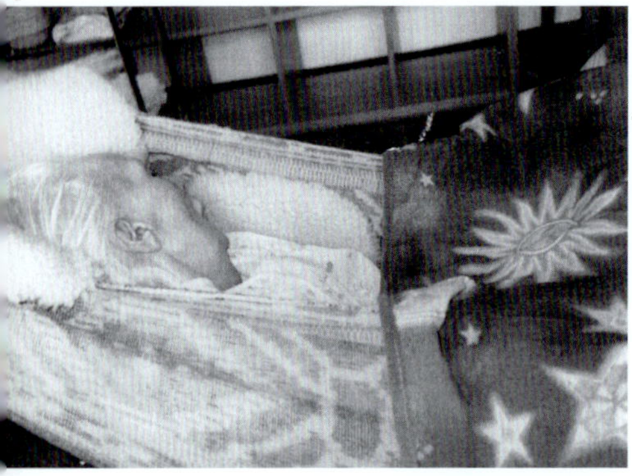
Foto: Feichtner

- angenehmes, gedämpftes Licht
- Wiegen, Hängematte
- Ausagieren des Bewegungsdranges ermöglichen, evtl. Querbett-Sitzen mit Bodenkontakt unter den Füßen unterstützen
- spezielle Anwendungen aus der Basalen Stimulation, wie beruhigende Waschungen
- behutsame atemstimulierende Einreibung, wenn der Patient bzw. die Patientin sie toleriert
- Nestlagerung, vorausgesetzt, der Patient bzw. die Patientin kann sich dabei entspannen

Möglicherweise ist die terminale Unruhe ein integraler Bestandteil des Sterbeprozesses, im Sinne eines physiologischen Übergangsphänomens, und weniger ein behandlungsbedürftiges Symptom. Die terminale Unruhe könnte aber auch ein Ausdruck der Auseinandersetzung mit dem unmittelbar bevorstehenden Tod sein. Es ist also von besonderer Bedeutung, dass Pflegepersonen erkennen können, ob der Patient bzw. die Patientin unter der Unruhe leidet oder ob es vielmehr die Angehörigen sind, die Unterstützung benötigen.

> *„Das Sterben eines Menschen bleibt als wichtige Erinnerung zurück bei denen, die weiterleben.*
> *Aus Rücksicht auf sie, aber auch aus Rücksicht auf den Sterbenden, ist es unsere Aufgabe, einerseits zu wissen, was Schmerz und Leiden verursacht, andererseits zu wissen, wie wir diese Beschwerden effektiv behandeln können. Was immer in den letzten Stunden geschieht, kann viele Wunden heilen, aber auch in unerträglicher Erinnerung verbleiben …"*
>
> *(Cicely Saunders o. J.)*

Veränderungen der Atmung

Stunden bis Minuten vor dem Tod kommt es meist zu typischen Veränderungen des Atemmusters. Die **Cheyne-Stokes-Atmung** tritt durch die Schädigung des Atemzentrums auf. Sie ist oft ein Vorzeichen der Schnappatmung, die kurz vor dem Tod einsetzen kann. Die Schnappatmung äußert sich durch einzelne schnappende Atemzüge, zwischen denen lange Pausen liegen können.

Cheyne-Stokes-Atmung
rhythmisch wechselnde Atmung mit zu- und wieder abnehmender Atemfrequenz und -tiefe und dazwischenliegenden Atempausen

terminale Rasselatmung
geräuschvolle Atmung von Sterbenden in den letzten Stunden

Die **terminale Rasselatmung** tritt bei etwa 60–90 % aller Sterbenden auf. Die Ursache für dieses rasselnde Atemgeräusch ist eine (oft nur geringe) Sekretansammlung im Pharynx oder in den oberen Atemwegen. Durch das in dieser Phase bereits stark eingetrübte Bewusstsein besteht kein Husten- oder Schluckreflex mehr, und die PatientInnen sind nicht mehr in der Lage, das Sekret abzuhusten. (Siehe auch Kapitel 6.2.4 Terminale Rasselatmung)

Diese tiefe Bewusstseinseintrübung führt aber auch dazu, dass die Kranken durch diese rasselnde Atmung nicht belastet zu sein scheinen. Der entspannte Gesichtsausdruck, ohne Stirnrunzeln oder Zeichen von Anstrengung, deutet darauf hin.

Invasive Maßnahmen, wie etwa absaugen, stellen eine enorme Belastung dar, auch für komatöse PatientInnen. Durch das Absaugen wird ein Reiz gesetzt, der zu einer vermehrten Sekretbildung führt, und damit wird wiederholtes Absaugen erforderlich. Aus diesem Grund soll möglichst auf das Absaugen verzichtet werden.

Auch wenn diese Form der Atmung den Patienten bzw. die Patientin nicht belastet, kann es sich für Angehörige wie erschwertes Atmen anhören. Deshalb ist es entscheidend, ihnen zu erklären, wodurch dieses Atemgeräusch entsteht, und sie auch auf den entspannten Gesichtsausdruck des Patienten bzw. der Patientin hinzuweisen.

Stöhnen

Bei sterbenden PatientInnen ist manchmal auch ein gelegentliches Stöhnen wahrzunehmen. Von den Angehörigen wird das meist als Schmerz- oder Leidensäußerung interpretiert. Da es durchaus sein kann, dass der Patient bzw. die Patientin unter Schmerzen leidet, kann die probatorische Gabe eines Schmerzmittels helfen, Schmerz als Ursache des Stöhnens auszuschließen. Das Stöhnen kann aber auch ein Versuch der PatientInnen sein, sich zu artikulieren, oder es kann sich auch um ein sogenanntes Entlastungsstöhnen handeln. Daher ist es wichtig, Schmerz oder Unbehagen als Auslöser dieses Stöhnens auszuschließen und die anwesenden Angehörigen durch Erklärungen zu entlasten.

Hilfe für Angehörige

In der Finalphase des Sterbeprozesses benötigen die PatientInnen meist zunehmend weniger pflegerische Maßnahmen, aber ihre Angehörigen bedürfen umfassender Unterstützung. Es zählt zu den Aufgaben des Palliative-Care-Teams, den Angehörigen in dieser für sie oft extrem belastenden Zeit beizustehen. Wiederholte Informationen über die Veränderungen und auch über die zu erwartenden Abläufe im Sterbeprozess können dazu beitragen, die Ängste der Angehörigen eines sterbenden Menschen zu reduzieren.

Zunächst ist die Erklärung wichtig, dass der innere Rückzug kein Zeichen von Ablehnung bedeutet, sondern dass vielmehr für die Sterbenden langsam der Bezug zur Realität (in unserem Sinne) verloren geht.

Es wird auch als entlastend wahrgenommen, wenn Angehörige über die veränderte Atmung, wie Atempausen, terminale Rasselatmung oder eine Schnappatmung, schon vorab informiert werden. Vor allem der Hinweis, dass diese Atmung aufgrund des eingetrübten Bewusstseins für den Patienten bzw. die Patientin nicht belastend ist, kann zur Entlastung der Angehörigen beitragen.

Angehörige müssen unbedingt darauf hingewiesen werden, dass das Hörvermögen von Sterbenden deutlich länger bestehen bleibt, als es ihnen gelingt, sich selbst zu äußern, und dass sie daher noch immer ‚ansprechbar' sind. Oft möchten Angehörige noch sehr wesentliche Dinge aussprechen, die von den Sterbenden gehört werden sollen. Pflegende sollten sie dazu ermutigen, alles zu sagen, was ihnen wichtig ist, im Vertrauen, dass die Worte bei der Patientin bzw. beim Patienten ankommen, auch wenn er/sie nicht mehr reagieren kann.

Auch Menschen mit ausgeprägten kognitiven Beeinträchtigungen erfahren im Sterbeprozess mitunter eine erstaunliche Geistesklarheit. Selbst PatientInnen, die aufgrund sehr fortgeschrittener Demenz seit Monaten nicht mehr kommunikationsfähig waren, erkennen kurz vor dem Tod ihre Angehörigen wieder und sind in der Lage, mit ihnen zu sprechen. Für die Angehörigen bedeutet diese letzte Kontaktaufnahme meist einen zutiefst berührenden Abschied.

Vertiefung des Lernstoffes

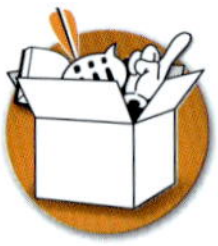

Der Beginn des Sterbeprozesses kann nicht genau festgelegt werden. Die Endphase des Lebens (= Terminalphase) ist u.a. durch vermehrten Rückzug, zunehmende Bewusstseinstrübung, durch den Verlust des Interesses an Essen und Trinken und im weiteren Verlauf auch durch eine veränderte Atmung gekennzeichnet.

Ein Sterbephasenmodell kann nur grobe Anhaltspunkte hinsichtlich der Verhaltensweisen von Sterbenden geben. Das Sterben ist immer ein sehr persönliches Geschehen, das sich auch dementsprechend unterschiedlich gestaltet.

In der Pflege ist es entscheidend, die physiologischen Veränderungen im Sterbeprozess zu kennen, sie zu berücksichtigen und alle pflegerischen Maßnahmen konsequent an die momentanen Bedürfnisse der PatientInnen anzupassen.

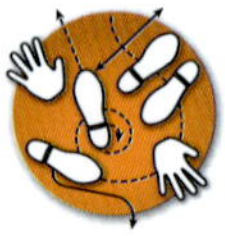

1. Woran erkennen Sie, dass ein Patient bzw. eine Patientin sterbend ist?
2. Wie verhalten Sie sich einem sterbenden Menschen gegenüber, dessen Bewusstsein getrübt ist?
3. Was ist unter dem Begriff „Terminalphase" zu verstehen?
4. Wie lauten die vier Phasen des Sterbeprozesses nach Jonen-Thielemann oder Nauck?
5. Welche Veränderungen sind typisch für die Finalphase?
6. Wie kann sich die Atmung in den letzten Stunden des Lebens verändern?
7. Wozu dient der Liverpool Care Pathway?

Borasio G. D. (2012): Über das Sterben: Was wir wissen. Was wir tun können. Wie wir uns darauf einstellen. C. H. Beck, München.
Sachlich informierend und argumentierend setzt sich Borasio mit Mythos und Realität der Palliativ- und Hospizarbeit auseinander. Er benennt die gravierendsten Fehler am Lebensende und zeigt auf, was zur Verbesserung der Betreuung sterbender Menschen getan werden kann. Ein Buch mit vielen nützlichen Hinweisen.

Halifax J. (2011): Im Sterben dem Leben begegnen. Mut und Mitgefühl im Angesicht des Todes. 3. Auflage. Theseus, Bielefeld.
Joan Halifax, Zen-Meisterin mit langjähriger Erfahrung in der Betreuung und Begleitung Sterbender, zeigt Möglichkeiten der Unterstützung sterbender Menschen auf. Das Buch bietet aber auch Hilfestellung in der Auseinandersetzung mit dem eigenen Sterben, nicht nur für buddhistisch orientierte LeserInnen.

Jonen-Thielemann I. (2007): Sterbephase in der Palliativmedizin. Terminalphase. In: Aulbert E. et al. (Hg.): Lehrbuch der Palliativmedizin, 2. Auflage. Schattauer, Stuttgart, S. 1019–1029.
Die Autorin beschreibt in diesem Beitrag die vier Sterbephasen sowie die daraus resultierenden Maßnahmen vorwiegend aus dem medizinischen Blickwinkel.

Kostrzewa S., Kutzner M. (2009): Was wir noch tun können. Basale Stimulation in der Sterbebegleitung. 4. Auflage. Huber, Bern.
Dieses Buch enthält Anregungen zur Betreuung sterbender Menschenanhand des Konzepts der Basalen Stimulation®. Es ist darin ein Angebot an speziellen Maßnahmen zu finden, die Sterbende als wohltuend und unterstützend erleben können. Zum besseren Verständnis sind auch Praxisbeispiele angeführt.

Müller-Busch C. (2012): Abschied braucht Zeit. Suhrkamp, Berlin.
Mit profundem Wissen, Liebe zur Palliativmedizin und zu den PatientInnen geschrieben. Von historischen, philosophischen und literarischen Grundlagen ausgehend, erörtert der Autor medizinische und ethische Fragen, die in der Begleitung von Menschen am Lebensende entstehen, und führt die LeserInnen zu einem vertieften Verstehen dieser oft komplexen Probleme. Mit vielen Praxisbeispielen.

Rest F. (2006): Sterbebeistand, Sterbebegleitung, Sterbegeleit. Handbuch für den stationären Bereich. 5. Auflage. Kohlhammer, Stuttgart.
Hier finden Sie vertiefende Hintergrundinformationen zu den Themen „Bewusstseinsebenen des bzw. der Sterbenden“, „Sinnlichkeit des Sterbens“ sowie einen Einblick in den Ablauf des Sterbens.

Sogyal R. (2010): Das tibetische Buch vom Leben und vom Sterben. Ein Schlüssel zum tieferen Verständnis von Leben und Tod. Knaur, München.
In diesem Buch werden die Erkenntnisse aus dem buddhistischen Verständnis von Sterben und Tod für westliche LeserInnen gut verständlich dargestellt.

Terzani T. (2007): Noch eine Runde auf dem Karussell: Vom Leben und Sterben. Knaur, München.
Der Journalist und Buchautor Terzani beschreibt seinen Prozess hin zur Akzeptanz seiner Tumorerkrankung, seine Suche nach Heilung und wie er letztlich mit dem Ende seines Lebens einverstanden sein kann.

6 Symptomlinderung

Als wichtigstes Ziel palliativer Betreuung gilt die Erhaltung des größtmöglichen Wohlbefindens der PatientInnen. Daher ist eine möglichst effektive Linderung von belastenden und oft auch quälenden Symptomen von höchster Priorität. In Palliative Care haben sich die Begriffe „Symptomkontrolle" und „Symptommanagement" etabliert. Da sich viele Aspekte der Betreuung von Menschen am Lebensende aber jeglichen Strategien von „Kontrolle" und „Management" entziehen, wird im Folgenden bewusst auf diese Begriffe verzichtet – sie werden durch die Termini „Symptomlinderung" und „Symptombehandlung" ersetzt.

Da das Leiden an einer schweren Erkrankung immer als biopsychosoziales und auch spirituelles Gesamtgeschehen zu verstehen ist, ist es wichtig, in der Symptomlinderung alle vier Ebenen zu berücksichtigen. Daher sind zur Linderung belastender Symptome neben pharmakologischen stets auch pflegerische oder psychosoziale Interventionen sinnvoll.

Alle medizinischen und pflegerischen Maßnahmen in der palliativen Versorgung und Betreuung erfolgen ausschließlich patientInnen- und bedürfnisorientiert. Ein und dasselbe Symptom kann von verschiedenen PatientInnen und deren Angehörigen völlig unterschiedlich wahrgenommen werden und erfordert demnach auch unterschiedliche Maßnahmen.

Nach dem biopsychosozialen Krankheitsmodell von Egger (2005) kann es keine rein psychosomatischen Krankheiten (und Symptome) geben – genauso wenig wie es nichtpsychosomatische Krankheiten gibt. Für eine umfassende Linderung belastender Symptome ist die Erkenntnis wesentlich, dass alle Ebenen des Seins untrennbar miteinander verbunden sind. Das bedeutet, dass ein körperliches Symptom, zum Beispiel Schmerz, immer auch mit seelischen, sozialen und vielleicht auch mit spirituellen Belastungen verbunden ist.

> Palliativpflege begreift den Menschen als ganzheitliches Wesen mit vier unterschiedlichen Aspekten: Physische, psychische, spirituelle und soziale Komponenten lassen sich unterscheiden, sind aber aufs Engste miteinander verbunden.

Es geht also nicht nur um eine additive Auflistung der verschiedenen Ebenen, sondern um die Verwobenheit, die es zu berücksichtigen gilt. Damit wird auch verständlich, weshalb manche pflegerische Zuwendung (z. B. Einreibungen, Wickel) einen ganz unmittelbaren Einfluss auf die anderen Ebenen hat. Der Ansatz zur Linderung eines Symptomes sollte daher stets **multimodal** erfolgen. Eine erfolgreiche Linderung belastender Symptome basiert selten ausschließlich auf pharmakologischen Maßnahmen, sie erfolgt meist auf mehreren Ebenen und sie berücksichtigt immer auch pflegerische und psychosoziale Aspekte.

multimodal
von lat.: multi – viel; modus – Art und Weise
Eine multimodale Symptomlinderung erfolgt nicht ausschließlich medikamentös, sondern setzt auch psychosoziale, pflegerische und/oder spirituelle Unterstützung ein.

Grundsätze der Symptomlinderung

- nach den Ursachen der Symptome suchen, reversible Ursachen beachten
- kausale Therapie, soweit möglich
- neben pharmakologischen stets auch pflegerische Maßnahmen einsetzen
- wiederholte und systematische Einschätzung (siehe unten: „Symptom-Assessment", S. 149)
- liegen multiple Symptome vor: Prioritäten setzen
- realistische Ziele und evtl. kleine Teilziele anstreben
- rasch handeln!
- Diagnostik nur bei erwartbarer therapeutischer Konsequenz
- multiprofessioneller Ansatz, psychosoziale Faktoren berücksichtigen
- bei anhaltenden Symptomen ▸ Prophylaxe und vorausschauende Planung
- wiederholte Einschätzung, Wirksamkeit der gesetzten Maßnahmen überprüfen
- Nebenwirkungen der Medikamente beachten und Medikamente reduzieren, soweit möglich
- Information der PatientInnen, warum bestimmte Maßnahmen gesetzt werden
- PatientInnen in Therapieentscheidungen miteinbeziehen

Verschiedene nichtmedikamentöse und pflegerische Maßnahmen zur Symptomlinderung erweisen sich in der Praxis als sehr wirksam und ihre Anwendung bietet darüber hinaus eine spezielle Form der Zuwendung für die PatientInnen. In diesen Situationen ungeteilter pflegerischer Aufmerksamkeit ergeben sich oft intensive Gespräche über die emotionale Bedeutung des Symptoms und die damit verbundenen Ängste der PatientInnen. Während dieser pflegerischen Handlungen ergibt sich damit oft auch eine Chance, zu erkennen, worin das aktuelle Leiden begründet ist und wie es gelindert werden kann.

> Der Anteil der Pflege an der Gewährleistung einer guten Symptombehandlung kann nicht hoch genug eingeschätzt werden. Die konstante Aufmerksamkeit muss auf die Aufrechterhaltung des Wohlbefindens des Patienten oder der Patientin ausgerichtet sein. Um dies zu ermöglichen, muss das Pflegepersonal aktiv, nicht passiv sein, darf nicht auf Klagen der PatientInnen warten, sondern sollte Probleme herausfinden und möglichen Schwierigkeiten zuvorkommen (vgl. Zech 1993).

Grundsätzlich ist es in der Symptomlinderung von allergrößter Bedeutung, PatientInnen und ihre Angehörigen über die jeweiligen Symptome und die zur Verfügung stehenden Maßnahmen gut zu informieren und mit ihnen zu besprechen, was man gemeinsam dagegen unternehmen wird. Das reduziert das Bedrohliche und schafft Sicherheit und Vertrauen. Die Betroffenen können sich dann auch eher aktiv an den Maßnahmen zur Symptomlinderung beteiligen. Das gibt ihnen die erwähnte Sicherheit und gewährleistet auch ein möglichst hohes Maß an Selbstbestimmung.

Symptom-Assessment

Um die aktuelle Belastung der PatientInnen durch bestehende Symptome zu erfassen, ist es wichtig, gezielt danach zu fragen. In der Praxis zeigt sich immer wieder, dass bestimme Belastungen von den PatientInnen erst angegeben werden, wenn sie ausdrücklich danach gefragt werden. Daher ist es wichtig, nach allen möglichen Symptomen zu fragen und dabei auf Details in den Antworten der PatientInnen zu achten.

Assessment
aus dem Engl.: Einschätzung, Beurteilung, Bewertung; in der Pflege ein systematisches Einschätzen eines Bedarfs bzw. des Gesundheitszustandes

Auch in einem ausführlichen Aufnahmegespräch verneinen manche PatientInnen das Vorhandensein von Symptomen, obwohl diese Symptome deutlich zu erkennen sind. Diese kommunikativen Barrieren können unterschiedliche Ursachen haben. So können PatientInnen manche Symptome als normal und zu ihrer Erkrankung zugehörig empfinden, z. B. die zunehmende Schwäche und Müdigkeit bei fortschreitender Tumorerkrankung (vgl. Aulbert/Nauck/Radbruch 2008, S. 138), oder sie geben die Belastung nicht entsprechend an, weil sie die professionellen BetreuerInnen nicht ‚enttäuschen' wollen.

Bei manchen Symptomen, wie zum Beispiel Obstipation oder Diarrhoe, kann aber auch Scham der betroffenen PatientInnen ein Gespräch über diese Symptome verhindern. Nur auf Basis einer vertrauensvollen Beziehung kann es gelingen, diese Barrieren in der Kommunikation über Symptome zu überwinden.

Um die Wirksamkeit der gesetzten Maßnahmen zur Symptomlinderung zu überprüfen, um Therapiesicherheit und damit eine nachhaltige Linderung der Symptome zu gewährleisten, müssen die verschiedenen Symptome wiederholt und systematisch eingeschätzt werden. Für dieses Assessment (Einschätzung der Intensität des Symptoms) stehen verschiedene validierte Instrumente zur Verfügung (siehe Tabelle 7).

Die wiederholte Erfassung der Symptome und die Einschätzung ihrer Intensität – bzw. des Therapieerfolges – liegen in der Verantwortung der Pflege. Dieses Assessment bildet die Grundlage jeder Therapie, denn erst wenn ein belastendes Symptom erkannt wurde, kann eine entsprechende Therapie erfolgen.

> Es gilt die Regel: Keine Therapie ohne Assessment!

P	Q	R	S	T
Provokation oder Palliation	Qualität oder Quantität	Region	Stärke	Timing – zeitliches Auftreten
Was verursacht das Symptom? Was lindert es? Was intensiviert es?	Wie fühlt es sich an? Wie stark empfinden Sie es aktuell?	Wo ist das Symptom lokalisiert? Strahlt es in andere Regionen aus?	Wie stark ist das Symptom auf einer Skala von 0 bis 10 momentan? (10 = maximale Stärke)	Wann trat dieses Symptom zum ersten Mal auf? Wie oft tritt es auf? Tritt es plötzlich oder allmählich auf?
Was denken Sie, was die Ursache für dieses Symptom ist? Was hilft Ihnen, wenn Sie sehr darunter leiden?	Beeinträchtigt Sie dieses Symptom in ihrer Tagesgestaltung? Zwingt Sie dieses Symptom z.B. mehr zu liegen oder sich hinzusetzen?	Können Sie zeigen, von wo das Symptom (z.B. Schmerz) ausgeht, und falls es ausstrahlt, wohin?	Wie sehr sind Sie durch dieses Symptom beeinträchtigt? Scheint es insgesamt eher schwächer oder stärker zu werden? Oder ist die Intensität gleichbleibend?	Wie häufig leiden Sie an diesem Symptom? Tritt es eher tagsüber oder nachts auf? Stört es Ihren Schlaf? Wachen Sie davon auf? Wie lange hält es an?

Tabelle 7:
P-Q-R-S-T-Methode zur initialen Symptomeinschätzung

Eine regelmäßige Einschätzung der Symptome mit geeigneten Assessment-Instrumenten ist verpflichtend. Sie dient nicht nur der Evaluation der gesetzten Maßnahmen, sondern sie erleichtert auch die Dokumentation und die Information innerhalb des Teams.

Es stehen verschiedene, international gebräuchliche Assessment-Instrumente zur Erfassung einzelner Symptome zur Verfügung; es gibt aber auch multidimensionale Instrumente zur Einschätzung der Intensität mehrerer Symptome, wie zum Beispiel ESAS:

Mit dem **Edmonton Symptom Assessment System (ESAS)** werden verschiedene Symptome nach der numerischen Skala von 0 = beschwerdefrei bis 10 = sehr stark erfasst, z. B. Schmerz, Müdigkeit, Übelkeit, Depression, Angst, Appetitlosigkeit, Atemnot. Mit ESAS können Symptome identifiziert und quantifiziert werden und es ist ein hilfreiches Instrument in der Diskussion über Behandlungsziele mit den PatientInnen und auch innerhalb des multiprofessionellen Teams (siehe „Edmonton Symptom Assessment System“ im Anhang; Quelle: Richardson/Jones 2009, S. 55).

Obwohl Assessment-Instrumente wie z. B. ESAS einen guten Überblick über die den Patienten bzw. die Patientin aktuell belastenden Symptome bieten können, so bedarf es doch auch einer kritischen Auseinandersetzung mit diesen Einschätzungsinstrumenten. Sie können immer nur einen Mosaikstein in der Beurteilung darstellen und sie suggerieren eine Objektivität, die es in der Einschätzung der individuellen Symptomlast letztlich nicht gibt. Das Leiden an verschiedenen Symptomen ist immer ein sehr persönliches Erleben, das von vielen verschiedenen Faktoren beeinflusst wird. So wird jeder Patient und jede Patientin die Intensität eines bestimmten Symptomes jeweils unterschiedlich erleben, auch abhängig davon, welche Bedeutung er oder sie diesem Symptom zuschreibt.

Beispiel

Die Schmerzen bei einer Geburt können als extrem stark empfunden werden, aber dieser Schmerz wird mit Sicherheit anders wahrgenommen werden als etwa ein Schmerz mit derselben Intensität, der nicht mit neuem Leben, sondern mit der Nähe des Todes in Verbindung gebracht wird.

Neben der Evaluation der Wirksamkeit eingesetzter Maßnahmen tragen Assessment-Instrumente auch zu einer besseren Dokumentation bei und sie erleichtern die Kommunikation im interprofessionellen Team.

Weitere mögliche Assessment-Fragen:

- Was bedeutet dieses Symptom für Sie?
- Welche Gefühle löst es in Ihnen aus?
- Was bessert dieses Symptom?
- Was führt zu einer Verschlechterung?

Der Einsatz spezifischer Assessment-Instrumente zur Symptomerfassung kann unter Umständen auch bei juristischen Auseinandersetzungen ein Vorteil sein: Wenn beispielsweise eine Patientin nach ihrer Entlassung das Krankenhaus auf Schadenersatz klagt, weil ihre Schmerzen nicht ausreichend behandelt wurden, kann mittels eines sorgfältig dokumentierten Assessments belegt werden, dass eine angemessene Schmerztherapie entsprechend den Ergebnissen der Einschätzung erfolgt ist.

Anders als bei einer nicht instrumentengestützten Einschätzung durch die Pflegeperson ist der Weg zur Einschätzung mit einem Assessment-Instrument nachvollziehbar. Eine vage und subjektive Einschätzung der Pflegeperson wird bei juristischen Auseinandersetzungen hingegen schwierig zu belegen sein.

6.1 Trockene Mundschleimhaut (Xerostomie)

„Wenn der Mund so trocken ist, dann tut das richtig weh. Am schlimmsten ist es in der Früh, dann klebt die Zunge geradezu am Gaumen.“

(Aussage einer Patientin)

Hyposalivation
verminderter Speichelfluss

Candidiasis
Infektion mit Candida-Pilzen

xerogen
speichelreduzierende, die Schleimhaut austrocknende Medikamente

Opioide
opiumähnliche Substanzen, sie werden gegen Schmerzen eingesetzt; z. B. Morphin, Fentanyl, Tramadol

Antiemetika
Medikamente gegen Übelkeit und Erbrechen

Anticholinergika
unterdrücken die Wirkung von Acetylcholin und führen daher als Nebenwirkung zu Mundtrockenheit, Verstopfung, reduzierter Tränenproduktion, Pupillenerweiterung und zu einer Steigerung der Herzfrequenz

Antihistaminika
Medikamente, die die Wirkung des Histamins abschwächen oder ganz aufheben; werden bei allergischen Reaktionen eingesetzt

Spasmolytika
krampflösende Medikamente, senken den Spannungszustand der glatten Muskulatur

Diuretika
wirken harntreibend und damit entwässernd

Orale Schleimhautveränderungen wie ausgeprägte Mundtrockenheit sind häufige Symptome in der Palliative Care. Sie beeinträchtigen die Lebensqualität der PatientInnen, weil sie schmerzen und die Nahrungsaufnahme und das Sprechen erschweren können.

Der Mund gilt als Intimzone, als wichtiges Organ des Körpers, das nicht nur der Nahrungsaufnahme und dem Sprechen dient, sondern auch für die Wahrnehmung der eigenen Identität zentral ist (vgl. Roing 2007). Bereits kleinste Läsionen im Bereich der Mundschleimhaut werden als beeinträchtigend erlebt.

In palliativen Betreuungssituationen gibt es eine Reihe oraler Schleimhautveränderungen, welche die Lebensqualität der PatientInnen nachhaltig vermindern können (vgl. Guggenheimer 2003, Atkinson 2005). Eine individuelle, kreative Mundpflege stellt daher auch eine Basis für das Wohlbefinden der PatientInnen dar.

Die Mundtrockenheit ist das häufigste Symptom aller Schleimhautveränderungen in der palliativen Betreuung. Xerostomie und **Hyposalivation** führen oft zu **Candidiasis**, zu Entzündungen, zu Geschmacksstörungen und damit auch zu beträchtlichen Einschränkungen beim Essen, Schlucken und Sprechen. Xerostomie und Hyposalivation gehören zu den am schwierigsten zu behandelnden Symptomen in der Palliativbetreuung (Epstein 1992).

Ursachen

Ursachen der Mundtrockenheit sind die verminderte Speichelproduktion durch **xerogene** Medikamente (vgl. Sreebny et al. 1988) wie **Opioide**, Antidepressiva, **Antiemetika**, **Anticholinergika**, **Antihistaminika**, **Spasmolytika** und **Diuretika** (vgl. Margulies et al. 2002).

Eine hoch dosierte, lokale Strahlentherapie hat meist eine irreversible Mundtrockenheit zur Folge. Andere Ursachen sind Mundatmung und Dehydratation, aber auch Angst oder Depression. In der Terminalphase leiden nahezu alle PatientInnen unter Mundtrockenheit.

Aber auch bereits wenn die Möglichkeit zu essen und zu trinken eingeschränkt ist, können orale Schleimhautveränderungen wie die Mundtrockenheit das Wohlbefinden der PatientInnen sehr beeinträchtigen. Aufgrund des Speichelmangels kann es auch zu bakteriell verursachten Infektionen im Mundraum kommen.

Assessment: regelmäßige, behutsame Inspektion des Mundraumes, sofern dies von der Patientin bzw. vom Patienten toleriert wird

Ursachen: Fieber, Sauerstoffbehandlung,

6.1.1 Pflegerische Maßnahmen

1l Wasser pro zusätzlich Temperatur

Pflegerische Maßnahmen

- wenn möglich, ausreichende Trinkmenge, über den Tag verteilt
- sehr sorgfältige und häufige Mundpflege bzw. Munderfrischung; wenn nötig, 1- bis 2-mal stündlich
- häufiges Anfeuchten der Mundschleimhaut mit unterschiedlichen Flüssigkeiten, mittels Pipetten, Mundpflegestäbchen oder kleinen Sprühfläschchen → Lieblingsgeschmack; Bier, Kaffee, ...
- eventuell bestehende Candidiasis behandeln
- wenn möglich, Medikamente, die Mundtrockenheit verursachen oder verstärken, reduzieren oder absetzen
- Speichelersatz: Es stehen verschiedene Präparate dafür zur Verfügung. Sie sind in ihrem Feuchthaltevermögen und in der Akzeptanz durch die PatientInnen unterschiedlich (vgl. Hahnel et al. 2009). Cave: Mucinhaltiger Speichel ist nicht für muslimische PatientInnen geeignet, Teile des Präparates werden aus Schweinemucosa gewonnen!
  In der Praxis zeigen die verschiedenen Präparate zum Speichelersatz allerdings nur begrenzte Linderung der Xerostomie und die Compliance der PatientInnen ist ebenfalls eher gering. Zudem muss davon ausgegangen werden, dass der Effekt oft weniger als eine Stunde lang anhält (vgl. Gottschalk 2004).
- kleine, gefrorene Fruchtstückchen oder Eiswürfel aus Fruchtsaft lutschen (*)

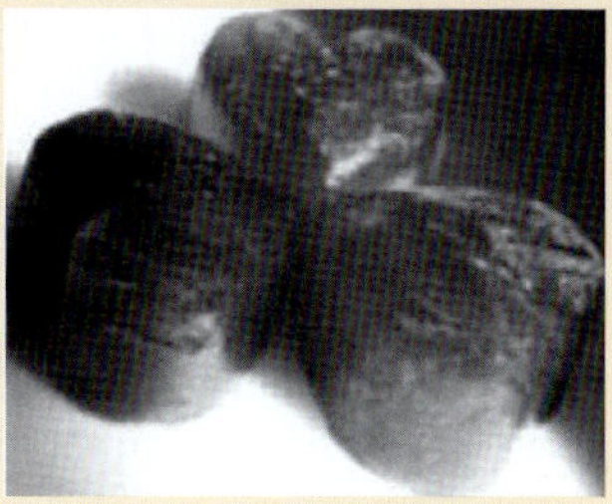

- Eisstäbchen aus verschiedenen Getränken (Ananas, Zitrone, Apfel); zur Herstellung der Eisstäbchen eignen sich Laborröhrchen mit Stiel
- Vitamin C oder Zitronensäure regt die Speichelbildung an. Cave: brennt bei entzündeter Mundschleimhaut
- Vitamin-E-Kapseln öffnen und das Öl auf der Schleimhaut verteilen (vgl. Clarkson 2003, Gottschalk 2004)
- Spülen mit Pfefferminzwasser erhöht die Speichelproduktion. Cave: kann die Wirkung von Metoclopramid hemmen (z. B. Paspertin®)
- süßes Mandelöl oder Kokosöl; evtl. 1 Tropfen ätherisches Pfefferminzöl zur Geschmacksverbesserung auf ein sehr kleines Glas Öl. Manche PatientInnen bevorzugen Butter oder Schlagrahm; Olivenöl: 1 Teelöffel Olivenöl und 1–2 Tropfen Vitamin A und Vitamin E im Mund verteilen, kurz einwirken und dann ausspucken lassen
- Mundspülungen mit Bouillon: Eine leicht gefettete Mundschleimhaut kann Feuchtigkeit besser speichern.

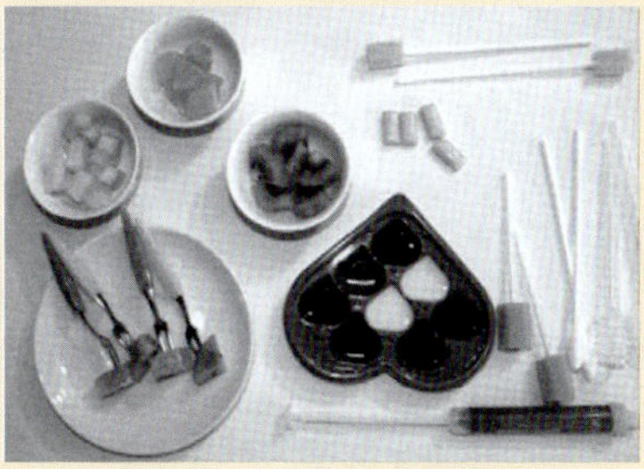

- Creme-Eis: Die kühlende und fettende Wirkung von Creme-Eis wird als wohltuend empfunden.
- häufiges Ansprühen der Zunge und Mundschleimhaut mittels kleiner Sprühfläschchen mit verschiedenen Flüssigkeiten, je nach Vorliebe des Patienten oder der Patientin (Sekt, Bier, Apfelsaft, Mineralwasser mit Kohlensäure, Limonade, Ananassaft etc.)
- Retsina (geharzter Wein) in kleinen Schlucken regt die Speichelproduktion an.
- bioXtra®-Feuchtigkeitsgel; aber auch Hydrogele, die für die Wundbehandlung eingesetzt werden, können zum Feuchthalten auf die Mundschleimhaut aufgetragen werden. Dies ist besonders über Nacht hilfreich.
- Leinsamenschleim (vgl. Rostock 2006)

Rhagaden: Mundwinkel

(*) Kaunetz

- Halbgefrorenes aus Getränken, wie Tonic Water, Bitter Orange oder Cider
- Massagen, orale basale Stimulation im Kieferbereich zur Anregung der Speichelproduktion
- zuckerfreien Kaugummi kauen, zuckerfreie Bonbons lutschen
- Lutschen von kleinen, gefrorenen Honigwürfeln; gekühltes/gefrorenes Naturjoghurt
- Einsatz eines Luftbefeuchters

Tabelle 8
Pflegerische Maßnahmen bei Mundtrockenheit

Cave: Kamille und Salbei verstärken eine vorhandene Xerostomie und sollten daher nicht eingesetzt werden (vgl. Doerr et al. 2007)! Glyzerinhaltige Mundpflegestäbchen sind ebenfalls zu vermeiden, denn Glyzerin hat eine austrocknende Wirkung auf die Mundschleimhaut.

Fortsetzung Tabelle 8

Phytoaromapflege
ist der Einsatz von reinen, natürlichen, pflanzlichen und ätherischen Ölen

Phytoaroma-Maßnahmen

- Spülen mit Eibischwurzel (2–3 TL in ein Glas lauwarmes Wasser geben, einige Zeit stehen lassen) oder Eibischteig-Bonbons kauen
- Spülen mit Teebaumöl. Cave: 1–2 Tropfen auf 250 ml Wasser genügen
- Spülung mit 30 ml Olivenöl, extra nativ, 2 Tropfen Grapefruitöl (Citrus paradisi) mit 70 ml kalter Milch vermengen, in einen verschließbaren Becher geben, gut schütteln und kühl stellen.
  Cave: Nicht länger als einen Tag aufbewahren (vgl. Gößnitzer 2011)!

Lippenpflege

- Lippen dünn fetten mit Rosenhonig, Panthenol, Vaseline, Butter, Olivenöl, Lippenpomade

Xerostomie in der Sterbephase

Während des Sterbeprozesses besteht meist ausgeprägte Mundtrockenheit. Ursachen sind die mangelnde Flüssigkeitsaufnahme, die Mundatmung, aber auch Medikamente wie Opioide, Anticholinergika, Antiemetika und Spasmolytika. Die Xerostomie kann durch eine sehr sorgfältige Mund- und Lippenpflege gelindert werden. Dabei muss berücksichtigt werden, dass der lindernde Effekt dieser Maßnahmen oft nur für eine Stunde anhält (vgl. McCann 1994).

Die Grundsätze der Mundpflege bei sterbenden PatientInnen bleiben unverändert, die Schwerpunkte sind jedoch ganz auf die Befindlichkeit des Patienten oder der Patientin auszurichten (vgl. Glaus 1997).

> Eine intensive Mundpflege ist eine der wichtigsten Maßnahmen, die wir sterbenden Menschen anbieten können (vgl. Twycross 1997).

Es versteht sich von selbst, dass die Mundpflege immer mit größter Behutsamkeit durchgeführt werden muss und keinesfalls gegen den Willen des Patienten oder der Patientin erfolgen darf.

Bei Herrn Müller ist der Sterbeprozess ganz offensichtlich bereits sehr fortgeschritten. Durch die Mundatmung ist seine Mundschleimhaut sehr trocken und die Zunge weist einen dicken, weißlichen Belag auf. Aber selbst wenn Sie sehr behutsam versuchen, eine Mundpflege durchzuführen, presst Herr Müller die Lippen fest zusammen und reagiert abwehrend.

Wie würden Sie in dieser Situation vorgehen?

Angehörige übernehmen diese Mundpflege meist sehr gern, da sie mit dieser Zuwendung etwas zum Wohlbefinden der Kranken beitragen können. Oft ersetzt die Mundpflege das dann oft nicht mehr mögliche Ernähren. Dafür benötigen Angehörige jedoch Anleitung und Unterstützung durch die Pflegenden.

Tabelle 9
Mundpflege-Maßnahmen

Bei Schluckunfähigkeit
▸ häufiges Anfeuchten der Mundschleimhaut mit unterschiedlichen Flüssigkeiten, mittels Pipetten, Sprühfläschchen oder weicher Schaumstoff-Stäbchen

Bei Mundgeruch
▸ Chlorophyll-Dragees (wenn möglich) oder wenige Tropfen Chlorophyll-Lösung (kann die Zunge dunkel färben)
▸ Kaffeebohnen kauen (wenn möglich)
▸ chlorhexidinhaltiges Gel auftragen
▸ Mundspülflüssigkeit bei Mundgeruch: 15 ml Propylenglykol + 20 ml Bepanthen-Lösung + 4 ml Salviathymol + 2 ml Eukamillat oder Calendula-Lösung in aquadest. ad 100 ml

Bei Belägen im Mund
▸ Mundpflege mit Butter (wenn gewünscht) bzw. mit Schlagrahm oder mit Ölen
▸ Beläge lassen sich auch gut mit kohlensäurehaltigen Getränken wie Cola, Sekt oder mit kleinen Stückchen einer Vitamin-C-Brausetablette lösen
▸ Wenn die Mundschleimhaut nicht wund ist, eignen sich auch Kiwi und Ananasstückchen; bei wunder Mundschleimhaut eher Erdbeeren oder Himbeeren, evtl. püriert
▸ Rosenhonig (Das Öl der Rose enthält ein Borken auflösendes Ferment und der Honig zieht aus den umgebenden Kapillaren Flüssigkeit in den Mundraum.)

-> Ölziehen
-> Achtung ranzig

Eine intensive und kreative Mundpflege kann ganz wesentlich zum Wohlbefinden der PatientInnen beitragen. In der unmittelbaren Sterbephase darf die Mundpflege jedoch nur mit größter Behutsamkeit erfolgen und es muss sehr darauf geachtet werden, den Patienten bzw. die Patientin damit nicht zu belasten.

6.1.2 Terminale Dehydratation

„Wenn sie nichts trinkt, braucht sie doch Infusionen, sonst leidet sie an Durst."

(Ehemann einer Patientin)

Dehydration, auch Dehydratation
die Austrocknung des Körpers durch Abnahme des Körperwassers

Terminale **Dehydration** ist der klinische Zustand von sterbenden PatientInnen, die nicht mehr in der Lage sind, eine ausreichende Menge Flüssigkeit zu sich zu nehmen (vgl. Burge 1993).

Es ergibt sich die Frage, wie viel Flüssigkeit sterbende Menschen brauchen, wenn sie nicht mehr dazu in der Lage sind, ausreichend zu trinken. Ist die terminale Dehydration Bestandteil des normalen Sterbeprozesses oder ist sie vielmehr eine Komplikation, die es mit Infusionen zu behandeln gilt?

Positive Effekte der terminalen Dehydratation

1. Es kommt zu einem massiven Anstieg körpereigener Endorphine, die schmerzlindernd wirken.
2. Die Herabsetzung der Bronchialsekretion vermindert Husten, Schleimbildung und eventuell auch ein Lungenödem.
3. Die Verminderung der **Diurese** erspart das Legen eines Blasenkatheters.
4. Die Verminderung der Magensekretion reduziert das Erbrechen.
5. Reduktion von Aszites und Ödemen.

Diurese
Harnausscheidung

Negative Effekte der terminalen Dehydratation

- **Mundtrockenheit:** kann durch Mundpflege gelindert werden. Ein eventuelles Durstgefühl sterbender Menschen wird sehr oft durch einen trockenen Mund ausgelöst, es ist meist nicht primär ein Symptom der Dehydrierung. Das bedeutet auch, dass in diesen Fällen eine künstliche Flüssigkeitszufuhr durch Infusionen nicht zielführend ist. Mundtrockenheit und auch ein eventuelles Durstgefühl können vor allem durch eine sorgfältige und kreative Mundpflege wirksam gelindert werden.
- **Desorientiertheit:** Sollte ein plötzlicher Verwirrtheitszustand der PatientInnen eintreten, so kann eine einmalige Zufuhr von 500 bis max. 1000 ml Flüssigkeit langsam parenteral (intravenös oder subkutan) Entlastung bringen. Ist dies innerhalb von 24 Stunden nicht der Fall, so kann auf künstliche Flüssigkeitszufuhr in der Sterbephase verzichtet werden.
- **Obstipation:** wird durch parenterale Flüssigkeitsgabe kaum gebessert, dafür stehen besser geeignete Mittel zur Verfügung (siehe Abschnitt über Obstipation in Kapitel 7.6.2, S. 226).
- **Dekubitusgefahr:** wird durch verschiedene Faktoren (wie schlechter Ernährungszustand, reduzierte Durchblutung, Fieber etc.) begünstigt und durch Infusionen nicht reduziert.
- **Hyperkaliämie, Niereninsuffizienz:** Eine reduzierte Nierenfunktion tritt in der Sterbephase häufig auf, belastet die sterbenden PatientInnen aber meist nicht.

- **Zunahme der Opioidmetaboliten**: Eine Reduktion der Opioiddosis ist effektiver als die Zufuhr von Flüssigkeit.

Metaboliten
Stoffwechsel-Zwischenprodukte

Die Studien über die Sinnhaftigkeit einer künstlichen Flüssigkeitszufuhr bei Dehydration in der Terminalphase von Burge, McCann, Ellershaw und Vullo-Navich (1993) haben Folgendes ergeben: Es gibt keinen statistisch signifikanten Zusammenhang zwischen den Laborparametern, dem Durstgefühl und der Flüssigkeitsaufnahme. Das bedeutet auch, dass durch physische Zeichen und biochemische Laborparameter bei terminal Kranken die Dehydration nicht zuverlässig bestimmt werden kann und dass durch künstliche Flüssigkeitszufuhr das Durstgefühl nicht beeinflusst wird, wohl aber durch eine sorgfältige Mundpflege!

Aber es gibt auch klare Indikationen, die für eine Rehydrierung sprechen:

- hohe gastrointestinale Obstruktion: großer Flüssigkeitsverlust innerhalb kurzer Zeit durch Erbrechen
- Hyperkalzämie (z.B. bei damit verbundener Polyurie)
- plötzliche und ungeklärte Verwirrtheit (siehe oben unter „Desorientiertheit")
- hoher Flüssigkeitsverlust durch massives Erbrechen und Durchfälle

Polyurie
für erhöhte Harnausscheidung (wesentlich mehr als 2 Liter in 24 Stunden)

Hinter den teilweise sehr emotional geführten Diskussionen über die Notwendigkeit einer künstlichen Zufuhr von Flüssigkeit bei Sterbenden steht meist die Sorge, der Patient bzw. die Patientin könnte unter Durstgefühl leiden. Dabei ist zu bedenken, dass Durst vor allem im Mund empfunden wird und Infusionen dieses Durstgefühl nicht beeinflussen können. Daher stellt eine intensive Mundpflege die beste Maßnahme gegen die Mundtrockenheit und das Durstgefühl dar.

Bei allen medizinischen und pflegerischen Interventionen muss sichergestellt sein, dass sie dem Patienten bzw. der Patientin nutzen, und es muss vor allem gewährleistet sein, dass sie nicht schaden (siehe auch in Kapitel 1.3.5 die vier ethischen Prinzipien nach Beauchamp/Childress). Da eine Rehydrierung bei sterbenden Menschen auch zu beträchtlichen Belastungen führen kann, ist die Infusion von Flüssigkeit sorgfältig zu überdenken und, wenn erforderlich, täglich neu zu entscheiden.

6.2 Atemnot (Dyspnoe)

„Wenn du nicht atmen kannst, ist alles andere egal ..."
(Aussage eines Patienten)

In der Palliativbetreuung ist die Atemnot ein häufiges Symptom und im Laufe einer terminalen Erkrankung nehmen meist sowohl Prävalenz wie auch Schwere der Atemnot zu. Sie tritt bei ca. 80 % der PatientInnen innerhalb der letzten 24 Stunden des Sterbeprozesses in unterschiedlicher Intensität auf (vgl. Husebø/Klaschik 2003, S. 256; Weissenberger-Leduc 2002, S. 90).

Dyspnoe wird subjektiv als unangenehme Erschwerung der Atmung empfunden. Dieses Symptom wird ausgelöst durch das Missverhältnis zwischen Atmungsbedarf und Atemleistung. Je nach Schwere kann die Atemnot zu einer erheblichen Verminderung der Lebensqualität führen. Die Angst, zu ersticken, gehört neben jener vor Schmerzen zur häufigsten Angst kranker und sterbender Menschen.

Wichtig: Die Messergebnisse von Respirationsrate, Sauerstoffsättigung und arterieller Blutgasanalyse geben keine Auskunft über die von den PatientInnen erlebte Belastung durch die Atemnot!

Ähnlich wie Schmerz ist Atemnot ein höchst subjektives Empfinden und kann nur begrenzt von außen beurteilt werden. Es korreliert nicht unbedingt mit objektiven klinischen Befunden (Tachypnoe, Verwendung der Atemhilfsmuskulatur) oder Laborresultaten (O_2-Sättigung, Anämie). Deshalb gilt wie bei Schmerzen: Atemnot ist das, was die Person, die sie erlebt, als solche bezeichnet.

Frau Aigner ist eine 53-jährige Patientin mit einem Adenokarzinom der Lunge rechts, einem malignen Perikarderguss und beidseitigen Pleuraergüssen. Sie hat vier Zyklen Chemotherapie erhalten und wurde nun wegen zunehmender Reduzierung des Allgemeinzustandes und Zunahme von Atemnot stationär aufgenommen.

Aktuelle Situation: Sie werden vom aufgeregten Ehemann der Patientin in das Zimmer gerufen: „Meine Frau bekommt so schlecht Luft!" Der Fernseher läuft laut. Das Fenster ist geschlossen. Die Patientin sitzt auf der Bettkante, die Atemfrequenz beträgt 24 Atemzüge/Minute, das Gesicht ist leicht livide verfärbt. Die Atmung ist brodelnd, ein inspiratorischer Stridor ist zu hören. Frau Aigner wirkt in dieser Situation eher ruhig und schaut Sie fragend an.

- Wie können Sie die Intensität der Atemnot von Frau Aigner einschätzen?
- Welche Parameter können Sie bei dieser Patientin erfassen?
- Welche Methoden und Messinstrumente stehen dazu zur Verfügung?
- Was würden Sie dokumentieren?

Hepatomegalie
Vergrößerung der Leber

Atemnot in palliativen Situationen ist meist pulmonal, cardial, neuromuskulär oder auch cerebral bedingt. Aber auch raumfordernde Prozesse, wie Aszites oder eine **Hepatomegalie**, können Atemnot zur Folge haben. Weitere Ursachen können Angst und Anämie sein.

6.2.1 Symptome der Atemnot

Symptome der Atemnot sind:

- Lufthunger
- Kurzatmigkeit
- Beklemmungsgefühl
- Unruhe

Assessment
Um die Intensität der Atemnot und den Erfolg der eingesetzten Maßnahmen überprüfen zu können, bedarf es auch bei der Dyspnoe eines regelmäßigen Assessments. Geeignete Instrumente dafür sind die Numerische Rating-Skala (NRS) oder die modifizierte Version der BORG-Skala.

Weitere Kriterien zur Einschätzung der Atemnot:

- Atemfrequenz: normale Frequenz (ca. 16 Atemzüge/Min.), Tachypnoe (20 Atemzüge/Min.), Bradypnoe (weniger als 10 Atemzüge/Min.)
- Atemgeräusch: in- bzw. exspiratorischer Stridor, Rasselgeräusche, einseitig abgeschwächte Geräusche
- Atemqualität und Tiefe: flache Atmung, vertiefte Atmung
- Vigilanz: wach, somnolent, komatös
- Hautfarbe: rosig, blass, zyanotisch
- Gesichtsausdruck: entspannt, angespannt, ängstlich
- Körperhaltung: aufrecht sitzend und abgestützt mit Einbeziehung der Atemhilfsmuskulatur, nach vorne gebeugt
- Laborparameter: Anämiezeichen, Entzündungszeichen, Blutzuckerkontrollen, kapillare Blutgasanalyse, Pulsoxymetrie

Da die Intensität der Atemnot niemand besser beurteilen kann als die PatientInnen selbst, muss die subjektive Einschätzung der Betroffenen handlungsleitend sein. Auch ist zu bedenken, dass für einen Menschen, der um jeden Atemzug ringen muss, alle anderen Bedürfnisse in den Hintergrund treten. Daher besteht eine besondere Verpflichtung zu einer raschen und effektiven Linderung dieses belastenden Symptomes.

Besondere Atemmuster bei Sterbenden
Aufgrund der Schädigung des Atemzentrums sind bei Sterbenden meist spezielle Atemmuster zu beobachten:

- **Cheyne-Stokes-Atmung (siehe auch Kapitel 5.3 Veränderungen im Sterbeprozess, S. 142)**
  Das ist das periodische An- und Abschwellen der Atmung mit kurzen Atempausen. Diese Atmung ist oft Vorzeichen der Schnappatmung.

- **Schnappatmung**
  Sie zeigt sich in einzelnen schnappenden Atemzügen, zwischen denen lange Pausen liegen können. Diese Atmung tritt meist wenige Stunden vor dem Tod ein.

Atemnot wird von zwei Faktoren beeinflusst: von der Art, wie die PatientInnen die Atemnot wahrnehmen, und jener, wie sie auf diese reagieren. Die Maßnahmen der Palliativbetreuung müssen sich deshalb sowohl an der Wahrnehmung als auch an der Verarbeitung der Atemnot durch die PatientInnen orientieren (vgl. Husebø/Klaschik 2003, S. 256).

6.2.2 Therapie der Atemnot

Symptomatische medikamentöse Therapie

- Kurz wirksame Opioide erhöhen die Toleranz des Atemzentrums für den Anstieg des pCO_2, weiters reduzieren Opioide die Atemarbeit und die mit Atemnot meist verbundene Angst. Die Verringerung der Angst wiederum reduziert den Sauerstoffbedarf.
- Benzodiazepine fördern die Entspannung und wirken damit entlastend bei Atemnot.
- Orale, rasch wirksame Bedarfsmedikamente sollten in Reichweite des Patienten bzw. der Patientin bereitgestellt werden – damit kann das Gefühl von Sicherheit erhöht und der Angst entgegengewirkt werden.

pCO_2

pCO_2 wird definiert als der Kohlendioxid-Partialdruck im Blut. Hohe und niedrige pCO_2-Werte des arteriellen Blutes weisen auf eine Hyperkapnie bzw. Hypokapnie im Blut hin (Kohlenstoffdioxidgehalt).
Der pCO_2 gibt Aufschluss darüber, ob die pulmonale Ventilation ausreichend ist. Mit diesem Parameter kann unterschieden werden, ob ein respiratorisches Problem auf Sauerstoffmangel zurückzuführen ist.

Aszitespunktion

Punktion der Bauchhöhle. Dabei wird Flüssigkeit entnommen, die sich in der Bauchhöhle angesammelt hat. Durch diese Druckentlastung können Beschwerden wie Atemnot gelindert werden

COPD

Chronisch obstruktive Lungenerkrankung

Andere palliative Maßnahmen zur Linderung von Atemnot

Die Punktion eines bestehenden Aszites oder eventuell auch eine Strahlen- oder Chemotherapie können zur Linderung von Atemnot beitragen.

Sauerstoffzufuhr: Die Sauerstoffgabe fällt unter den mitverantwortlichen Tätigkeitsbereich, bedarf also der ordnungsgemäßen ärztlichen Anordnung (mit Ausnahme von Notfällen). Der Arzt oder die Ärztin legt die jeweilige Dosis der O_2-Zufuhr in l/min sowie den Zeitraum und die Verabreichungsart (Nasensonde, Maske) fest. Bei der Sauerstofftherapie muss bedacht werden, dass Atemnot in der Regel durch eine insuffiziente Atemmechanik und durch ein Ansteigen des CO-Partialdruckes hervorgerufen wird.

Cave: Bei fortgeschrittener COPD besteht die Gefahr, dass die Gabe von mehr als 2 l/min O_2 und der daraus resultierende hohe pO_2 (Sauerstoffpartialdruck) zu einer Verminderung des Atemantriebs führen. Die Folge davon ist die Verminderung des Abatmens von CO_2. Dadurch steigt der pCO_2 im Blut, eine CO_2-Narkose ist die Folge.

Liegt die Ursache der Atemnot in einem Versagen der Atemmechanik, wird eine zusätzliche Zufuhr von Sauerstoff wenig hilfreich sein. Hinzu kommt, dass durch O_2-Gabe die Mundtrockenheit weiter verstärkt wird. Sauerstoff sollte nie unreflektiert verabreicht werden, und es muss sichergestellt sein, dass die PatientInnen von einer O_2-Gabe profitieren.

Bei PatientInnen mit **refraktärer** Atemnot hat sich gezeigt – wie mehrere kontrollierte Studien belegen –, dass die Gabe von Sauerstoff nicht effizienter ist als normale Raumluft (vgl. Abernethy 2010).

Sauerstoff darf niemals ohne vorherige Überlegung gegeben werden, auch nicht zur Beruhigung oder als Placebo.

6.2.3 Pflegerische Maßnahmen

In der Pflege von PatientInnen mit Dyspnoe geht es vor allem darum, die bestehende Atemnot zu lindern. Dazu stehen mehrere sehr wirksame pflegerische Maßnahmen zur Verfügung. Aber es gilt auch, präventiv weitere Episoden von Dyspnoe zu verhindern und die PatientInnen darin zu unterstützen, mit diesem sehr angstbehafteten Symptom besser umgehen zu können.

Eine angestrengte, erschwerte oder unregelmäßige Atmung überträgt sich rasch, daher ist es von größter Bedeutung, dass die Pflegeperson darauf achtet, ihren eigenen, ruhigen Atemrhythmus beizubehalten. Auch den anwesenden Angehörigen sollte vermittelt werden, dass sie auf ihre eigene, ruhige Atmung achten, denn der Atemrhythmus eines Menschen kann eine Resonanz bei seinem Gegenüber auslösen. Damit kann nicht nur Atemnot gleichsam ‚ansteckend' sein, sondern auch ein ruhiges, stabiles Atemmuster.

Um die Atemnot eines Patienten oder einer Patientin fachgerecht einschätzen zu können, ist es wichtig, dass die Pflegeperson um die Grunderkrankung Bescheid weiß. So könnte der plötzliche Beginn einer Atemnot mit einer rapiden Zunahme ein Hinweis auf eine pulmonale Embolie sein. In diesem Fall wird die Atemnot eine andere Bedeutung haben als zum Beispiel bei einem Patienten mit einer bekannten chronisch obstruktiven Lungenerkrankung. Aber es versteht sich von selbst, dass auch bei chronischen Atemnot-Situationen möglichst rasch und effektiv für Linderung gesorgt werden muss.

therapierefraktär
Als „therapierefraktär" werden Symptome bezeichnet, die trotz intensiver Bemühungen um eine verträgliche Therapie ohne Einschränkung des Bewusstseinszustandes nicht ausreichend kontrolliert werden können. Die Zuordnung der Bezeichnung „therapierefraktär" zu einem Symptom bedeutet, dass der behandelnde Arzt/die behandelnde Ärztin davon ausgeht, dass mit weiteren invasiven oder nichtinvasiven Maßnahmen

1. keine adäquate Linderung des Symptoms erreicht werden kann oder
2. eine exzessive und unerträgliche akute oder chronische Morbidität einhergeht oder
3. es unwahrscheinlich ist, dass innerhalb eines akzeptablen Zeitraumes eine adäquate Symptomlinderung erreicht werden kann (vgl. Cherny/ESMO Guidelines Working Group 2014).

Der Angst von PatientInnen und Angehörigen vorbeugen

Durch Funktionseinschränkungen des Lungengewebes kann die Atemarbeit auf das Vielfache der Norm ansteigen. Diese Zunahme der Atemarbeit, die dem O_2-Bedarf der Körperzellen nicht ausreichend nachkommen kann, lässt die betreffende Person verstärkt Atemnot empfinden. Atemnot löst immer auch Angst aus, welche die Wahrnehmung der Atemnot wiederum erheblich verstärkt. Aufgrund des verursachten Stresses werden vermehrt Stresshormone ausgeschüttet, welche einen erhöhten O_2-Verbrauch erzeugen.

Atemnot, das Gefühl, nicht ausreichend Luft zu bekommen, ist eines der bedrohlichsten Symptome. Es löst existenzielle Ängste aus, nicht nur bei den PatientInnen, sondern auch bei deren Angehörigen und ebenso bei den professionellen BetreuerInnen. Es ist jedoch wichtig, dass die Pflegepersonen in diesen Situationen Ruhe vermitteln und klare Entscheidungen treffen können.

Abbildung 1
Der Teufelskreis von Angst und Atemnot

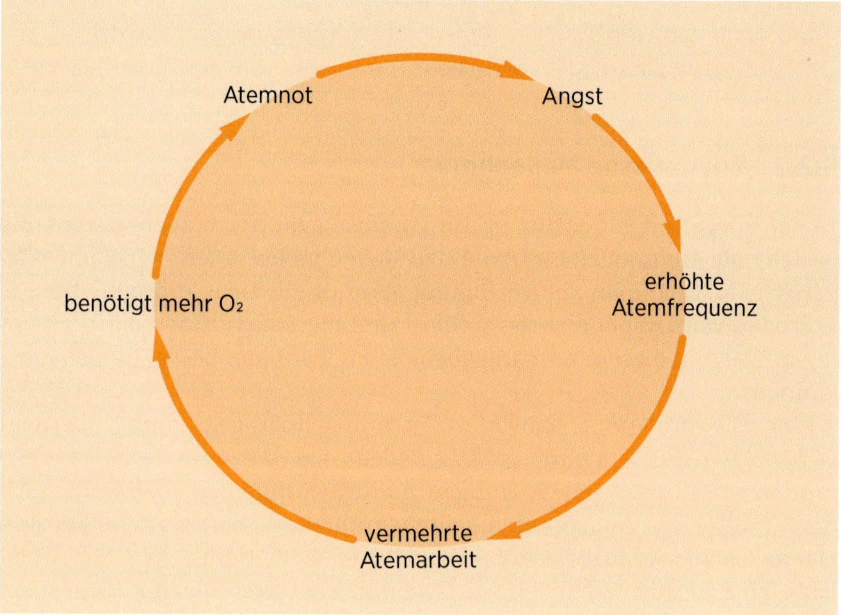

Hilfe bei akuter Atemnot

- PatientIn nicht allein lassen
- Vermittlung von Ruhe und Sicherheit
- Entspannung durch Fußmassagen – dienen auch der Ablenkung
- Kühlung des Gesichts
- Lippenbremse (bei Spastik)
- atemstimulierende Einreibung (ASE)
- Ruhe bewahren, keine Hektik
- Fenster öffnen
- beim eigenen Atemrhythmus bleiben (Übertragung)
- dem Patienten/der Patientin erklären, was Sie tun
- auf Nähe und Distanz achten, Sichtweg freihalten

Lippenbremse
eine spezielle Atemtechnik, bei der gegen die locker aufeinanderliegenden Lippen ausgeatmet wird, z. B. bei spastischer Atmung

Bei entlastenden Lagerungen und anderen pflegerischen Interventionen ist es wichtig, dass die PatientInnen zuvor informiert werden, damit sie sich darauf einstellen können und keine unnötige zusätzliche Unruhe ausgelöst wird. Es gilt, den PatientInnen und auch den Angehörigen zu erklären, was die Atemnot verursacht und was dagegen unternommen werden kann. Das reduziert das Bedrohliche und schafft Sicherheit und Vertrauen.

Möglichkeiten zur Linderung der Atemnot

- spezielle, entlastende Lagerung
- Wickel und Auflagen
- ätherische Öle, die schon zuvor in einer Phase ohne Atemnot ausprobiert wurden (z. B. Zedernöl, Cajeput)
- sanfte Fußmassagen in rhythmischen Bewegungen
- Einreibungen mit mentholhaltigen Substanzen und aromatischen Ölen: stimulieren die Mechanorezeptoren im oberen Respirationstrakt
- Einsatz von Ventilatoren: Ventilatoren stimulieren die Rezeptoren in der Wange und im Nasopharynx (N. trigeminus) und lindern dadurch die Atemnot (Enck/Johns-Hopkins 1994)
- kühle, feuchte Kompressen an die Wange legen

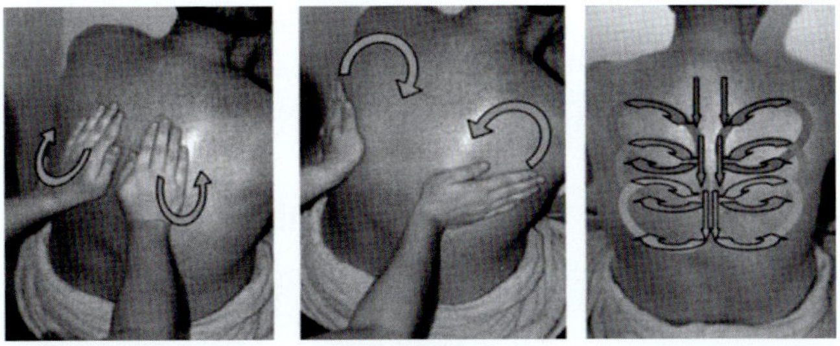

Fotos: Kopke

Bei bestehendem Asthma bronchiale ist jedoch zu bedenken, dass ätherische Öle die Spastik verstärken können.

Eine ergänzende, ärztlich verordnete Bedarfsmedikation (z. B. Opioid, Benzodiazepin) für Notfallsituationen sowie die Zusicherung, nicht allein gelassen zu werden, können zusätzlich eine gewisse Sicherheit vermitteln (siehe Kapitel 9 Vorausschauende Notfall- und Krisenplanung).

Bei Atemnot ist es entscheidend, dass die PatientInnen sich auf das Ausatmen konzentrieren, das Einatmen erfolgt dann von selbst. Für manche PatientInnen kann es hilfreich sein, sich das Bild eines vollgesogenen Schwammes vorzustellen: Auch ein Schwamm muss erst ausgedrückt werden, bevor er sich erneut füllen kann.

Lagerungen

Bei Atemnot werden meist automatisch Oberkörperhochlagerungen eingenommen, die ein tiefes Atmen fördern und das Abhusten von Sekret erleichtern.

Rückenlage: Um bei Rückenlage eine gute Atmung zu ermöglichen, ist es erforderlich, die Knie auf einer Rolle zu lagern und unter das Steißbein ein kleines Keilkissen zur Vermeidung eines Hohlkreuzes zu geben. Der Kopf soll so gelagert sein, dass er eine gestreckte Halswirbelsäule ermöglicht.

Kutschersitz: Die PatientInnen beugen den Oberkörper leicht nach vorne und stützen die Ellenbogen auf den leicht gespreizten Oberschenkeln ab. Durch das Aufstützen der Arme wird das Gewicht des Schultergürtels vom Brustkorb weggenommen.

Reitersitz: Dabei legen die PatientInnen die Arme und den Kopf auf eine Stuhllehne.

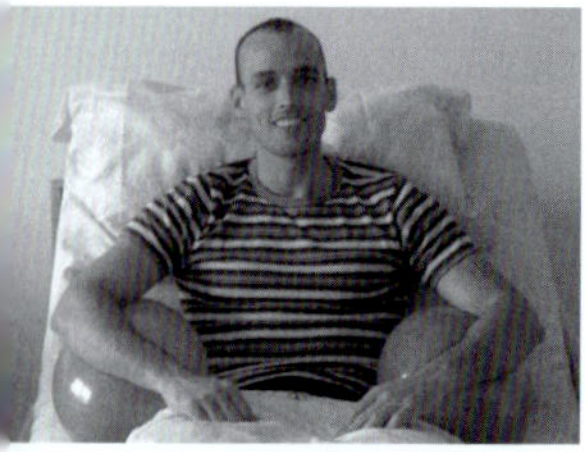

Foto: Feichtner

Ebenso empfiehlt es sich, Lagerungshilfen einzusetzen: Rollen, Luftballons oder Kissen mit ca. 25 cm Durchmesser unter die Knie und Arme legen.

Tabelle 10
4-Stufen-Plan zur Therapie der Dyspnoe, modifiziert nach Clemens und Klaschik (2012, S. 378)

1	Pflegerische Maßnahmen: Sicherheit vermitteln, Entspannungsverfahren, Lagerung, Ventilatoren, atemstimulierende Einreibung
2	Abnahme von Tachypnoe und Atemarbeit: Beeinflussung der Wahrnehmung der Dyspnoe, Opioide (z. B. Morphin 2,5 mg p. o./4 h)
3	Angstreduktion: pflegerische Maßnahmen und Lorazepam (z.B. Tavor® 1–2,5 mg sublingual)
4	Panik: Patientin/Patienten keinesfalls alleine lassen, Blickkontakt halten, eventuell Sedierung durch Levomepromazin (Neurocil®) und/oder Benzodiazepine (z.B. Dormicum® 1–2,5 mg i. v.)

6.2.4 Terminale Rasselatmung

Die terminale Rasselatmung beschreibt eine geräuschvolle, charakteristisch rasselnde Atmung in den letzten Lebensstunden oder -tagen. Diese Atmung entsteht bei bewusstseinsreduzierten oder bewusstlosen PatientInnen aufgrund meist geringer Ansammlung von Schleim und Speichel wegen des fehlenden Schluck- und/oder Hustenreflexes.

Für Angehörige ist dieses Geräusch oft sehr belastend; sie fürchten, der Patient oder die Patientin könnte darunter leiden oder gar ersticken. Die Erklärung, dass der fehlende Husten- oder Schluckreflex durch die Eintrübung des Bewusstseins zustande kommt und dass die PatientInnen dies nicht mehr bewusst wahrnehmen, kann Angehörige sehr entlasten. Ein Anzeichen für die geringe Belastung der PatientInnen durch dieses Symptom ist auch ihr meist völlig entspannter Gesichtsausdruck.

In der Praxis hat es sich als hilfreich erwiesen, die Angehörigen bereits am Beginn des Sterbeprozesses darüber zu informieren, dass sich die Atmung des Patienten bzw. der Patientin verändern kann: Sie kann unregelmäßig, mit unterschiedlich langen Pausen oder auch geräuschvoll werden. Tritt diese Situation dann ein, fühlen sich Angehörigen darauf vorbereitet und sie erleben diese Veränderung weniger angstvoll.

Medikamentös kann die terminale Rasselatmung durch sekrethemmende Medikamente wie Scopolamin, Butylscopolamin (Buscopan®) oder Glycopyrroniumbromid (Robinul®) gut behandelt werden. Achtung: Diese Medikamente verstärken die Mundtrockenheit, deshalb ist eine sorgfältige Mundpflege wesentlich.

Lagerungen

Pflegerisch kann ein behutsamer Lagerungswechsel bei terminaler Rasselatmung Erleichterung bringen. Es ist darauf zu achten, dass bei der Lagerung des Kopfes die Zunge nicht nach hinten fallen kann und dadurch zusätzlich noch ein Sekretstau produziert wird. Eine leichte Halbseitenlagerung bringt meist eine rasche Reduktion des rasselnden Atemgeräusches.

Absaugen

Absaugen bedeutet Stress, auch für komatöse PatientInnen. Durch das Absaugen wird ein Reiz gesetzt, der zu verstärkter Sekretbildung führt, und damit nimmt die Rasselatmung weiter zu.

Das Absaugen ist somit nicht zielführend und daher zu vermeiden. Ausnahme: bei großen Mengen von im Pharynx sichtbarem Sekret.

> Frau Kern ist sterbend. Ihre lauten, rasselnden Atemgeräusche lösen bei der anwesenden Tochter Angst und Panik aus. Aufgeregt sagt sie zu Ihnen: „Sie müssen etwas tun – meine Mutter erstickt!"
>
> Wie könnten Sie darauf reagieren?

6.3 Exulzerierende Wunden und Dekubitus

„Ich schäme mich, so wie ich aussehe. Es ist, als würde mich der Tumor auffressen. Ich bin eine Zumutung für alle – besonders für die Schwestern, ich sehe ja, wie sie sich ekeln ... Am liebsten würde ich sterben!"

(Aussage einer Patientin)

Wunden von PatientInnen in palliativen Situationen sind meist tumorbedingt oder Dekubitalgeschwüre. Aufgrund des reduzierten Allgemeinzustandes haben diese Wunden immer auch die Tendenz zum Wachstum und ihre Heilung ist meist unrealistisch.

Sonst übliche und bewährte Standardtherapien sind oft nicht zielführend. Exulzerierende Wunden und Dekubitalgeschwüre in palliativen Betreuungssituationen erfordern eine kreative und oft auch eine unkonventionelle Wundversorgung.

Exulzerierende Tumorwunden können auf unterschiedliche Weise entstehen: als Folge eines primären Hauttumors, durch direkte Tumorinfiltration der Haut aufgrund eines darunter liegenden Tumors oder durch metastatische Aussaat eines entfernten Primärtumors.

Diese Tumorwunden stellen nicht nur eine enorme Belastung für die PatientInnen, sondern auch für deren Angehörige dar. Aufbrechende Tumore sind meist auch eine Herausforderung für die professionellen BetreuerInnen. Zum einen erfordert die Pflege dieser PatientInnen umfassendes Wissen und Expertise im Wundmanagement, zum anderen konfrontiert es die Pflegenden mit der Aufgabe, die eigenen Berührungsängste und möglicherweise aufkommende Abscheu zu überwinden, um mit palliativen Maßnahmen und Einfühlungsvermögen das Leiden der PatientInnen zu lindern.

Das Ziel der palliativen Behandlung bei exulzerierenden, nässenden Wunden sind die Linderung von Schmerzen, Vermeidung von Sekundärinfektionen und Blutungen, die Eindämmung des Geruchs und die Gestaltung eines kosmetisch akzeptablen und bewegungsfreundlichen Verbandes.

Exulzerierende Tumorwunden sind meist nicht mehr zu heilen. Die Exulzeration stellt den Betroffenen und ihren Angehörigen oft unerbittlich die unaufhaltsame Progredienz der Tumorerkrankung vor Augen. Neben der palliativen Wundbehandlung ist daher die psychosoziale Begleitung der PatientInnen und ihrer Angehörigen eine wesentliche Aufgabe der Pflege.

> *Die Betroffenen „sehen sich selbst im Spiegel, sie können sich selbst riechen, sie tupfen sich selbst den Speichel oder Tumorexsudat weg, sie legen häufig selbst ihre Verbände an und nehmen meist ihr äußeres Erscheinungsbild sehr genau wahr. Sie leiden darunter, schämen und ekeln sich, sind wütend, hadern mit ihrem Schicksal und trauern um ihr verlorenes Körperbild. Dieser enorme Druck macht PatientInnen sehr verletzlich und gleichzeitig wachsam für die Reaktionen ihrer Mitmenschen."*
>
> *(Kern 2002, S. 143–144)*

Die Konfrontation mit einer ulzerierenden Tumorwunde löst häufig Ängste sowie Hilf- und Ratlosigkeit bei den Angehörigen aus. Die PatientInnen isolieren sich oft selbst aus Angst, andere mit ihrem Aussehen und dem Geruch zu belästigen, oder sie werden von anderen Personen zunehmend gemieden. In einer Zeit besonderer Verletzbarkeit, in der die PatientInnen intensiver Zuwendung und Zuneigung bedürfen, sind sie isoliert oder ziehen sich aus Scham zurück. Diese Einsamkeit führt oft zu Isolation und Verzweiflung bis hin zu Sterbewünschen.

Da eine Heilung dieser Wunden fast immer ein unrealistisches Behandlungsziel darstellt, werden in der palliativen Wundbehandlung andere Ziele angestrebt:

- Schmerz- und Geruchsreduktion
- Schutz der umgebenden Haut
- Schutz der Wunde vor externer Infektion
- Auffangen von Sekret
- kosmetisch akzeptabler Verband und Vermeidung von Isolation und sozialer Ausgrenzung
- Reduktion der Scham

Durch eine exulzerierende Tumorwunde wird das Körperbild der PatientInnen zerstört und die mit der Wunde verbundenen Entstellungen können zu tiefer Scham bei den Betroffenen führen. Es ist dann sehr wichtig, dass die Pflegeperson dem Patienten bzw. der Patientin vermitteln kann, dass sie ahnt, wie beschämend die Situation für ihn/für sie sein muss. Ein taktvolles, empathisches Ansprechen vermuteter Schamgefühle reduziert das Gefühl der Isolation der PatientInnen und die Beziehung zwischen Patient bzw. Patientin und Betreuungsperson bleibt damit erhalten. Bereits die Möglichkeit, über die erlebte Scham zu sprechen, kann helfen, die Beschämung zu reduzieren. Mit Scham oder Ekel verbundene Situationen dürfen nicht verharmlost werden. So kann die Aussage *„Sie müssen sich nicht schämen ..."* zu einer erneuten Beschämung der betreffenden PatientInnen führen. Sie schämen sich dann dafür, dass sie sich schämen. Ein respektvolles Ansprechen über mögliche Schamgefühle wirkt entlastend für die Betroffenen.

Über die wahrgenommene Scham zu schweigen kann dazu führen, dass sie – gleichsam als Abwehrstrategie der PatientInnen – in Wut oder Widerstand umschlägt. Nicht selten lehnen PatientInnen mit exulzerierenden Wunden jegliche Unterstützung und vielleicht auch das Erneuern des Verbandes strikt ab. Sehr oft ist dies in einer tief empfundenen Scham der PatientInnen begründet. Dieses Schamerleben ist so schmerzhaft, dass es abgewehrt werden muss, und der Widerstand gegen sämtliche pflegerische Unterstützung ist dann meist ein hilfloser Versuch, die Scham zu bewältigen, indem alle schamauslösenden Situationen vermieden werden.

Überlegen Sie, wie Sie PatientInnen unterstützen könnten, die aus Scham alle pflegerischen Maßnahmen ablehnen.

6.3.1 Die eigene Haltung

In dem Bewusstsein, dass es nicht um die Heilung der exulzerierenden Wunde gehen kann, benötigen Pflegende neben ihrem Fachwissen auch eine hohe Kompensationsfähigkeit im Umgang z. B. mit der Wundentwicklung, den Gerüchen, dem Ekel und den körperlichen Entstellungen. Es gilt, die eigenen Berührungsängste zu überwinden und mit palliativen Maßnahmen, mit Kreativität und Einfühlungsvermögen die oft multidimensionalen Leiden der PatientInnen zu lindern. Es gilt auch, die Verzweiflung, Wut und Scham der PatientInnen wahrzunehmen und mit ihnen auszuhalten.

In der Pflege von PatientInnen mit exulzerierenden Tumorwunden ist es wesentlich, sich immer der ganzen Person bewusst zu sein und ihr respektvoll zu begegnen.

Betroffene PatientInnen nehmen jede noch so kleine unachtsame Bemerkung oder nonverbales Verhalten wahr, die sie in ihrer Menschenwürde zutiefst verletzen können.

Übel riechende Wunden können auch für das Pflegepersonal eine sehr große Belastung bedeuten. Es ist daher sehr wichtig, die eigenen Grenzen wahrzunehmen. Ekelgefühle sind menschlich und auch nicht durch das Tragen einer Dienstkleidung einfach zu beseitigen. Es ist hilfreich, im Pflegeteam über die individuellen Belastungen in der Wundversorgung zu sprechen, um im Einzelfall die bestmögliche Lösung zu finden. Oft hilft es, den Verbandswechsel zu zweit durchzuführen oder sich bei dieser Tätigkeit täglich mit KollegInnen abzuwechseln. Trotzdem können übel riechende Wunden für das gesamte Team eine große Herausforderung bedeuten.

Psychosoziale Begleitmaßnahmen

- Den PatientInnen Gelegenheit geben, über die Empfindungen und Ängste zu sprechen. Oft muss die Pflegeperson den Anstoß zum Gespräch geben, da die Betroffenen die Situation mitunter als zu beschämend erleben.
- Trauerreaktionen und Gefühlsregungen den nötigen Raum geben und wertschätzend damit umgehen.
- Bewältigungsstrategien und Ressourcen erkennen und fördern.
- Gemeinsam erleichternde Maßnahmen für die PatientInnen finden.
- Bezugspersonen, soweit möglich, miteinbeziehen, um die Isolation des Patienten/der Patientin zu vermindern. Der Verbandswechsel sollte jedoch nicht Angehörigen zugemutet werden, auch wenn sie dies anbieten.

Ressourcen
hier: Mittel oder Fähigkeiten von Personen, die helfen können, eine Situation zu meistern

6.3.2 Pflegerische Maßnahmen

Wundversorgung
Symptome im Zusammenhang mit exulzierenden Tumorwunden:

- Geruch
- Sekret
- Schmerzen
- Blutungen
- Juckreiz

Weitere mögliche Belastungen durch exulzerierende Wunden sind Nekrotisierung, Fistelbildung und Infektionen sowie Schädigung der umgebenden Hautareale durch das Exsudat. Die kosmetische Beeinträchtigung und die erlebte Zerstörung des Körperbildes bedeuten für die PatientInnen eine enorme Belastung, die oft auch mit viel Scham verbunden ist. Daher ist die psychosoziale Unterstützung dieser PatientInnen sehr wichtig.

Assessment
Assessment-Instrumente zur Einschätzung von exulzerierenden Wunden sind oft nicht zielführend, da sie viel Raum für Interpretationen lassen. Trotzdem ist es wichtig, die Veränderungen einer exulzerierenden Wunde regelmäßig einzuschätzen und zu dokumentieren, da nur so der Erfolg der gesetzten Maßnahmen beurteilt werden kann. Geeignete Wundassessment-Instrumente sind z. B. der WoSSAC-Symptom-Evaluation-Raster oder das TELER-System.

TELER-System
ein EDV-gestütztes Instrument zur Wundeinschätzung

Um eine einheitliche Vorgehensweise zur Einschätzung der Wunde sicherzustellen, gibt es verschiedene Assessment-Modelle:

- UFER – **U**mgebung, **F**läche, **E**xsudat, **R**and
- URGE – **U**mgebung, **R**and, **G**rund, **E**xsudat
- GREIS – **G**rund, **R**and, **E**xsudat, **I**nflammation, **S**chmerz

Weitere mögliche Assessment-Fragen:

- Lokalisation und Größe der Wunde?
- Wundbeschaffenheit: Bestehen Nekrosen? Wie viel Prozent der Wundfläche sind nekrotisch?
- Sind Zeichen von Infektion erkennbar? Rötung? Geruch?
- Besteht Blutungsneigung?
- Ist die umgebende Haut intakt?
- Sind Tumorinfiltrationen, Knoten oder Verhärtungen erkennbar?
- Ist das umgebende Gewebe gerötet, ödematös oder mazeriert?
- Menge des Exsudates? Wie häufig ist ein Verbandswechsel erforderlich? Frequenz zu- oder abnehmend?
- Beschreibung des Exsudates: blutig, eitrig etc.?
- Verursacht die Wunde Schmerzen? Wann?
- Was ist das Hauptproblem der Patientin oder des Patienten im Zusammenhang mit der Wunde?
- Was ist das Ziel der Wundbehandlung?

Das Wund-Assessment nach Kern enthält zusätzlich Fragen zu psychosozialen Aspekten: Wie weit ist die Patientin/der Patient und ihr/sein Umfeld über die Ursache und Entstehung der Wunde informiert? Mit welchem Wundverlauf rechnet die Patientin/der Patient? Wie sehr fühlt sich die Patientin/der Patient durch die Wunde bzw. die wundbedingte Therapie eingeschränkt? (Vgl. Kern 2010, S. 14–24)

Für die Dokumentation kann es hilfreich sein, ein Foto oder eine Zeichnung der Wunde anzufertigen und wichtige Faktoren zu beschreiben. Wenngleich die fotografische Dokumentation der Wunde eine effektive Form der Evaluation darstellt, muss bedacht werden, dass diese spezielle Exposition der Wunde eine weitere Belastung der PatientInnen darstellen kann. Wenn jener Teil des Körpers, der von einer exulzerierenden Wunde betroffen ist, fotografiert wird, ist das für die PatientInnen meist mit intensiven Schamgefühlen verbunden.

Beispiel

Die ersten Tage im Krankenhaus habe ich wie einen Alptraum erlebt. Nicht nur wegen der Schmerzen – es war alles so peinlich! Schon in der Ambulanz haben sie die Hände über den Köpfen zusammengeschlagen und gefragt, warum – um Gottes Willen – ich denn nicht früher gekommen bin. Dann sind nacheinander mehrere Ärzte und Krankenschwestern gekommen, um meine Brust anzuschauen. Es war furchtbar! Am schlimmsten war, als ein Mann kam, um die Wunde zu fotografieren. Da habe ich mich entsetzlich geschämt!

(Bericht einer Patientin)

Vor Beginn einer Wundbehandlung sollte zunächst das primäre Behandlungsziel definiert werden. Dieses Ziel ergibt sich aus den Symptomen, die den Patienten, die Patientin momentan am meisten belasten. Damit könnte das erste Ziel einer Wundversorgung die Schmerzreduktion, die Eindämmung des Geruchs oder das Auffangen des Sekretes sein. Es ist daher sinnvoll, die PatientInnen zu fragen, was sie im Zusammenhang mit dieser Wunde am meisten belastet. Das Wundmanagement sollte sich an diesen individuellen Belastungen orientieren.

Verbandsmittel: Es gibt eine Reihe verschiedener Verbandsmittel und -techniken. Hier sollen nur die wichtigsten Gruppen angeführt werden:

- okklusive Verbände: Filme, Schäume und Hydrokolloide (nicht für infizierte Wunden)
- Hydrogele für saubere, rote Wunden und auch für nekrotische Wunden
- hydrophile/absorptive Verbände: Alginate, Hydrofaser
- kohle- und silberhältige Präparate für stark sezernierende, infizierte Wunden

Schmerzen beim Verbandswechsel: Bei exulzerierenden Wunden muss davon ausgegangen werden, dass sie zunehmend schmerzhaft sind. Nicht nur die Wunde selbst, sondern ebenso die umgebende Haut wird meist sehr schmerzsensibel. Schon die geringste Berührung und selbst die Luft, die an die Wunde kommt, kann heftigen Schmerz auslösen. Vorangegangene negative Schmerzerfahrungen der PatientInnen im Zusammenhang mit der Wundversorgung können zu einer erhöhten Schmerzerwartung führen.

Wenn der Verbandswechsel für PatientInnen mit Schmerzen verbunden ist, sollte die Reinigungs- und Verbandstechnik angepasst werden. Der Einsatz topischer Anästhetika oder Analgetika, evtl. in Gel-Form, oder bei Bedarf auch eine systemische Analgesie mindestens 30 Minuten vor dem geplanten Verbandswechsel kann angezeigt sein.

PatientInnen nehmen es auch als entlastend wahr, wenn die Pflegeperson anbietet, während eines längeren Verbandswechsels kurze Pausen einzulegen, wenn der Patient bzw. die Patientin dies wünscht. Während des Verbandswechsels ist darauf zu achten, dass die Wunde nicht unnötig lange offen bleibt, um Austrocknung und Auskühlung zu vermeiden.

Weitere schmerzreduzierende Maßnahmen sind das atraumatische Ablösen des Verbandes mit angewärmter Kochsalzlösung (0,9 %) und die Verwendung von Schaumstoffverbänden mit Ibuprofen (nach AVO).

Aussage von Frau Lechner:
„Das Schlimmste sind die Verbandswechsel, ich fürchte mich jeden Tag mehr davor. Schon am Abend habe ich Angst vor dem Verbandswechsel am nächsten Morgen."

Die Zeit des Verbandswechsels gestalten

Bei komplexeren Wundsituationen kann der Verbandswechsel eine längere Zeit in Anspruch nehmen. Dies kann für die PatientInnen mit einer hohen Belastung verbunden sein, und auch für die Pflegeperson kann der Verbandswechsel anspruchsvoll sein. Der Wechsel eines Verbandes stellt eine Pflegesituation dar, in der die Pflegeperson sich ganz und ausschließlich auf die jeweilige Patientin bzw. den jeweiligen Patienten konzentriert. Somit könnte diese Zeit auch bewusst als eine besondere Zeit der Zuwendung gestaltet werden. Die Nähe, die bei einem aufwändigen Verbandswechsel entsteht, macht es den schwer kranken Menschen oft leichter, über ihre Ängste zu sprechen.

Häufig nutzen die PatientInnen auch diese intensive Zuwendung, um aus ihrem Leben zu erzählen. Damit kann die Zeit des Verbandswechsels auch zu einer entspannten und besonders bedeutsamen Zeit werden.

Weitere Aussage von Frau Lechner:
„Wenn Schwester Brigitte den Verband wechselt, ist das ganz anders. Sie gibt mir davor immer ein Schmerzmittel, dann legt sie meine Lieblingsmusik auf und sorgt für einen angenehmen Duft im Zimmer. Beim Verbinden sprechen wir dann immer über die schönen Reisen, die mein Mann und ich gemacht haben, als ich noch gesund war. Das ist schön, und wenn ich weiß, dass Schwester Brigitte im Dienst ist, freue ich mich fast auf den Verbandswechsel."

Blutungen beim Verbandswechsel: Exulzerierende Tumorwunden haben eine hohe Blutungsneigung, deshalb muss für eventuelle Blutungen vorausgeplant werden. Es ist wichtig, die Verbände grundsätzlich nass abzulösen, eventuell durch Auflegen von in Salbeitee getränkten Kompressen. Es empfiehlt sich auch, Wunddistanzgitter auf die Wunde aufzulegen, um ein Festkleben des Verbandes möglichst zu verhindern. Bei leichter punktueller Blutungsneigung wirken Alginate blutstillend, auch Suprarenin® oder Cyklokapron®-Kompressen oder Sucralfat, topisch aufgebracht, sind hilfreich, um die Blutung zu stillen.

Aber auch verschiedene hämostatische Verbände, wie z. B. Kaltostat® und Tabotamp®, haben sich bei lokalen Blutungen bewährt, wie auch das Auflegen von in Salbeitee getränkten Kompressen. Weiters stehen stark saugfähige Gelatineschwämme, z. B. Spongostan®, oder blutungsstillende Wundpuder wie Arista® zur Verfügung.

Bei bestehender Blutungsneigung sollte im Sinne einer vorausschauenden Krisenplanung für eine eventuell auftretende größere Blutung ein Notfallset mit Adrenalin zur lokalen Anwendung und Midazolam nach AVO für auftretende Angst- und Paniksituationen im Zimmer bereitstehen. (Siehe Kapitel 9 Vorausschauende Notfall- und Krisenplanung)

Geruchsreduktion

Eine der größten Belastungen für die PatientInnen mit exulzerierenden Wunden stellt der Wundgeruch dar. Er entsteht durch den Zellzerfall in der Wunde und/oder durch eine Besiedelung der Wunde mit anaeroben Keimen.

> *„Es kommt direkt von der Brust in die Nase, ich rieche es ja, das ist schrecklich. Man kann diesen Geruch gar nicht beschreiben, es ist, als ob ich verwesen würde … Und ich habe das Gefühl, dass andere das auch riechen, ich schäme mich furchtbar! Deshalb versuche ich den Gestank mit parfümierten Taschentüchern zu überdecken …“*
>
> *(Aussage einer Patientin)*

Ein übler Geruch kann die Pflege erschweren und in besonderer Weise für die Angehörigen belastend sein. Durch unbehandelten Wundgeruch werden Intimität, Nähe und Sexualität unmöglich. Es ist daher im Sinne der Lebensqualität für die PatientInnen unerlässlich, belastenden Wundgeruch möglichst rasch zu reduzieren.
Um die Wirksamkeit der eingesetzten Maßnahmen zu überprüfen, kann eine Einschätzung der Geruchsintensität sinnvoll sein:

0 = kein Geruch wahrnehmbar

1 = Geruch wird nur von der Patientin/dem Patienten wahrgenommen

2 = wahrnehmbar in weniger als Armlänge von Patientin/Patienten

3 = wahrnehmbar in Armlänge von Patientin/Patienten

4 = im Raum wahrnehmbar

5 = wahrnehmbar im Haus, an der Abteilung

Maßnahmen zur Geruchsreduktion

- Spülung mit Metronidazol-Infusionslösung lokal, Lavasept® oder Prontosan® und Auflegen von in Metronidazol getränkten Kompressen (vgl. Clark 2002)
- Metronidazol-Gel bis 2 % (wird in der Apotheke hergestellt) kann mithilfe von Spritzen in tiefere Wundhöhlen eingebracht werden
- Bei sehr starker Geruchsbildung oder unzugänglichen Wundhöhlen kann eine systemische Gabe von Metronidazol hilfreich sein.
- Kompressen mit Chlorophyll-Lösung 2,5 % an der von der Wunde abgewandten Seite befeuchten, da es evtl. zu Wundreizungen kommen kann. Chlorophyll wirkt stark desodorierend und desinfizierend (vgl. Kern 2002). Cave: Lösungen ohne Konservierung innerhalb von drei Tagen aufbrauchen
- Metronidazol-Lösung mittels einer kleinen Sprühflasche auf die Wunde sprühen
- grüner Tee, lokal aufgebracht: Eine randomisierte, kontrollierte Studie belegt eine gleich effektive Geruchsreduktion wie durch Metronidazol (vgl. Lian et al. 2014).

- Kompressen mit gemörserten Carbo-animalis-Tabletten auflegen oder auf die trockenen Kompressen abschließend einen Teefilter mit gemörserten Kohlekompretten auflegen
- geruchsbindende Wundauflagen, z. B. Aktivkohlekompressen mit/ohne Silber
- lokale Behandlung mit medizinischem Honig (Medihoney®)
- Calciumalginat-Watte für Wundhöhlen
- silberimprägnierte Hydropolymerverbände
- Lavendelöl: 1–2 Tropfen auf den Verband
- Duftkissen mit Zitronen- oder Minzöl
- kurzfristiges (!) Abdecken der Wunde mit Haushalts- oder Klarsichtfolie. Mit dieser Technik ist es möglich, die Ausbreitung des Geruchs vorübergehend – zum Beispiel während eines Besuches – effektiv zu verhindern, bis oben beschriebene Maßnahmen greifen. Die Folie kann mittels Zinkcreme an den Rändern fixiert werden
- Bei zerfallenden gynäkologischen Tumoren hat sich eine Spülung mit einer Lösung aus 5 Tropfen Teebaumöl, 2 Esslöffeln Milch auf 250 ml Wasser zur Geruchsreduktion bewährt.

Maßnahmen zur Verbesserung der Raumluft

- gemörserte Aktivkohle, Kaffeepulver oder Soda, leicht angefeuchtet im Raum platzieren
- Rasierschaum oder Aceto Balsamico in einem Teller aufstellen
- Backpulver/Natron in einer kleinen Schale Wasser aufstellen
- Katzenstreu, leicht angefeuchtet, in einer Schale im Raum platzieren
- Salbeibündel räuchern
- Einsatz von katalytischen Lampen

Vorsicht bei der Verwendung von Duftlampen und Duftölen! Es kann zu einer üblen Geruchsmischung kommen, die noch belastender als der Wundgeruch sein kann. Am besten geeignet sind Zitrusdüfte, Bergamotte, Minze, Lavendel oder Patchouli. Die Wahl richtet sich immer nach den Vorlieben des Patienten bzw. der Patientin.

Starke Exsudation

Exulzerierende Tumorwunden können mitunter so stark sezernieren, dass mehrere Verbandswechsel täglich erforderlich sind. Dies bedeutet nicht nur eine hohe Belastung für die PatientInnen, durch einen permanent nassen Verband besteht auch die Gefahr einer Mazeration noch intakter Hautareale. Daher ist es wichtig, das Sekret bestmöglich aufzufangen und damit auch die Frequenz der Verbandswechsel zu reduzieren.

Zur Einschätzung der Exsudatmenge kann die folgende Tabelle dienen:

Tabelle 11
Einschätzung der Exsudatmenge

klein	Verband ist trocken.
wenig	Nur der Verband ist feucht.
moderat	Nur der Verband ist nass.
mittel	Verband ist feucht, Kleidung an einigen Stellen verschmutzt.
stark	Verband und Kleidung sind feucht.
sehr stark	Verband und Kleidung sind nass.
massiv	Verband und Kleidung sind durchtränkt.

Um auch größere Menge von Exsudat bestmöglich aufzufangen, haben sich folgende Strategien bewährt:

- Hydrokolloid-Verbände bei geringer Exsudatmenge
- Supraabsorber, Alginate, Schaumverbände bei größeren Exsudatmengen
- mehrere Verbandsschichten übereinander
- Inkontinenzmaterial (zugleich Geruchsbindung)
- Einsatz von Colostomie- und Urostomiebeutel
- in Ausnahmefällen Einsatz eines Vac-Systems (Abwägung von Nutzen und Belastung für die PatientInnen)
- Schutz des Wundrandes und der Umgebungshaut durch Zinkcreme, Polyacrylat-Hautschutzfilme oder Silikonöl

Dekubitus

Ein Dekubitus (Druckgeschwür) ist ein Bereich lokalisierter Schädigung der Haut und des darunter liegenden Gewebes, welches durch Druck, Scherkräfte, Reibung oder eine Kombination dieser Faktoren verursacht wurde. Trotz sorgfältiger Prophylaxe ist ein Dekubitus in der Palliativpflege manchmal nicht vermeidbar. Bei PalliativpatientInnen besteht meist ein schlechter Ernährungs- und Allgemeinzustand. Hinzu kommen häufig Fieber und Schwitzen sowie eine reduzierte Wundheilung. In diesem Zusammenhang beschreiben Langemo und Brown (2006), dass die Haut, als größtes Organ, in ihrer Funktion ebenso versagen kann wie jedes andere Organsystem des Körpers. Multiple pathophysiologische Faktoren und auch die Veränderungen im Sterbeprozess an sich können am Ende des Lebens zu einem nicht vermeidbaren Dekubitus führen (vgl. Edsberg et al. 2014).

Je nach Allgemeinzustand der PatientInnen und je nach Krankheitsphase müssen ein individueller Lagerungsplan und eine individuell angepasste Dekubitusprophylaxe erstellt werden. Abhängig vom aktuellen Gesamtzustand der PatientInnen kann eine konsequente Anwendung prophylaktischer Maßnahmen jedoch nur eingeschränkt möglich sein.

Inkontinenz-assoziierte Dermatitis oder Dekubitus?
Mitunter wird eine Inkontinenz-assoziierte Dermatitis nicht erkannt und als Dekubitus fehlinterpretiert. Bei einer Inkontinenz-assoziierten Dermatitis handelt es sich um eine irritative Kontaktdermatitis, die feuchtigkeitsbedingt bei Menschen mit Inkontinenz auftritt (vgl. Yates 2012). PatientInnen, die an einer Stuhl- und Harninkontinenz leiden, besitzen das höchste Risiko zur Entwicklung einer Inkontinenz-assoziierten Dermatitis, wobei flüssiger Stuhl im Gegensatz zu geformtem das Risiko nochmals erhöht (vgl. Beeckmann et al. 2015a). Die Hautveränderungen durch eine Inkontinenz-assoziierte Dermatitis sind Rötungen und Schwellung, oft auch mit brennenden Schmerzen.

Zur Unterscheidung einer Inkontinenz-assoziierten Dermatitis von einem Dekubitus können folgende Feststellungen herangezogen werden: Ohne eine bestimmte Zeit der Immobilität kann die Schädigung kein Dekubitus sein und ohne den Kontakt der Haut mit Urin und vor allem auch mit Stuhl kann die Hautveränderung keine Inkontinenz-assoziierte Dermatitis sein (vgl. National Pressure Ulcer Advisory Panel, European Pressure Ulcer Advisory Panel and Pan Pacific Pressure Injury Alliance 2014).

Bei allen PatientInnen mit Inkontinenz besteht das Risiko einer Inkontinenz-assoziierten Dermatitis. Zur Vermeidung dieser oft sehr schmerzhaften Hautschädigung ist es wichtig, den Hautkontakt mit Harn und/oder Stuhl möglichst zu verhindern. Dies gelingt, indem geeignete Hautschutzmittel als Feuchtigkeitsbarriere eingesetzt werden. Wenn aufsaugende Produkte verwendet werden müssen, sind offene Inkontinenzsysteme geschlossenen vorzuziehen. Liegt bereits eine Inkontinenz-assoziierte Dermatitis vor, sollte frühzeitig eine antimykotische Therapie nach AVO erfolgen (vgl. Beeckmann et al. 2015b).

PatientInnen in palliativen Situationen sind zahlreichen Belastungen ausgesetzt. In der Pflege dieser PatientInnen ist daher sorgsam darauf zu achten, dass sie nicht durch einen Dekubitus oder durch eine Inkontinenz-assoziierte Dermatitis zusätzlich belastet werden. Während einer Dermatitis relativ leicht vorgebeugt werden kann, ist die Entstehung eines Dekubitus leider nicht immer zu verhindern. Hat sich trotz aller (möglichen) präventiven Maßnahmen ein Dekubitus entwickelt, so gilt Ähnliches wie bei der Behandlung exulzerierender Wunden. Eine Heilung des Dekubitus wird in einer fortgeschrittenen palliativen Situation kein realistisches Ziel sein können, es gilt, andere Behandlungsziele zu definieren und dementsprechende Maßnahmen zu setzen:

- Verschlechterung der Wundsituation verhindern – soweit möglich
- Keimreduktion
- Geruchsreduktion
- Verbandstechniken so wählen, dass eine Belastung der PatientInnen durch häufig erforderliche Verbandswechsel vermieden wird

Ausgehend von der Vorgabe, dass sich alle medizinischen und pflegerischen Maßnahmen am Wohlbefinden der PatientInnen orientieren, gilt es, eine individuell angepasste Strategie zur Prophylaxe und zur Behandlung eines Dekubitus zu erstellen.

Bei fortgeschrittener Erkrankung kann ein häufiger Positionswechsel eine beträchtliche Belastung für die PatientInnen darstellen. Es empfiehlt sich daher, entsprechende Matratzen und Bettauflagen zu verwenden. Auch der Einsatz von Wechseldruck-Matratzen kann empfohlen werden, vorausgesetzt, sie sind geräuscharm und führen nicht zu einer Irritation der PatientInnen. In der Praxis bewähren sich wiederholte Mikrolagerungen, die – wenn sie sehr behutsam ausgeführt werden – keine Störung, selbst für schlafende PatientInnen, darstellen.

6.4 Übelkeit und Erbrechen

„Diese andauernde Übelkeit ist furchtbar, sie nimmt mir die Freude an allem, selbst über den Besuch meiner Enkelkinder kann ich mich nicht mehr freuen. So mag ich nicht mehr leben."

(Aussage eines Patienten)

Übelkeit: unangenehmes Gefühl, erbrechen zu müssen, oft verbunden mit vegetativen Begleiterscheinungen

Erbrechen: kraftvoller Ausstoß von Mageninhalt über erweiterten Ösophagus und Pharynx

Würgen: rhythmische Kontraktionen von abdomineller, Zwerchfell- und Interkostalmuskulatur

Übelkeit und Erbrechen werden meist gemeinsam genannt, sind jedoch voneinander zu unterscheiden. **Übelkeit** ist das subjektive Empfinden von Unwohlsein im Rachen und/oder in der Magengegend mit der Neigung zum Erbrechen. Sie kann in Verbindung mit Schwitzen, Speichelfluss, Blässe, Kopfschmerzen und Tachykardie auftreten und von leichtem Unwohlsein bis zu dem Gefühl, im nächsten Augenblick erbrechen zu müssen, reichen.

Erbrechen ist ein heftiger Ausstoß von Mageninhalt durch den Mund. Daran sind neben dem Magen-Darm-Trakt auch das Zwerchfell und die Bauchmuskulatur beteiligt. Erbrechen ist ein physiologischer Selbstschutzmechanismus des Körpers, mit dem er versucht, toxische Substanzen zu eliminieren.

Würgen wird durch spastische Kontraktionen des Zwerchfells und der Bauchmuskulatur verursacht. Während eine anhaltende Übelkeit von den Betroffenen das belastendste dieser Symptome darstellt, ist für Angehörige und auch für die Pflegepersonen das Erbrechen als sichtbares Symptom viel schwerer zu tolerieren als das subjektive Erleben von Übelkeit.

6.4.1 Ursachen von Übelkeit und Erbrechen

Tumorbedingt

- Beeinträchtigung des autonomen Nervensystems (**Gastroparese**)
- Obstipation
- **Obstruktion**, partiell oder komplett
- Hepatomegalie
- erhöhter Hirndruck
- metabolische Ursachen (**Leber-/Niereninsuffizienz**, Elektrolytstörungen, **Hyperkalzämie**, **Hyponatriämie**)

Therapiebedingt

- Chemotherapie (speziell als Spätfolge)
- Radiotherapie
- medikamentöse Therapie (z. B. Opioide, Antibiotika, Antidepressiva u. a.)

Opioidinduziert

Zu Beginn einer Schmerztherapie mit Opioiden kann es zu Übelkeit kommen. Diese Nebenwirkung hält etwa eine Woche an, deshalb wird meist prophylaktisch ein Antiemetikum für die erste Zeit der Schmerztherapie mit Opioiden verordnet.

Andere Ursachen

- **funktionelle Dyspepsie**
- Gastritis, Ulzera
- Urämie
- Obstipation
- Angst

Eine genaue Erfassung der Situation ermöglicht neben Rückschlüssen auf die mögliche Ursache der Übelkeit/des Erbrechens auch eine konkrete Planung lindernder Maßnahmen. Daher ist eine möglichst genaue Anamnese wichtig.

Wie bei einigen anderen Symptomen, etwa Schmerz oder Atemnot, kann Übelkeit Ausdruck eines psychosozial oder spirituell bedingten Leidens sein. Daher ist sehr achtsam hinzuhören, wenn die PatientInnen schildern, wann sich ihre Übelkeit verstärkt oder auch bessert, denn diese Schilderungen können wertvolle Hinweise auf die zugrunde liegende Ursache der Übelkeit bieten.

Gastroparese
Motilitätsstörung des Magens

Obstruktion
Verlegung oder Verschluss, etwa durch eine Geschwulst

Leber-/Niereninsuffizienz
nicht ausreichende oder ganz ausgefallene Funktion der Leber und Nieren

Hyperkalzämie
überhöhte Kalziumkonzentration im Blut

Hyponatriämie
Natriummangel

funktionelle Dyspepsie
Reizmagen; Bezeichnung für Beschwerden (Schmerzen, Sodbrennen, Völlegefühl)

6.4.2 Assessment und Anamnese von Übelkeit und Erbrechen

Übelkeit und Erbrechen müssen getrennt voneinander beurteilt werden. Eine Fremdeinschätzung der Übelkeit ist ungenau. Durch gezieltes Befragen der PatientInnen lassen sich die Intensität der Übelkeit und mögliche Ursachen beurteilen.

> Übelkeit und Erbrechen verstärken andere Symptome wie Schmerzen, Angst, Schlaflosigkeit und Unruhe.

Wichtige Fragen zum Assessment von Übelkeit

- Wann begann die Übelkeit?
- Besteht sie dauernd oder **intermittierend**?
- Gibt es auslösende Faktoren?
- Tritt die Übelkeit nach Einnahme bestimmter Medikamente auf ?
- Bestehen Magenschmerzen?
- Gibt es Schluckbeschwerden?
- Ist die Mundschleimhaut intakt? (Soor)
- Besteht eine Obstipation?
- Ist ein gesteigertes Durstgefühl wahrnehmbar? (Hyperkalzämie)
- Ist der Bauch weich, gespannt, druckempfindlich?
- Sind Darmgeräusche hörbar? Winde?
- Verursacht das Stehen Schmerzen im Bereich des Magens?

intermittierend
mit Unterbrechungen auftretend

Um die Intensität der Übelkeit zu erfassen, eignen sich eine visuelle Analog-Skala oder eine numerische Rating-Skala (ähnlich wie bei Schmerz):

Abbildung 2
Rating-Skala

0	1	2	3	4	5	6	7	8	9	10
keine Übelkeit										könnte nicht schlimmer sein

Assessment von Erbrechen

- Tritt das Erbrechen plötzlich, ohne vorherige Übelkeit, auf ?
- Sind die auslösenden Faktoren bestimmte Tätigkeiten oder Gerüche, oder tritt das Erbrechen nach Einnahme von bestimmten Medikamenten auf?
- Leidet der Patient oder die Patientin unter Husten, der das Erbrechen auslöst?
- Ist das Erbrochene unverdaut?
- Führt das Erbrechen zur Linderung der Übelkeit?

- Wie sind Frequenz, Dauer und Volumen des Erbrechens?
- Was ist der Zeitpunkt des Erbrechens? Erbrechen abends könnte auf einen Verschluss des Magenausganges hinweisen. Heftiges Erbrechen am Morgen in Verbindung mit Kopfschmerzen könnte ein Zeichen für erhöhten **intrakraniellen Druck** sein.
- Gibt es Geruch und Beimengungen wie helles oder dunkles Blut, Stuhl (Miserere), Gallenflüssigkeit?
- Gibt es Begleitsymptome? Treten Kopfschmerzen in Verbindung mit dem Erbrechen auf?

intrakranieller Druck
der Druck, der innerhalb des Schädels herrscht

Tabelle 12
Skala zur Erfassung von Erbrechen

Skala (Aulbert/Zech 1997) zur Erfassung von Erbrechen		
1	leicht	1- bis 2-mal
2	mittel	3- bis 5-mal
3	stark	5- bis 8-mal
4	sehr stark	> 8-mal

Für manche PatientInnen ist die Übelkeit ein weit belastenderes Symptom als das Erbrechen. Für Angehörige, aber auch für professionelle BetreuerInnen ist das Erbrechen als sichtbares Symptom schwerer zu tolerieren als das subjektive Erleben von Übelkeit.

6.4.3 Therapie

Die Behandlung von Übelkeit und Erbrechen hängt von der jeweiligen Ursache ab. Wenn nicht kausal behandelt werden kann, so wird je nach Auslöser ein entsprechendes **Antiemetikum** eingesetzt. Bei anhaltender Übelkeit werden mitunter auch verschiedene antiemetische Substanzen in Kombination eingesetzt.

Antiemetikum
Mittel gegen Erbrechen und Übelkeit

Zu den Grundlagen der Therapie von Übelkeit und Erbrechen zählt:

- korrigierbare Ursachen behandeln, z.B. Nebenwirkungen von Medikamenten, Obstipation, Husten, Hyperkalzämie
- bei fortgesetztem Erbrechen parenterale Gabe, in der Regel über i.v.- oder s.c.-Zugang oder auch als Suppositorium, denn eine bestehende Übelkeit führt zu einer Gastrostase und damit zu einer reduzierten Aufnahme oral verabreichter Medikamente

Es kommen häufig verschiedene antiemetische Substanzen zur Anwendung, die auch miteinander kombiniert werden können, um durch die Blockierung verschiedener **Neurotransmitter**-Rezeptoren eine bessere Wirkung zu erzielen. Nach klinischer Einschätzung und Festlegung der wahrscheinlichsten Ursache wird ein Antiemetikum entweder regelmäßig oder nach Bedarf verordnet. Bei anhaltender Übelkeit oder ständigem Erbrechen erfolgt die **parenterale** Gabe des verordneten Antiemetikums und eine

Neurotransmitter
biochemische Substanzen, die Informationen von einer Zelle zur anderen weitertransportieren; Rezeptoren nehmen diese Informationen auf

parenteral
unter Umgehung des Verdauungstraktes. Bei parenteraler Gabe werden Medikamente meist intravenös oder subkutan verabreicht.

Reevaluation nach vier Stunden, bei Bedarf auch eine Kombination mit einem weiteren Antiemetikum. Wenn Übelkeit und Erbrechen nach 72 Stunden deutlich gelindert sind, kann auf orale Medikation umgestellt werden.

Zur medikamentösen Symptomlinderung bei Übelkeit und Erbrechen werden folgende Substanzen eingesetzt:

- Prokinetika
- Neuroleptika
- Corticosteroide
- Antihistaminika
- Setrone
- Benzodiazepine
- Cannabinoide

Wie bei den meisten anderen Symptomen soll die Therapie bei Übelkeit und Erbrechen nicht nur medikamentös, sondern unter Einbeziehung pflegerischer Interventionen erfolgen.

6.4.4 Pflegerische Maßnahmen

Anhaltende Übelkeit und auch Erbrechen beeinträchtigen die Lebensqualität der PatientInnen massiv. Sie leiden nicht nur körperlich, sie sind durch diese Symptome auch in psychosozialer Hinsicht belastet. Es ist daher wesentlich, neben pharmakologischen Strategien auch verschiedene pflegerische Strategien zur Symptomlinderung einzusetzen:

- sicherstellen, dass die verabreichten Antiemetika in oraler/rektaler Form auch aufgenommen werden können, bei Bedarf ist eine parenterale Verabreichung der Antiemetika angezeigt
- Obstipation ausschließen
- auf Hirndruckzeichen achten
- Darmgeräusche überprüfen (Ileus)
- Nahrungsaufnahme: unangenehme Essensgerüche vermeiden, kleine Portion
- Angehörige entlasten; keinen Druck ausüben, dass die PatientInnen essen sollen
- sehr kleine Mahlzeiten (nicht mehr als zwei Mund voll pro Mahlzeit) auf großem Teller servieren
- Einsatz von Aromaölen wie Pfefferminz und Neroli
- Dufttuch mit Zitronen- oder Lemonöl anbieten
- Neroli- oder Pfefferminzkompressen auflegen
- Entspannung und Ablenkung bieten, um die Fixierung auf die Übelkeit zu mindern
- sorgfältige Mundpflege durchführen

- Massagen anbieten
- den Akupunkturpunkt Pe6 drücken
- warmes Kirschkernsäckchen auf den Solarplexus legen
- bei Erbrechen: sitzende Position oder Seitenlage; allgemeine Hilfestellung wie Nierenschale, Zellstoff und Abfallsäckchen in Reichweite halten sowie intensive Mundpflege ermöglichen

Pe6
Neiguan-Akupressurpunkt. Er befindet sich auf der Innenseite des Unterarmes, drei Finger breit unterhalb des Handgelenkes, zwischen den beiden Sehnen.

Solarplexus
Sonnengeflecht. Dieses Geflecht von Nervenfasern befindet sich im oberen Bauchraum unterhalb des Brustbeins (zwischen dem zwölften Brust- und dem ersten Lendenwirbel) bei der Bauchaorta.

Tipps für PatientInnen:

- zum Essen nur wenig trinken
- nach den Mahlzeiten ruhen
- sorgfältige Mundpflege durchführen
- kalte, kohlensäurehaltige Getränke werden meist eher toleriert als warme
- kleine Eiswürfel (eventuell aus Fruchtsaft) lutschen
- geriebener Ingwer mit Honig
- warmes Ginger-Ale trinken
- Aromaöle wie Pfefferminz und Neroli aufstellen
- Dufttuch mit Zitronen- oder Lemonöl anbieten
- Neroli- oder Pfefferminzkompressen auflegen
- Entspannung und Ablenkung
- den Akupunkturpunkt Pe6 drücken
- warmes Kirschkernsäckchen auf den Solarplexus legen

6.5 Delirantes Syndrom

„Es ist für uns alle furchtbar und kaum zu ertragen, unseren Vater so verwirrt zu erleben."

(Aussage von Angehörigen)

„Verwirrtheit ist eine unspezifische Beschreibung für Orientierungsstörungen, Aufmerksamkeits- und Wahrnehmungsstörungen, Gedächtnisstörungen und Sekundärsymptomen wie Reizbarkeit, Ratlosigkeit, Aggressivität. Verwirrtheit ist ein vielschichtiges, ‚verwirrendes' und häufiges Symptom. Verwirrtheit selbst ist jedoch keine therapeutisch relevante Diagnose, deshalb ist die Zuordnung zu einer klinischen Diagnose wichtig. Meistens handelt es sich dabei um ein delirantes Syndrom."

(Bausewein et al. 2004, S. 272)

Bis zu 90 % der PalliativpatientInnen entwickeln in den letzten Lebenstagen ein delirantes Syndrom. Dieses Delir gilt als einer der größten Stressoren für die Betroffenen, für ihre Angehörigen, aber auch für das Betreuungsteam (vgl. Bruera et al. 2009; Hosie et al. 2013). In der Terminalphase gilt das Auftreten eines Delirs mitunter auch als Vorbote des Todes. Mit dem Begriff „Delir“ werden verschiedene Verwirrtheitszustände beschrieben, zugleich ist dieser Begriff jedoch unscharf, weshalb sich der Begriff des deliranten Syndroms weitgehend etabliert hat. Im Folgenden werden die beiden Begriffe synonym verwendet.

Die Pflege und Betreuung von PatientInnen, die an einem deliranten Syndrom leiden, ist sehr personalintensiv und für die Pflegepersonen oft auch sehr belastend. Meist brauchen diese PatientInnen eine 1:1-Betreuung, was die zur Verfügung stehenden Ressourcen häufig übersteigt. Daher ist dieses Syndrom auch einer der häufigsten Gründe für eine palliative Sedierung (vgl. Maltoni 2012).

Jene PatientInnen, die sich im Nachhinein an erlebte Delir-Episoden erinnern können, berichten von der Erfahrung des Kontrollverlustes, einer plötzlich veränderten Wahrnehmung, von quälenden Halluzinationen und dem Gefühl des Nicht-gehört- und Nicht-verstanden-Werdens. Sie hätten sich hilflos und unfähig zu kommunizieren gefühlt und sie hätten oft das Bedürfnis gehabt, Distanz zu wahren, um sich zu schützen. (Vgl. Belanger 2011; Bruera 2009; Trojan 2014)

PatientInnen mit Demenz weisen ein etwa dreifach erhöhtes Risiko für die Entwicklung eines Delirs während der stationären Behandlung auf. Daher ist bei diesen PatientInnen nicht nur ein wiederholtes sorgfältiges Assessment, sondern vor allem auch eine umfassende Delir-Prävention besonders wichtig. (Vgl. Holtta et al. 2011)

Die Symptomatologie eines deliranten Syndroms zeigt eine starke intra- und interindividuelle Variation. Psychomotorische Störungen mit ausgeprägter Unruhe (Hyperaktivität) an dem einen Ende des Spektrums und reduzierter Antriebslage (Hypoaktivität) am anderen Ende können stark schwanken, und beide Prägnanztypen können sich in nicht vorhersehbarer Weise abwechseln. Generell ist ein Fluktuieren der Symptomatik in qualitativer und quantitativer Hinsicht mit luziden Intervallen charakteristisch. (Vgl. Lorenzl et al. 2012) Neben dem wechselnden Verlauf der Intensität der Symptome ist auch der plötzliche Beginn typisch für ein Delir. Damit kann es von anderen Formen kognitiver Beeinträchtigungen unterschieden werden.

Tabelle 13: **Unterscheidung Delir, Demenz, Depression**

	Delir	**Demenz**	**Depression**
Symptombeginn	akut	chronisch, schleichend	schleichend
Symptomdauer	Stunden bis Tage, selten Wochen, reversibel	fortbestehend, irreversibel	längerfristig
Tagesverlauf	fluktuierend, abends stärker	meist stabil	morgens schlechter
Aufmerksamkeit	gestört, hyperalert oder lethargisch	oft klar, wach	schwankend
Gedächtnis	verwirrt	spezifische Störung, Kurzzeitgedächtnis	Gedächtnislücken

Der Beginn eines deliranten Syndroms ist meist durch das Leitsymptom einer akut einsetzenden Orientierungsstörung gekennzeichnet. Zusätzlich kann eine erhöhte Ängstlichkeit, Unruhe und emotionale Labilität bei den PatientInnen beobachtet werden. Ein akut auftretendes Delir hat häufig einen identifizierbaren Auslöser, der in den 48 Stunden zuvor eintrat, das kann zum Beispiel auch eine Änderung in der Medikation sein. Speziell Substanzen mit **anticholinerger** Wirkung können ein delirantes Syndrom auslösen (vgl. Tune 2000).

anticholinerge Substanzen (Anticholinergika)
sind Stoffe, die den Hauptüberträgerstoff Acetylcholin im parasympathischen Nervensystem hemmen. Zu den Wirkungen der Anticholinergika zählen eine Verminderung des Speichelflusses, eine Weitung der Pupillen und eine Verminderung der Darmaktivität.

Diagnostische Kriterien eines Delirs nach ICD-10

- Störung von Bewusstsein und Aufmerksamkeit
- Konzentrationsfähigkeit sinkt, leichte Bewusstseinsminderung bis Koma
- Störung der Kognition
- veränderte Wahrnehmung, Halluzinationen (optisch, akustisch)
- Beeinträchtigung des Denkens, Desorientiertheit, Gedächtnisstörung
- psychomotorische Störungen
- Hypoaktivität/Hyperaktivität
- plötzlicher Beginn und fluktuierender Verlauf

Ein delirantes Syndrom ist potenziell, reversibel und meist gut behandelbar, vorausgesetzt, es wird erkannt. Denn sehr häufig werden die Symptome des deliranten Syndroms nicht entsprechend erkannt oder auch fehlinterpretiert. Beim deliranten Syndrom wird zwischen einem hyperaktiven und einem hypoaktiven Delir unterschieden. Häufig treten jedoch auch Mischformen auf, das bedeutet, dass sich Phasen von Hyper- und Hypoaktivität abwechseln. Während beim hyperaktiven Delir mit dem Auftreten von Unruhezuständen, vegetativen Entgleisungen sowie ungeduldigen und teilweise aggressiven Reaktionen die psychomotorische Aktivität gesteigert ist, steht beim hypoaktiven Delir eher eine generelle Verlangsamung mit ruhigem, apathischem Erscheinungsbild im Vordergrund (vgl. Lawlor et al. 2000). Daher werden hypoaktive Delirien sehr oft nicht erkannt oder als Rückzug oder als Depression fehlgedeutet. Trotzdem ist auch das hypoaktive Delir für die Betroffenen mit einem hohen Leidensdruck verbunden.

Wie könnten Sie in der Pflege ein hypoaktives Delir erkennen?

- **hyperaktives Delir:** wird eher erkannt, da es mit auffälligem Verhalten einhergeht. Es ist charakterisiert durch psychomotorische Unruhe bis hin zu Erregung, Agitiertheit, erhöhter Irritabilität, Halluzinationen, Ängsten und vegetativen Zeichen.
- **hypoaktives Delir:** tritt in der Terminalphase häufig auf, wird aber sehr oft nicht erkannt. Es ist gekennzeichnet durch Bewegungsarmut, Lethargie,

Somnolenz und wenig spontane Kontaktaufnahme. Halluzinationen und Desorientierung werden erst durch Befragen deutlich.

Zur Pathophysiologie und Ätiologie eines deliranten Syndroms nennen Morita et al. (2001, zit. nach Lorenzl 2012) **drei Hypothesen**:

1) Verschiedene Medikamente, speziell anticholinerge und dopaminerge Substanzen können delirante Effekte hervorrufen. Aber auch metabolische Störungen wie Hypoglykämie, eine Hypoxie oder eine Ischämie führen zu einer direkten Beeinträchtigung der neuronalen Funktion mit daraus resultierender Störung der Synthese beziehungsweise Freisetzung von Neurotransmittern. Insbesondere bei PatientInnen mit Mammakarzinom kann auch eine Hyperkalzämie zu einem Delir führen.

Zahlreiche Medikamente gelten als potenziell delirauslösend:

- Anticholinergika
- Atropin, Scopolamin
- Antibiotika, Penicilline, Cephalosporine
- Antihistaminika
- Antihypertensiva, Betablocker, Kalziumantagonisten
- trizyklische Antidepressiva
- Antipsychotika
- Benzodiazepine (auch bei Entzug)
- Barbiturate (auch bei Entzug)
- Antikonvulsiva
- Antiparkinsonmittel
- Antiarrhythmika
- Analgetika, wie Opioide, nichtsteroidale Antirheumatika
- Ketamin
- Cyclosporin
- Metoclopramid
- H2-Blocker
- orale Antidiabetika
- Steroide
- Digoxin
- Diuretika
- Zytostatika

Durch eine zunehmende Leber- oder Niereninsuffizienz können auch Medikamente, die bisher problemlos waren, plötzlich delirogen wirken.

2) Die Entzündungshypothese: Auch außerhalb des Gehirns auftretende Störungen können ein Delir auslösen, wie Entzündungen, Traumata oder chirurgische Eingriffe. Im Rahmen einer systemischen Entzündungsreaktion werden verstärkt **Zytokine** produziert, die durch die Aktivierung der Mikrogliazellen auch im Gehirn eine Entzündungsreaktion hervorrufen können. Aber neben dieser direkt neurotoxischen Wirkung können Zytokine auch eine Störung der Synthese und Freisetzung von Neurotransmittern hervorrufen. Diese Entzündungsprozesse spielen offenbar auch bei hirneigenen Erkrankungen (gemeint sind hier vorwiegend die neurodegenerativen Erkrankungen) eine Rolle.

Zytokine
Als Zytokine (auch: Cytokine; von altgriechisch κύτος, kýtos, „Gefäß", „Höhlung"; und kinos, „Bewegung") werden Proteine bezeichnet, die das Wachstum und die Differenzierung von Zellen regulieren. Zytokine dienen der Steuerung der Immunantwort. Sie werden von Makrophagen, B-Lymphozyten, T-Lymphozyten, natürlichen Killerzellen (NKs) und Fibroblasten gebildet.

3) Die Stresshypothese: Sie besagt, dass Stressfaktoren, die über das sympathische Nervensystem mit Freisetzung von Noradrenalin über die Hypothalamus-Hypophysen-Nebennierenrindenachse mit vermehrter Freisetzung von Glukokortikoiden wirken, ebenfalls zu einer Aktivierung von Gliazellen und damit zu einer neuronalen Schädigung führen können.

Aber auch psychosoziale Belastungen können von erheblicher Bedeutung sein, abrupte Veränderungen wie etwa eine Krankenhausaufnahme oder die Aufnahme in ein Pflegeheim können ein Delir triggern, ebenso wie mangelnde Zuwendung, unprofessionelle Pflegemaßnahmen, Reizdeprivation oder belastende Besuche. Ähnliches gilt für Zimmerwechsel und den Stress durch körperliche Untersuchungen, verschiedene diagnostische Maßnahmen oder zum Beispiel auch durch die Anlage eines Harnkatheters.

Weitere mögliche Ursachen für ein delirantes Syndrom:

- Schmerz ▸ Sehr häufig liegen einem Delir unzureichend behandelte Schmerzen zugrunde!
- Erschöpfung
- Trauma
- Angst, Depression
- Alkohol-/Nikotin-Entzug
- spirituelle Nöte
- Juckreiz
- Dyspnoe
- vorbestehende psychiatrische Erkrankungen
- unbequeme Lage
- Harndrang

Cave: „Harnverhalt ist ein häufiger Auslöser für ein Delir bei Menschen mit Demenz!"(Hasemann 2012, S. 6)

Assessment
Am Beginn eines deliranten Syndroms fällt oft ein Prodromalstadium auf. Der Patient bzw. die Patientin reagiert ungewohnt gereizt, mit auswei-

chend-verärgertem Verhalten, mit Rückzug und zunehmender Verwirrtheit. Diese emotionale Labilität, verbunden mit Ängstlichkeit und Unruhe, stellt ein häufiges Erstsymptom eines Delirs dar. (Vgl. Medicus 2006)

Das Risiko, ein delirantes Syndrom zu übersehen oder nicht als solches zu erkennen, ist hoch. Gründe sind u. a. die Fluktuation der Symptome im Tagesverlauf, aber auch Fehleinschätzung der Pflegepersonen in der Erkennung eines Delirs. Ein delirantes Syndrom wird als Überforderung wahrgenommen, häufig auch als Demenz verkannt. Im Gegensatz zur Demenz setzt ein Delir jedoch nicht schleichend, sondern innerhalb von Stunden bis Tagen ein. Daher ist ein fachgerechtes Assessment von besonderer Wichtigkeit.

Ein sehr bewährtes Assessment-Instrument zur Erfassung eines Delirs ist die Confusion Assessment Method (CAM). Von diesem Instrument steht auch eine spezielle Version für Intensivstationen zur Verfügung, das CAM-ICU (Confusion Assessment Method Intensive Care Unit).

Tabelle 14: **Confusion Assessment Method (CAM) – Kurzversion** (nach Hasemann et al. 2007; Inouye et al. 1990; Österreichische Gesellschaft für Geriatrie und Gerontologie 2017)

I	**Akuter Beginn und fluktuierender Verlauf**		
	a) Gibt es begründete Anzeichen für eine akute Veränderung des mentalen Status des Patienten/der Patientin?	nein	ja
	b) Fluktuiert das (veränderte) Verhalten während des Tages, d. h., hatte es die Tendenz, aufzutreten und wieder zu verschwinden, oder wurde es stärker und schwächer?	nein	ja
II	**Aufmerksamkeitsstörung**		
	Hatte der Patient/die Patientin Schwierigkeiten, seine/ihre Aufmerksamkeit zu fokussieren, z. B. war er/sie leicht ablenkbar oder hatte er/sie Schwierigkeiten, dem Gespräch zu folgen?	nein	ja
III	**Formale Denkstörung**		
	War der Gedankenablauf des Patienten/der Patientin desorganisiert oder zusammenhanglos, wie Gefasel oder belanglose Konversation, unklarer oder unlogischer Gedankenfluss oder unerwartete Gedankensprünge?	nein	ja
IV	**Veränderte Bewusstseinslage**		
	Wie würden Sie die Bewusstseinslage des Patienten/der Patientin allgemein beschreiben? wach – alert (normal)?	nein	ja
	Wenn nein: hyperalert (überspannt)? somnolent (schläfrig, leicht weckbar)? soporös – stuporös (erschwert weckbar)? Koma (nicht weckbar)?	nein	ja
Werden Kriterien Ia, Ib und II als vorhanden angegeben und dazu zumindest III oder IV bzw. beide, kann auf die Diagnose eines Delirs geschlossen werden.			

Ein weiteres gebräuchliches Assessment-Instrument zur Einschätzung eines deliranten Syndroms ist die Memorial Delirium Assessment Scale (MDAS; vgl. Lawlor et al. 2000).

In der Praxis hat sich auch die Einschätzung der Angehörigen als wertvoll erwiesen, denn sie erkennen Veränderungen im Verhalten des Patienten bzw. der Patientin meist sehr rasch. Daher ist die sogenannte Single Question in Delirum (SQiD) – die einfache Frage an die Angehörigen: „Kommt Ihnen Ihr Angehöriger verwirrter vor als zuvor?" – eine sehr bewährte Methode, um ein delirantes Syndrom möglichst frühzeitig zu erkennen (vgl. Sands et al. 2010).

Bei jeder akuten Veränderung des gewohnten Verhaltens und des üblichen Wachheitszustandes der PatientInnen sollte das betreuende Team an die Möglichkeit eines deliranten Syndroms denken.

Nicht nur ein unruhiges, agitiertes - hyperaktives - Verhalten kann ein Delir anzeigen, sondern auch ein plötzlicher Rückzug und lethargisches - hypoaktives - Verhalten.

Therapie
Für die Therapie eines Delirs ist ein möglichst frühzeitiges Erkennen wichtig, daher ist die Einschätzung der Pflegepersonen von größter Bedeutung. In der Pflege besteht ein kontinuierlicher und vielfach auch sehr enger Kontakt mit den PatientInnen, daher sind es auch meist die Pflegenden, die ein beginnendes Delir erkennen.

Wenn delirante Veränderungen festgestellt wurden, gilt es, nach Auslösern zu suchen und wenn möglich behandelbare Ursachen abzuklären. Bei akuter und den Patienten oder die Patientin sehr belastender Deliranz muss rasch gehandelt werden.

Grundsätzlich stellt sich aber die Frage, ob medikamentöse Interventionen erforderlich sind oder ob zunächst pflegerische Maßnahmen erfolgen sollen. Eine weitere zu klärende Frage könnte dann auch sein, welche Ziele der Therapie am wichtigsten sind:

- die Besserung der nächtlichen Schlafqualität oder
- die Reduktion der Agitiertheit, der Denkstörung und/oder der Halluzinationen.

Die medikamentöse Behandlung
Ist eine medikamentöse Therapie erforderlich, ist meist Haloperidol das Mittel der Wahl.

Oft werden auch Benzodiazepine wie Midazolam oder Lorazepam eingesetzt, wobei Benzodiazepine möglichst nicht alleine und nur bei massiver Unruhe und Agitation verabreicht werden, da sie unter Umständen einen paradoxen Effekt auslösen können. Wenn die Vermutung besteht, dass dem Delir eine massive Angstsymptomatik zugrunde liegt, kann ebenfalls der Einsatz eines Benzodiazepins indiziert sein. Dabei ist aber zu bedenken, dass Benzodiazepine als Substanzgruppe ihrerseits ebenfalls Delirien auslösen können.

Pflegerische Maßnahmen

Das wichtigste ist, für eine sichere Umgebung zu sorgen und die PatientInnen vor weiteren Stressfaktoren und Beunruhigungen zu schützen. Dazu gehört das Vermeiden von Schlafstörungen durch Routinehandlungen und aller invasiven Maßnahmen wie Blutentnahmen, die Anlage eines Dauerkatheters oder einer Infusion.

Hilfreich ist die Unterstützung der Orientierung durch ausreichendes Licht, eine Uhr oder auch durch Familienfotos und bekannte Gegenstände im Zimmer oder auf dem Nachttisch. Es ist auch darauf zu achten, dass Brille und/oder Hörgerät verfügbar sind, wenn der Patient bzw. die Patientin diese benötigt.

Wenn Sie an das Bett der PatientInnen treten, nennen Sie Ihren Namen und sprechen Sie in einfachen, kurzen Sätzen.

PatientInnen mit einem deliranten Syndrom bedürfen meist einer 1:1-Betreuung. Da dies im stationären Kontext häufig schwierig zu gewährleisten ist, empfiehlt sich die Einbeziehung von Angehörigen, von Sitzwachen oder ehrenamtlichen Diensten. Ruhige Präsenz und Berührungen durch vertraute Personen vermitteln Sicherheit und Orientierung.

Vorteilhaft sind eine konstante Betreuung und möglichst wenig Wechsel der Pflegepersonen. Die Kommunikation sollte auf Augenhöhe stattfinden. Alles, was den Patienten bzw. die Patientin ängstigt, muss vermieden werden – es darf kein Druck auf die ohnehin schon tief verunsicherten PatientInnen ausgeübt werden. Die PatientInnen sind auch in deliranten Phasen unbedingt ernst zu nehmen und eine respektvolle Haltung der Pflegepersonen sollte selbstverständlich sein.

Während einer Delir-Episode sollte jeglicher Umgebungswechsel vermieden werden; dies trifft in besonderer Weise auf PatientInnen im Pflegeheim zu. Bei Deliranz sollte eine Überweisung vom Pflegeheim ins Krankenhaus möglichst vermieden werden.

Besteht ein starker Bewegungsdrang, sollte nicht versucht werden, dieses Bedürfnis nach Bewegung zu hemmen – und eine Fixierung ist in jedem Fall zu unterlassen! Hilfreicher ist es, die PatientInnen in ihrem Bedürfnis nach Bewegung zu unterstützen, und vielfach wirkt es schon beruhigend, wenn der Patient bzw. die Patientin Bodenkontakt unter den Füßen spürt.

Durch jegliche Formen der Fixierung wird bei einem Menschen mit einem deliranten Syndrom Angst ausgelöst. Damit werden Deliranz und Unruhe, bis hin zur Panik, verstärkt.

Eventuell vorhandene Schmerzen müssen möglichst rasch erfasst und behandelt werden. Auch ein eventueller Flüssigkeitsmangel sollte ausgeglichen werden, soweit möglich. Stuhl- und Harnentleerungen sind zu überwachen, denn eine volle Blase und auch Stuhldrang führen häufig zu deliranten Veränderungen.

Beispiel

Herr Oberbauer leidet an einem fortgeschrittenen Gehirntumor. Im Nachtdienst fällt seine zunehmende Unruhe auf und im Laufe der Nacht wirkt er immer verwirrter. Er wehrt alle pflegerischen Maßnahmen ab, versucht immer wieder, das Bett zu verlassen, und er scheint kommunikativ nicht mehr erreichbar zu sein.

Es ist eine höchst stressvolle Situation – für den Patienten, aber auch für die Pflegepersonen. Am nächsten Morgen wird die aktuelle Medikation überprüft, es kann jedoch kein Auslöser für die Deliranz gefunden werden. Im Team wird vermutet, dass das Delir durch die tumorbedingten cerebralen Veränderungen bedingt ist. Dann stellt eine Pflegepraktikantin fest, dass Herr Oberbauer bereits seit neun Tagen keinen Stuhlgang mehr hatte, die Pflegepersonen hatten dies übersehen. Nach abführenden Maßnahmen und erfolgreicher Stuhlentleerung ist die Deliranz des Patienten fast schlagartig beendet.

Alle pflegerischen Handlungen sind in Ruhe durchzuführen und alle Maßnahmen sollten in einfachen, kurzen Sätzen erklärt werden. Als beruhigend haben sich auch Fußmassagen erwiesen, vorausgesetzt, der Patient bzw. die Patientin kann sie tolerieren.

Fußmassage-Mischung:
40 Tropfen Weihrauch + 40 Tropfen Kamille + 40 Tropfen Rose

Das Delir als ein sehr häufiges Symptom bei sterbenden PatientInnen kann eine Quelle großer Belastung und leidvoller Erfahrungen sein – nicht nur für PatientInnen, sondern auch für die Angehörigen (vgl. Wright et al. 2015). Die Angehörigen erleben oft Scham und Schuldgefühle aufgrund der „Verwirrtheit" des Patienten bzw. der Patientin. Daher kann es entlastend sein, sie darauf hinzuweisen, dass delirante Symptome meist Zeichen einer Funktionsstörung des Gehirns und nicht zwingend ein Zeichen für körperliches, psychosoziales oder spirituelles Leiderleben sind. Aber Angehörige leiden auch unter dem Zusammenbruch der Kommunikation, und da delirante Phasen als Widerspruch zum Konzept eines guten und friedvollen Sterbens verstanden werden, leiden sie in der Folge häufig auch unter einer erschwerten Trauer.

Diskussion

Wenngleich ein delirantes Syndrom also eine beträchtliche Leiderfahrung sowohl für die betroffenen PatientInnen wie auch für ihre Angehörigen bedeuten kann, so ist das, was als Deliranz gilt, nicht in jedem Fall behandlungsbedürftig. Denn es scheinen nicht alle PatientInnen unter dem, was als Delir erfasst wird, zu leiden. Dies ist von noch kommunikationsfähigen PatientInnen bekannt, die klar äußern, dass sie sich in diesen Situationen nicht belastet fühlen. Manches von dem, was sich als „delirantes Syndrom" manifestiert, kann durchaus auch Ausdruck anderer Phänomene des Sterbeprozesses sein. (Siehe auch Kapitel 5.3 Veränderungen im Sterbeprozess, Delirante Phänomene im Sterbeprozess)

Bei einem terminalen Delir und in der unmittelbaren Sterbephase kommt es häufig auch zu positiven Halluzinationen, zu Wahrnehmungen, die nicht angstbeladen sind, sondern möglicherweise zum Sterbeprozess des Menschen gehören. Der sogenannte „Granny's visit", womit Wahrnehmungen von bereits verstorbenen Bezugspersonen gemeint sind, ist nur ein Beispiel für durchaus entlastende, tröstliche Erfahrungen im Rahmen dessen, was als delirantes Syndrom gilt (vgl. Österreichische Gesellschaft für Geriatrie und Gerontologie 2017).

Derartige unerklärliche Phänomene im Sterbeprozess werden meist unterschätzt und von den professionell Betreuenden als Delir verkannt. Während erfahrene Palliativpflegepersonen meist recht gut zwischen einem Delir bzw. einer Halluzination und einem Sterbebett-Phänomen unterscheiden können (vgl. Brayne/Farnham/Fenwick 2006), fällt auf, dass diese Unterscheidung für Pflegepersonen aus anderen Kontexten sowie für Ärzte und Ärztinnen deutlich schwieriger ist.

Es ist daher bedeutsam, diese Erfahrungen Sterbender von behandlungsbedürftigen Delirien zu unterscheiden. In der Frage hinsichtlich des Erfordernisses einer medikamentösen Intervention muss das Leid-Erleben der PatientInnen handlungsleitend sein.

Vertiefung des Lernstoffes

Eine effektive Symptomkontrolle ist von größter Bedeutung. Deshalb gilt es, auf das biopsychosoziale und spirituelle Leiden der PatientInnen rasch und fachgerecht zu reagieren.

Eine sorgfältige Einschätzung der Situation sowie ein daran ausgerichtetes, passendes Pflegeangebot sollen Erleichterung bringen.

In Situationen von Unruhe und Deliranz ist es ganz besonders wichtig, für eine sichere, ruhige Umgebung zu sorgen und die Angehörigen entsprechend zu unterstützen.

1. Welche pflegerischen Maßnahmen zur Linderung der Mundtrockenheit kennen Sie?
2. Welche Pflegemaßnahmen können Sie zur Linderung von Atemnot anbieten?
3. Warum führt die Gabe von Sauerstoff nicht in jedem Fall zu einer Besserung der Atemnot?
4. Wodurch entsteht eine terminale Rasselatmung und wie kann dieses Atemgeräusch reduziert werden?
5. Welche Strategien zur Geruchsreduktion bei exulzerierenden Wunden kennen Sie?
6. Welche pflegerischen Maßnahmen können Übelkeit lindern?
7. Was sind mögliche Ursachen für terminale Unruhe und welche pflegerischen Interventionen gegen Unruhe können Sie anbieten?

Bausewein C., Remi C., Twycross R., Wilcock A. (2005): Arzneimitteltherapie in der Palliativmedizin. Urban & Fischer (Elsevier), München.
Dieses aus dem Englischen übersetzte Standardwerk der Palliativmedizin enthält übersichtliche und gut verständlich zusammengefasste Informationen zu allen praxisrelevanten Medikamenten. Eine Übersicht über die Nebenwirkungen und ihre Therapie machen dieses Buch auch für Pflegende zu einem hilfreichen Nachschlagewerk.

Bausewein C., Roller S., Voltz R. (2010): Leitfaden Palliative Care: Palliativmedizin und Hospizbetreuung. Urban & Fischer (Elsevier), München.
In diesem sehr praktischen Nachschlagewerk behandeln die AutorInnen alle häufig auftretenden Symptome in der Palliativbetreuung mit Vorschlägen für pharmakologische und pflegerische Interventionen zur Linderung.

Husebø S., Mathis G. (2017): Palliativmedizin. 6., Auflage. Springer, Wien.
Dieses Standardwerk bietet sehr gut dargestellte und fundierte Informationen für einen Überblick über Palliative Care, über Schmerztherapie, Ernährung, ethische Fragen und andere medizinische und pflegerische Aspekte. Durch die Praxisbeispiele ist es auch ein empfehlenswertes Buch für den Einstieg in Palliative-Care-Themen.

Knipping C. (Hg.) (2008): Lehrbuch Palliative Care. Huber, Bern.
Dieses Buch kann als das Standardwerk im deutschsprachigen Raum gelten. In den verschiedenen Kapiteln werden unter anderem Symptome, psychosoziale Themen und auch Spiritualität behandelt. Ein Buch, das für alle professionellen BetreuerInnen in Palliative Care unverzichtbar ist.

Neuenschwander H. et al. (2006): Palliativmedizin. Ein Handbuch für Ärztinnen und Ärzte. Schweizerische Krebsliga.
Hans Neuenschwander gibt in seinem Buch einen guten Überblick über effektive Maßnahmen zur Symptomkontrolle; auch für Pflegende sehr informativ.

7 Das Symptom Schmerz

„Ich habe weniger Angst vor dem Sterben als vor unerträglichen Schmerzen."
(Aussage einer Patientin)

Schmerz ist eines der wichtigsten Symptome in der Palliative Care, da dieses Phänomen zum einen die Lebensqualität eines Menschen sehr beeinflussen kann und zum anderen viele an unheilbaren Erkrankungen leidende PatientInnen zumindest zeitweise davon betroffen sind. In Palliative Care kann die Ursache der Schmerzen (z. B. tumorbedingte Schmerzen) oft nicht ursächlich behandelt werden. Das Ziel der Schmerztherapie ist dann eine möglichst effektive Reduktion der Schmerzen, auch bei fortschreitender Erkrankung. Pflegepersonen können im Hinblick auf die Schmerzkontrolle einen wesentlichen Beitrag leisten und müssen sich dieser Verantwortung bewusst sein.

Es ist nicht einfach, das Phänomen Schmerz allgemeingültig zu beschreiben, da Schmerz nichts Objektives ist, sondern von jedem Menschen unterschiedlich und einzigartig erlebt und verspürt wird.

> Schmerz ist immer ein subjektives Empfinden.

„Schmerz ist, was der Patient als Schmerz empfindet,
nicht, was der Helfer befindet."
(Österreichische Krebshilfe)

7.1 Das Schmerzerleben

7.1.1 Bedeutung des Schmerzes

Der Schmerz dient als wichtiges Warnsignal. Würden wir keine Schmerzen empfinden, würden wir z. B. im Schlaf keine Lageveränderung vornehmen oder die Hand von der heißen Herdplatte nicht reflexartig zurückziehen. Wir hätten auch keine Motivation, Grundlegendes an unserem Verhalten zu verändern, um krankhaften Veränderungen vorzubeugen (z. B. ergonomisches Arbeiten).

7.1.2 Einteilung der Schmerzen nach Entstehungsort

Der menschliche Körper verfügt über eine große Anzahl von Schmerzrezeptoren (= Nozizeptoren) in fast allen Geweben (Ausnahme: Zentralnervensystem, Knochen, Zahnschmelz). Wird ein Gewebe geschädigt, kommt es zu einer Freisetzung chemischer Stoffe (z. B. Serotonin, Bradykinin, Histamin, Prostaglandin E), welche die Nozizeptoren erregen. Diese wandeln die chemischen Stoffe in Schmerzimpulse um und leiten sie über das Rückenmark zum Gehirn:

- zum Hirnstamm
- zur Formatio reticularis/Thalamus: die Aufmerksamkeit wird erhöht
- zur Großhirnrinde: der Schmerz wird bewusst und quantitativ bewertet
- zum limbischen System: Das ist das Zentrum der Gefühle, es interpretiert die emotionale Bedeutung und qualitative Bewertung des Schmerzes.

Formatio reticularis
ein lebenswichtiges Schaltzentrum im Gehirn, das u. a. auch für Atmung zuständig ist

Die Schmerzmeldung an das Gehirn funktioniert über verschiedene Möglichkeiten:

Nozizeptorschmerzen
Schmerz wird hier durch die Reizung von Schmerzrezeptoren erzeugt (wie oben beschrieben). Der Entstehungsort des Schmerzes entspricht auch dem Schmerzort.

Der **somatische** Schmerz geht von den Schmerzrezeptoren der Haut, dem Bindegewebe, der Skelettmuskulatur und den Gelenken aus. Entsteht Schmerz an oberflächlichen Körperstellen (z. B. Nadelstich an der Haut), so wird er hell wahrgenommen, und es ist genau zu spüren, wo der Schmerzreiz herkommt. Liegt der Schmerzreiz tiefer (z. B. Meniskusverletzung), ist die Wahrnehmung des Schmerzes dumpf und nicht so gut lokalisierbar.

Der **viszerale** Schmerz entsteht durch Reizung der Schmerzrezeptoren in den inneren Organen des Brust-, Bauch- und Beckenraumes. Er lässt sich schwer lokalisieren und kann sich drückend und ziehend, mitunter auch krampfartig (durch rasche und starke Dehnung der Hohlorgane, z. B. bei einer Gallenkolik) anfühlen.

Neuropathische Schmerzen
Im Unterschied zum nozizeptiven Schmerz wird hier Schmerz durch die Reizung der Nerven des zentralen oder peripheren Nervensystems erzeugt. Der Entstehungsort des Schmerzes entspricht nicht dem Schmerzort. Das schmerzleitende System ist also selbst direkt betroffen. Nervenschmerzen äußern sich entweder

- als Attacken: einschießend, schneidend, stechend, oder
- als Dauerschmerz: brennend und bohrend.

7.1.3 Einteilung der Schmerzen nach Zeit

Akute Schmerzen
Das sind Schmerzen, die kürzer als drei Monate andauern und ein voraussichtliches Ende haben.

Chronische Schmerzen
Sie halten lange an (drei Monate oder länger). Der chronische Schmerz kann dauerhaft oder in Form von immer wieder auftretenden Schmerzen (z. B. Migräne) erlebt werden.

Beim chronischen Schmerz wird die Schmerzschwelle gesenkt und die Rezeptoren im Rückenmark (am Hinterhorn des Rückenmarks) verstärken allmählich die Übertragung von Schmerzreizen an das Gehirn. Bereits sehr leichte Reize können dann die Schmerzempfindung für die PatientInnen drastisch erhöhen und es wird schwer, diese Reaktion schmerztherapeutisch wieder zu löschen.

Bei chronischen Schmerzen kann sich der Schmerz zu einer eigenständigen Krankheit (= **Schmerzkrankheit**) entwickeln.

Phantomschmerz

PatientInnen mit lang andauernden oder wiederholten Schmerzen zeigen eine zunehmend geringere Schmerztoleranz!

Tabelle 15: **Charakteristika des akuten und des chronischen Schmerzes** (Müller-Mundt 2005, S. 47)

akuter Schmerz	**chronischer Schmerz**
Warnfunktion: Auslösen von Vermeidungs- und Schutzreflexen, Schonhaltung	Warnfunktion ist verloren gegangen. Der Schmerz wird von einem Krankheitssymptom zur eigenen Krankheit.
Dauer: Stunden bis Tage	Dauer: Monate bis Jahre
örtlich begrenzt, gut lokalisierbar	diffus, schlecht lokalisierbar
kausale Behandlung möglich, gute Prognose	Therapie schwieriger, schlechte Prognose
Behandlungsziel: Schmerzfreiheit	Behandlungsziele: bessere Schmerzverarbeitung, besserer Umgang mit dem Schmerz, Erhöhung der Lebensqualität

7.1.4 Durchbruchschmerz

Auch wenn die Schmerzen mit regelmäßiger Schmerztherapie im Allgemeinen gut unter Kontrolle sind, so kann es doch immer wieder zu Durchbruchschmerzen kommen. Das können Belastungsschmerzen, also Schmerzspitzen aufgrund bestimmter Auslöser wie Husten, bestimmter Bewegungen, aber auch im Rahmen von Umbetten oder Verbandswechseln sein. Spontan auftretende, gänzlich unvorhersehbare Schmerzen ohne erkennbare auslösende Faktoren sind jedoch die häufiger auftretende Form von Durchbruchschmerz (vgl. Svendsen et al. 2005).

Diese spontan auftretenden Schmerzen ängstigen die PatientInnen, sie erschüttern das Vertrauen in die Schmerztherapie und deshalb ist es wichtig, dass Pflegende vorab für diese Situationen die zusätzliche Verordnung eines rasch wirksamen Schmerzmittels haben. In der Praxis sind diese situationsbezogenen und vorausschauenden Verordnungen jedoch längst noch nicht Standard. So zeigte eine deutsche Studie, dass 85 % aller PatientInnen mit Durchbruchschmerz nicht mit schnell wirksamen Opioiden behandelt werden (vgl. Bertram et al. 2010). Es ist daher von besonderer

Bedeutung, dass Pflegepersonen auftretende Durchbruchschmerzen sehr ernst nehmen, sie sorgfältig dokumentieren und im Sinne einer vorausschauenden Planung vorab die ärztliche Verordnung eines schnell wirksamen Analgetikums einholen.

7.1.5 Theorien zur Schmerzmodulation

Die Gate-Control-Theorie
Vereinfacht ausgedrückt, gründet diese Theorie auf der Annahme, dass Informationen aus anderen Nervenfasern (z. B. für Temperaturempfindungen oder Berührungsempfindungen über die Haut) mit den Informationen der Schmerzimpulse konkurrieren, da unser Gehirn nur eine beschränkte Anzahl von Informationen auf einmal verarbeiten kann.

Trotz einiger Kritik an der vereinfachenden bildlichen Darstellung der Gate-Control-Therapie von Melzack und Wall (1965) zeigt sie doch, dass nicht alle Reize das Tor zur Bewusstwerdung gleichzeitig passieren können. Damit wird auch die Wirksamkeit pflegerischer und nichtmedikamentöser Interventionen in der Schmerztherapie erklärt.

Die Schmerztoleranz
Als Schmerztoleranz wird das Ausmaß an Schmerzen bezeichnet, das ein Mensch ertragen kann (vgl. McCaffery 1997). Die Schmerztoleranz ist individuell und von vielen verschiedenen Faktoren abhängig, sie unterliegt auch tageszeitlichen Schwankungen.

In diesem Zusammenhang soll noch einmal auf die biopsychosoziale und spirituelle Gesamtheit des Menschen hingewiesen werden. Da die verschiedenen Ebenen ganz eng miteinander verwoben sind, kann eine Intervention auf der psychischen, auf der sozialen oder auf der spirituellen Ebene einen wesentlichen Einfluss auf die biologische Ebene, zum Beispiel auf die Schmerzwahrnehmung, haben. Die Schmerztoleranz wird also auch weitgehend durch die psychosoziale Verfasstheit der PatientInnen beeinflusst.

7.1.6 Was das Schmerzerleben beeinflusst

Die Subjektivität des Schmerzerlebens wird deutlich, wenn man die Einflussfaktoren näher beleuchtet. Im Folgenden werden einige Einflussfaktoren beispielhaft dargestellt.

- **Sozialer/kultureller Hintergrund**: Wie war der Umgang mit Schmerz in der Kindheit? Wie habe ich gelernt, mich zu verhalten, und welches Verhalten haben meine Bezugspersonen gezeigt (Zähne zusammenbeißen oder Trost)? Die eigenen Schmerz-Lerngeschichten der professionellen BetreuerInnen aus Pflege und Medizin spielen in ihrer Haltung SchmerzpatientInnen gegenüber eine entscheidende Rolle. In welchen Situationen und in welcher Form ist es in der eigenen Kultur angebracht,

Schmerz zu zeigen? Kann ein alter Mann, der zeit seines Lebens ‚tapfer' sein musste, sich zugestehen, seine Schmerzen zu äußern?

- **Persönlichkeit und persönliche Einstellung zu Schmerzen:** Jeder Mensch hat im Laufe seines Lebens unterschiedliche Strategien im Umgang mit Schmerz entwickelt. Diesen individuellen Strategien ist mit Respekt zu begegnen. Was für die Pflegeperson eine bewährte Möglichkeit in der Bewältigung von Schmerzerleben darstellt, kann sich für den Patienten oder die Patientin ganz anders darstellen.
- **Die Bedeutung der Schmerzen:** Es hat einen entscheidenden Einfluss auf das Schmerzerleben, ob Betroffene den Schmerz mit dem Fortschreiten der Erkrankung in Zusammenhang bringen oder den Schmerz als Strafe (Folge von Fehlverhalten) erleben bzw. Schuldgefühle haben. Es ist so zu verstehen, dass Schuldgefühle das Schmerzempfinden verstärken können (z. B.: Ein alkoholisierter Autofahrer tötet Menschen durch einen Verkehrsunfall. Sein Schmerzempfinden kann durch seine damit verbundenen Schuldgefühle erhöht sein).
- **Schwankungen:** abhängig von Tageszeit, emotionalem Befinden in verschiedenen Situationen, Wetter, Schwankungen des vegetativen Nervensystems
- **Angst und Schmerz:** Angst verstärkt die Schmerzwahrnehmung. Angstlindernd zu handeln, bedeutet in pflegerischer Hinsicht vor allem, den PatientInnen Sicherheit zu geben. Es ist sehr wichtig, die Angst des Patienten oder der Patientin wahrzunehmen und auch ernst zu nehmen sowie verlässlich und für die PatientInnen nachvollziehbar zu handeln. Einfache Erledigungen, wie z. B. die versprochene Einreibung, müssen verlässlich durchgeführt werden. Die PatientInnen müssen darauf vertrauen können, dass Pflegepersonen da sind, wenn sie sie brauchen, und dass ihre Ängste auf ein offenes Ohr treffen und verstanden werden.

Schmerz ist **kein** ausschließlich körperliches Phänomen, sondern weist immer eine – zum Teil sogar erhebliche – psychische Komponente auf. Daher ist Schmerz immer ein subjektives Erlebnis, das – beeinflusst von Herkunft, Erziehung, Religion und Umwelt – von Person zu Person unterschiedlich empfunden wird (vgl. Beubler 2008, S. 4).

Können Sie sich noch erinnern, wie Sie sich als Kind oder Jugendliche/r bei Schmerzzuständen verhalten haben? Welche Verhaltensweisen wurden von Ihnen erwartet? Wie haben Ihre Bezugspersonen auf Ihre Schmerzäußerungen reagiert?

Das Schmerzgedächtnis

Bei starken Schmerzreizen wird Glutamat in großen Mengen im Rückenmark freigesetzt, was nicht nur zu einer kurz andauernden Erregung der

Hinterhornneurone führt, sondern auch lang anhaltende Veränderungen im Gehirn und im Nervensystem induzieren kann. Das bedeutet, dass intensive, wiederholte und länger andauernde Schmerzen Spuren im Gehirn hinterlassen. Diese Erinnerungsspuren haben zur Folge, dass durch den wiederholten Schmerzreiz eine Art Spontanaktion der Zellen erfolgt und es letztlich zu Schmerzwahrnehmungen ohne Schmerzreiz kommen kann. Deshalb ist es wesentlich, chronische Schmerzen möglichst rasch zu behandeln.

Zu bedenken ist (vgl. Heinke/Sandkühler 2010):

- Das Schmerzgedächtnis bildet sich relativ rasch aus.
- Anhaltende/wiederholte Schmerzen verändern Neuronen oder auch ganze Hirnareale – es kommt gleichsam zu einer Umprogrammierung –, sie senden und verstärken selbstständig Schmerzsignale.
- Die PatientInnen verspüren Schmerzen, die oft nicht durch körperliche Veränderungen erklärbar sind, und es kann zu Hyperalgesie kommen.

7.1.7 Schmerzdimensionen

Schmerz ist immer ein multidimensionales Geschehen. Das bedeutet, dass das Phänomen Schmerz für den Menschen immer auf mehreren Ebenen (siehe unten) erfahren wird. In der Pflege ist dieser Blickwinkel durchaus üblich, da Pflegemodelle den Menschen als physisches, psychisches, soziales und spirituelles Wesen begreifen, das diese vier Bereiche in sich vereint, wobei sich die Bereiche wechselseitig beeinflussen. Der Mensch in seinem Schmerz wird in dieser Gesamtheit erfasst und nicht auf einen Bereich (wie z. B. nur auf den körperlichen) reduziert.

Im Folgenden werden die vier Dimensionen oder Ebenen zur Erklärung schematisch getrennt, obwohl sie natürlich auf das Engste miteinander verwoben sind:

Körperliche Dimension
Auf dieser Ebene wird das Schmerzgeschehen über den Körper wahrgenommen. Aber: Es gibt keinen rein körperlichen Schmerz, denn immer sind die PatientInnen dadurch auch mehr oder weniger seelisch und sozial und eventuell auch spirituell beeinträchtigt.

Psychische Dimension
Der Schmerz wird ausgelöst und verstärkt u. a. durch Ungewissheit, Ängste, Schuldgefühle, Trennungssituationen und erlebte Enttäuschungen.

Soziale Dimension
Schmerz kann ausgelöst werden z. B. durch Angst vor Einsamkeit, durch veränderte soziale Rollen innerhalb der Familienstruktur, durch die Sorge um die Angehörigen. Anhaltender, chronischer Schmerz ist eine einsame Erfahrung, denn PatientInnen, die ‚immer' Schmerzen haben, erhalten erfahrungsgemäß zunehmend weniger Zuwendung ihrer näheren Umgebung.

Beispiel

Ein Patient, der bislang die Rolle des starken, beschützenden Vaters eingenommen hat, verändert sich durch seine tödliche Krankheit in seiner Rolle und wird zum hilfsbedürftigen, in manchen Bereichen abhängigen Menschen. Die Tochter ist nun in der Situation, sich schützend gegenüber dem Vater zu verhalten. Oft ist den Betroffenen nicht bewusst, dass dieser Mechanismus auch schmerzhaft für sie sein kann, da er nicht so einfach erkennbar ist.

Spirituelle Dimension

Der Mensch wird als eine Einheit von Körper, Seele und Geist verstanden. Bei religiösen und spirituellen Fragen geht es um Fragen hinsichtlich der Sinnhaftigkeit des eigenen Lebens oder um die eigene Lebensbilanz. Es geht um Zukunftsängste und um die Frage, was nach dem Tod kommt. Diese Fragen können schwer kranke Menschen nicht nur intensiv beschäftigen und sehr belasten, sie können sich auch schmerzverstärkend auswirken.

> *„Es ist nie richtig, zu sagen, Schmerz sei körperlich.*
> *Es ist genauso wenig richtig, zu sagen, er sei psychisch.*
> *Es ist immer ein ‚sowohl–als auch'."*
>
> *(Husebø 1999, S. 37)*

„Total pain"

Cicely Saunders hat diesen Begriff geprägt und meinte damit die Gesamtheit des Schmerzes und Leidens, die Menschen erfahren können, auf allen Ebenen. Jenseits von körperlichem Schmerz kann tiefes Leid durch schmerzliche Verluste, Einsamkeit, Hoffnungslosigkeit und Ängste auftreten.

„Total pain" ist eine Erfahrung von unendlichem, sinnlosem Leiden, das Isolation und tiefste, existenzielle Verzweiflung zur Folge hat (Saunders 1969). Dieser umfassende (totale) Schmerz lässt sich durch die Gabe von Analgetika kaum beeinflussen.

„Total pain", als globales Leid, umfasst auch den Trennungsschmerz des schwer kranken und sterbenden Menschen, der Abschied nehmen muss von seiner Umwelt, seiner Vergangenheit, Gegenwart und Zukunft und seiner eigenen, bisher erlebten Personalität (vgl. Müller 2006). Pflegende können diesem Leid begegnen, indem sie es mit den PatientInnen ‚mit'aushalten und, wenn es keine Linderung zu geben scheint, sich nicht distanzieren, sondern die Kranken in ihrem Bedürfnis nach Beistand, Wertschätzung, Respekt und Sicherheit unterstützen. Das gemeinsame Aushalten unabänderlicher Situationen schafft häufig eine vertrauensvolle Nähe, die an sich schon hilfreich für die leidenden Menschen ist. In leidvollen Situationen nicht allein gelassen zu werden, ist existenziell wichtig für die PatientInnen. Es kann dabei nicht um ein rasches Lösen des Problems gehen, auch nicht um Ablenkung. Es geht vielmehr um ein solidarisches Verstehen, um eine Wiedergabe des Verstandenen, um Anteilnahme und Mitgefühl.

7.2 Aufgaben der Pflege in der Schmerztherapie

Die Angst vor Schmerzen übersteigt bei vielen PatientInnen die Angst vor dem Sterben. Vor allem betrifft dies chronische, wiederholt auftretende Schmerzen, denen sich die Kranken oft hilflos ausgeliefert fühlen. In der Betreuung von Menschen am Lebensende müssen wir davon ausgehen, dass mindestens 50 % der Betroffenen an „mittelstarken bis starken" Schmerzen leiden.

Das Schmerzerleben stellt ein multimodales und individuelles Geschehen dar und es beinhaltet neben der sensorischen Komponente immer auch kognitive, vegetative, motorische sowie kulturelle und spirituelle Komponenten (vgl. Büche 2006). Somit ist Schmerz nie ein ausschließlich körperliches Phänomen, sondern weist immer eine, zum Teil sogar erhebliche, psychische Komponente auf. Eine wirksame Schmerztherapie ist daher nur selten ausschließlich pharmakologisch, sondern sie setzt auf mehreren Ebenen an.

Am Erfolg einer Schmerztherapie sind Pflegepersonen maßgeblich beteiligt. Zu den pflegerischen Aufgaben im Rahmen der Schmerztherapie gehören zunächst die Erfassung und Einschätzung des Schmerzes sowie die wiederholte Überprüfung der Wirksamkeit der aktuellen Schmerztherapie. Laut Krankenpflegegesetz (§ 14 und 15 GuKG) liegt das Schmerzassessment vor allem in der Verantwortung der Pflege. Auch in der Gesetzesnovelle zum § 22b Palliativversorgung werden die „Erhebung und Beurteilung von Intensität und Verlauf der Symptome sowie die kontinuierliche Symptomlinderung im gesamten Krankheitsverlauf" als pflegerische Aufgabe angeführt.

Doch längst nicht in allen Kontexten, in welchen PalliativpatientInnen betreut werden, wird ein systematisches Schmerzassessment durchgeführt. Ein unzureichendes oder fehlendes Schmerzassessment kann dazu führen, dass die Schmerzen von chronisch und terminal Kranken vielfach unterschätzt oder sogar übersehen werden. Damit werden die PatientInnen vermeidbaren Leidenssituationen ausgesetzt, ihre Lebensqualität wird enorm beeinträchtigt.

Zu den Aufgaben der Pflege im Rahmen der Schmerztherapie zählen:

- Erfassung des Bedarfs einer Schmerzbehandlung
- frühzeitige Information des Arztes/der Ärztin über Schmerzen und veränderte Schmerzsituationen
- Ausführung ärztlicher Anordnungen zur Einleitung oder Anpassung der Schmerztherapie
- Sicherstellung einer zeit- und fachgerechten Applikation von Schmerzmitteln: Besonders häufig kommt es bei der transdermalen Verabreichung, bei den Schmerzpflastern, zu Fehlern. Hier wird oft nicht berücksichtigt, dass durch den Mangel an Unterhaut-Fettgewebe, eine mangelhafte Durchblutung oder eine sehr reduzierte Herz-Kreislauf-Situation der

Wirkstoff des Schmerzpflasters meist nur unzureichend resorbiert werden kann. Auch in der unmittelbaren Sterbephase gilt eine transdermale Schmerztherapie daher als eher unzuverlässig.

- Prophylaxe und Erfassung von Nebenwirkungen
- Überwachung des Therapieerfolges

Das Erleben von Schmerz beeinflussen sowohl somatische als auch psychologische und soziale Faktoren. Aufgrund dieser Fülle der beitragenden Faktoren gestalten sich die Diagnostik, die Klassifikation und letztlich auch die Dokumentation in der Schmerzbehandlung besonders facettenreich und schwierig. Der Nachweis kann nur durch eine standardisierte Vorgehensweise mit validierten Instrumenten, durch genaue Dokumentation der therapeutischen Strategien und eine differentielle Beurteilung der Behandlungseffektivität gelingen.

7.3 Die Schmerzeinschätzung (Schmerzassessment)

Nur die Betroffenen selbst können beurteilen, wie stark ihr Schmerz ist!

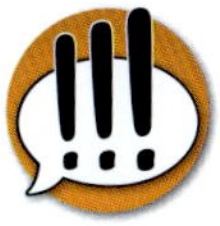

Dies ist der wichtigste Grundsatz in der Schmerztherapie, und daraus ergibt sich nicht nur die unbedingte Verpflichtung, die Aussagen der PatientInnen sehr ernst zu nehmen, sondern auch die PatientInnen als ExpertInnen für ihren Schmerz anzuerkennen.

Wenn verschiedene Personen den Schmerz eines Patienten oder einer Patientin einschätzen sollen, kommen sie zu ganz unterschiedlichen Ergebnissen, nicht zuletzt durch ihren eigenen Umgang und ihre persönlichen Erfahrungen mit Schmerz. Das eigene Verhalten zum Maßstab zu erheben, wäre hier ein großer Fehler. Neigt man beispielsweise selbst dazu, Schmerz auszuhalten, ‚die Zähne zusammenzubeißen', kann man Gefahr laufen, dieses Verhalten auch von den PatientInnen zu erwarten und jemanden, der über Schmerzen klagt, innerlich zu verurteilen.

Schreiben Sie bitte in Stichworten auf, welches Verhalten Sie von Ihrem Umfeld erwarten, wenn Sie selbst unter Schmerzen leiden. Vergleichen Sie Ihre Bedürfnisse in dieser Situation mit denen Ihrer KollegInnen. In der Praxis werden Sie feststellen, dass Menschen in Schmerzzuständen ganz unterschiedliche Erwartungen an ihr Umfeld haben.

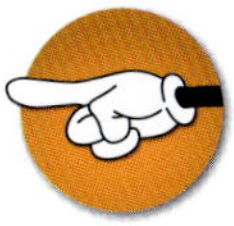

Beim Schmerzassessment kann zwischen einem **initialen** und einem **kontinuierlichen** Assessment unterschieden werden. In einem initialen Schmerzassessment in Form eines Anamnesegespräches werden die Erfahrungen, Einstellungen und Erwartungen des Patienten bzw. der Patientin ermittelt (vgl. Thomm 2011, S. 14).

Beim Schmerzassessment geht es um die momentane Einschätzung der Schmerzsituation eines Patienten oder einer Patientin. Dieser Aufgabenbereich obliegt dem ärztlichen und vor allem dem pflegerischen Personal, da beiden diese Einschätzung als Grundlage für die weitere Maßnahmenplanung dient. Es ist wichtig, dass beide Berufsgruppen in diesem Bereich gut zusammenarbeiten und sich dieser Aufgabenüberschneidung bewusst sind. Es wäre unnötig, die PatientInnen noch zusätzlich damit belasten zu müssen, dass sie zweimal dieselben Fragen gestellt bekommen. Hilfreich ist in diesem Fall ein gemeinsamer Anamnese-Fragebogen für Medizin und Pflege oder aber eine gegenseitige Absprache über die bereits erhobenen Fragen.

Schmerzlokalisation

Die PatientInnen können ihre Schmerzen auf einer schematischen Zeichnung des Körpers markieren oder direkt auf den Schmerzbereich zeigen. Eine rein verbale Beschreibung kann mitunter zu ungenau sein.

Intensität /Schmerzauslöser /Psychosoziale Aspekte.

Die Schmerzstärke wird mittels Skalen erfasst. Dabei markiert der Patient oder die Patientin auf einer horizontalen oder vertikalen Linie einen Punkt, der dem momentanen Schmerzzustand entspricht. Es können verschiedene Arten von Schmerzskalen eingesetzt werden:

Rating
von engl. to rate = einschätzen. Rating ist ein Verfahren zur Einschätzung von Personen oder Situationen mithilfe von Skalen.

Numerische Ratingskalen (NRS): Die Betreffenden geben ihr Schmerzempfinden auf einer Skala von 0 bis 10 an:

0	1	2	3	4	5	6	7	8	9	10
kein Schmerz						stärkster vorstellbarer Schmerz				

Abbildung 3
Numerische Ratingskala

Beachten Sie: Manchen Menschen fällt es grundsätzlich schwer, ihre empfundenen Schmerzen in Zahlen auszudrücken und auf eine Zahlenskala zu übertragen.

Verbale Ratingskalen (VRS): Es wird häufig auch eine vierteilige Skala verwendet, weil schwer kranke und besonders auch alte Menschen mit einer zehnteiligen Skala oft überfordert sind.

kein Schmerz
gut erträglich
gerade noch erträglich
unerträglich

Abbildung 4
Verbale Ratingskala

Visuelle Analogskalen (VAS): Auf einer ca. 10 cm langen Linie wird das momentane Schmerzempfinden markiert:

Abbildung 5
Visuelle Analogskala

analog
von griech. analogos = verhältnismäßig, übereinstimmend; einem Vergleichbaren entsprechend oder gleichartig

Smiley-Skalen können für Kinder ab etwa vier Jahren eingesetzt werden.

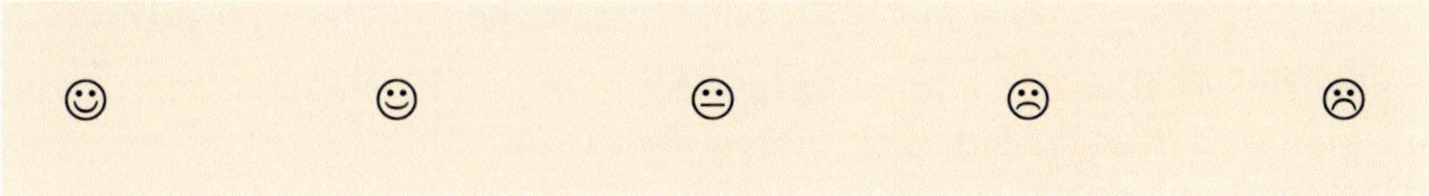

Abbildung 6
Smiley-Skala

Pflegepersonen sollten das gewählte Schmerzassessment-Instrument beibehalten, denn ein Wechsel des Instrumentes kann das Ergebnis verfälschen.

Es ist wichtig, gemeinsam mit den PatientInnen das für sie passende Messinstrument zu wählen und immer dasselbe Messinstrument zu verwenden.

Schmerzassessment bei speziellen Gruppen von PatientInnen

- Betagte und Hochbetagte
- Kinder im vorsprachlichen Alter
- Menschen mit kognitiven Beeinträchtigungen, z. B. Demenz (siehe Kapitel 7.4 Schmerz und Demenz)
- nicht Deutsch Sprechende, AsylwerberInnen und MigrantInnen
- Drogenabhängige
- PatientInnen mit psychischen Erkrankungen

Für diese PatientInnen gibt es zum Teil spezielle Assessment-Instrumente (z. B. bei Demenz, für Kinder etc.), bei anderen kann eine Smiley-Skala hilfreich sein; sehr oft sind es jedoch nonverbale Ausdrucksformen von Schmerz oder das veränderte Verhalten der PatientInnen, die einen Hinweis auf unzureichend behandelte Schmerzen geben:

Körpersprache: eingeschränkte Bewegungen oder sehr ruhiges Verhalten, das Schützen von Körperteilen, eine abnorme Haltung, eine Veränderung der Gangart oder eine Haltungsänderung, Hin- und Herschaukeln, Nesteln und Unruhe.

Gesichtsausdruck: verstärkter oder verminderter Blickkontakt, Tränen, Grimassen, angespannte Muskulatur, ängstlicher Blick, zusammengekniffene Augen und zusammengebissene Zähne, Anspannung im Kieferbereich.

Stimmlicher Ausdruck: Seufzen, Weinen, Stöhnen, Wechsel der Tonlage, beeinträchtigte Sprache, Fluchen, Klagen, abgehackte Sprechweise.

Andere Auffälligkeiten: Rückzug, still werden, unkommunikatives Verhalten, fehlendes Interesse an Nahrung und an der Umgebung, verändertes Verhalten insgesamt.

Assessment-Fragen

- **Wo** ist der Schmerz? Ist der Schmerz an einer bestimmten Stelle lokalisierbar? Strahlt er aus? Besteht ein Zusammenhang mit Bewegung bzw. tritt er in einer bestimmten Lage oder bei der Nahrungsaufnahme auf?
- **Wann** tritt der Schmerz auf? Ist es ein Nüchternschmerz? Tritt der Schmerz postprandial auf? Tritt der Schmerz beim Einatmen auf?
- **Wie lange** halten die Schmerzen an? Stundenlang? Haben die Schmerzen einen wellenartig wiederkehrenden Rhythmus? Sind sie kurz?
- **Wie?** Sind die Schmerzen akut oder treten sie schleichend auf? Sind die Schmerzen schwach oder stark? Sind die Schmerzen klopfend, bohrend, ziehend, brennend, zuckend, hämmernd, schneidend, wehen- oder krampfartig?
- **Welche** Therapien waren bisher erfolgreich bzw. erfolglos?
- **Was** tritt zusätzlich zum Schmerz auf? Gibt es Begleitsymptome wie Übelkeit, Angst, Schlafstörungen oder Appetitlosigkeit?
- **Was** bessert den Schmerz, was führt zu einer Verschlechterung?

Zusätzliche Assessment-Fragen:

- Was bedeutet dieser Schmerz für Sie?
- Welche Gefühle löst er in Ihnen aus?

Kognitiv beeinträchtigte PatientInnen

Das Schmerzassessment bei kognitiv beeinträchtigten PatientInnen, wie etwa bei Menschen mit Demenz, stellt oft eine besondere Herausforderung für die Pflege dar. Die PatientInnen sind häufig nicht in der Lage, ihre Schmerzen adäquat auszudrücken, die Lokalisierung bleibt diffus, und häufig kann sich die Pflege in der Schmerzeinschätzung nur auf nonverbale Schmerzäußerungen (wie Unruhe, Abwehr) stützen.

Meist deuten plötzliche Veränderungen der Stimmung, insbesondere Aggressivität, unmotiviertes Schreien oder dysphorische Verstimmung, auf mögliche Schmerzen hin. Spezielle Assessment-Instrumente zur Einschätzung von Schmerz bei kognitiv beeinträchtigten PatientInnen sind Dolo-Plus, ECPA, ZOPA oder BESD (siehe Kapitel 7.4 Schmerz und Demenz).

Schmerzqualität

Für eine erfolgreiche Schmerztherapie ist es wichtig, die Qualität der Schmerzen zu kennen, z. B. klopfend, schießend, stechend, spitz, krampfartig, nagend, brennend, dumpf, stark, schwach, heftig, erschöpfend, unerträglich, ängstigend (siehe Unterscheidung nozizeptiver/neuropathischer Schmerz, Kapitel 7.1.2 Einteilung der Schmerzen nach Entstehungsort).

Zeitliche Aspekte: Damit soll die Zeitdauer des Schmerzes erfasst werden. Bleibt die Schmerzintensität immer gleich wahrnehmbar oder verändert sie sich? Dazu muss auch erhoben werden, welche Auswirkungen Aktivitäten, Maßnahmen und Ereignisse auf das Schmerzgeschehen haben und hatten. Wird der Schmerz zu einem bestimmten Tageszeitpunkt verstärkt wahrgenommen (z. B. Schmerzen immer abends oder nach dem Aufstehen in der Früh)?

Art des Ausdrucks: Die Schmerzäußerung der PatientInnen kann sowohl verbal als auch nonverbal (v. a. Gesichtsausdruck, Schonhaltungen etc.) erfolgen (siehe oben).

Beachten Sie: Manche Menschen können Schmerzen nur schwer zugeben. Auch aggressives Verhalten kann beispielsweise ein Ausdruck von Schmerz sein.

> Für Pflegepersonen bedeutet dies, die PatientInnen genau auf das nonverbale Verhalten hin zu beobachten und sich Informationen von Angehörigen darüber einzuholen sowie diese Beobachtungen zu dokumentieren.

Schmerzlindernde und schmerzverstärkende Faktoren: Oft wurden zu Hause schmerzlindernde Maßnahmen (z. B. warme Wickel, spezielle Lagerungen, Entspannungsübungen etc.) durchgeführt. Es ist wichtig, solche Maßnahmen als Ressource zu erkennen und in die Planung zu integrieren. Schmerzverstärkende Faktoren sollen nach Möglichkeit vermieden werden.

Auswirkungen des Schmerzes: Dabei soll erfasst werden, auf welche Lebensbereiche (z. B. Schlaf, Appetit, körperliche Aktivitäten, soziale Kontakte etc.) die Schmerzen Einfluss nehmen, um einen Überblick über die gesamte Situation des Patienten oder der Patientin zu erhalten. Es können dabei auch sehr intime Bereiche (Auswirkungen auf das Sexualleben) zur Sprache kommen.

Die Bedeutung des Schmerzes für den Patienten oder die Patientin: PatientInnen haben meist Vorstellungen über die Ursache der Schmerzen, und vielfach geben sie dem Schmerz eine eigene Bedeutung, wie etwa *„Das ist, weil ich für mein Fehlverhalten büßen muss"* oder *„Der Schmerz kommt, weil der Tumor wächst"*. Es kann hilfreich sein, zu wissen, welche Bedeutung chronischer Schmerz für die PatientInnen hat.

Schmerzverlaufsprotokoll/Schmerztagebuch

Dies ist ein wichtiges Hilfsmittel, um einen Überblick über die Schmerzstärke und die Häufigkeit der auftretenden Schmerzen zu gewinnen. Ziel ist es, die Wirkung von gesetzten Maßnahmen zu überprüfen und schmerzverstärkende Faktoren sowie den Einfluss der Schmerzen auf verschiedene Lebensbereiche zu ergründen.

Beispiele

Bei einer Patientin, die an einem metastasierenden Ovarialkarzinom leidet, zeigt das Schmerztagebuch, dass jeden Abend gegen 19.00 Uhr Schmerzspitzen auftreten. In der Schmerztherapie kann das berücksichtigt werden. Durch eine vorbeugende Gabe von Schmerzmedikamenten werden diese Schmerzen abgefangen, bevor sie entstehen.

Ein Patient leidet in deutlicher Regelmäßigkeit am Morgen nach dem Aufstehen vermehrt unter Schmerzen. Er bekommt die erste Dosis seiner Analgetika eine Stunde vor dem Aufstehen und kann damit seine morgendlichen Schmerzen unter Kontrolle bringen.

In einem Schmerztagebuch können verschiedene Parameter erfasst werden, wie z. B.:

- Uhrzeit und Dauer
- Schmerzausmaß
- Schmerzqualität
- Auswirkungen der Schmerzen
- Auftreten von anderen Beschwerden (Verstopfung, Schlafstörungen)
- Wirksamkeit schmerzlindernder Maßnahmen

Häufig zeigt sich ein zeitliches Muster im Auftreten der Schmerzen – dies wird in einem Schmerztagebuch gut ersichtlich. Je nach Situation sind die PatientInnen selbst in der Lage, das Schmerztagebuch zu führen, andernfalls bedarf es der Unterstützung durch Angehörige oder durch das Pflegepersonal.

Häufig ändern sich Schmerzen immer wieder. Deshalb sind regelmäßige Verlaufskontrollen in der Schmerztherapie unbedingt erforderlich. Stabile, gleich bleibende Schmerzen sind eher selten, und auch dann lohnt es sich, zumindest einmal am Tag eine Schmerzmessung zu machen. Das kann ganz kurz durch eine kleine Notiz auf einem Kalender durch den Patienten oder die Patientin selbst oder durch Pflegende in der Pflegedokumentation erfolgen.

Schmerz und Lebensqualität

Der chronische Schmerz kann erhebliche Auswirkungen auf die Lebensqualität und das Wohlbefinden eines Menschen haben. McCaffery schreibt, dass der chronische Schmerz die am stärksten mit Angst besetzte menschliche Erfahrung ist. PatientInnen berichten häufig, dass die Angst vor unerträglichen Schmerzen für sie größer sei als die Angst, zu sterben (vgl. McCaffery 2006).

Starke Schmerzen können so intensiv wahrgenommen werden, dass die Person von dieser Empfindung vollkommen beherrscht und überwältigt wird. Das Fühlen, Denken und Handeln reduziert sich allein auf den

Schmerz. Im schlimmsten Fall kann Schmerz die Lebensqualität in dem Maße beeinträchtigen, dass sich die Situation bis hin zum Sterbewunsch entwickeln kann.

Um auf die Lebensqualität positiven Einfluss nehmen zu können, ist es wichtig, an Schmerz leidenden PatientInnen größtmögliche Selbstständigkeit und Unabhängigkeit zu ermöglichen. Jede Maßnahme, welche die PatientInnen dazu ermächtigt, selbst aktiv zur Schmerztherapie beizutragen, ist unbedingt zu begrüßen und zu fördern. Die PatientInnen selbst sind die wahren ExpertInnen für ihren Schmerz.

Zusammenarbeit mit den Bezugspersonen

Die Zusammenarbeit mit den betroffenen PatientInnen und ihren Bezugspersonen ist von größter Bedeutung. Je besser PatientInnen und ihre Angehörigen hinsichtlich des Schmerzgeschehens und geeigneter Maßnahmen aufgeklärt sind, desto eher lassen sich Unsicherheiten oder Überforderungen abbauen. Der Schmerz verliert dann für die Betroffenen das Unheimliche und Bedrohliche. Zusätzlich lässt sich in dieser Zusammenarbeit die **Compliance** steigern, was sich ebenso positiv auf die Schmerzbehandlung auswirkt. Es gehört zu den Aufgaben der Pflege, im Rahmen der interdisziplinären/interprofessionellen Zusammenarbeit die PatientInnen (und auf Wunsch auch die Angehörigen) über Fragen in der Schmerzbehandlung zu informieren.

Compliance
die Bereitschaft von PatientInnen, bei der Therapie mitzuarbeiten

Es gilt, gemeinsam mit den PatientInnen und ihren Bezugspersonen erreichbare Ziele in der Schmerztherapie zu definieren sowie geeignete und realistische Maßnahmen zu planen und umzusetzen.

Besonderheit Placebo in der Schmerztherapie

Placebo bedeutet wörtlich übersetzt: „Ich werde angenehm sein." Es handelt sich um ein Scheinpräparat, das einem echten Präparat im Aussehen gleicht, aber keine medizinisch wirksamen Substanzen enthält. Placebos finden vor allem bei der Erprobung von Medikamenten zu Kontrollzwecken Anwendung (vgl. Frowein 1999). Placebos zur Schmerzbehandlung einzusetzen, wird heftig kritisiert: Eine Schmerzlinderung nach Gabe eines Placebos bedeutet nicht, dass der oder die Betreffende keine Schmerzen gehabt hat.

Die Verabreichung von Placebos bringt Pflegepersonen in einen moralischen Konflikt, da sie grundlegende Werte und Prinzipien, u. a. die Wahrhaftigkeit und Loyalität gegenüber den PatientInnen, verletzen müssen. Sobald der Patient oder die Patientin glaubt, von der Pflegeperson ein Schmerzmedikament zu erhalten (auch wenn sie es nicht ausdrücklich betont), ist sie dieser Gewissensfrage ausgesetzt.

Die Verabreichung von Placebos in der Schmerztherapie stellt einen Vertrauensbruch dar und ist absolut abzulehnen.

veränderte Menschen selbst bei stärksten Schmerzen, wie etwa nach einer Oberschenkelhals-Fraktur, das verletzte Bein belasten, ohne eine Schonhaltung einzunehmen, ohne erkennbare Veränderung ihrer Mimik oder auch ohne den mit Sicherheit massiven Schmerz zu äußern.

Ähnliches muss auch für alle anderen Schmerzzustände gelten, wie etwa Rücken- oder Gelenksschmerzen, gastrointestinale Schmerzen oder Zahnschmerzen: Menschen mit fortgeschrittener Demenz sind oft nicht mehr in der Lage, ihrem Schmerz adäquat Ausdruck zu verleihen. Sie drücken ihren Schmerz eher unspezifisch durch Veränderung gewohnter Verhaltensweisen oder durch sogenanntes herausforderndes Verhalten aus. Mit diesem Begriff werden auffällige Verhaltensweisen wie das ziellose Umherwandern, lautes Rufen oder Schreien, Agitation, Aggressivität oder auch Apathie zusammengefasst. Vor allem die vokalen Störungen (wie Schreien, Rufen, Geräusche machen) können zu einer beträchtlichen Belastung des Umfeldes führen.

Beispiel

Herr König, 82 Jahre, lebt seit einigen Monaten im Pflegeheim. Aufgrund seiner fortgeschrittenen Demenz kann er nur mehr sehr eingeschränkt kommunizieren. Herr König benötigt Hilfe beim Essen und die Körperpflege muss vollständig übernommen werden. Herr König mag es sehr, wenn die Pflegepersonen während seiner Pflege singen oder summen. Er versucht dann meist mitzusingen.

In letzter Zeit fällt auf, dass Herr König bei der Körperpflege zunehmend abwehrend und mitunter auch aggressiv reagiert. In den Nächten ruft er sehr laut und anhaltend: „Hallo, hallo ...!" Den Pflegenden gelingt es nicht, ihn zu beruhigen. Durch das laute Rufen werden auch andere BewohnerInnen gestört, daher berichten die Pflegenden dem Hausarzt über das „herausfordernde Verhalten" des Patienten. Es wird eine Schlafmedikation und auch ein Neuroleptikum verordnet. Damit hört das nächtliche Rufen auf, auch die morgendliche Körperpflege ist für die Pflegepersonen nun leichter. Aber Herr König ist jetzt kaum mehr aus dem Bett zu mobilisieren, er wirkt somnolent und zurückgezogen.

Erst fast zwei Wochen später, als Herr König hohes Fieber entwickelt und mehrfach erbricht, wird ein Gallenblasen-**Empyem** diagnostiziert. Leider wurde sein „herausforderndes Verhalten" von den Pflegepersonen nicht als Ausdruck von Schmerz erkannt, es wurde auch kein Schmerzassessment durchgeführt – es wurde nur seine einzige Möglichkeit, den Schmerz auszudrücken, medikamentös eingeschränkt.

Empyem
= mit Eiter gefüllt

Häufig wird nicht erkannt, dass unerwünschte Verhaltensweisen auch darauf hindeuten, dass die Betroffenen selbst unter einem starken Leidensdruck stehen, und sehr oft sind diese auffälligen Verhaltensweisen ihre einzige Möglichkeit, ihren Schmerz auszudrücken.

Mit dem Begriff des „herausfordernden Verhaltens“ werden aber auch verhaltensbezogene und psychologische Symptome der Demenz als BPSD (Behavioural and Psychological Symptoms of Dementia) bezeichnet (vgl. Lawlor 2002). Zu diesen Symptomen zählen unter anderem Aggression, Unruhe, ständiges Rufen oder Schreien, Umherwandern und Agitation. Für die Pflege und Betreuung können diese Verhaltensweisen eine beträchtliche Belastung darstellen, zugleich stellen sie jedoch ein Resultat der Unfähigkeit (der PatientInnen) dar, „sich verständlich zu machen“; sie sind eine Reaktion auf eine Welt, die einem nicht mehr vertrauensvoll und verlässlich erscheint (vgl. Jantzen/Schnittka 2001).

Obwohl Schmerz als eine der häufigsten Ursachen für dieses herausfordernde Verhalten gilt, besteht für PatientInnen mit Demenz ein hohes Risiko, dass ihre Schmerzen nicht als solche erkannt werden oder ihr Schmerzausdruck fehlgedeutet wird und sie damit eher ein Psychopharmakon anstelle einer wirksamen Schmerztherapie erhalten. Wenn Menschen mit Demenz unter chronischen Schmerzen leiden müssen, dann also deshalb, weil diese von den Pflegepersonen, den ÄrztInnen und TherapeutInnen zu selten erkannt und daher entweder gar nicht oder nur unzureichend behandelt werden (vgl. Schmidl 2001, S. 213).

Auch Corbett et al. (2012) stellen fest, dass herausforderndem Verhalten von demenziell veränderten PatientInnen in der Praxis vor allem mit psychotrop und zentralnervös wirksamen Medikamenten und weit seltener mit Schmerzmitteln begegnet wird. Damit bleiben die Schmerzen unverändert bestehen, die Möglichkeit, dem Schmerz Ausdruck zu verleihen, wird jedoch weiter eingeschränkt. Durch den Einsatz von Antipsychotika werden den PatientInnen aber auch beträchtliche Nebenwirkungen zugemutet, ohne dass die Medikation einen Nutzen für die Betroffenen bedeutet.

Hinzu kommt, dass sich der Mythos, Menschen mit Demenz würden weniger stark unter ihren Schmerzen leiden als kognitiv intakte Personen, hartnäckig hält. Tatsächlich leiden Menschen mit kognitiven Einschränkungen aber noch intensiver unter ihren Schmerzen als andere PatientInnen. Es gibt Hinweise, dass Menschen mit Demenz nicht nur für die Schmerzintensität, sondern auch für eine Schmerzchronifizierung empfänglicher sind (vgl. Schwermann/Münch 2008, S. 15).

Die subjektive Schmerzschwelle, die Intensität, ab der ein Reiz als Schmerz wahrgenommen wird, ist bei PatientInnen mit demenzieller Veränderung und bei Gesunden gleich. Die Schmerztoleranz, die Reizintensität, ab der ein Schmerz als unerträglich wahrgenommen wird, ist bei PatientInnen mit demenzieller Veränderung jedoch signifikant geringer. Und die vegetative Schmerzschwelle, die Reizintensität, ab der Blutdruck und Pulsfrequenz ansteigen, liegt bei PatientInnen mit demenzieller Veränderung höher (vgl. Jensen-Dahm et al. 2014). Damit müssen die jeweiligen Vitalparameter als nicht zuverlässige Indikatoren zur Schmerzeinschätzung betrachtet werden.

Auch Kunz (2011) beschreibt, dass sich im Alter durch die Dysfunktionalität der **afferenten Schmerzfasern** einerseits die Schmerzschwelle erhöht,

afferente Schmerzfasern
Nervenfasern, die Reize von äußeren Bereichen an das zentrale Nervensystem weiterleiten

aber andererseits aufgrund der Abnahme der endogenen Schmerzhemmung die Schmerztoleranzgrenze sinkt (vgl. Cole et al. 2006). Daher muss davon ausgegangen werden, dass im Alter und ganz besonders bei bestehenden demenziellen Veränderungen Schmerz intensiver wahrgenommen und auch weniger toleriert wird. Durch demenzbedingte neurologische Veränderungen und ein gestörtes Körpergefühl kann der Schmerz jedoch nicht mehr zugeordnet werden, er kann nicht verstanden, nicht interpretiert, auch nicht ausgedrückt werden und jeglicher Schmerz wird daher mutmaßlich als sehr bedrohlich erlebt.

Es ist daher von größter Bedeutung, dass Pflegepersonen mögliche Schmerzen von demenziell beeinträchtigten Menschen möglichst frühzeitig erkennen und deren Schmerzausdruck mittels herausfordernden Verhaltens nicht fehldeuten. Wenngleich herausfordernde Verhaltensweisen häufig auf bestehende Schmerzen hinweisen, so gilt es, ebenso andere, indirekte Schmerzzeichen bei PatientInnen mit Demenz zu beachten. Dazu zählen ein angespannter Gesichtsausdruck, eine verkrampfte Körperhaltung oder Schonhaltung, veränderter Atemrhythmus, Blutdruckanstieg, Tachykardie oder auch eine allgemeine, unspezifische Verschlechterung des Allgemeinzustandes. Aber auch zunehmende Bewegungsunlust, Appetitlosigkeit, Schlafstörungen oder ein verstärkter Rückzug der PatientInnen könnten auf bestehende Schmerzen hinweisen.

Instrumente zur Erfassung möglicher Schmerzen bei Demenz

Da die Selbstauskunft von PatientInnen mit Demenz nicht als zuverlässig gelten kann, muss die Erfassung möglicher Schmerzen durch Fremdeinschätzung erfolgen. Dafür stehen verschiedene Assessment-Instrumente zur Verfügung. Exemplarisch werden hier zwei dieser Instrumente näher beschrieben:

Eines der am häufigsten eingesetzten Instrumente ist die deutsche Übersetzung der amerikanischen PAINAID-Skala, im deutschen Sprachraum als BESD-Skala bekannt. Der maximale Score bei BESD liegt bei 10 Punkten. Während Zwakhalen et al. (2012) feststellen, dass bei einem BESD-Wert von zwei oder höher davon ausgegangen werden muss, dass Schmerzen vorliegen, ermitteln Lukas et al. (2013) in ihrer Studie einen Grenzwert von 4, ab dem vom Vorhandensein von Schmerzen auszugehen ist. Grundsätzlich können Schmerzen aber auch bei einem Wert von 0 Punkten in der BESD-Skala nicht mit Sicherheit ausgeschlossen werden, denn es könnte durchaus sein, dass PatientInnen mit fortgeschrittener Demenz gar kein erkennbares Schmerzverhalten zeigen. Es gilt daher folgende Empfehlung der Deutschen Schmerzgesellschaft (2013):

0 Punkte: kein Schmerzverhalten erkennbar ► Schmerz jedoch nicht ausgeschlossen

1 Punkt: erhöhte Aufmerksamkeit für mögliche Schmerzursachen und weitere Schmerzzeichen

ab 2 Punkten: Schmerzen wahrscheinlich

Außerdem sind Schmerzen wahrscheinlich, wenn der BESD-Score bei Aktivität einen höheren Wert zeigt als in Ruhe. Daher ist eine systematische und wiederholte Schmerzeinschätzung mittels BESD sowohl in Ruhe als auch bei der Mobilisation zu empfehlen. Auch wenn bei pflegerischen Maßnahmen eine verstärkte Unruhe des Patienten bzw. der Patientin zu beobachten ist, sollte dies Anlass für ein umfassendes Schmerzassessment sein.

Eine weitere häufig eingesetzte Einschätzungsskala ist die Doloplus-2-Skala, die in einer Langform mit einem Maximalwert von 30 Punkten und in einer Kurzform mit 10 Items verfügbar ist. Auch BISAD, ZOPA und PACSLAC sind geeignete Schmerzerfassungsinstrumente für Menschen mit Demenz (vgl. Deutsches Netzwerk für Qualitätsentwicklung in der Pflege 2014, S. 103). Dabei ist zu berücksichtigen, dass diese Assessmentskalen keine objektiven Messinstrumente darstellen. Sie unterstützen aber das betreuende Team darin, mögliche Schmerzen bei Menschen mit Demenz zu erfassen. Wie die Praxis zeigt, findet durch ein systematisches Schmerzassessment auch eine Sensibilisierung der Betreuenden hinsichtlich der Schmerzerkennung statt.

Die Schmerzerfassung und eine fachgerechte Schmerzeinschätzung sind die Voraussetzungen für eine adäquate Schmerzbehandlung. Sowohl das initiale Schmerzassessment wie auch die regelmäßige und systematische Schmerzerfassung zur Überwachung des Therapieerfolges liegen in der Verantwortung der Pflege und es ist auch Aufgabe der Pflege, das dafür geeignete Assessment-Instrument auszuwählen.

Probatorische Analgetika-Gabe bei Verdacht auf Schmerz

Besteht der Verdacht, dass ein Patient bzw. eine Patientin mit Demenz unter Schmerzen leidet, empfiehlt sich die probatorische Gabe eines potenten Analgetikums in Verbindung mit einem engmaschigen Schmerzassessment. Vor allem bei herausfordernden Verhaltensweisen sollte zunächst ein Therapieversuch mit einem Schmerzmittel erfolgen, um nicht fälschlicherweise Schmerzen durch eine nicht indizierte Psychopharmaka-Gabe zu behandeln.

Wie die Studien von Ahn und Horgas (2013) sowie von Husebø et al. (2011) zeigen, führt eine systematische Schmerztherapie zu einer signifikanten Reduktion von Agitation und aggressivem Verhalten bei Menschen mit mittelschwerer bis schwerer Demenz. Das legt die Vermutung nahe, dass Agitation und Aggression bei demenziell beeinträchtigten PatientInnen vielfach in unzureichend behandelten Schmerzen begründet sind.

Anhaltende, starke oder immer wiederkehrende Schmerzen können das Nervensystem nachhaltig verändern. Es bildet sich ein **Schmerzgedächtnis** aus, in dem die Schmerzempfindung bereits durch geringste Reize ausgelöst wird (vgl. Nauck/Klaschik 2002, S. 7). Selbst wenn die Ursache des Schmerzes (z. B. Entzündung, Gewebeschädigung) inzwischen behoben wurde, kann die Schmerzwahrnehmung bestehen bleiben (vgl. Heinke/Sandkühler 2010). Daher ist eine möglichst rasche Behandlung von Schmerzen entscheidend, auch um dem Schmerz-Engramm vorzubeugen.

Schmerzgedächtnis
erhöhte Empfindsamkeit der Schmerzrezeptoren bei chronischen Schmerzen

Demenziell veränderte Menschen sind damit fundamental darauf angewiesen, dass ihre Betreuenden Schmerzen und andere belastende Symptome nicht nur empathisch wahrnehmen, sondern sie auch anerkennen. Denn der Anfang aller Bemühungen liegt in der Würdigung des Schmerzes selbst, das bedeutet, die Betroffenen in ihrem Schmerz wahrzunehmen, ernst zu nehmen, vorbehaltlos anzunehmen und entsprechend rasch zu handeln (vgl. auch Metz/Wild/Heller 2002, S. 83). Dieser Hinweis scheint begründet, denn noch immer werden die Klagen von Menschen mit Demenz, selbst wenn diese ihren Schmerz noch verbal ausdrücken können, von den Pflegenden oft nicht ausreichend ernst genommen.

Wird infolgedessen einem Patienten bzw. einer Patientin eine standardmäßige Schmerzversorgung vorenthalten, so kann dies als Körperverletzung geahndet werden oder es könnte auch der Straftatbestand der unterlassenen Hilfeleistung vorliegen.

Die Bedeutung von Empathie

In der Betreuung von Menschen mit Demenz sind Pflegepersonen stets gefordert, die Bedürfnisse der kommunikativ meist sehr eingeschränkten PatientInnen gleichsam zu erraten und emotional zu erfassen. In der Praxis zeigt sich, dass Pflegepersonen meist über ein besonders hohes Maß an Einfühlungsvermögen verfügen. Im täglichen, oft hautnahen Kontakt mit den demenziell veränderten Menschen entwickeln sie eine feine Wahrnehmung für Veränderungen, für unkonventionelle Schmerzäußerungen und für unausgesprochene Bedürfnisse. Im Sinne einer transpersonalen Zuwendung nach Watson (1996, S. 85) ist die Beherrschung des pflegerischen Handwerks, ergänzt durch pflegerisches und medizinisches Fachwissen, die Grundlage für eine empathische Pflegebeziehung. Pflege bedeutet intensive Zuwendung und Beziehung.

> In der Pflege und Betreuung von Menschen mit Demenz ist Empathie eine wesentliche Voraussetzung und die Qualität einer Pflegebeziehung wird nicht zuletzt durch die Empathiefähigkeit der Pflegepersonen bestimmt.

Bei PatientInnen mit kommunikativer Beeinträchtigung, wie bei einer fortgeschrittenen Demenz, ist Empathie von besonderer Bedeutung, gilt es doch oft gleichsam zu erahnen oder zu entschlüsseln, was die PatientInnen aktuell quält. Empathische Kompetenz, also die Fähigkeit, (innerhalb des beruflichen Kontextes) stellvertretend die Perspektive und Gefühlswelt eines anderen Menschen nachzuvollziehen und danach zu handeln, kann somit als Teil einer professionellen Berufsauffassung und Expertenpflege betrachtet werden. Ihre Entwicklung und Förderung muss insofern ein Anliegen von Forschung, Lehre und Praxis aller pflegenden Berufe sein (vgl. Bischoff-Wanner 2002, S. 1).

Neben der Voraussetzung, das Leiden eines Menschen mit Demenz als solches zu erkennen, bedarf es in der Pflege und Betreuung auch der Fähigkeit zu tiefem Mitgefühl. Um aber Empathie und Mitgefühl zu entwickeln, sind gewisse Voraussetzungen erforderlich. So sind Empathie und

Mitgefühl bei starken Stressreaktionen nicht möglich. Goleman (2008, S. 137) zufolge setzt Empathie eine gewisse Gelassenheit und Aufnahmebereitschaft voraus, damit das emotionale Gehirn die feinen Signale eines anderen Menschen aufnehmen und nachempfinden kann.

Die Bedeutung struktureller Voraussetzungen
Damit wird auch die Bedeutung entsprechender struktureller Voraussetzungen für die Pflege und Betreuung von Menschen mit Demenz deutlich. Neben den erforderlichen Qualifikationen der Betreuenden ist ein bedarfsgerechter Personalschlüssel unabdingbar. Der derzeitige Personaleinsatz in Institutionen für die Pflege und Betreuung demenziell veränderter Menschen entspricht meist nicht dem tatsächlichen Bedarf. Der Mangel an personellen und zeitlichen Ressourcen führt zu einer permanent hohen Belastung der Pflegenden. Erstrebenswert wäre ein Betreuungsverhältnis von 1:2,4. In der Praxis betreut jedoch eine Pflegeperson durchschnittlich acht bis neun Menschen mit Demenz. Dieses Verhältnis steht im Widerspruch zu einer bedürfnisorientierten Betreuung und eine überlastete, unter Zeitdruck arbeitende Pflegeperson wird nur begrenzt in der Lage sein, die oft subtilen Signale eines demenziell veränderten Menschen wahrzunehmen.

Häufig gerät dann das ‚störende' Verhalten in den Mittelpunkt der Aufmerksamkeit und die Interventionen der Pflegenden zielen auf die Beeinflussung und Vermeidung dieses als störend empfundenen Verhaltens ab, sehr oft durch die Verabreichung von sedierenden Psychopharmaka. Die zugrunde liegende Ursache des auffälligen Verhaltens, häufig ist es Schmerz, gerät in den Hintergrund und das eigentliche Leiden der Demenzkranken wird nicht erkannt. Nicht selten erfolgt die Betreuung von Menschen mit Demenz daher im Widerspruch zum pflegerischen Berufsethos. Eine zugewandte und wahrnehmende Pflege hängt nicht zuletzt auch von den strukturellen Rahmenbedingungen ab.

Im Sinne einer mutuellen Beeinflussung reagieren Menschen mit Demenz sehr sensibel auf emotionale Belastungen ihrer Umgebung. Sie können sie nicht verstehen, aber in Resonanz mit ihren belasteten BetreuerInnen zeigen sie ihrerseits Belastungsreaktionen wie etwa Unruhe, herausforderndes Verhalten oder Aggression.

Demenziell erkrankte Menschen sind in besonderer Weise auf ein verlässliches Umfeld und auf eine kompetente Betreuung angewiesen. Sie brauchen kompetente Pflegende, die in der Lage sind, ihre Schmerzen wahrzunehmen, auch wenn sie nicht mehr verständlich mitgeteilt werden können. Damit kommt der Pflege eine Schlüsselrolle in der Schmerztherapie bei demenziell veränderten PatientInnen zu.

> *„Das Erkennen und Wahrnehmen von Schmerzen und eine entsprechende Schmerzeinschätzung sind Voraussetzung für eine effektive Schmerztherapie. Würde Schmerz routinemäßig und mit derselben Priorität beurteilt, wie Blutdruck, Puls, Atmung und Körpertemperatur, ließe sich ein erhebliches Maß an unnötigem Leiden, Stress und Angst vermeiden."*
>
> *(Hall 2009, S. 214)*

7.5 Nichtmedikamentöse Schmerztherapie

Nichtmedikamentöse und pflegerische Maßnahmen zur Schmerzlinderung müssen von der Pflege geplant, angewendet und auch evaluiert werden. Das bedeutet, dass auch nach den pflegerischen Interventionen zur Schmerzlinderung ein Schmerzassessment bzw. eine Evaluation der Wirksamkeit dieser Maßnahme erfolgen muss.

Obwohl nichtmedikamentöse Maßnahmen eher eine geringe wissenschaftliche Evidenz aufweisen, sind sie in allen internationalen Standards und Leitlinien als schmerzlindernde Maßnahmen bei akuten und chronischen Schmerzen zu finden. Auch das Deutsche Netzwerk für Qualitätsentwicklung in der Pflege betont in diesem Zusammenhang die Wichtigkeit von Praxiswissen, dessen fehlende wissenschaftliche Evidenz nicht einen Mangel an Effektivität bedeutet.

Die pflegerischen Interventionen zur Schmerzlinderung reichen von Wärme- und Kälteanwendungen, entspannenden Lagerungstechniken über Einreibungen, Wickel und Kompressen bis hin zu atemstimulierenden Einreibungen aus der Basalen Stimulation. Letztlich gilt, dass alles, was zum Wohlbefinden der PatientInnen beiträgt, zugleich auch die Schmerzschwelle anhebt und so ein Beitrag zur Schmerzreduktion sein kann. Wichtig ist, dass auch die nichtmedikamentösen Maßnahmen gezielt und individuell geplant und evaluiert werden. Die Wirkung kann durch ein verstärktes Kontrollgefühl, bessere Schlaf- und Lebensqualität, Veränderung der Einstellung sowie eine Abnahme der Erschöpfung erreicht werden. (Vgl. Schwermann 2016, S. 70)

Wie schon mehrmals betont, ist die Angst der PatientInnen vor unerträglichen Schmerzen oft größer als die Angst, zu sterben. Eine effektive Schmerzlinderung ist daher oberstes Gebot. Nicht nur, weil Schmerzlinderung eine ganz entscheidende Rolle für die Erhaltung bzw. Förderung der bestmöglichen Lebensqualität der Kranken spielt, sondern weil das Recht auf eine adäquate Schmerzbehandlung und Linderung einen menschenrechtlichen Grundsatz darstellt (aus einer Aussendung der Deutschen Gesellschaft zum Studium des Schmerzes 2007). Schmerzlinderung und Beistand im Leiden sind bedeutende und ganz zentrale Aufgaben professioneller Pflege.

In palliativen Betreuungssituationen kann die Schmerzursache meist nicht oder nicht schnell genug beseitigt werden. Neben der pharmakologischen Therapie gibt es auch eine Reihe nichtmedikamentöser Strategien zur Schmerzlinderung:

- physikalische Therapie (Wärme- und Kälteanwendungen, Lagerungen)
- psychologische Verfahren (z. B. Entspannungstechniken)
- komplementäre Verfahren (siehe Kap. 7.7 Komplementäre Unterstützungsangebote)
- pflegerische Maßnahmen

7.5.1 Physikalische Therapie

Wärme- und Kälteanwendungen werden zur Schmerzlinderung schon seit Jahrhunderten genutzt und können auch in der palliativen Pflege einen wichtigen Beitrag zur Schmerzlinderung leisten. Die PatientInnen erfahren mit solchen Anwendungen viel Fürsorge, Zuwendung und Berührung durch die Pflegeperson und fühlen sich in ihrer Situation ernst genommen. Das kann die Entspannung und das Wohlbefinden der Betroffenen zusätzlich positiv beeinflussen.

Wärmeanwendungen
Man unterscheidet zwischen trockener und feuchter Wärme. Wasser ist ein guter Wärmeleiter, weshalb die Effekte von feuchter Wärme und Kälte (z. B. Wickel, Kompressen) größer sind als jene von trockener Wärme- und Kältezufuhr (z. B. Wärmflasche, Kirschkernsäckchen).

Wirkung von Wärme:

- krampflösend und entspannend
- vermehrte Durchblutung der Haut sowie erhöhter Gewebestoffwechsel
- verringert die Peristaltik und vermindert die Magensäure

Kontraindikationen: Wärme soll nicht eingesetzt werden u. a. bei

- Blutungen oder Schwellungen
- beeinträchtigtem Wahrnehmungsvermögen, Sensibilitätsstörungen
- bewusstlosen PatientInnen
- malignen Prozessen nahe der Hautoberfläche

Kälteanwendungen
Trockene Kälteanwendungen

- Coldpacks
- selbst gemachte Kältepackungen: verschließbare Plastiktüten/Gefrierbeutel, gefüllt mit 1/3 Alkohol und 2/3 Wasser oder mit Schmierseife, ins Gefrierfach geben; es können auch gefrorene Erbsen oder Kirschkerne als Füllung verwendet werden

Eisanwendungen werden häufig eingesetzt bei:

- Kopfschmerzen
- chronischen Rückenschmerzen
- Juckreiz
- akuten, leichten Verletzungen, um Blutungen und Schwellungen zu vermeiden
- geplanten Punktionen (vor der Punktion Eis 15–20 Sekunden lang auf der Haut reiben)
- Herpesläsionen

Eisanwendungen sollen nicht länger als zehn Minuten dauern, da es sonst zu Gewebeverletzungen kommen kann. Die Anwendung ist abzusetzen, wenn es zu einem Taubheitsgefühl, Blässe, einer Erweiterung der Gefäße oder zum Frösteln kommt. Eisanwendungen sind möglich in Form von Eiswürfeln (direkt auf die Haut gelegt) oder durch in Eiswasser getauchte Frotteetücher (gut auswringen).

Wirkung von Kälte:

- Bei kurzer Kälteanwendung wird der Muskeltonus erhöht.
- Durch die Kühlung der Nervenrezeptoren und -fasern wird die Hautempfindlichkeit herabgesetzt und der Gewebestoffwechsel vermindert.
- Kälte fördert die Peristaltik.

Kontraindikationen: Kälte soll nicht angewendet werden u. a. bei

- Magen-Darm-Krämpfen: Kälte verstärkt die Peristaltik.
- Kälteallergie: Es bilden sich Quaddeln, es kommt zu Juckreiz, einer Schwellung der Augenlider und in seltenen Fällen zu einem Kälteschock.
- Magengeschwüren: Kälte am Bauch kann die Magensäure vermehren.

Wärme oder Kälte?

Die Effekte der Kühlung sind von längerer Dauer als jene der Erwärmung, da die Gefäße nach der Kälteanwendung verengt bleiben und die Erwärmung des entsprechenden Gewebes verzögert wird. Die Wirkung von Wärme und Kälte bleibt nicht nur lokal begrenzt, sondern es kann auch zu entfernten Wirkungen kommen.

Ob nun im Einzelfall Kälte oder Wärme angewendet werden soll, ist nicht immer eindeutig. In jedem Fall müssen Kontraindikationen bedacht werden, und im Bedarfsfall kann es notwendig sein, mit einem Arzt oder einer Ärztin über die Art der Anwendung Rücksprache zu halten. Spricht nichts gegen eine Kälte- und Wärmeanwendung, sollen die PatientInnen selbst über die Anwendungsform entscheiden, da sie selbst am besten wissen, was ihnen Wohlbefinden verschafft. Wärme und Kälte können auch abwechselnd in individuell gesetzten Intervallen verwendet werden.

Positionierung

Es ist von besonderer Wichtigkeit, bei PatientInnen mit chronischen Schmerzen eine geeignete Positionierung auszuwählen, da eine entspannte Lagerung nicht nur zum Wohlbefinden, sondern auch zur Schmerzlinderung beiträgt. Die Wahl richtet sich nach dem jeweiligen Schmerzgeschehen und dem subjektiven Empfinden des Patienten oder der Patientin (z. B. bauchdeckenentspannende, atmungsunterstützende Lagerung). Allein die Unbeweglichkeit der bettlägerigen PatientInnen kann Schmerzen in der Muskulatur verursachen, daher können ein behutsamer Positionswechsel und vorsichtiges Durchbewegen der Extremitäten schmerzreduzierend wirken.

Transkutane elektrische Nervenstimulation (TENS)
Mittels an der Haut angebrachter Elektroden werden elektrische Reize ausgelöst. Das aktiviert körpereigene, schmerzunterdrückende Systeme des Zentralnervensystems, die die Weiterleitung der Schmerzimpulse hemmen. Botenstoffe wie Endorphine, Dopamin, Noradrenalin und Serotonin werden verstärkt freigesetzt, sie unterdrücken die Schmerzen und bewirken eine Verbesserung der Durchblutung sowie eine Muskelentspannung.

Biofeedbackverfahren
Diese Methode kann Körpervorgänge bewusst machen. Mittels spezieller Sensoren werden Pulsfrequenz, Atmung, Durchblutung und Handtemperatur des Patienten oder der Patientin gemessen und über ein PC-Programm am Bildschirm dargestellt. Dadurch ist es möglich, die Körperfunktionen positiv zu beeinflussen.

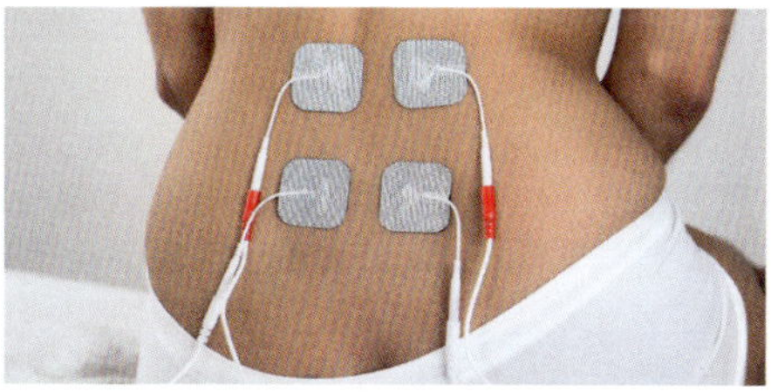

Foto: TENS. Mit freundlicher Genehmigung der axion GmbH

7.5.2 Entspannungstechniken

Die verschiedenen Symptome wie Schmerz, Übelkeit, Atemnot und Ähnliches sind immer mit einer mehr oder weniger ausgeprägten Anspannung und oft auch mit Angst verbunden. Deshalb wirkt es sich günstig aus, wenn es dem Patienten oder der Patientin gelingt, sich immer wieder zu entspannen.

Schon die Entspannung der Skelettmuskulatur bewirkt einen Zustand von relativer Angstfreiheit. Sie wirkt z. B. der sich aufschaukelnden Spirale „Schmerz – Angst – Muskelanspannung – Schmerz“ entgegen.

Für Menschen mit chronischen Schmerzen wurde inzwischen eine Reihe von Entspannungsübungen (auch unter Einsatz von Musik, z. B. durch Klangmeditationen) entwickelt, die es überlegt einzusetzen gilt und die unterstützend in der Schmerztherapie angeboten werden können. Es ist wichtig, sich über die jeweilige Entspannungsübung genau zu informieren und auf grundsätzliche Aspekte zu achten:

- Eine Entspannungsübung darf keinesfalls aufgedrängt werden.
- Die PatientInnen müssen einen für sie passenden Zeitpunkt wählen können.
- Die Pflegeperson muss selbst bei der Übung einen ruhigen Eindruck vermitteln können (Sprechtempo, Sprachmelodie etc.).
- Es soll nicht der Eindruck vermittelt werden, dass die Schmerzen unmittelbar nach dieser Übung gebessert sind oder dass die Übung anstelle eines Schmerzmedikamentes angeboten wird.

Möglichkeiten für Entspannungsübungen sind:

- CDs mit Entspannungsmusik oder geführter Meditation
- Atemtherapie (durch bewusstes Atmen werden innere Harmonie und Spannungszustände wahrgenommen)
- autogenes Training nach Schulz (Training zur Selbstentspannung)
- progressive Muskelrelaxation nach Jacobson

Sowohl beim autogenen Training wie auch bei der progressiven Muskelrelaxation nach Jacobson ist es wesentlich, die Technik zuvor schon zu üben, denn in einer Schmerz- oder Atemnotsituation wird es kaum gelingen, diese Techniken erstmalig anzuwenden. Ist das Verfahren aber bereits bekannt, kann es bereits bei beginnenden Atembeschwerden oder beginnenden Schmerzen gelingen, eine Verstärkung der Symptomatik zu verhindern.

Imagination
Bei dieser Technik wird versucht, sich über innere Bilder eine Schmerzlinderung vorzustellen, die tatsächlich zu einer verminderten bzw. veränderten Schmerzwahrnehmung führt. Zu beachten ist dabei: Diese Technik kann bei Menschen mit psychiatrischen Erkrankungen auch Gefahren in sich bergen. Die Durchführung dieser Technik sollte deshalb nur mit geeigneter Ausbildung erfolgen (z. B. Psychotherapie, Hypnose-Grundkurs).

Gezielte Maßnahmen zur Ablenkung
Ablenkung erzielt eine schmerzlindernde Wirkung, weil sich die Konzentration für eine gewisse Zeit vom Schmerz weg hin auf andere Reize (hören, sehen, fühlen etc.) richtet. Viele PatientInnen mit chronischen Schmerzzuständen haben bereits selbst mit diversen Ablenkungsstrategien Erfahrung gesammelt (fernsehen, Musik hören, lesen etc.). Auch Besuche können die Konzentration vorübergehend vom Schmerz ablenken.

Ablenkung kann als gezielte Maßnahme von den Pflegepersonen angeboten werden. Es ist wichtig, die PatientInnen über das Ziel – nämlich die Schmerzsituation etwas erträglicher zu machen – und die Vorgehensweise zu informieren sowie ihr Einverständnis dazu einzuholen. Die Art der Ablenkung muss auf den jeweiligen Menschen abgestimmt werden. Der richtige Zeitpunkt für Ablenkung liegt vor dem Einsetzen starker Schmerzen. Mögliche Ablenkungsmaßnahmen sind z. B.:

- Gespräche über ein Interessengebiet der PatientInnen führen und das Gespräch dabei auf die gelungenen Aspekte ihres Lebens lenken: *„Woran erinnern Sie sich gern?“, „Was macht Ihnen Freude?“*
- Kontakt zu anderen PatientInnen, indem der Patient bzw. die Patientin auf Wunsch in den Wohnbereich bzw. in den Aufenthaltsraum gebracht wird
- therapeutische Angebote, wie Maltherapie, Musiktherapie etc.
- ehrenamtliche Besuchsdienste, wenn erwünscht

Weitere Maßnahmen zur Schmerzlinderung finden sich in Kapitel 7.7 Komplementäre Unterstützungsangebote.

Ein gelingendes Schmerzmanagement

- erfordert eine enge interprofessionelle Zusammenarbeit,
- erfordert die Berücksichtigung physiologischer, psychologischer, sozialer und spiritueller Faktoren,
- soll nicht nur medikamentös sein.

7.6 Medikamentöse Schmerztherapie

Die medikamentöse Therapie chronischer Schmerzen hat in den letzten Jahren große Fortschritte gemacht. Neue Wirkstoffe, präzise Diagnosen, effektivere Therapien und vor allem ein erhöhtes Bewusstsein für die Notwendigkeit einer umfassenden Schmerztherapie haben dazu beigetragen, dass die meisten PatientInnen auch bei fortgeschrittener schwerer Erkrankung eine zufriedenstellende Linderung ihrer Schmerzen erreichen können.

Grundsätze

Entscheidend ist die Wahl der geeigneten Substanzen sowie der Applikationsart. Wenn möglich, ist eine orale Schmerzmittelgabe anzustreben.

- Die PatientInnen müssen über ihre Schmerztherapie genauestens informiert und als PartnerInnen angesehen werden, damit sie ihre individuelle Therapie mitgestalten und darüber bestimmen können.
- Die Medikation muss regelmäßig und unter Einhaltung eines fixen Zeitschemas eingenommen werden, damit es zu einem gleichmäßigen Wirkstoffspiegel und zur Vermeidung von Schmerzspitzen kommt. Die PatientInnen müssen also das nächste Medikament einnehmen, bevor Schmerz spürbar wird. Dabei ist es entscheidend, dass die PatientInnen verstehen, dass eine gelingende Schmerztherapie bei chronischen Schmerzen einsetzt, bevor der Schmerz auftritt.
- Die Dosierung muss individuell erfolgen und kontinuierlich angepasst werden. Die Verordnung einer Reservedosis an Schmerzmedikamenten ist angezeigt. Damit wird sichergestellt, dass die PatientInnen bei eventuell auftretenden **Durchbruchschmerzen** rasch Linderung erfahren. Die Betroffenen werden durch Durchbruchschmerzen sehr in ihrer Lebensqualität eingeschränkt. Sie leben in ständiger Angst vor neuen Schmerzattacken. Manchmal treten diese Schmerzattacken zwei- bis viermal täglich auf und dauern 10 bis 30 Minuten. Hier ist eine rasch wirksame Medikation unerlässlich.
- Um Nebenwirkungen vorbeugen zu können, bedarf es einer entsprechenden **Begleitmedikation**.

Durchbruchschmerzen
plötzlich und meistens nicht vorhersehbar auftretende, sehr heftige Schmerzen, v. a. bei TumorpatientInnen. Durchbruchschmerzen können auch bei sonst effektiver Schmerztherapie auftreten. Es sind besondere Schmerzspitzen in einem ansonsten gut kontrollierten Schmerzgeschehen.

Begleitmedikation
Medikamente, die gegeben werden, um entweder die Wirkung eines Medikamentes zu verstärken und/oder um Nebenwirkungen zu vermeiden oder zu lindern.

7.6.1 Das Stufenschema der WHO zur Behandlung chronischer Schmerzen

Das WHO-Stufenschema zur medikamentösen Schmerztherapie ist international anerkannt. Es besteht im Wesentlichen aus drei Stufen:

Abbildung 7
Stufenschema der WHO zur Schmerzbehandlung

Stufe 1	Stufe 2	Stufe 3
Nicht-Opioid-Analgetika	**Schwache Opioide**	**Starke Opioide**
Substanzen: z. B. Metamizol, Diclofenac, Naproxen, Ibuprofen, Paracetamol, Acetylsalicylsäure	Substanzen: z. B. Tramadol, Codein, Dihydrocodein	Substanzen: z. B. Morphin, Fentanyl, Buprenorphin, Methadon, Nicomorphin, Hydromorphon, Oxycodon
+ Co-Analgetika		

Stufe 4: invasive Methoden + Kombination aus 1 – 3

Stufe 1

Bei geringeren Schmerzen wird mit Medikamenten aus der Stufe 1 begonnen. Diese Substanzen haben eine analgetische, antipyretische, antiinflammatorische und/oder spasmolytische Wirkung. Ist die schmerzstillende Wirkung nicht ausreichend, können diese Substanzen auch zusätzlich mit einem Medikament aus der Stufe 2 verabreicht werden. Dabei ist zu beachten, dass die Medikamente der Stufe 1 einen sogenannten **Ceiling-Effekt** haben. Eine über die empfohlene Tageshöchstdosis hinausgehende Gabe dieser Medikamente führt nicht zu stärkerer Wirkung, wohl aber zu einer Verstärkung der Nebenwirkungen. Stufe-1-Medikamente werden auch als Basismedikamente bezeichnet, weil sie nach dem WHO-Stufenschema jeweils mit Stufe 2 oder Stufe 3 kombiniert werden.

Ceiling-Effekt
Als Ceiling-Effekt (Sättigungseffekt) wird die Eigenschaft einiger Wirkstoffe beschrieben, dass es trotz Dosissteigerung zu keiner Zunahme der Wirkungen kommt. Nebenwirkungen können hingegen weiter zunehmen.

Opioid
Opioide sind natürliche, aus dem Opium gewonnene oder (halb) synthetisch herstellte Medikamente mit schmerzlindernder, dämpfender, beruhigender und psychotroper Wirkung.

Stufe 2

In der Stufe 2 werden ein schwaches **Opioid** +/– das Basismedikament verabreicht. Die schwachen Opioide kommen bei mittelgradigen bis starken Dauerschmerzen und bei nicht ausreichend schmerzstillender Wirkung von Analgetika der Stufe 1 zur Anwendung.

Beachten Sie: Bei starken Schmerzen ist auch ein Einstieg auf höherer Stufe möglich; meist wird Stufe 2 dann übersprungen. Kombinationen von Stufe 1 und Stufe 2, ebenso wie auch von Stufe 1 und Stufe 3 sind sinnvoll. Eine Kombination von schwachen Opioiden (Stufe 2) und starken Opioiden (Stufe 3) sollte jedoch vermieden werden.

Stufe 3

Auf Stufe 3 des WHO-Stufenschemas wird das schwach wirksame Opioid durch ein stark wirksames ersetzt. Es sollte zusätzlich mit einem Nicht-Opioid-Analgetikum der Stufe 1 kombiniert werden.

Als stark wirksame Opioide stehen verschiedene galenische Zubereitungen zur Verfügung, als Tabletten, kurz wirksam und auch in Retard-Form, als Injektionslösung, als Tropfen, als orale Lösung, **bukkal** oder als nasales Spray.

bukkal
Aufnahme über die Wangenschleimhaut

Eine für die PatientInnen besonders vorteilhafte Form stellt die transdermale Applikation mittels Pflaster dar. Dabei muss jedoch berücksichtigt werden, dass die Anflutzeit durchschnittlich 12 Stunden beträgt und dass nach Entfernen des Pflasters der Wirkstoff noch bis zu 17 Stunden zur Verfügung steht.

Die vorgesehene Wirkdauer von transdermalen Opioiden ist je nach PatientIn oft unterschiedlich. So kann es sein, dass ein Patient oder eine Patientin stets am Tag vor dem Pflasterwechsel (üblicherweise nach 72 Stunden) erneut Schmerzen bekommt. Dann empfiehlt sich ein Pflasterwechsel routinemäßig bereits nach 48 Stunden.

Cave: Bei starker Erwärmung der Haut, z. B. bei Fieber, wird der Wirkstoff rascher resorbiert und es kann zu einer Überdosierung des Medikamentes kommen. Bei Fieber Arzt/Ärztin informieren, Atemfrequenz überwachen und gegebenenfalls die transdermale Gabe durch eine orale oder subkutane Gabe des Medikamentes ersetzen.

Begleitmedikamente und Co-Analgetika

In der Therapie chronischer Schmerzen werden meist auch Begleitmedikamente eingesetzt. Je nach Symptomatik werden folgende sogenannte Co-Analgetika, also zusätzlich schmerzreduzierende Wirkstoffe, verordnet:

- trizyklische Antidepressiva ▸ greifen in die Schmerzweiterleitung ein
- Antikonvulsiva ▸ bei neuropathischen Schmerzen
- Corticosteroide ▸ zur Reduktion entzündlicher Ödeme
- Spasmolytika ▸ speziell bei krampfartigen Schmerzen
- Bisphosphonate ▸ bei Knochenschmerzen
- Benzodiazepine ▸ zur Muskelrelaxation
- Cannabinoide ▸ bei Spastik

Es ist unerlässlich, sich genau über Wirkung, Nebenwirkungen, Verabreichungsart sowie wichtige Hinweise zur sicheren Anwendung dieser Präparate zu informieren. Es liegt in der Eigenverantwortung des diplomierten Pflegepersonals, sich dieses Wissen anzueignen und verantwortungsbewusst zu handeln.

> Die medikamentöse Tumorschmerztherapie besteht meistens aus einer Kombination von mehreren Medikamenten.

7.6.2 Applikationsarten und Nebenwirkungen von Opioiden

Opioide wirken über spezifische Rezeptoren im Rückenmark/Gehirn und auch peripher im Körper.

Applikationsarten von Opioiden:

- **sublingual, bukkal oder transmukosal** (über die Schleimhaut der Mundhöhle): vor allem als rasch wirksame Bedarfsmedikation bei Durchbruchschmerz

- **intranasal:** Diese Verabreichungsform stellt aufgrund der leichten Anwendbarkeit und des sehr schnellen Wirkungseintritts eine sehr vorteilhafte Medikamentengabe dar, z. B. bei Durchbruchschmerz.
- **über die PEG-Sonde**
- **subkutan:** als Einzelgabe; meist kommen hier aber Pumpsysteme mit einer konstanten Flussrate zum Einsatz, siehe PCA-Pumpe. Die Schmerzmittelgaben können von den PatientInnen gesteuert werden, d. h., sie können sich selbst ergänzend zur konstanten Schmerzmedikation zusätzliche Gaben setzen.
- **intravenös**
- **rückenmarksnahe Kathetertechniken:** Diese werden eingesetzt, wenn die anderen Verabreichungsformen nicht ausreichend wirken oder die Nebenwirkungen schwer behandelbar sind. Der große Nachteil besteht vor allem in der erhöhten Infektionsgefahr. Der Vorteil ist, dass bereits sehr geringe Mengen eines Medikaments wirksam sind.
- **transdermal**: Diese Verabreichungsform ist hilfreich z. B. bei Schluckstörungen, wiederholtem Erbrechen oder bei einem Durchgangshindernis im Darm (Ileus). Der Magen-Darm-Trakt kann damit umgangen werden. Die Wirksamkeit wird jedoch erst nach mehreren Stunden durch langsame Anflutung zur Gänze erreicht. Geeignete Hautstellen dafür befinden sich am Körperstamm (Brustkorb und Rücken). Diese Zonen sind sehr gut durchblutet und ermöglichen eine optimale Resorption der Substanz. Die betreffende Hautstelle soll vorher gereinigt werden, und das Kürzen einer eventuell vorhandenen Körperbehaarung mit der Schere ist angezeigt (keine Rasur!). Das Pflaster darf nicht auf entzündete Hautbezirke geklebt werden. Eine Überwärmung der Haut, wie z. B. durch Sonnenbad, Wärmflasche, Sauna oder heißes Bad, ist zu vermeiden, da eine erwärmte Haut zu einer erhöhten Aufnahme des Wirkstoffes führt.
  Die transdermale Verabreichungsart eignet sich nur bedingt zur Neueinstellung einer Schmerztherapie (d. h. zur Erhebung des tatsächlichen Medikamentenbedarfs), da ein **Titrieren** bis zum Erreichen der geeigneten Dosis mit transdermaler Applikation kaum möglich ist.

transdermal
Verabreichung über die Haut – etwa in Form von Pflastern

Titrieren
Verabreichung kleiner Teilmengen

Nebenwirkungen von Opioiden

Häufig lösen bei medizinischen Laien allgemein verankerte Fehlmeinungen über Nebenwirkungen von Opioiden große Ängste aus, die zudem oft auch nicht angesprochen werden.

> PatientInnen und auch ihre Angehörigen benötigen eine umfassende und sachliche Information bezüglich einer Schmerztherapie mit Opioiden.

Die Nebenwirkungen von Opioiden sind gut bekannt und können in der Regel durch vorbeugende Maßnahmen verhindert werden. Organschäden werden durch die Gabe solcher Medikamente – auch bei langjähriger Einnahme – nicht hervorgerufen.

Atemdepression: Schmerz wirkt einer Atemdepression, die durch Opioide ausgelöst werden kann, physiologisch entgegen, weshalb diese Reaktion bei bestehendem Schmerz nicht zu erwarten ist. Bei schmerzfreien, gesunden Menschen jedoch würde eine Opioidgabe je nach Dosis zu einer Atemdepression führen können. Der medikamentöse **Antagonist** von Opioiden ist Naloxon. Dieses Medikament muss in jedem Notfallkoffer vorhanden sein. Eine Gabe dieses Medikaments hebt natürlich auch die schmerzlindernde Wirkung der Opioide auf, wodurch es zu massiven Durchbruchschmerzen kommen kann.

Antagonist
Gegenspieler

Psychische und physische Abhängigkeit: Solange Opioide aufgrund ihrer schmerzstillenden Wirkung eingenommen werden, besteht auch kein relevantes Risiko für eine psychische Abhängigkeit. Physisch kann eine Entzugssymptomatik entstehen, wenn das Medikament abrupt abgesetzt wird. Das trifft jedoch auch auf andere Medikamente zu (Kortikosteroide, Benzodiazepine etc.). Die Entzugssymptomatik äußert sich in Symptomen wie Schwitzen, Zittern, Herzrasen, Durchfall, Unruhe, Muskelkrämpfen, Fieber, erweiterten Pupillen. Deshalb erfolgt das Absetzen von Opioiden immer schleichend.

Toleranzentwicklung: Unter Toleranzentwicklung versteht man, dass die Dosis eines Medikaments stetig erhöht werden muss, um die Wirkung zu erhalten. Eine Dosissteigerung von Opioiden ist meist auf eine Veränderung im Verlauf der Erkrankung zurückzuführen und nicht auf ein Nachlassen der Medikamentenwirkung. Es gibt auch keine allgemeine Höchstgrenze für Morphin. Die Dosierung ist bei jedem Menschen ganz individuell.

Beispiel

Das folgende Praxisbeispiel einer Patientin zeigt, welch große Auswirkungen die Angst vor einer Toleranzentwicklung für ihre Lebensqualität hatte:

Eine 49-jährige Frau leidet an einem Mammakarzinom mit Knochenmetastasen. Zunächst scheinen die Schmerzen der Frau gut unter Kontrolle zu sein, aber den Angehörigen fällt ein zunehmender Rückzug der Patientin auf. Sie mag nicht mehr spazieren gehen und hat kaum noch Interesse an ihren geliebten Hunden. Sie verbringt die meiste Zeit im Bett und möchte auch keine Besuche mehr. Auf Fragen nach möglichen Schmerzen erklärt sie, keine zu haben. Ein Versuch mit einer Steigerung der bisherigen Opioiddosis verändert die Situation rasch: Die Patientin ist wieder aktiver, nimmt am Familienleben teil und beschäftigt sich nun wieder mit viel Freude mit ihren Haustieren. Es stellt sich heraus, dass die Patientin ihre Schmerzmitteldosis so gering wie möglich halten wollte, weil sie fürchtete, dass die Schmerzmittel sonst möglicherweise durch Gewöhnung an Wirkung verlieren könnten.

Sedierung: Zu Beginn einer Medikamentierung mit Opioiden tritt häufig eine verstärkte Müdigkeit auf, die sich aber meist nach ein bis zwei Wochen wieder reduziert. Oft ist das erhöhte Schlafbedürfnis aber auch das Resultat von vorausgegangenen Schlafstörungen durch die Schmerzen.

Obstipation: Die Obstipation entsteht aufgrund der Bindung an Opioidrezeptoren im Darm, welche die Kontraktion, das Zusammenziehen der Darmmuskulatur, hemmen. Der Darminhalt verweilt längere Zeit im Darm, was den Stuhl aufgrund von Wasserentzug eindicken lässt. Während einer Opioidtherapie werden Laxanzien routinemäßig verabreicht. Die Aufgabe der Pflege ist es hier, auf regelmäßige Verdauung der PatientInnen zu achten und eine geeignete und regelmäßige Laxanzieneinnahme zu gewährleisten.

Blasenentleerungsstörung: In selteneren Fällen bewirken Opioide durch eine Erhöhung des Sphinktertonus auch eine Blasenentleerungsstörung.

Übelkeit und Erbrechen: Viele PatientInnen leiden zu Beginn einer Schmerztherapie mit Opioiden an dieser Nebenwirkung, weshalb häufig vorbeugend Antiemetika (für ca. zehn Tage) verordnet werden.

Opioide fallen unter das Suchtmittelgesetz, weshalb auf die gesetzlichen Bestimmungen im Umgang mit diesen Präparaten geachtet werden muss!

7.7 Komplementäre Unterstützungsangebote

komplementär
von lat. complementum = Ergänzung, Nachtrag. Die Begriffe „Alternativmedizin" und „Komplementärmedizin" umfassen ein breites Spektrum von Heilmethoden, die nicht Teil der Tradition des jeweiligen Landes sind und nicht in das dominante Gesundheitssystem integriert sind (Definition WHO 2005).

Es existiert eine Vielzahl **komplementärer** Möglichkeiten und ergänzender Angebote zur Schmerzlinderung. Im Folgenden werden einige Ansätze aufgezeigt, die in der Praxis häufig angewendet werden. Diese Maßnahmen zielen insgesamt darauf ab, den Menschen in seiner Selbstheilungskraft zu unterstützen und sein Wohlbefinden zu fördern. Mit diesen komplementären Unterstützungsangeboten wird intensive menschliche Zuwendung, je nach Maßnahme, auch zusätzlich verbunden mit Körperkontakt, transportiert.

Es gilt, sich im Team über die jeweiligen Anwendungen abzusprechen und zusammen mit den PatientInnen passende Möglichkeiten auszuwählen. Darüber hinaus ist es sinnvoll, die Wirksamkeit komplementärer Interventionen ebenso sorgfältig zu dokumentieren, wie das bei pharmakologischen Maßnahmen erfolgt.

Voraussetzungen für die Anwendung

Neben allen Maßnahmen, die zur sicheren Anwendung beitragen, sollen an dieser Stelle folgende Voraussetzungen besonders hervorgehoben werden:

- Der Patient oder die Patientin ist über unterstützende Angebote informiert und wünscht die geplante Maßnahme.
- Jene Personen, die spezielle Maßnahmen anwenden, verfügen über die entsprechende Fachkenntnis dazu und setzen diese Maßnahmen nur ein, wenn sie innerhalb ihres gesetzlichen Tätigkeitsbereichs liegen. Es sei hier extra betont, dass auch komplementäre Maßnahmen Kontraindikationen und Nebenwirkungen haben können. Ohne ausreichendes Wissen kann den PatientInnen Schaden zugefügt werden.

Homöopathie

In der Homöopathie werden natürliche Substanzen (Auszüge aus Pflanzen) zur Unterstützung der Selbstheilung eingesetzt. Es werden dabei jene Ausgangssubstanzen gewählt, die dem bestehenden Leiden ähnlich sind (= Ähnlichkeitsregel oder Simile-Prinzip). Die gewählte Substanz wird potenziert, das heißt, sie wird in mehreren Schritten mit Lösungsmitteln verschüttelt oder verrieben und verdünnt. Durch diese Maßnahme wird eine Wirkungsumkehr erreicht. Die Basis für die Wahl der geeigneten Substanzen ist eine genaue, oft zeitintensive Anamnese.

Reflexzonentherapie

Die Reflexzonentherapie beruht auf der Annahme, dass die inneren Organe über Nervenfasern mit bestimmten Zonen (**Head'sche Zonen**) in der Haut verbunden sind. Dadurch können einerseits gestörte Funktionen von inneren Organen auf diese Zonen reflektiert werden, und andererseits kann die Stimulation dieser Bezirke auf innere Organfunktionen wirken.

Head'sche Zonen
benannt nach dem englischen Neurologen H. Head (1861–1940)

Durch verschiedene Stimulationstechniken dieser Zonen kann (neben anderen Effekten) eine Linderung von Symptomen erzielt werden. Sehr bekannt ist die Fußreflexzonenmassage, die häufig eingesetzt wird.

Akupunktur

Bei der Akupunktur werden spezielle Akupunkturnadeln in ganz bestimmte Hautpunkte entlang der Energielinien (Meridiane) des Körpers gestochen. Diese Nadeln sind unterschiedlich lang und unterscheiden sich auch in ihrem Durchmesser. Sie können gedreht, erhitzt oder unter Strom gesetzt werden.

Nach der Traditionellen Chinesischen Medizin wirkt die Akupunktur durch Harmonisierung der Lebensenergie Qi, indem ein Gleichgewicht zwischen den beiden Polen Yin und Yang hergestellt wird. Die Naturwissenschaft erklärt die Wirkung durch eine Aktivierung zentraler schmerzhemmender Mechanismen.

Akupressur

Bei der Akupressur werden dieselben Energieareale gereizt wie bei der Akupunktur, nur erfolgt die Stimulation mit Druck oder Massage. Der Druck wird mit der Hand (z. B. Daumen oder Zeigefinger) in Form kleiner, kreisender Bewegungen ausgelöst. Das Ausmaß der Druckstärke wird so gewählt, dass sie die PatientInnen gerade noch ertragen können. Der Vorteil bei dieser Methode ist, dass die PatientInnen sie selbst anwenden können.

Aromapflege

Bei der Aromapflege geht es um die therapeutische oder vorbeugende Anwendung von natürlichen Duftstoffen in Form von ätherischen Ölen. Diese Öle werden durch Wasserdampfdestillation von Pflanzen oder durch Auspressen von Fruchtschalen gewonnen. Sie werden über Mund und Nase eingeatmet oder gelangen über die Haut in den Blutkreislauf.

Ätherische Öle wirken direkt auf das autonome Nervensystem und den Hormonhaushalt und sind je nach Substanz entspannend, angstlösend, krampflösend, schleimlösend, kreislaufstärkend, antibakteriell, antiviral, antimykotisch, antiphlogistisch u.v.m. (vgl. Price/Price 2003, S. 96 ff.). Daraus ergibt sich eine ganze Palette von Anwendungsgebieten:

- Raumaromatisierung
- Inhalationen
- Bäder (Sitz-, Hand-, Fußbäder)
- Waschungen (z. B. beruhigende oder belebende Waschungen)
- Wickel und Auflagen
- Massagen, Einreibungen (z. B. Einreibungen mit Schmerzöl: 100 ml Mandelöl, 20 Tropfen Lavendelöl, 10 Tropfen Pfefferminzöl, 5 Tropfen Wacholderöl)

Wickel und Kompressen

Der Wickel ist eine zirkuläre Einhüllung eines Körperteils. Er besteht aus einem Innentuch und ein bis zwei trockenen und breiteren Außentüchern (sie sollten das Innentuch um 3 bis 4 cm überlappen), die zirkulär um den jeweiligen Körperteil (z. B. Bauch, Waden) gewickelt werden.

Bei Kompressen (= Auflagen, Umschläge) wird das innerste Tuch nicht zirkulär gewickelt, sondern auf die betreffende Körperstelle aufgelegt. Je nach Art und Zusatz des Wickels kann die Wirkung schmerzstillend, beruhigend, entspannend, schleimlösend, durchblutungsfördernd, entzündungshemmend, krampflösend, wundheilungsfördernd u. v. m. sein.

Zusätze für Wickel und Kompressen

Der Wickel kann mit diversen Zusätzen hergestellt werden, die eine bestimmte Wirkung entfalten:

- getrocknete Blüten und Blätter
- Wurzeln
- Samen
- Tinkturen/Essenzen
- ätherische Öle und ölhaltige Samen

Massagen

Massagen wirken sowohl körperlich (durchblutungsfördernd, muskelentspannend) als auch mental beruhigend und entspannend. Durch den intensiven Körperkontakt können Massagen sehr zum Wohlbefinden der PatientInnen beitragen. Sanfte Massagen sind in der Betreuung schwer kranker Menschen besonders angezeigt, wenn diese wenig körperlichen Kontakt erfahren oder die verbale Kommunikation eingeschränkt ist. Vor allem die Körperregionen Rücken, Nacken, Hände und Füße eignen sich sehr gut für eine Massage. Es werden dazu bestimmte Grifftechniken (z. B. Streichungen, Knetungen etc.) angewandt. Auch kann eine Massage mit ätherischen Ölen aus der Aromapflege kombiniert werden.

Einige Grundsätze bei Massagen:

- mit den Händen einen ständigen Kontakt mit dem Körper der PatientInnen halten
- gezielter und richtiger Einsatz von Druck
- angemessene Geschwindigkeit
- rhythmisch bleiben, keine ruckartigen Bewegungen
- Dauer: zwischen 5 und 15 Minuten (abhängig vom Körperbereich)

Musiktherapie
Man geht davon aus, dass Musik durch die Stimulierung des limbischen Systems, des Gefühlszentrums im Gehirn, eine Veränderung der Stimmung bewirkt. Auch die verschiedenen vom menschlichen Nervensystem gesteuerten Körperfunktionen (Muskelaktivität, Herzfrequenz, Hauttemperatur, Hautwiderstand etc.) werden durch Musik beeinflusst. Um eine Entspannung durch Musik zu erzielen, sollte sich die Musik am Herzschlag (60–70/min) orientieren. Ruhige, fließende Melodien können innere Ruhe, Entspannung und Zufriedenheit bewirken. Niedrige Frequenzen eignen sich besser für eine Entspannung als hohe (vgl. Bernatzky 2001).

Vertiefung des Lernstoffes

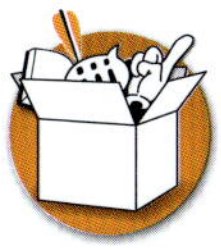

Schmerz ist ein sehr komplexes Geschehen, das von vielen Faktoren beeinflusst wird. Die Mehrdimensionalität von Schmerz muss erkannt werden, damit die Therapie nicht einseitig bleibt. Nur die Betroffenen selbst können das Missempfinden und ihr Leiden beschreiben und einschätzen. Ihre Einschätzung ist damit das Kriterium, nach dem sich die jeweilige Schmerztherapie zu richten hat. Das gemeinsame Bestreben des interprofessionellen Teams ist es, Schmerzen auf ein für den betroffenen Menschen gut erträgliches Maß zu bringen. Eine fachgerechte Schmerzanamnese und das Wissen der Pflege um die Grundsätze und Möglichkeiten in der Schmerztherapie sind dabei wesentliche Voraussetzungen.

1. Was ist ein „Schmerzgedächtnis" und welche Bedeutung hat es für Sie in der Pflege?
2. Was hat es zu bedeuten, dass Schmerz ein multidimensionales Geschehen ist?
3. Wie erfolgt die Schmerzeinschätzung? Was beachten Sie speziell bei PatientInnen, mit denen Sie nur nonverbal kommunizieren können?
4. Welchen Sinn hat ein Schmerztagebuch?
5. Welche Konsequenzen hat die Verabreichung von Placebos?
6. Wie können Kälte und Wärme in der Schmerztherapie angewandt werden?
7. Welche Aufgaben haben Pflegepersonen in der Schmerztherapie?
8. Nach welchen Grundsätzen richtet sich die medikamentöse Schmerztherapie?
9. Wie lautet das Stufenschema zur Schmerzmedikation der WHO?
10. Welche Nebenwirkungen haben Opioide? Was kann dagegen unternommen werden?
11. Welche komplementären Unterstützungsangebote kennen Sie?

Bausewein C., Remi C., Twycross R., Wilcock A. (2005): Arzneimitteltherapie in der Palliativmedizin. Elsevier, München.
Dieses umfassende Nachschlagewerk über die gebräuchlichsten Medikamente in der Palliativmedizin ist auch für die Pflege sehr zu empfehlen.

Bernatzky G., Likar R., Wendtner F., Wenzel G., Ausserwinkler M., Sittl R. (Hg.) (2007): Nichtmedikamentöse Schmerztherapie. Komplementäre Methoden in der Praxis. Springer, Berlin, Heidelberg, New York.
Gute Übersicht zu verschiedenen komplementären Möglichkeiten in der Schmerztherapie.

Besendorfer A. (2009): Interdisziplinäres Schmerzmanagement. Praxisleitfaden zum Expertenstandard Schmerzmanagement in der Pflege. Kohlhammer, Stuttgart.
Sehr praxisnahe, am Expertenstandard orientierte Zusammenfassung zur Implementierung eines effektiven Schmerzmanagements.

Butler D., Lorimer G. (2007): Schmerzen verstehen. Springer, Wien.
In einfacher Sprache und mit Bildern wird eine fundierte Zusammenfassung des aktuellen Wissens über chronische Schmerzen dargelegt. Das Buch ist sowohl für Fachpersonen als auch für Schmerzbetroffene lesenswert.

Kojer M., Schmidl M. (2011): Demenz und Palliative Geriatrie in der Praxis: Heilsame Betreuung unheilbar demenzkranker Menschen. Springer, Wien.
In diesem sehr empfehlenswerten Buch werden Grundlagen und Grundhaltungen zur palliativen Betreuung demenziell veränderter Menschen vermittelt. Ein besonderer Schwerpunkt dabei ist das Erfassen von Schmerz bei Menschen mit Demenz.

Osterbrink J., Krumm N., Elsner F. et al. (2009): Schmerztherapie in der Palliativpflege. ComMed Medizinischer Verlag, Schopfheim.
In diesem kleinen Buch ist speziell für Pflegende alles Wesentliche zur pharmakologischen und nichtpharmakologischen Schmerzbehandlung zusammengefasst.

Schwermann M. (2017): Schmerzmanagement bei chronischen Schmerzen. Leitfaden für die Pflegepraxis (Pflegekompakt). Kohlhammer, Stuttgart.
Meike Schwermann ist ausgewiesene Expertin für Palliative Care. In diesem Leitfaden im Taschenbuchformat stellt sie alle wesentlichen Aspekte zur Linderung chronischer Schmerzen sehr anschaulich und praxisnah dar. Dieses Buch eignet sich auch sehr gut als handliches Nachschlagewerk.

Schwermann M., Münch M. (2015): Professionelles Schmerzassessment bei Menschen mit Demenz. Ein Leitfaden für die Pflegepraxis. 2. Auflage. Kohlhammer, Stuttgart.
Die Erfassung von Schmerz bei Menschen mit Demenz stellt eine besondere Herausforderung dar. Die AutorInnen bieten mit diesem Buch einen sehr hilfreichen Leitfaden für die pflegerische Praxis. Das Buch umfasst nicht nur zahlreiche Praxistipps, sondern auch Anregungen für Schulungen und Praxishilfen für die Implementierung eines systematischen Schmerzassessments.

Thomm M. (Hg.) (2011): Schmerzmanagement in der Pflege. Springer, Berlin.
Dieses Buch ist sehr übersichtlich gestaltet und bietet einen umfassenden Überblick. Besonders gut gelungen sind die Kapitel über die verschiedenen Medikamente und deren Wirkweisen und Anwendungsgebiete.

8 Begleitung von Angehörigen und Bezugspersonen

8.1 Die Bedeutung von Bezugspersonen für die PatientInnen

Meine Mutter ist so erschreckend bleich, sie atmet schwer und ich möchte sie am liebsten in den Arm nehmen, traue mich aber wegen der Schläuche nicht. Ich stehe nur hilflos daneben, gegen meine Tränen ankämpfend – ich kann nichts für meine Mutter tun!"

(Aussage einer Tochter)

Als „Angehörige" werden in der Regel nah und entfernt verwandte Personen bezeichnet. Oft sind es aber gerade auch nicht verwandte Personen (FreundInnen), die für die PatientInnen eine große Bedeutung haben, zu denen eine enge Bindung besteht und die sich dem Patienten oder der Patientin zugehörig fühlen. Aus diesem Grund müssen wichtige Bezugspersonen ebenso als An- und Zugehörige betrachtet werden.

„Als Angehörige im Sinne von ‚zum Patienten gehörend' gelten all jene, die in irgendeiner Form eine bedeutende oder entscheidende Rolle oder Funktion im Leben des Patienten ausübten, sei dies in verwandtschaftlicher, kollegialer, helfender, begleitender oder verursachender Form."

(Fässler-Weibel 2001, S. 45)

Für Kulbe sind die Angehörigen diejenigen Menschen, die für die Sterbenden von besonderer Bedeutung sind.

„Entscheidend ist nicht die Art der Beziehung (Ehe, Freundschaft, Geschwister), sondern die Nähe und Intensität der Gefühle, die der Sterbende mit dem anderen teilt. Angehörige können daher als Vertraute verstanden werden."

(Kulbe 2008, S. 91)

Die PatientInnen bestimmen also, welche Personen ihr Vertrauen genießen. Es ist daher für den Betreuungsprozess von besonderer Wichtigkeit, zu erfahren, welche Personen das sind, um im Sinne der PatientInnen handeln zu können.

Das Leben und auch das Sterben eines Menschen sind zum wesentlichen Teil auch von der **Interaktion** mit seiner sozialen Umwelt geprägt. Die Angehörigen sind mit den PatientInnen meist durch eine langjährige gemeinsame Vergangenheit verbunden und können ihnen angesichts der Konfrontation mit dem Tod emotionale Stabilität und Sicherheit geben. Sie kennen die PatientInnen sehr gut, und sie können individuelle Signale schneller deuten. Es liegt in der Verantwortung der Pflegepersonen, die Angehörigen als die direkten Bezugspersonen der PatientInnen entsprechend zu unterstützen und zu begleiten, damit sie auch ihrerseits in der Lage sind, den Kranken beizustehen.

Interaktion
aufeinander bezogenes Handeln zweier oder mehrerer Personen

Eine lebensbedrohende Erkrankung stürzt nicht nur den Patienten oder die Patientin in eine tiefe, existenzielle Krise, sie bedroht auch das Gleichgewicht des ganzen Familiensystems. Diese Krise wird kollektiv erlebt. Das Einbeziehen der Angehörigen in den Pflegeprozess wurde in der Palliativ-Betreuung von jeher als wesentlicher Grundpfeiler erkannt. Eine schwere Erkrankung und das Sterben eines Menschen betreffen nicht nur ihn selbst, sondern ebenso seine engen Vertrauten. Sie erleben den Prozess mit, er macht sie ebenso traurig, verzweifelt, leidend, hadernd, ängstlich.

Dass die An- und Zugehörigen – ähnlich wie die PatientInnen – Zuwendung, Beistand und Unterstützung erfahren sollen, wird bereits in der WHO-Definition von Palliative Care deutlich:

> *„Palliative Care ist ein Ansatz zur Verbesserung der Lebensqualität von Patienten* ***und ihren Familien****, die mit den Problemen konfrontiert sind, die mit einer lebensbedrohlichen Erkrankung einhergehen […].“*
>
> *(WHO 2002, Herv. A. F.)*

Es wird kaum gelingen, einen Patienten oder eine Patientin umfassend zu betreuen, wenn dabei nicht auch dessen/deren soziales Umfeld miteinbezogen wird.

Genogramm
grafische Darstellung des Familienstammbaums

Das Erstellen eines **Genogramms** ist ein wertvolles Hilfsmittel, um sich einen Einblick in die familiären Beziehungen des kranken Menschen zu verschaffen. Auch verstorbene Familienmitglieder haben im Genogramm ihren geordneten Platz, und Ereignisse wie Ehe, Trennung, Scheidung, Abtreibung werden ebenso dargestellt. Mittels dieser Zeichnung können besondere Verbindungen und auch spezielle Belastungen innerhalb des Familiensystems rasch erfasst werden.

8.2 Häufige Ängste Angehöriger

Die Angst ist ein zentrales Thema in der Begleitung von Angehörigen und bedarf von Seiten der Pflegepersonen besonderer Aufmerksamkeit. Im Wesentlichen können folgende Ängste Angehöriger beobachtet werden:

Angst vor der Ungewissheit
Äußerung eines Angehörigen: *„Was wird noch alles auf uns zukommen?“*

Da das Sterben heute großteils in Institutionen stattfindet, fehlen vielen Angehörigen Erfahrungen und Verhaltensmuster für die Betreuung von Sterbenden. Hinzu kommt, dass Angehörige häufig dramatische Situationen im Sterbeprozess befürchten und nicht wissen, dass das Sterben meist ein langsames Aufhören der Körperfunktionen ist und oft sehr ruhig verläuft. Hier ist es entscheidend, die Ängste und die Fragen der Angehörigen sehr ernst zu nehmen, ihnen die Vorgänge, soweit möglich, zu erklären und sie über die pflegerischen Handlungen zu informieren.

Die ständig präsente Lebensbedrohung und die gleichzeitige Ungewissheit werden in der psychoonkologischen Fachliteratur als Damoklesschwert-Syndrom beschrieben: Die Ungewissheit und die Unsicherheit darüber, wann, wie und wo der Tod eintreten wird, stellt nicht nur für die PatientInnen, sondern auch für ihre Angehörigen eine enorme Belastung dar. Das kann dazu führen, dass die noch verbleibende Zeit für PatientInnen wie auch für Angehörige eine emotionale Achterbahn zwischen Gefühlen wie Hoffnung und Verzweiflung, Mut und Angst oder Hoffnung und Hoffnungslosigkeit darstellt. (Vgl. Rosenfeld/Gibson/Breihart 2004, S. 43–53)

Angst vor dem Leiden

Äußerung eines Angehörigen: *„Am schlimmsten ist, dass sie mir so leid tut."*

Es ist äußerst belastend, einen geliebten Menschen leiden zu sehen und nichts zur Entlastung beitragen zu können. Vor allem die Angst, der Patient oder die Patientin könnte unter Schmerzen oder Atemnot leiden, zählt zu den größten Belastungen der Angehörigen. Hier kann die Aufklärung über die vielfältigen Möglichkeiten der modernen Schmerztherapie und der Symptomlinderung zusammen mit der Zusicherung von ÄrztInnen und Pflegepersonen, alles daran zu setzen, um auftretende Symptome möglichst rasch zu lindern, beruhigend wirken. Auch eine Einbeziehung der Angehörigen in die Pflege oder auch in die Schmerztherapie (wenn das gewünscht wird) kann entlastend sein. Zugleich fördert es die Nähe zwischen dem Patienten oder der Patientin und den Angehörigen. Die gemeinsame Zeit kann dann als besonders wertvoll erlebt werden.

Angst vor Verlusten

Äußerung einer Angehörigen: *„Ich verliere nicht nur meinen Mann, in meinem Leben wird nichts mehr so sein wie davor!"*

Einen nahestehenden Menschen zu verlieren, löst heftige Ängste aus. Der drohende Verlust kann die verbleibende gemeinsame Zeit belasten und die Angehörigen zu überfürsorglichem Verhalten motivieren. Hier können Pflegepersonen unterstützend wirken, indem sie mithelfen, die Kommunikation zwischen den Betroffenen aufrechtzuerhalten oder in Gang zu bringen. Angehörigen soll die Möglichkeit eingeräumt werden, Gefühle zuzulassen und auszudrücken, um sich gemeinsam innerlich auf das Sterben vorzubereiten und damit die Verlustangst schrittweise zu bearbeiten.

Angst vor dem Versagen oder davor, etwas Wesentliches versäumt zu haben

Äußerung eines Angehörigen: *„Wenn ich mehr darauf gedrängt hätte, dass sie zum Arzt geht, wäre die Erkrankung vielleicht noch heilbar gewesen."*

Viele Angehörige werden von dem subjektiven Gefühl gequält, Wichtiges versäumt und vielleicht auch nicht alle medizinischen Möglichkeiten ausgeschöpft zu haben. Hier ist es wichtig, diese Ängste nicht nur ernst zu nehmen, sondern auch durch sachliche Informationen und Einbeziehung der Angehörigen für Entlastung zu sorgen.

Angst vor Hilflosigkeit

Äußerung einer Angehörigen: *„Ich sehe, wie sie leidet, und es ist furchtbar, nichts gegen ihre Atemnot tun zu können!"*

Die erlebte Hilflosigkeit angesichts des Leidens eines nahestehenden Menschen ist schwer auszuhalten. Pflegende können unterstützend sein, indem sie den Angehörigen Maßnahmen zeigen, die zum Wohlbefinden des/der Kranken beitragen (z. B. kühle Kompressen aufzulegen, den Mund befeuchten etc.). Wenn Pflegepersonen diese pflegerische Unterstützung wertschätzen, ist das zusätzlich entlastend für die Angehörigen.

Angst, zu anspruchsvoll zu sein

Constanze Kleis beschreibt die Angst Angehöriger, zu fordernd zu sein:

Stockholm-Syndrom
ein psychologisches Phänomen, das bei Opfern von Geiselnahmen beobachtet wurde. In Situationen von vollständigem Kontrollverlust und der Erfahrung von Ausgeliefertsein bauen die Opfer ein positives Verhältnis zu ihren EntführerInnen auf. Diese Reaktion ist ein unbewusster Schutzmechanismus.

> *„Wir erleben an uns selbst eine Metamorphose, eine Art* **Stockholm-Syndrom***: das angestrengte Bemühen, brav zu sein, den Ärzten keine Scherereien zu machen, bei den Pflegekräften nicht unangenehm aufzufallen. Wir wollen uns genau so verhalten, wie es von uns erwartet wird, keinesfalls riskieren, dass etwaiger Unmut später auf unsere Mutter zurückfällt."*
>
> *(Kleis 2012, S. 48)*

Angehörige fühlen sich manchmal ganz der Situation ausgeliefert, und oft bemühen sie sich dann, sich möglichst angepasst zu verhalten. Es erweist sich als entlastend, wenn die Pflegepersonen die Kompetenz der Angehörigen nicht nur wertschätzen und ihnen mit Respekt begegnen, sondern sie auch wiederholt um ihre Einschätzung bitten. Die Angehörigen wissen um die Vorlieben und Abneigungen des Patienten bzw. der Patientin und eine Einbeziehung in die Pflege trägt dazu bei, dass sich die Angehörigen als willkommen und unterstützend wahrnehmen können.

Aber auch, wenn Angehörige sich fordernd verhalten, ist es wichtig, dahinter stets auch ihre Nöte und Ängste wahrzunehmen. Gerade in Palliative Care ist zu bedenken, dass Angehörige oft eine wochen- und monatelange Krisensituation erleben. Sie sind selbst meist sehr belastet, und oft brauchen sie in ähnlichem Maße Unterstützung, Beistand und Fürsorge wie die Kranken. Zugleich kann immer wieder beobachtet werden: Wenn es gelingt, die Angehörigen entsprechend zu unterstützen, dann wirkt sich das auch stabilisierend auf die PatientInnen aus.

Beispiel

Eine Pflegeperson klagt: *„Ich halte das nicht mehr aus! Das ist jetzt schon die vierte Angehörige, die sich bei mir ausweint. Kann ich nicht einfach in Ruhe meine Arbeit machen? Ich bin hier für die Pflege von Herrn Schmid angestellt und nicht für seine schwierige Tochter!"*

Es ist ein großer Irrtum der Kollegin, zu denken, sie sei ausschließlich für die PatientInnen zuständig. Es ist ebenso Aufgabe der Pflege, die Angehörigen der Kranken zu unterstützen. Dies gilt in besonderer Weise in Palliative Care.

8.3 Herausforderungen

8.3.1 Herausforderungen für die Beziehung PatientIn – Angehörige

Unterschiedliche Emotionen

Äußerung einer Angehörigen: *„Mein Mann lässt sich so gehen. Er darf sich doch nicht aufgeben, er muss gegen die Erkrankung kämpfen!"*

Eine wesentliche Schwierigkeit ergibt sich daraus, dass die Phasen im Sterbeprozess von den Betroffenen und ihren Bezugspersonen nicht zeitgleich erlebt werden. Die PatientInnen sind ihrem Erleben der Situation voraus, die Angehörigen können nur auf deren Verhalten reagieren. Es kommt häufig vor, dass PatientInnen und Angehörige zu bestimmten Zeitpunkten emotional unterschiedlich empfinden und sich entsprechend verhalten.

Beispiel

Ein Patient kann sein Sterben innerlich schon ein Stück weit akzeptiert haben, während die Ehefrau noch immer enttäuscht darüber ist, dass ihr Mann nicht mehr um sein Leben kämpft. Es kann für sie in dieser Situation besonders schwierig sein, mitzuerleben, wie ihr Mann erste Signale des Aufgebens setzt; es kann aber auch für den Mann schwer sein, wenn ihm seine Frau vermittelt, dass er nicht aufgeben darf.

In der Betreuung schwer kranker Menschen ist es entscheidend, dass es ein gemeinsames Behandlungs- und Betreuungsziel von PatientInnen, Angehörigen und dem professionellen Team gibt. In palliativen Situationen können das mitunter auch scheinbar kleine Ziele sein, wie etwa, dass die Übelkeit der Patientin gelindert wird, oder auch, dass sie noch einmal für einige Tage zu Hause sein kann.

Zur Definition eines gemeinsamen Betreuungszieles und zur Entlastung der Angehörigen haben sich die sogenannten Familiengespräche sehr bewährt. Diese Gespräche sind darüber hinaus auch ein wertvoller Beitrag zur Qualität der Betreuung. An diesen Familiengesprächen nehmen, wenn möglich, die PatientInnen, ihre Bezugspersonen, Pflegeperson, Arzt oder Ärztin und je nach Bedarf auch PsychotherapeutInnen, SozialarbeiterInnen und/oder SeelsorgerInnen teil.

In diesen gemeinsamen Gesprächen geht es um folgende Fragen:

- Was hat sich seit der Aufnahme verändert?
- Was sind die größten Belastungen oder Befürchtungen?
- Wer ist am meisten belastet? (Oft sind nicht die PatientInnen die am meisten belasteten Personen!)
- Was wollen/können wir erreichen? (Die Definition eines realistischen und vor allem gemeinsamen Behandlungs- und Betreuungszieles ist entscheidend.)

Konflikte

Eine schwere Erkrankung löst bestehende Konflikte innerhalb der Familie nicht, im Gegenteil: Sie verschärft bestehende innerfamiliäre Spannungen. Alte Schuldgefühle und Belastungen aus vergangenen Tagen können in dieser Situation erneut aufbrechen. Diese seelische Belastung kann zu einer Verstärkung der körperlich wahrnehmbaren Schmerzen und sonstigen Symptome für die PatientInnen führen.

Beispiel

Im Gespräch mit der Pflegeperson erwähnt die Tochter einer Patientin: *„Ich würde so gern etwas für meine Mutter tun, möchte ihr die schwierige Situation erleichtern. Sie lehnt das aber ab, sie sagt, ich könne das nicht, das sollten besser die Schwestern machen."*

Hier können Pflegende unterstützend sein, indem sie die Tochter in der Pflege mithelfen lassen, vorausgesetzt natürlich, die Patientin toleriert dies. Wenn die Pflegenden die Unterstützung durch die Tochter wertschätzend erwähnen, kann es auch der Mutter leichter fallen, deren Hilfe anzunehmen. Es besteht vor allem bei Familien mit unausgesprochenen und ungeklärten Konflikten die Gefahr, dass Pflegende in komplizierte Familienkonflikte hineingezogen werden, oft ohne dies gleich zu bemerken. Wichtig ist, so einen Mechanismus möglichst rasch zu erkennen, um ihn nicht weiter zu nähren. Intervisionen und vor allem Supervisionen sind dazu äußerst hilfreich.

Eine große Gefahr besteht aber auch darin, dass sich Pflegepersonen mehr Verantwortung aufladen, als der beruflichen Rolle eigentlich zukommt. Auch mit Sofortlösungen aufzuwarten, die für dieses Familiensystem nicht passend sind, ist unbedingt zu vermeiden.

Es ist hilfreich, darauf zu achten, in welchen Konfliktsituationen Sie als Pflegeperson besonders sensibel reagieren und einen Handlungsdruck wahrnehmen. Dies kann Ihnen Aufschluss über eigene noch ungelöste Themen geben bzw. aufzeigen, wo Ihre Balance zwischen professioneller Nähe und Distanz erschwert ist.

Generell ist es nicht Aufgabe der Pflegenden, bei Familienkonflikten zu intervenieren oder vorschnell nach Lösungen zu suchen. Bei familiären Konflikten ist zu bedenken:

- Auseinandersetzungen und Konflikte innerhalb von Familien sind als Normalität zu verstehen.
- Jedes Verhalten hat einen Grund.
- Beziehungen haben ihre unbekannten (Vor-)Geschichten.
- Angehörige bedürfen der Unterstützung und des Beistandes.

Angehörige und Bezugspersonen von schwer kranken und sterbenden PatientInnen leiden selbst unter der Situation, sie sind zahlreichen Belastungen und Ängsten ausgesetzt, das bedeutet, sie sind Betroffene mit eigenem Leid. Auch wenn sie sich aus Sicht der professionellen BetreuerInnen möglicherweise „unvernünftig" verhalten, steht es den Betreuenden nicht zu, das zu bewerten.

Die Angehörigen brauchen Begegnung auf Augenhöhe, Respekt und Wertschätzung.

8.3.2 Voraussetzungen für eine gelingende Zusammenarbeit von Angehörigen und Pflegepersonal

Die Angehörigen als PartnerInnen akzeptieren
In der Betreuung von schwer kranken Menschen sind die Angehörigen wertvolle und unverzichtbare PartnerInnen. Es ist entscheidend, dass Pflegepersonen ein Bewusstsein dafür entwickeln, dass die Angehörigen der PatientInnen einen wesentlichen Beitrag zur Betreuung leisten können. PatientInnen und Angehörige bilden eine systemische Einheit, daher ist es nicht zielführend, wenn der Status der Angehörigen auf jenen von BesucherInnen reduziert wird. Die Angehörigen kennen den Patienten bzw. die Patientin viel länger und auch sehr viel besser als das professionelle Betreuungsteam. Mit Unterstützung der Pflegepersonen sind sie in der Lage, sehr viel mehr zum Wohlbefinden des oder der Kranken beizutragen als professionelle BetreuerInnen. Voraussetzung dafür ist jedoch, dass sie Verständnis, Anerkennung und Wertschätzung erfahren.
Natürlich ist die Betreuung durch die Angehörigen geprägt von der Beziehung, die sie zu dem kranken Familienmitglied haben. Nicht selten findet eine Art Machtumkehr statt. Die zuvor Starken sind nun von der Hilfe der zuvor Schwachen abhängig. In dieser Konstellation wird es nur schwer möglich sein, dass diese Hilfe auch angenommen werden kann. Pflegende haben vielfältige Möglichkeiten, hier unterstützend zu sein.

Angehörige brauchen:

- Information, auch über Veränderungen im Allgemeinzustand des Patienten oder der Patientin
- Miteinbeziehung in die Pflege und Betreuung, soweit gewünscht
- Unterstützung und Beistand
- geduldige GesprächspartnerInnen, die oft auch die Funktion einer ‚Klagemauer' erfüllen
- Verständnis und Respekt vor den individuellen Bewältigungsstrategien
- Vorausplanung ▸ Was ist zu erwarten? Welche Maßnahmen sind geplant?

Angehörige möchten von den Pflegenden nicht wissen, was sie alles falsch machen oder was sie anders machen sollten. Sie benötigen keine Ratschläge, sie brauchen vielmehr geduldige GesprächspartnerInnen und ZuhörerInnen. Dabei müssen sich die Pflegepersonen stets bewusst sein, dass der drohende Verlust eines geliebten Menschen für die Angehörigen einen enormen Stressor darstellt.

Manche Reaktionen der Angehörigen mögen unverständlich erscheinen, es ist jedoch sehr wichtig, dass ihnen die Pflegepersonen nicht wertend, sondern grundsätzlich respektvoll begegnen. Angehörige von schwer kranken und sterbenden PatientInnen befinden sich häufig in einer absoluten Krisensituation. Es gehört zu den Aufgaben der Pflege, sie in dieser schweren Zeit zu begleiten und zu unterstützen.

Den PatientInnen gilt die ganze Aufmerksamkeit der Umgebung, die Angehörigen leiden mit ihnen und oft sind sie ebenso bedürftig und verletzbar wie die Kranken.

> Es liegt in unserer Verantwortung, Bedingungen zu schaffen, die es den Angehörigen sterbenskranker Menschen ermöglichen, die verbleibende Zeit gemeinsam zu nützen und Abschied zu nehmen.

Belastungen erkennen

Eine lebensbedrohende Erkrankung erschüttert die Stabilität einer Familie und anderer sozialer Beziehungen, macht sie verletzlich und gefährdet ihre Funktion. Durch die Behandlungserfordernisse kann die Erfüllung der Alltagspflichten so stark beeinträchtigt sein, dass das gesamte System aus dem Gleichgewicht gerät. Im Vordergrund stehen die Sorge um den erkrankten Menschen und die Angst vor den Folgen der Krankheit. Nicht nur die PatientInnen werden mit einer ungewohnten und bedrohlichen Situation konfrontiert, sondern auch ihre Bezugspersonen.

Anders als eine kurz andauernde Krankheitsperiode, an deren Ende die Heilung steht, löst eine chronische und ganz besonders eine terminale Erkrankung einen radikalen Rollenwechsel innerhalb des sozialen Systems aus. Das Gleichgewicht der gesamten Familie ist bedroht. Die Angehörigen müssen „sich als Familie oder nahe stehende Person mit den [...] Herausforderungen auseinandersetzen und diese mittragen helfen" (Kesselring/Panchaud 1999, S. 17).

Eine lebensbedrohende Erkrankung eines Angehörigen mitzuerleben bedeutet für die Angehörigen immer eine Grenzerfahrung. Auch Yalom (1980) beschreibt, dass die Konfrontation mit dem (drohenden) Tod eines Familienmitgliedes eine Zeit existenzieller Verzweiflung für die Angehörigen bedeuten kann. Die Furcht vor dem drohenden Verlust und das Gefühl von Hilflosigkeit können alle bisher tragenden Strukturen zusammenbrechen lassen. Wenn dann im Verlauf des Krankheitsprozesses die Hoffnung auf Heilung zunehmend schwindet, löst dies bei den An- und Zugehörigen der PatientInnen Gefühle von tiefer Trauer, von Enttäuschung, von Verzweiflung, Resignation, Wut und der Angst vor Überforderung aus. Angehörige berichten, dass sie in manchen Momenten von derartigen – oft auch widersprüchlichen – Gefühlen regelrecht überschwemmt werden.

Von einer schweren Erkrankung ist die gesamte Familie betroffen und die damit verbundenen Belastungen werden ebenfalls vom gesamten sozialen System getragen.

Die wichtigste Grundlage für die Betreuung ist die Erkenntnis, dass die Familie die wichtigste Vernetzung für den Patienten bzw. für die Patientin bedeutet (vgl. Friedemann/Köhlen 2003). Die Beziehungen der PatientInnen zu ihren An- und Zugehörigen sind bei einer schweren Erkrankung von ganz besonderer Bedeutung. Die Angehörigen haben einen entscheidenden Anteil an der erfahrenen Lebensqualität des Patienten bzw. der Patientin und letztlich auch an der Bewältigung dieser für PatientIn und Angehörige oft gleichermaßen schwierigen Zeit. Vielfach ermöglichen es erst die Angehörigen, dass Bedürfnisse des/der Kranken befriedigt werden können, und je stärker die Selbständigkeit durch die Krankheit beeinträchtigt wird, desto bedeutsamer und wichtiger wird die Unterstützung der Angehörigen (vgl. George 2005).

Palliative Care – und Palliativpflege im Besonderen – muss daher eine familienzentrierte Betreuung sein, denn es wird kaum gelingen, einen Patienten bzw. eine Patientin umfassend zu betreuen, wenn sein/ihr soziales Umfeld nicht einbezogen wird (vgl. Wright et al. 2009).

Vor allem jene Angehörigen, die ihre PatientInnen zu Hause betreuen, oft über Monate und Jahre hinweg, stehen in den letzten Tagen und Wochen, in denen die Pflege meist besonders intensiv wird, knapp vor dem körperlichen und psychischen Zusammenbruch. Viele Angehörige überfordern und verausgaben sich grenzenlos. Leider scheint es, wie die Praxis immer wieder bestätigt, für Angehörige sehr schwierig zu sein, rechtzeitig Hilfe von außen zu holen.

Es ist Aufgabe der Pflege, einer Überforderung pflegender Angehöriger so gut wie möglich vorzubeugen. Dazu können folgende Maßnahmen einen ersten Schritt zur Reduktion der Belastung darstellen:

- Beratung über die Wichtigkeit des eigenen Gesundheitszustandes für die Pflege
- Aufzeigen der vielfältigen Möglichkeiten zur Entlastung
- dafür sorgen, dass pflegende Angehörige regelmäßig pflegefreie Tage haben, z. B. durch den Einsatz ehrenamtlicher Präsenzdienste
- andere Dienstleistungen im ambulanten Sektor miteinbeziehen
- Hilfsmittel bereitstellen
- den Angehörigen eine Möglichkeit geben, über ihre Belastungen zu sprechen

Vertiefung des Lernstoffes

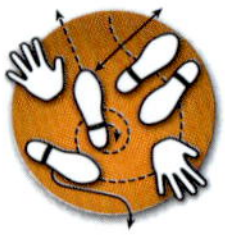

Die Angehörigenbetreuung ist ein wesentlicher Aufgabenbereich in der Palliative Care. Oft sind die Angehörigen sehr belastet und benötigen Aufmerksamkeit und Unterstützung der Pflegepersonen.

In vielen Fällen können Angehörige in die Pflege miteinbezogen werden und viel zum Wohlbefinden des Patienten oder der Patientin beitragen. Ihre Funktion als wichtige Informationsquelle für die Pflege ist nicht zu unterschätzen.

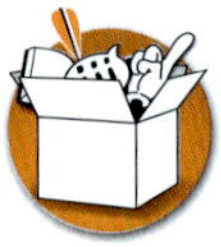

1. Mit welchen Ängsten sind Bezugspersonen häufig konfrontiert?
2. Wie können belastete Angehörige durch Pflegepersonen unterstützt werden?
3. Welche Bedeutung hat die Definition eines gemeinsamen Behandlungszieles?
4. Was können Sie als Pflegeperson zu einer gelingenden Zusammenarbeit mit den Angehörigen beitragen?
5. Wozu dienen Familiengespräche?

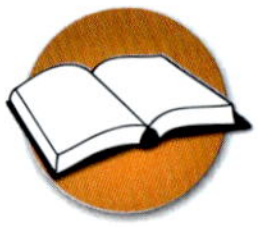

Fässler-Weibel P. (2009): Nahe sein in schwerer Zeit: Zur Begleitung von Angehörigen Sterbender. Topos Plus, Kevelaer.
Peter Fässler-Weibel beschreibt auf einfühlsame Weise, wie professionelle BetreuerInnen die Angehörigen von terminal erkrankten PatientInnen unterstützen.

Kleis C. (2012): Sterben Sie bloß nicht im Sommer. Dumont, Köln.
Ein aufrüttelnder Erfahrungsbericht und ein leidenschaftlicher Appell für Würde, Fürsorge und Mitgefühl. Es ist eine sehr subjektive Beschreibung des Abschieds aus der Sicht einer Tochter und zugleich sehr lesenswert für alle, die in der Betreuung von schwer kranken und sterbenden Menschen tätig sind.

Wilber K. (2009): Mut und Gnade: Die Geschichte einer großen Liebe – das Leben und Sterben der Treya Wilber. Fischer Taschenbuch, Frankfurt am Main.
Ken Wilber hat mit diesem außergewöhnlichen Buch das Sterben seiner Frau Treya beschrieben. Auf berührende Weise schildert er die Konflikte und die Not der Angehörigen in einer derartig bedrohlichen Situation. Ein mutiges, schonungslos offenes Bekenntnis.

9 Vorausschauende Notfall- und Krisenplanung

„Er hat sich so sehr gewünscht, daheim sterben zu können. Wenn ich gewusst hätte, wie ich ihm bei seiner Atemnot helfen kann, dann hätte ich ihn in seinen letzten Stunden auf keinen Fall ins Krankenhaus geschickt."

(Ehefrau eines verstorbenen Patienten)

Palliativmedizinische Akutsituationen, Symptomexazerbationen und Notfälle sind in fortgeschrittenen Erkrankungsstadien keine Seltenheit. Diese Situationen stellen für die betroffenen PatientInnen häufig eine Zäsur dar, sind sie doch meist mit großen Ängsten und Gefühlen von Hilflosigkeit verbunden. Das Erleben einer derartigen Notfallsituation führt fast immer zu einer tiefen Verunsicherung der PatientInnen und ihrer Angehörigen. Aber auch für die professionellen BetreuerInnen können Krisensituationen nachhaltig verunsichernd sein, wenn sie nicht entsprechend darauf vorbereitet sind.

Notfälle sind Situationen, die

- als bedrohlich empfunden werden,
- unerwartet und unvorhergesehen auftreten,
- (zunächst) nicht kontrollierbar sind.

Die Ursachen für Krisen und Notfälle sind Ereignisse, die medizinisch, pflegerisch oder psychosozial bedingt sein können. Die Situation wird als bedrohlich empfunden und es entsteht ein hoher Handlungsdruck. Dabei kann unterschieden werden, für wen eine bestimmte Situation ein Notfall ist. Was sich für Angehörige als Notfall darstellt, kann für das professionelle Betreuungsteam eine Alltagssituation sein. Und auch die PatientInnen selbst nehmen Krisensituationen mitunter anders wahr als ihre Angehörigen oder die professionellen BetreuerInnen.

Während es für die PatientInnen und ihre Angehörigen meist Situationen mit einem hohen Leidensdruck sind – wie bei Schmerzen, Atemnot, starker Unruhe oder Panik –, sind es für Pflegende und ÄrztInnen eher das Auftreten von massiven, unstillbaren Blutungen, ausgeprägter Atemnot oder auch Situationen mit Selbst- oder Fremdgefährdung, die als Notfall erlebt werden. Allen gemeinsam ist jedoch die Erfahrung von Handlungsunfähigkeit und Kontrollverlust.

In der häuslichen Betreuung werden Krisen oft als limitierende Ereignisse erlebt, und nicht selten endet die ambulante Betreuung nach einer Krisensituation mit einer stationären Aufnahme des Patienten oder der Patientin. Oft verlieren Angehörige und PatientIn damit jegliche Sicherheit für eine weitere Betreuung zu Hause. Für die betreuenden Angehörigen stellen sich alle Situationen, die mit Handlungsunfähigkeit und Kontrollverlust

Lebens zu akzeptieren und/oder die individuelle patientInnenbezogene Lebensqualität durch gute symptomkontrollierende Therapie zu erhalten bzw. wiederherzustellen. In der Notfallmedizin gilt es primär darum, das Leben zu bewahren und möglichst im weiteren klinischen Verlauf die Gesundheit des Patienten oder der Patientin mithilfe kurativer Therapieansätze wiederherzustellen.

Bei palliativen Krisen und Notfällen ist zu bedenken, dass diese Situationen auch häufig den Sterbeprozess einleiten. Die Frage, ob bei der Notfallversorgung von PalliativpatientInnen eine Maximalversorgung anzustreben ist, nur weil sie machbar ist, sollte nicht im chaotischen Umfeld einer Krise beantwortet werden müssen, sondern von den verantwortlichen Personen bereits vorab geklärt werden. Damit werden Maßnahmen, die unreflektiert aus der Überforderung oder aus Hilfeleistungspflicht als unbedingt notwendig erscheinen, im Nachhinein aber bedauert werden, vermieden.

Vorausschauende Notfallplanung setzt jedoch eine gelingende Kommunikation zwischen PatientInnen, den behandelnden HausärztInnen, Pflegenden und Angehörigen voraus. Oft ist der Anlass, einen derartigen Plan zu erstellen, die Frage, welche Komplikationen zu erwarten sind, mit welchen Krisen zu rechnen ist, oder wie es eine Angehörige formuliert hat: *„Was kann noch alles auf uns zukommen?“*

Es gilt also, für Krisen und Notfallsituationen entsprechend vorauszuplanen. Besonders in der ambulanten Betreuung ist es unerlässlich, rechtzeitig mit den PatientInnen und auch mit ihren Angehörigen über möglicherweise eintretende Krisen und Notfallsituationen zu sprechen. Es geht darum, bestehende Ängste und Befürchtungen anzusprechen und gemeinsam mit den Betroffenen Handlungsanleitungen zu verfassen.

Vorbereitung für Krisen- und Notfallsituationen:
- vorausplanen
- mit Angehörigen vorbesprechen
- Notfallplan mit schriftlichen Handlungsanleitungen erstellen

Ein gemeinsam mit dem behandelnden Hausarzt oder der Hausärztin und mit den Angehörigen erstellter Notfall- oder Krisenplan kann helfen, die Handlungsfähigkeit der Angehörigen in Krisensituationen zu erhalten und damit auch eine Krankenhauseinweisung zu vermeiden. In der ambulanten Versorgung von PalliativpatientInnen, aber auch in den Pflegeheimen und in anderen stationären Kontexten haben sich vorausschauende Notfallpläne für Krisensituationen sehr bewährt.

Siehe **Notfall- und Krisenplan** im Anhang

Ein derartiges Formular wurde gemeinsam mit der Tiroler Hospiz-Gemeinschaft, dem Sozialen Kompetenzzentrum Rum und der Notfallmedizin der Universitätsklinik für Anästhesie und Intensivmedizin in Innsbruck erstellt. Auf der ersten Seite werden die wichtigsten Informationen zusammengefasst dargestellt. Diese Informationen bieten zum Beispiel auch für ein Notarztteam eine wesentliche Entscheidungsgrundlage. Auf der zweiten Seite wird der Behandlungsplan für verschiedene Symptome festgelegt. Dieser Krisen- und Notfallplan wird bei komplexen Betreuungssituationen aufgrund eines äußeren Anlasses individuell für jeden Patienten bzw. jede Patientin erstellt.

Anlass ist meist die Frage, ob die Belastung, die mit weiteren Krankenhausaufenthalten oder mit bestimmten medizinischen Maßnahmen für die PatientInnen verbunden ist, in einem angemessenen Verhältnis zum möglichen Nutzen dieser Maßnahmen für die PatientInnen steht.

Die Praxis zeigt den hohen Nutzen einer derartigen vorausschauenden Notfall- und Krisenplanung. Eine Vielzahl von Notarzteinsätzen und Krankenhauseinweisungen konnte damit vermieden werden.

Darüber hinaus bleiben Pflegende und betreuende Angehörige auch in Krisensituationen handlungsfähig, und es gelingt fast immer, die aufgetretenen, belastenden Symptome der PatientInnen rasch und zufriedenstellend zu lindern. Das führt zu einer hohen Zufriedenheit bei allen Beteiligten. Aber auch wenn die Krisensituation mit dem Tod des Patienten oder der Patientin endet, bleibt letztlich bei Angehörigen und professionellen BetreuerInnen der Eindruck, angemessen gehandelt zu haben.

Bei sterbenden PatientInnen mit einer lebensbedrohenden Komplikation stellt sich darüber hinaus auch die Frage, ob es immer berechtigt ist, eine potenziell tödliche Komplikation zu behandeln. Das Ziel kann schließlich nicht eine Verlängerung des Sterbeprozesses sein, es geht vielmehr darum, diesen Prozess durch eine Linderung der belastenden Symptome zu erleichtern. Es gilt als wichtiges Prinzip in der Palliativmedizin, mögliche Notfälle bzw. Krisensituationen und lebensbedrohende Akutsituationen rechtzeitig in Erwägung zu ziehen und mit den PatientInnen, den Angehörigen und den Pflegepersonen die entsprechenden Therapiemaßnahmen im Voraus zu besprechen (**Briefing**). Im Anschluss an jede Notfall- oder Krisensituation ist es auch hilfreich, wenn sich die beteiligten Professionen darüber austauschen und analysieren, was gelungen ist und was verbesserungswürdig ist (Debriefing, siehe Kapitel 3.4.2). Das ist eine überaus effektive Art für Teams zu lernen.

Briefing
(engl. brief = kurz)
Briefing ist eine kurze Besprechung, in der die Beteiligten auf eine bestimmte Situation vorbereitet werden.

> Teams können lernen, mit Notfällen und Krisen umzugehen, indem sie sich entsprechend darauf vorbereiten und indem sie bereit sind, aus jeder dieser Situationen für die nächste zu lernen.

Vertiefung des Lernstoffes

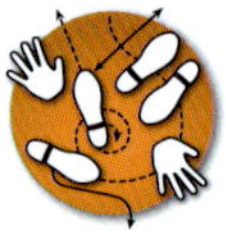

Die meisten Krisen- und Notfallsituationen in der Palliative Care zeichnen sich ab und treten daher selten ganz überraschend auf. Entscheidend ist aber, dass das professionelle Betreuungsteam auf diese Situationen entsprechend vorbereitet ist und bereits Handlungsanweisungen im Vorfeld erstellt.

Ganz besonders wichtig ist eine vorausschauende Krisen- und Notfallplanung in der häuslichen Pflege, aber auch in allen anderen Kontexten. Durch diese vorausschauende Planung kann in Krisensituationen rasch gehandelt werden, und damit kann nicht nur ein hohes Maß an Sicherheit für die PatientInnen gewährleistet, sondern auch ein vermeidbarer Krankenhaustransfer des Patienten oder der Patientin verhindert werden.

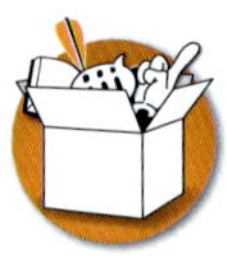

1. Welche Notfall- und Krisensituationen bei PalliativpatientInnen kennen Sie?
2. Wie können Angehörige in der häuslichen Betreuung entsprechend auf derartige Situationen vorbereitet werden?
3. Welche Vorteile einer vorausschauenden Krisen- und Notfallplanung erkennen Sie?
4. Wie können Pflegende aus bereits erlebten Krisen- und Notfallsituationen lernen?

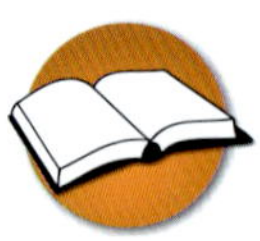

Lederer W., Feichtner A., Medicus E. (2011): Der palliative Behandlungsplan als Entscheidungsbasis zwischen palliativer und notfallmedizinischer Behandlung. Wien Med Wochenschr 161/21-22, S. 543–547.

Makowski C., Marung H., Callies A., Knacke P., Kerner T. (2013): Notarzteinsätze bei Palliativpatienten. Algorithmus zur Entscheidungsfindung und Behandlungsempfehlungen. Anästhesiol Intensivmed Notfallmed Schmerzther 48, S. 90–96, Ausgabe 2.13.

Wiese C., Vagts D., Kampa U., Pfeiffer G., Grom U., Gerth M., Graf B., Zausig Y. (2011): Palliativpatienten und Patienten am Lebensende in Notfallsituationen. Empfehlungen zur ambulanten Versorgungsoptimierung. Der Anaesthesist 60(2) S. 161–171.

10 Trauer

Die folgenden Definitionen von Trauer sollen deutlich machen, dass Trauer eine gesunde und normale Reaktion aufgrund eines Verlusts bedeutet.

> *„Die Trauer ist der gefühlsmäßige Ausdruck für den Verlust von etwas Bedeutsamem in unserem Leben."*
>
> *(Schmitz-Scherzer 1992)*

> *„Trauern ist eine gesunde, lebensnotwendige und kreative Reaktion auf Verlust und Trennungsereignisse."*
>
> *(Canacakis 2013, S. 32)*

Trauer bedeutet also die Reaktion eines Menschen auf einen Verlust. Dieser Verlust kann ausgelöst sein durch den Tod eines nahestehenden Menschen, aber auch durch unzählige andere Ereignisse, welche ein Abschiednehmen von Plänen, Zielen, Vorstellungen und Wünschen notwendig machen. So kann ein Umzug in eine andere Stadt, der Verlust der Arbeit oder das Beenden einer Liebesbeziehung ebenso Trauerreaktionen bewirken wie der Verlust von Körperfunktionen oder Einschränkungen in der selbstständigen Durchführung der Aktivitäten des täglichen Lebens.

Schreiben Sie auf, von welchen Plänen und Vorstellungen Sie sich bereits in Ihrem Leben verabschieden mussten, etwa Berufswünsche aus der Kindheit oder eine unerwiderte Liebe. Mussten Sie eine vertraute Umgebung verlassen, haben Sie gesundheitliche Einschränkungen oder Ähnliches erlebt?
Sind Sie überrascht, wie sehr Sie bereits mit dem Thema „Verlust/Trauer" in Berührung gekommen sind?

10.1 Bedeutung der Trauer in unserer Gesellschaft

Noch bis zum Beginn des 20. Jh. war es üblich, Verstorbene zu Hause aufzubahren und über den Tod mittels einer „Traueranzeige an der Haustür" zu informieren, was eine Einladung für alle bedeutete, die sich von dem oder der Verstorbenen verabschieden und den Angehörigen beistehen wollten. Durch gemeinsame Rituale wie das Abhalten der Totenwache oder das Beten eines Rosenkranzes wurde die Trauerfamilie durch die Gesellschaft gestützt und begleitet.

Jeder Mensch zeigt individuelle Trauerreaktionen, die nicht zuletzt durch bestehende kulturelle Umgangsnormen beeinflusst werden. So wird in unserer heutigen Gesellschaft eher erwartet, dass Trauernde ihren Schmerz nicht öffentlich machen, sondern im Privaten bewältigen. Dies kann sich erschwerend auswirken, da das Durchleben der Trauer und damit auch das Mitteilen des Schmerzes für die Trauernden einen wichtigen Prozess zur Trauerverarbeitung darstellen.

Trauerrituale
Trauerrituale helfen, z. B. in folgender Form:

- Die Bestattung selbst demonstriert die Endgültigkeit des Geschehens.
- Eine Todesanzeige signalisiert ein Abschiednehmen.
- Friedhofbesuche und Grabpflege dienen als legitimer Ort für Trauer.

10.2 Trauerarbeit

Trauerarbeit bedeutet nach Sigmund Freud all das, was der trauernde Mensch in seiner Trauer zu leisten hat, wie z. B. das Ertragen des durch den Verlust entstandenen Schmerzes oder die Bewältigung des völlig veränderten Alltags. Trauerarbeit bezeichnet demnach den Weg durch die Trauer hindurch. Der trauernde Mensch braucht eine gewisse Zeit, um zu seinem psychischen Gleichgewicht zurückzufinden, was in Form eines prozesshaften Geschehens erfolgt. Dieser Trauerprozess ist die Entwicklung, die man infolge einer Verlusterfahrung durchläuft, um sich Stück für Stück an den Verlust anzupassen und zu einem neuen Selbst- und Weltverständnis zu finden (vgl. Worden 2011).

10.2.1 Trauermodelle

Trauermodelle sollen helfen, den Prozess der Trauer zu erfassen, zu veranschaulichen und zu erklären. Man unterscheidet im Wesentlichen Phasenmodelle von zielorientierten Modellen. Immer bleibt Trauern aber ein individuelles Geschehen, das sich nicht in ein Schema einordnen lässt.

Phasenmodelle
Sie versuchen, bestimmte Phasen der Trauer in chronologischer Reihenfolge (oft auch innerhalb definierter Zeiträume) zu erklären. Sehr bekannte Phasenmodelle wurden beispielsweise von Kübler-Ross (1969), Spiegel (1973), Bowlby (1980) oder Kast (1982) beschrieben.

Die meisten Phasenmodelle, mit Ausnahme jenes von Kast, sehen das Ziel des Trauerprozesses darin, dass sich die Trauernden von der Beziehung zu den Verstorbenen lösen. Kast hingegen betont das Ziel, so viel wie möglich von der Beziehung und den Eigenheiten der verstorbenen Person in das eigene Leben zu integrieren, um mit diesem neuen Selbst- und Weltverständnis weiterzuleben (vgl. Kast 1982, S. 7).

Kast benennt in ihrem Modell folgende vier Phasen:

- die Phase des Nicht-wahrhaben-Wollens
- die Phase der aufbrechenden Emotionen
- die Phase des Suchens und Sichtrennens
- die Phase des neuen Selbst- und Weltbezugs (vgl. Kast 2008, S. 72 ff.)

Sie beschreibt sehr anschaulich, dass die Trauer ein natürlicher Prozess der Psyche ist, um den Verlust einer Beziehung zu verarbeiten und zu überwinden. Dabei muss berücksichtigt werden, dass das Trauergeschehen individuell und je nach Ausgangssituation unterschiedlich verlaufen kann. Es gibt nicht das eine typische Gefühl, die eine typische Reaktion. Daher verlangt Trauerbegleitung ein hohes Maß an Einfühlungsvermögen, Offenheit und Flexibilität.

In den Phasenmodellen wird zu Beginn eine Art Schockphase beschrieben, in der das Trauergeschehen in seiner Tragweite nicht erfasst werden kann. Der weitere Verlauf kennzeichnet sich durch das Aufbrechen von heftigen Emotionen wie Zorn und eine eher depressive oder regressive Haltung. Letztlich charakterisiert sich eine Phase durch die Anpassung an die neue Situation aufgrund einer Neuorganisation bzw. eines veränderten Selbst- und Weltbezugs.

Kast beschreibt in der letzten Phase ihres Modells (neuer Selbst- und Weltbezug) die Möglichkeit einer fortbestehenden Beziehung zum Verstorbenen als „innerem Begleiter", der für die weitere Lebensgeschichte von Bedeutung bleibt.

Die Gefahr dieser Phasenmodelle besteht hauptsächlich darin, dass der in ihnen beschriebene Trauerablauf zur Norm erhoben wird und individuelle Abweichungen als „pathologisch" betrachtet werden könnten. Die Phasen des Trauerns sind also nur als Annäherung an das zu verstehen, was Menschen in einem Trauerprozess erleben (vgl. Paul 2001).

Tabelle 16
Phasenmodelle

	Kübler-Ross (1969)	Bowlby (1980)	Kast (1982)
Phase I	nicht wahrhaben	Betäubung	nicht wahrhaben wollen
Phase II	Zorn	Sehnsucht und Suche nach der verlorenen Figur: Zorn	aufbrechende Emotionen
Phase III	verhandeln	Desorganisation und Verzweiflung	suchen und sich trennen
Phase IV	Depression	Reorganisation	neuer Selbst- und Weltbezug
Phase V	Zustimmung		

Zielorientierte (aufgabenorientierte) Modelle

Sie sind in den 1980er- und 1990er-Jahren entstanden und zeichnen sich dadurch aus, dass den Trauernden über definierte Ziele bzw. Aufgaben Handlungsmöglichkeiten aufgezeigt werden, die ein aktives Tätigwerden fördern, das heißt, selbst etwas tun zu können, um die Trauer zu bewältigen. Das momentan bekannteste und meistzitierte zielorientierte Modell ist jenes nach Worden (1982), das von ihm inzwischen mehrfach überarbeitet wurde und das auf vier grundlegenden Aufgaben beruht:

1. Die Realität des Verlustes akzeptieren
Die erste Aufgabe besteht darin, die Tatsache zu akzeptieren, dass die verstorbene Person tot ist und nicht mehr zurückkehren wird. Dazu gehört auch die Einsicht, dass ein Wiedersehen (zumindest in diesem Leben) nicht möglich ist. Für das Bewusstwerden und das Akzeptieren dieser Tatsache brauchen die Betroffenen Zeit und die Bereitschaft, sich damit auseinanderzusetzen. Die Möglichkeit der persönlichen Abschiednahme vom toten Menschen sowie eine vorangegangene Begleitung während des Sterbeprozesses können für die Realisierung des Verlustes unterstützend wirken, ebenso sind traditionelle Rituale wie die Beerdigung dabei sehr hilfreich.

Gelingt diese Aufgabe nicht, wird der Verlust (vorerst) geleugnet. Dies kann sich z. B. darin äußern, dass Gegenstände der verstorbenen Person in ‚mumifiziertem' Zustand aufbewahrt werden, damit diese zur Verfügung stehen, wenn die verstorbene Person zurückkehrt. Umgekehrt kann es auch vorkommen, dass Trauernde alle Erinnerungsstücke der verstorbenen Person radikal beseitigen. Es ist dies ein Versuch, sich vor der Realität und dem Schmerz des Verlusts zu schützen und möglichst nicht daran erinnert zu werden.

2. Den Trauerschmerz verarbeiten
Diese Aufgabe verlangt von den Trauernden, dass sie den Schmerz zulassen, sich ihm stellen und ihn durcharbeiten, ihm also nicht ausweichen, sondern eine aktive Auseinandersetzung mit ihren Gefühlen zulassen. Dies ist für einen konstruktiv verlaufenden Trauerprozess notwendig, ansonsten können sich Symptome oder problematische Verhaltensweisen entwickeln. Ein unterstützendes soziales Netz, das es erlaubt, intensive und auch negative Gefühle auszudrücken, ist für trauernde Menschen von großer Bedeutung.

3. Sich an eine Welt ohne die verstorbene Person anpassen
Die Anpassung muss in drei Bereichen erfolgen:

- **Externe Anpassung: die Auswirkungen des Verlusts auf die Bewältigung des Alltags**
  Dazu muss erkannt werden, welche Rollen der oder die Verstorbene eingenommen hat, um im Anschluss daran zu klären, welche Rollen nun selbst oder durch andere Personen übernommen werden müssen. Oft leisten Trauernde Widerstand, wenn es darum geht, neue Tätigkeiten übernehmen zu müssen und Neues dazuzulernen. Es besteht dann die Gefahr, dass sie auf ihrer Hilflosigkeit beharren, anstatt die zur Bewältigung des veränderten Alltags notwendigen Kompetenzen zu entwickeln.
- **Interne Anpassung: die Auswirkungen des Verlusts auf das Gefühl für das eigene Selbst**
  Es geht dabei um die Auseinandersetzung damit, wie sich der Tod auf das Selbstbild und die Selbstachtung auswirken kann. „Wer bin ich jetzt?" „Wer bin ich abgesehen von meiner Liebe zu der verstorbenen Person?"

Wurde die eigene Identität beispielsweise stark über die Beziehung und Fürsorge zur verstorbenen Person definiert, kann es beim Verlust derselben auch zu einem gewissen Selbstverlust kommen.

- **Spirituelle Anpassung: die Auswirkungen des Verlusts auf die eigenen Überzeugungen, Wertvorstellungen und Annahmen über die Welt**
  Die Konfrontation mit einem schmerzlichen Verlust kann grundlegende Wertvorstellungen und philosophische Überzeugungen infrage stellen. Bei vorzeitigen und plötzlichen Todesfällen ist die Erschütterung besonders groß.

4. Eine dauerhafte Verbindung zu der verstorbenen Person inmitten des Aufbruchs in ein neues Leben finden

Die vierte Aufgabe beschreibt, dass keine völlige Loslösung von der Beziehung zu dem oder der Verstorbenen eingefordert wird. Vielmehr geht es darum, der verstorbenen Person einen angemessenen Platz im eigenen Leben einzuräumen, der die trauernde Person aber gleichzeitig wieder befähigt, selbst positiv weiterzuleben und wieder Energie für das eigene Leben aufzubringen.

Gelingt diese Traueraufgabe nicht, setzt für die trauernde Person eine Art Stillstand in ihrem Leben ein. Der Trauerprozess ist zu Ende, wenn alle Traueraufgaben bewältigt sind und sich die Gefühle wieder dem eigenen Leben und den Lebenden zuwenden können.

Das Durchleben dieser Aufgaben charakterisiert sich nicht durch eine starre Abfolge derselben. Trauern ist ein fließender Prozess. Die Aufgaben können im Laufe der Zeit immer wieder neu angegangen und bearbeitet werden, oder man kann sich auch mit mehreren Aufgaben gleichzeitig befassen.

Neimeyer beschäftigt sich in seinem Trauermodell besonders mit den individuellen Bedeutungszusammenhängen bzw. der persönlichen Sinngebung des Verlusts für die trauernde Person. Er vertritt die aus der **Gestalttherapie** stammende Grundannahme, dass Menschen eine Selbstwahrnehmung von sich und ihrer Lebensgeschichte brauchen, in der alle bisherigen Erlebnisse miteinander in Verbindung stehen. Einschneidende Verluste drohen, die eigene Lebensgeschichte in unzusammenhängende Teile zerbrechen zu lassen. Das Ziel ist, den Verlust in einen Zusammenhang mit der eigenen Lebensgeschichte zu stellen, ihn in die eigene Lebensgeschichte zu integrieren, sodass der wahrgenommene Sinn des Lebens nicht beschädigt, sondern sogar gesteigert werden kann (vgl. Neimeyer 2011). Neimeyers Anliegen ist es zudem, mittels psychotherapeutischer Methoden (Wortbilder, Rollenspiel, Körperreisen) die fortgesetzte Verbindung zum/zur Verstorbenen auch spürbar zu machen.

Gestalttherapie
Die Gestalttherapie gehört zu den humanistischen Verfahren in der Psychotherapie und beruht auf der Theorie und Praxis von Frederick Salomon Perls und Laura Perls. Das Ziel ist, den KlientInnen ihr eigenes Handeln bewusst zu machen und dabei gleichzeitig die Akzeptanz ihrer eigenen Persönlichkeit sowie ihrer Selbstachtung zu stärken. Es geht darum, Blockaden zu überwinden und neue Entwicklungsschritte und persönliches Wachstum zu ermöglichen.

Die Frage nach der ‚normalen' Dauer des Trauerprozesses ist schwierig zu beantworten, es lässt sich keine definitive Frist setzen. Der Zeitraum liegt beim Verlust einer nahestehenden Person erfahrungsgemäß mindestens bei einem Jahr, bei vielen Trauernden ist auch von einem Trauerprozess von zwei oder drei Jahren auszugehen. Grundsätzlich ist zu bedenken, dass die Trauer nach dem Verlust eines geliebten Menschen nie ganz endet. Aber wenn der Gedanke an die verstorbene Person keinen akuten Schmerz mehr bereitet, ist dies ein relativ deutliches Anzeichen dafür, dass der unmittelbare Trauerprozess seinem Ende zugeht. Bei erfolgreicher Bewältigung der Traueraufgaben ist die immer wieder auftretende Traurigkeit in ihrer Intensität anders – sie wird nicht mehr als so quälend erlebt; ein gewisses Maß an Traurigkeit bleibt allerdings bestehen.

10.2.2 Trauerreaktionen

Die gesunde Trauerreaktion umfasst ein breites Spektrum von Symptomen, die nach einem schmerzlichen Verlust auftreten können. Beim gesunden Trauerverlauf verfügt der trauernde Mensch über adäquate, individuelle Bewältigungsstrategien, die das Durcharbeiten des Trauerprozesses ermöglichen.

Die im Folgenden aufgelisteten Reaktionsweisen sollen die große Bandbreite völlig normaler Trauerreaktionen aufzeigen. Es gilt zu beachten, dass auch eine ‚normale' Trauerbewältigung mit psychischen und physischen Störungen verbunden sein kann.

Quellen: Boschert/Kotz: Tod und Trauer bewältigen (Seminarkonzept); Zusammenfassung nach Worden (1987), S. 28–39. In: Pleschberger et al. (Hg.) (2002): Palliativpflege. Grundlagen für Praxis und Unterricht. Facultas, Wien. Anlage 1, „Normale Trauerreaktionen", S. 279–297.

Gefühle

- Traurigkeit: Wird dieses Gefühl gemieden bzw. nicht zugelassen, kann dies zu einer komplizierten Trauerreaktion führen.
- Zorn/Wut: ist oft verwirrend für die trauernde Person. Die Wut entsteht aus dem Gefühl, dass der/die Trauernde nichts tun hätte können, um den Tod des geliebten Menschen zu verhindern, oder dass sich die trauernde Person vom/von der Verstorbenen allein zurückgelassen fühlt. Der Glaube, ohne die verstorbene Person nicht weiterleben zu können, erzeugt große Hilflosigkeit, die in Form von Wut ihren Ausdruck finden kann. Auch hier ist es wichtig, die Wut zuzulassen und nicht zu unterdrücken!
- Schuld und Selbstbeschuldigung: häufig bei Trauernden. Sie machen sich z. B. Vorwürfe, die Krankheitszeichen des/der Verstorbenen nicht frühzeitig genug bemerkt zu haben. Meistens sind diese Selbstbeschuldigungen irrational und können mittels Konfrontation mit der Realität beeinflusst werden. Bei Situationen, in denen das Schuldgefühl realen Charakter hat, kann psychotherapeutische Begleitung notwendig und hilfreich sein.
- Angst: kann von einer leichten Unsicherheit bis hin zu heftigen Panikattacken reichen. Je intensiver und hartnäckiger die Angstgefühle sind, desto stärker deuten sie auf eine komplizierte Trauer hin.
- Verlassenheit, Einsamkeit: tritt vor allem bei Verlust des Lebenspartners oder der Lebenspartnerin auf
- Müdigkeit/Erschöpfung: äußert sich in einer für die Betroffenen meist ungewohnten Antriebslosigkeit, die oft als überraschend bzw. belastend erlebt wird. Das Gefühl der Erschöpfung ist in der Regel zeitlich begrenzt.

- Hilflosigkeit: Diese tritt häufig gleichzeitig mit Angst auf und wird in der ersten Phase des Verlusts als besonders stark empfunden.
- Schock: häufig bei plötzlich und völlig unerwartet eintretenden Todesfällen
- Sehnsucht: bis hin zu einem schmerzlichen Sichverzehren nach der verstorbenen Person
- Befreiung/Erleichterung: Vor allem, wenn dem Tod eine lange oder qualvolle Krankheit vorausgegangen ist, kann das Gefühl von Erleichterung entstehen
- emotionale Taubheit

Körperliche Empfindungen

- Leeregefühl oder Stein im Magen
- Beklemmungen in der Brust
- Zugeschnürtsein der Kehle
- Überempfindlichkeit gegen Lärm
- Gefühl der Depersonalisation: *„Ich gehe die Straße entlang und alles kommt mir unwirklich vor, auch meine eigene Person.“*
- Atemlosigkeit, Gefühl von Kurzatmigkeit
- Muskelschwäche
- Energiemangel
- Mundtrockenheit

Kognitive Veränderungen

- Unglaube, Nichtwahrhabenwollen: *„Ich kann nicht glauben, dass das passiert ist. Das muss ein Irrtum sein. Ich will es einfach nicht glauben. Ich warte immer noch darauf, dass mich jemand aufweckt und mir sagt, dass ich das alles nur geträumt habe“*, erzählt eine 69-jährige Witwe drei Monate nach dem tödlichen Motorradunfall ihres Ehemannes.
- Verwirrung: konfus im Denken, Schwierigkeiten beim Ordnen der Gedanken, Konzentrationsschwierigkeiten
- Ständige gedankliche Beschäftigung mit der verstorbenen Person: z. B. kreisen die Gedanken ständig darum, wie es so weit hatte kommen können und was man hätte tun können, um den Tod zu verhindern. Manchmal schießen den Betroffenen Bilder und Gedanken im Zusammenhang mit der verstorbenen Person durch den Kopf.
- Gefühl der Anwesenheit der verstorbenen Person: tritt vor allem in der ersten Zeit nach einem Todesfall auf. Die Trauernden glauben, dass die verstorbene Person in der aktuellen Realität irgendwie zugegen sei. Worden befragte dazu im Rahmen einer Studie trauernde Kinder. 81 % gaben vier Monate nach dem Tod eines Elternteils an, sie hätten das Gefühl, dieser würde ihnen bei dem, was sie tun, weiter zuschauen.
- Visuelle und akustische Halluzinationen: Diese sind bei Trauernden sehr häufig, v. a. in den ersten Wochen nach dem Todesfall.

(Quelle: J. W. Worden 2011)

Verhaltensweisen

- Schlafstörungen
- Appetitstörungen
- Zerstreutheit
- sozialer Rückzug
- geistesabwesendes Verhalten
- Träumen von dem verstorbenen Menschen
- Meiden von Erinnerungen an den verstorbenen Menschen
- Suchen und Rufen
- Seufzen
- Ratlosigkeit und Hyperaktivität
- Weinen
- Aufsuchen von Orten oder Beisichtragen von Gegenständen, welche die Hinterbliebenen an die Verstorbenen erinnern
- Überhöhen von Objekten aus dem Besitz der verstorbenen Person

Alle diese Reaktionen sind als normal und nicht als pathologisch einzustufen! Sie können sich aber auch im Rahmen einer erschwerten Trauer (s. u.) zeigen. Umgekehrt ist auch ein Ausbleiben der Wahrnehmung von wichtigen Trauergefühlen möglich. Die Unfähigkeit, zu trauern, ist bei schwangeren Frauen häufig zu beobachten. Die Trauerreaktionen treten dann verzögert, erst nach der Geburt des Kindes auf. Oft fehlt dann das Verständnis der Umgebung für diese verspätete Trauerreaktion und selbst die betroffenen Frauen können sich unter Umständen ihre plötzlich auftretende Trauer nicht erklären.

10.2.3 Starke Trauerreaktionen

Trauer ist ein sehr individuelles und sehr persönliches Geschehen. Gefühle sind an sich nicht rational, deshalb lässt sich schwer verallgemeinern, welches Gefühl in der Trauersituation in welchem Ausmaß nun ‚angebracht' und ‚normal' ist. Es lässt sich nicht so einfach diagnostizieren, ab wann z. B. ein sozialer Rückzug pathologisch ist und wann er dem momentanen Gefühlszustand und der Verarbeitungsstrategie der trauernden Person entspricht. Worden (1999) ist der Ansicht, dass erschwerte Trauer mehr mit der Intensität und/oder der Dauer einer Reaktion zu hat als mit einem Vorhanden- oder Nichtvorhandensein eines spezifischen Verhaltens.

Die von Paul (2011) erwähnte Einteilung der Trauerreaktionen einer Arbeitsgruppe von TrauerbegleiterInnen erscheint äußert praxisnah und anschaulich, um eine gesunde von einer veränderten Trauerreaktion zu differenzieren:

1. Nicht erschwerte Trauer
Der Trauerprozess wird nicht durch äußere Umstände behindert und nimmt seinen natürlichen Gang. Ca. 80 % aller Trauerprozesse werden als nicht erschwert betrachtet.

2. Erschwerte Trauer
Es besteht ein ungünstiges Verhältnis zwischen Risikofaktoren (siehe Kapitel 10.2.4) und Ressourcen in einem Trauerprozess. Der Begriff „erschwerte Trauer" dient häufig der Vorhersage, wie wahrscheinlich es ist, dass sich eine traumatische oder komplizierte Trauer entwickeln wird. Menschen mit erschwerter Trauer sollten aktiv auf Trauerbegleitungsangebote hingewiesen werden.

3. Komplizierte Trauer (verlängerte Trauerstörung)
Komplizierte Trauer wird diagnostiziert, wenn dieser Zustand, der für die ersten Wochen nach dem Verlust normal sein kann, auch mindestens 13 Monate nach dem Verlusterlebnis noch anhält. Boerner und Schulz (2011) stellen folgende Diagnosekriterien auf:

- Der oder die Trauernde empfindet eine dauerhafte, belastende Sehnsucht und großes Verlangen nach der verstorbenen Person.

Zusätzlich müssen vier der folgenden acht Symptome zumindest mehrmals täglich und/oder in einem sehr belastenden Ausmaß auftreten:

- Schwierigkeiten, den Tod zu akzeptieren
- seit dem Verlust Unfähigkeit, anderen Menschen zu vertrauen
- extreme Verbitterung über den Verlust
- Unfähigkeit, sich im veränderten Leben zurechtzufinden
- Abkapselung von früher nahestehenden Personen
- das Gefühl, das Leben sei ohne den/die Verstorbene/n sinnlos
- das Gefühl, dass die Zukunft ohne den/die Verstorbene/n keine Aussicht auf Erfüllung bietet
- Nervosität seit Eintritt des Verlusts

Eine geeignete Unterstützung finden komplizierte Trauerverläufe in stark strukturierten und zeitlich begrenzten Angeboten. Es handelt sich um gezielte Interventionen, die oft therapeutisch geprägt sind.

4. Traumatische Trauer
Der Trauerprozess wird durch traumatische Erlebnisse überlagert und geprägt und durch traumatische Erlebnisse und Bilder behindert. Die Zeitspanne für eine mögliche Diagnostizierung beträgt mindestens sechs Monate.

Die Symptome liegen in den Bereichen Erinnerung, Gefühlsleben, Verhalten:

- unwillkürliche Erinnerungsblitze an belastende Szenen (Flashbacks), verbunden mit starken Gefühlen und Körperreaktionen

- auffälliger Umgang mit Orten, die an die Erkrankung und das Sterben des nahestehenden Menschen erinnern – entweder als totale Vermeidung oder als ständiges Wiederaufsuchen
- auffälliger Umgang mit Situationen, die an die Erkrankung und das Sterben des geliebten Menschen erinnern – entweder als totale Vermeidung oder als Drang, sie immer wieder zu wiederholen
- ungewöhnlicher Umgang mit den eigenen Gefühlen – entweder als völlige Emotionslosigkeit beim Erzählen von Erinnerungen (Dissoziation) oder als ein Überschwemmtwerden von Gefühlen bis zum Zusammenbruch
- eine durchgehend höhere Reizbarkeit und Angespanntheit, die oft zu Schlaflosigkeit führt und sich in Misstrauen und verstärkter Aggression äußern kann

Die Bearbeitung der traumatischen Ereignisse kann nur durch spezialisierte TraumatherapeutInnen erfolgen und ist oft erst Monate bis Jahre nach dem Ereignis möglich. In der Zwischenzeit kann eine ressourcenstärkende Trauerbegleitung erfolgen.

Die vier Formen komplizierter Trauerreaktionen nach Worden

Chronische Trauerreaktionen: Es besteht über einige Jahre das Gefühl, im gesamten Leben von dem Gefühl der Trauer befangen zu sein. Die trauernde Person ist sich dabei dessen bewusst, dass sie die Trauerperiode für sich nicht abzuschließen vermag.

Verzögerte Trauerreaktionen: Ein Verlusterlebnis der Vergangenheit wurde gefühlsmäßig nicht oder nicht ausreichend bearbeitet. Ein neuerlicher Verlust kann nun bewirken, dass der damals nicht ausgedrückte Trauerschmerz zusätzlich zum neuen Verlusterlebnis erfahren wird. Der unbewältigte Kummer über dieses frühere Verlusterlebnis verstärkt die Intensität der Trauer. Zum Beispiel können, wie bereits erwähnt, manche schwangere Frauen nur begrenzt trauern. Sie sind ganz auf das neue Leben ausgerichtet – deshalb kommen Trauerreaktionen dann oft verzögert und sind für die Umgebung häufig nicht mehr nachvollziehbar.

Übertriebene Trauerreaktionen: Die trauernde Person erlebt den Verlust als übermäßig angstbesetzt, und Gefühle der Hoffnungslosigkeit und irrationale Verzweiflung können sich entwickeln. Die Person kann sich ein Weiterleben ohne den Verstorbenen oder die Verstorbene nicht mehr vorstellen, die Trauer wird als exzessiv und lähmend erlebt. Gefühle von Hoffnungslosigkeit und Niedergestimmtsein können sich zu einer regelrechten Verzweiflung entwickeln. Zudem können sich starke Ängste und Phobien entwickeln, die oft mit dem Thema „Tod" zu tun haben.

larviert
versteckt, ohne deutliches Zeichen, ohne typische Merkmale verlaufend

Larvierte Trauerreaktionen: Die trauernde Person bemerkt zwar Symptome an sich, kann aber nicht erkennen, dass diese mit dem Verlust in Zusammenhang stehen. Diese Symptome sind nicht emotionaler Art, die bewusste gefühlsmäßige Auseinandersetzung im Trauerprozess bleibt also aus. Vielmehr äußert sich die Trauerreaktion in Form von psychosomatischen Beschwerden. Die trauernde Person kann auch körperliche Schmerzen entwickeln, die denen der verstorbenen Person ähnlich sind.

Starke Trauerreaktionen können dadurch gekennzeichnet sein, dass die Betreffenden schmerzvoll reagieren, wenn der oder die Verstorbene erwähnt wird, oder dass am Jahrestag schwere psychische oder physische Reaktionen auftreten. Vorübergehend kann sich die Situation derart verschärfen, dass Trauernde weder essen noch schlafen können, die eigene Körperhygiene völlig vernachlässigen und sich nur schwer oder gar nicht dazu motivieren können, das Bett zu verlassen.

Somit zeigt eine starke Trauerreaktion ein ähnliches Bild wie eine Depression. In Abgrenzung zur Depression fehlen bei der starken Trauerreaktion am ehesten die krankhafte Beschäftigung mit Gefühlen der Wertlosigkeit, eine lange und ausgeprägte Leistungsminderung sowie eine deutliche psychomotorische Verlangsamung. Eine erschwerte Trauerreaktion kann auch als Komorbidität einer Depression oder Angsterkrankung auftreten (DSM-IV).

In der Regel sind Psychopharmaka aber nicht notwendig und eher kontraproduktiv, da damit die Gefühle verschleiert werden. Solche Medikamente werden vorzugsweise in Kombination mit psychologischer Begleitung bei starker Depression oder Angstzuständen verordnet. Das Lindern von Ängsten und Schlafproblemen steht bei der medikamentösen Therapie im Vordergrund.

Das Erkennen und Ernstnehmen von Anzeichen einer starken Trauerreaktion durch Pflegepersonen ist sehr wichtig, da sie auf mögliche Unterstützung (psychologische Betreuung, Selbsthilfegruppen) aufmerksam machen können.

Es darf aber weder bei Personen, die nicht zu trauern scheinen, noch bei jenen, deren Trauerreaktion kein Ende findet, automatisch auf eine „pathologische" Trauer geschlossen werden (vgl. Smeding 2000). In diesen Fällen bedarf es der situationsgerechten Einschätzung einer eventuell besonderen Begleitungsbedürftigkeit. Dazu kann das Wissen um Risikofaktoren, die eine starke Trauerreaktion begünstigen, hilfreiche Hinweise bieten.

10.2.4 Risikofaktoren für den normalen Trauerverlauf

angelehnt an Parkes (1983) und Smeding (2000) sowie Paul/Müller (2007)

Vor Eintritt des Verlusts

- vorangegangene andere Verluste oder mehrere schwere Verlusterfahrungen
- Verluste in Kindheit und Jugend, die nicht angemessen betrauert werden konnten
- frühere psychische Erkrankungen, vor allem Depressionen
- (unbewältigte) Lebenskrisen vor dem Verlust

- Vorliegen von Bedingungen, die später Schuldgefühle fördern können, z. B. Tod in einer Trennungsphase
- die Art der Beziehung zu dem oder der Verstorbenen:
  - abhängige Beziehung: Der oder die Betreffende kann oder will nicht ohne den anderen oder die andere leben.
  - ambivalente Beziehung: Es bestehen dem oder der Verstorbenen gegenüber zugleich positive und negative Gefühle.

Todesumstände/Art des Todes

- plötzlich, unerwartet
- Verlust eines Kindes
- Suizid
- Unfälle, Gewalt, Mord
- Leichnam kann nicht geborgen werden

Bei Eintritt des Verlusts

- Alter und Geschlecht: z. B. sind Frauen gefährdeter als Männer, v. a. beim Tod eines Kindes; Männer haben oft größere Schwierigkeiten damit, ihre Trauererfahrungen anderen mitzuteilen
- Gesundheitszustand (Abhängigkeit von Drogen, Alkohol)
- Persönlichkeit
  - Selbstbild des ‚starken Menschen': Vermeiden von Hilflosigkeit
  - Vermeidung von starken Emotionen, Verbieten des Gefühlsausdrucks, Unterdrücken von Gefühlen wie Angst
  - Menschen mit einem rigiden Selbstbild und Rollenkonzept, z. B.: „Männer weinen nicht"
  - nicht adäquater Umgang mit Stresssituationen
- sozioökonomischer Status (z. B. finanzielle Situation bei jungen Witwen mit Kindern)
- kulturelle und religiöse Faktoren, welche die Trauer beeinflussen

Wesentliche Faktoren nach dem Verlust

- soziale Unterstützung/soziale Isolation: Wird die Familie als unterstützend erlebt? Gibt es genügend Raum für die Trauer?
- Gibt es neue Lebenschancen/-perspektiven?
- Darf Trauer gezeigt und gelebt werden?
- Ist eine Reaktivierung früherer Konflikte oder Traumata möglich?
- Gibt es Anforderungen, die der Trauer entgegenstehen (Schwangerschaft)?
- Wie sieht es mit zusätzlichen Belastungen wie Verpflichtungen, finanziellen Problemen, Kindererziehung etc. aus?
- Handelt es sich um ein sozial oder persönlich nicht als Verlust verstandenes oder akzeptiertes Geschehen (z. B. Schwangerschaftsabbruch, Frühabort)?

- Wie viel Zeit/Gelegenheit für einen Abschied gab es? Wie konnte der Abschied gestaltet werden? Gab es ausreichend Möglichkeit, sich auf eine ganz persönliche Art und Weise von dem oder der Verstorbenen zu verabschieden?

Wesentlich ist auch die Überlegung, dass jeder Verlust Folgeverluste nach sich zieht. Es werden damit mehrfach schmerzhafte Verluste ausgelöst.

Beispiel

Die alleinerziehende Mutter eines 12-jährigen Mädchens verstirbt. Da die einzigen Verwandten in einem anderen Bundesland leben, muss das Kind nach dem Tod der Mutter übersiedeln. Das Mädchen hat damit nicht nur den Verlust der Mutter zu betrauern, es verliert auch sein Zuhause, seine Freundinnen und es muss sich auf eine neue Schule einstellen.

10.2.5 Ressourcen im Trauerprozess

Nach Paul (2011) können folgende Fähigkeiten als günstig für den gesund verlaufenden Trauerprozess angesehen werden:

- ein tragendes soziales Netz (u.a. Partnerschaft, Familie, FreundInnen)
- ausreichender sozioökonomischer Status/finanzielle Sicherheit
- empfundene Einbindung in übergeordnete Zusammenhänge/Spiritualität
- als sinnvoll empfundene Tätigkeit (Beruf oder andere Tätigkeit)
- positiv besetzte Körperlichkeit
- vorhandene Werte, Überzeugungen
- subjektives Erleben von Selbstwirksamkeit
- Fähigkeit zur Selbstberuhigung
- Fähigkeit zur situationsangemessenen Nutzung vorhandener Ressourcen
- alle individuellen Fähigkeiten und Fertigkeiten

10.2.6 Auswirkungen der Trauer auf die Familie

Die Familie ist in sich ein System, in welchem die einzelnen Familienmitglieder wechselseitig aufeinander bezogen sind. Eine Veränderung bei einem Familienmitglied hat Auswirkungen auf alle anderen. So kommt das Gleichgewicht durch den Tod eines Familienmitglieds aus dem Lot, für die Hinterbliebenen bedeutet das eine Neuverteilung von spezifischen Aufgaben, Funktionen und Rollen.

Voraussetzungen für eine positive Trauerverarbeitung in der Familie
Für eine positive Bewältigung der Trauer innerhalb des Familiensystems ist eine offene Kommunikation, in der alle Mitglieder ihre Gefühle auf ihre individuelle Art ausdrücken dürfen, eine wichtige Grundlage. Ebenso sind

die Fähigkeit, im Bedarfsfall Hilfe anzunehmen, die gegenseitige Unterstützung sowie gefestigte Kontakte und Beziehungen, die unterstützend wirken, wichtige Faktoren für eine gute Trauerverarbeitung.

Ursachen für einen problematischen Umgang mit Trauer in der Familie
Schwierigkeiten in der Trauerverarbeitung innerhalb der Familie liegen oft darin begründet, dass auf Bewältigungsstrategien zurückgegriffen wird, die zwar von der Familie in Krisensituationen häufig (oft über Generationen hinweg) angewandt wurden, die jedoch nicht passend und dienlich sind, um die Trauerverarbeitung aller Familienmitglieder positiv zu unterstützen. Konflikte können auch entstehen, weil ein Familienmitglied auf andere Art und Weise trauert, als es vom Rest der Familie erwartet bzw. gar eingefordert wird, oder weil bei Einzelnen bereits nicht verarbeitete Verlusterlebnisse bestehen, weshalb der aktuelle Schmerz nicht zugelassen werden kann (z. B. spezielle Formen der Trauer bei Jugendlichen).

Trauern die Familienmitglieder unterschiedlich intensiv, kann sich das Problem ergeben, dass sich die stärker Trauernden nicht in der Lage fühlen, zusätzliche Aufgaben zu übernehmen oder Entscheidungen zu treffen. Die weniger Trauernden befürchten, dass die intensiv Trauernden einen Kontrollverlust erleben und ihre Alltagsprobleme nicht mehr bewältigen können. Sie neigen dann dazu, ihre Trauer zu unterdrücken, um den Anforderungen des Alltags nachkommen zu können.

Die Intensität der Trauer hat auch stark mit den unterschiedlichen Bindungen und Koalitionen innerhalb einer Familie zu tun. Haben sich z. B. Tochter und Vater immer besonders nahe gestanden und gleichsam eine Koalition innerhalb der Familie gebildet, dann wird diese Tochter den Verlust des Vaters noch intensiver erleben als etwa ihr Bruder.

10.3 Trauerbegleitung

Die Trauerbegleitung ist eine Aufgabe, für die sich das gesamte Behandlungs- und Betreuungsteam zuständig fühlen sollte. Im Folgenden werden einige wichtige Grundsätze hervorgehoben:

Eigener Umgang mit Trauer
Um einen Menschen in seinem Trauerprozess gut begleiten zu können, bedarf es auch eines reflektierten Umgangs mit eigenen Verlusterlebnissen. Ebenso darf die eigene Trauer nicht übergangen werden, die entsteht, wenn ein Patient oder eine Patientin verstirbt.

Auch im Rahmen einer professionellen Betreuung kann zwischen einer Betreuungsperson und einem todkranken Menschen eine Bindung von einiger Tiefe entstehen. Dessen Tod wird dann auch für die professionellen HelferInnen als ein Verlust spürbar, der angemessen betrauert werden muss. Nicht verarbeitete Verluste können in ein Burnout-Syndrom führen.

Erinnern Sie sich an eine Situation, in der ein Patient oder eine Patientin, zu dem oder der Sie eine besonders gute Beziehung aufbauen konnten, gestorben ist. Schreiben Sie auf, welche Gefühle das bei Ihnen ausgelöst hat, welche Verhaltensweisen Sie an sich bemerkt haben und wer oder was Ihnen in dieser Situation geholfen hat. Waren Ihre damaligen Reaktionen für Sie hilfreich?

Gesprächsbereit sein und individuellen Trauerausdruck akzeptieren

Die Begleitpersonen müssen bereit sein, sich auf ein Gespräch einzulassen. Trauernde benötigen oft eine Art Klagemauer, der sie dasselbe auch wiederholt erzählen dürfen, um Entlastung zu finden. Für eine unterstützende Begleitung ist es wesentlich, die individuellen Trauerreaktionen der Betroffenen zu akzeptieren, sie zuzulassen. Es soll eine Atmosphäre geschaffen werden, in der sich Trauernde ihren Gefühlen öffnen können und diese ausdrücken dürfen (weinen, klagen, Wut). Werden Trauernde von ihren Gefühlen regelrecht überflutet, kann es hilfreich sein, sie zu bitten, ihren Atem wahrzunehmen. Eine körperliche Berührung kann dabei unterstützend wirken.

Das Erspüren des eigenen Ein- und Ausatmens fördert die Konzentration auf die eigene Mitte der trauernden Person und reduziert damit das Überwältigende ihres Schmerzes. Es kann auch förderlich sein, Reaktionen/Gefühle als ‚normal' rückzumelden: Häufig ist es für die Trauernden wichtig, Gefühle wie Angst, Wut, Schmerz oder Schlaflosigkeit als normale Reaktionen bestätigt zu bekommen. Damit kann einem möglichen Schuldgefühl, nicht ‚angemessen' auf den Verlust zu reagieren, entgegengewirkt werden.

Bei einigen Betroffenen besteht sogar die Befürchtung, ‚verrückt' zu werden. Es ist daher wichtig, ihnen zu erklären, dass viele Trauernde in dieser schweren Zeit ‚Verrücktes' tun, sie deshalb aber nicht ihren Verstand verlieren.

Hilfe von sich aus anbieten

Leider fordern oft jene Trauernden, die Hilfe von anderen Personen am dringendsten bräuchten, diese nicht von sich aus ein. Sie haben nicht genügend Kraft dazu. Sehr häufig findet sich die wichtigste Hilfe für trauernde Personen in ihrer sozialen Umgebung (Verwandte, FreundInnen, NachbarInnen etc.).

Die Abschiedssituation gestalten

Es liegt in der Verantwortung der Pflegenden, für die Rahmenbedingungen eines individuellen Abschieds zu sorgen, u.a. auch die Angehörigen dazu zu ermutigen, den Verstorbenen oder die Verstorbene anzusehen und zu berühren. Die Realität des Todes wird dadurch deutlich erfahrbar. War ein gewünschtes Abschiednehmen vom verstorbenen Menschen nicht möglich, kann dies zu einem erschwerten Trauerprozess führen.

Beispiel

Frau A., Mutter von drei Kindern im Alter von 9, 15 und 17 Jahren, leidet an einem metastasierenden Mammakarzinom. In den Tagen vor ihrem Tod verbringen die Kinder viel Zeit bei ihrer Mutter und sie helfen auch in der Pflege mit. Frau A. hat ihre Kinder schon seit längerem auf ihr Sterben vorbereitet. In dieser Zeit leisten die Geschwister bereits einen großen Teil ihrer Trauer. Als Frau A. verstirbt, sind die Kinder darauf vorbereitet. Für den Abschied brauchen sie viel Zeit. Abwechselnd liegen sie bei ihrer toten Mutter im Bett und halten sie in den Armen. Die jüngste Tochter möchte etwas von ihrer Mama zurückbehalten und schneidet eine Locke aus dem Haar der Mutter ab.

Die ältere Tochter sagt ihrer Mutter immer wieder, wie lieb sie sie hat und dass sie die beste Mutter war, die sie sich wünschen konnte. Der Sohn schreibt einen langen Brief, den er seiner Mutter mit in den Sarg geben will. Mit in den Sarg soll auch eine Zeichnung der jüngsten Tochter und ein Foto, auf dem die ganze Familie zu sehen ist. Gemeinsam mit ihrem Vater streuen die Kinder viele Rosenblätter auf das Bett der Verstorbenen und erst nach vielen Stunden, als alle dazu bereit sind, wird Frau A. aus dem Zimmer gebracht.

Spezielle Angebote zur Trauerbegleitung

Einzelbegleitung: Die trauernde Person wird für ca. 5–10 Treffen von haupt- oder ehrenamtlichen MitarbeiterInnen begleitet. Die Treffen finden entweder zu Hause oder an einem neutralen Ort statt.

Trauercafé: Das Trauercafé bietet Trauernden die Möglichkeit, sich mit anderen Menschen in einer ähnlichen Situation unverbindlich zu treffen und auszutauschen sowie neue Kontakte zu knüpfen. Meist wird ein Trauercafé von mehreren MitarbeiterInnen bzw. fachlich qualifizierten Personen betreut und findet 1- bis 2-mal im Monat statt.

Trauergruppen: Diese geschlossenen Gruppen von ca. 8–12 Teilnehmenden werden von fachlich qualifizierten Personen für 6–10 Abende begleitet. Sie bieten emotionale Unterstützung, dienen der Information und dem Gedankenaustausch und haben eine wichtige soziale Funktion.

Selbsthilfegruppen für Trauernde: Das Angebot offener Selbsthilfegruppen richtet sich an trauernde Hinterbliebene, trauernde Eltern und Geschwister oder Angehörige nach einem Suizid. Es werden in diesem Rahmen teilweise auch themenbezogene Fachvorträge angeboten.

Vertiefung des Lernstoffes

Trauer ist nötig, um Verlustsituationen zu verarbeiten. Jeder Mensch verfügt über individuelle Strategien, um Verlusten zu begegnen und diese in sein Leben zu integrieren. Trauermodelle liefern einen Anhaltspunkt dazu, wie Trauer von Menschen allgemein erfahren wird bzw. welche Aufgaben und Ziele sich aus diesem Prozess ergeben. Die Grenze zwischen „gesunder" und „komplizierter" Trauer ist äußerst unscharf, da die Individualität des trauernden Menschen einen großen Spielraum an Reaktionen offen lässt. Es gibt aber auch Risikofaktoren, die einen gesunden Trauerverlauf gefährden können.

1. Was ist das Endziel eines Trauerprozesses?
2. Welche Reaktionen lassen auf eine starke bzw. komplizierte Trauer schließen?
3. Welche Risikofaktoren können die ‚normale' Trauerverarbeitung gefährden?
4. Welche Verhaltensweisen können die Trauerverarbeitung innerhalb des Systems „Familie" erschweren?
5. Was können Sie tun, um trauernde Angehörige zu unterstützen?

Diodá C., Gomez T. (2008): Warum konnten wir dich nicht halten? Wenn ein Mensch, den man liebt, Suizid begangen hat. Kreuz, Freiburg im Breisgau.
Darin wird die spezifische Situation „Tod durch Suizid" beleuchtet. Neben wissenschaftlichen Beiträgen nehmen auch Betroffene zu diesem Thema Stellung.

Kast V. (2013): Trauern. Phasen und Chancen des psychischen Prozesses. Kreuz, Freiburg im Breisgau.
Die Autorin stellt in diesem Buch ihr vielzitiertes Modell der Trauerphasen vor und beschreibt auch mögliche Probleme, die aus einem unterdrückten Trauerprozess entstehen.

Onnasch K., Gast U. (2012): Trauern mit Leib und Seele. Orientierung bei schmerzlichen Verlusten. Klett-Cotta, Stuttgart.
In diesem Buch werden die Erkenntnisse der aktuellen neurobiologischen Forschung berücksichtigt, um den Ausnahmezustand von Körper und Psyche in der Trauer allgemein verständlich zu beschreiben. Damit eignet sich dieses Buch als Orientierungshilfe für Betroffene, bietet aber auch für die berufliche Praxis viele hilfreiche Anregungen zur Unterstützung Trauernder.

Paul C. (2011): Neue Wege in der Trauer- und Sterbebegleitung. Hintergründe und Erfahrungsberichte für die Praxis. Gütersloher Verlag, München.
In diesem Werk wird Wissen zum Thema „Trauer" mithilfe zahlreicher namhafter ExpertInnen der Trauerforschung zusammengetragen. Auch ein Kapitel zum Thema „Tod und Kinder/Jugendliche" ist darin enthalten. Das Buch bietet einen ausgezeichneten und fundierten Einblick in den aktuellen Wissensstand der Trauerforschung.

Smeding R. E. W., Heitkönig-Wilp M. (2010): Trauer erschließen. Eine Tafel der Gezeiten. Der Hospiz Verlag, Wuppertal.
Smedings Modell „Trauer erschließen" wird in diesem Buch ausführlich dargestellt. Neben dem breiten theoretischen Inhalt wird anhand von Beispielen und Texten aus den „Schreibwerkstätten" gezeigt, wie das Modell in der Praxis gelebt werden kann.

Worden J. W. (2011): Beratung und Therapie in Trauerfällen. Ein Handbuch. 4. Auflage. Huber, Bern.
Ein fundiertes Werk, in dem Worden sein aufgabenorientiertes Trauermodell beschreibt. Es werden u. a. Mediatoren der Trauer benannt, die das individuelle Erleben von Trauer beeinflussen; ebenso werden Ziele und Grundsätze der Trauerberatung dargestellt. Ein Schwerpunkt wird auf die Beschreibung der komplizierten Trauerreaktion gelegt. Für besonders Interessierte gibt der Autor auch Einblicke in die Trauertherapie.

11 Tod und Kinder

Das Sterben eines Kindes ist in unserem Kulturkreis im Gegensatz zu früher, als die Kindersterblichkeit wesentlich höher lag, derart selten geworden, dass der Tod eines Kindes geradezu als widernatürlich empfunden wird. Der Verlust eines Kindes wird in der Regel als besonders schmerzhaft für alle Beteiligten (Eltern, Angehörige, Pflegepersonen, ÄrztInnen etc.) erlebt und wirft für viele große Sinnfragen auf. Zentral bleibt dabei die Frage, warum ein Leben, das sich erst zu entwickeln beginnt, bereits wieder zu Ende sein muss.

11.1 Kindliches Verständnis von Tod

Nachdem Sterben und Tod noch immer weitgehend zu den Tabuthemen unserer Gesellschaft zählen, werden auch Kinder von dieser Einstellung geprägt. Sie sind in der Auseinandersetzung sowie in ihrer Vorstellung von Tod und Sterben darauf angewiesen, was ihnen Erwachsene an Erklärungen und Verhalten vermitteln. Erwachsene müssen sich dieser Verantwortung bewusst sein, um Kinder nicht mit unrealistischen Schilderungen zu belasten oder unbeabsichtigt Ängste zu erzeugen.

Leider haben Kinder heute selten Gelegenheit, den Prozess des Sterbens mitzuerleben. Sie werden vom Sterben eines Menschen häufig ferngehalten, was ihren natürlichen Zugang zu Tod und Sterben erschwert.

Der Entwicklungspsychologe Jean Piaget untersuchte, welche Vorstellungen Kinder mit dem Begriff „Leben" verbinden. Zusammengefasst definiert er vier Stadien:

Stadium 1 (ca. 3–6 Jahre): Lebendig ist, was in irgendeiner Form aktiv oder nützlich ist. Eine Kerze ist dann lebendig, wenn sie brennt, weil sie hell macht.

Stadium 2 (ca. 6–8 Jahre): Lebendig ist, was sich bewegt. Der Unterschied zwischen belebten und unbelebten Dingen wird in diesem Alter deutlich: Der See ist dann lebendig, wenn er Wellen macht.

Stadium 3 (ca. 8–12 Jahre): Lebendig ist, was spontane Eigenbewegungen hat. Das Kind kann zwischen eigener und erhaltener Bewegung unterscheiden.

Stadium 4 (ab ca. 12 Jahren): Als lebendig gelten nur noch Pflanzen, Tiere und Menschen.

11.1.1 Todeskonzepte von Kindern

Kinder haben ihre eigenen Vorstellungen vom Tod, die sich mit dem Lebensalter entwickeln. Kinder gleichen Alters sind aber durchaus nicht alle auf demselben Entwicklungsstand, da die Vorstellungen von Tod und Sterben durch verschiedene Faktoren beeinflusst werden:

- Erfahrungen, persönliche Erlebnisse mit Tod
- Umwelteinflüsse wie Fernsehen
- kulturelle, gesellschaftliche und familiäre Gepflogenheiten

Es sind vier Kompetenzen erforderlich, um das Phänomen „Tod" zu verstehen:

- Nonfunktionalität (Stillstand aller biologischen und psychischen Lebenszeichen)
- Irreversibilität (der Tod kann nicht mehr rückgängig gemacht werden)
- Kausalität (Ursächlichkeit des Todes, die stets physikalischer/biologischer Art ist)
- Universalität (jedes Lebewesen muss sterben)

Bei Kindern sind diese Kompetenzen je nach Alter noch nicht ausgereift, was ein Begreifen erschwert. Lebensbedrohlich erkrankte Kinder entwickeln früher als gesunde ein reifes Todeskonzept. Sie besitzen meist ein intuitives Wissen um ihren Tod.

0- bis 3-Jährige können zwar die Begriffe „Sterben" und „Tod" noch nicht verstandesmäßig erfassen, empfinden jedoch einen Verlust sehr deutlich, wenn eine Bezugsperson stirbt.

3- bis 5-Jährige neigen dazu, Sterben und Tod als einen vorübergehenden Zustand zu betrachten, wie eine kurzfristige Abwesenheit. Das zeigt sich auch darin, dass sie „tot" spielen, indem sie sich auf den Boden legen, dann aber erklären, dass sie „jetzt nicht mehr tot" sind, und weiterspielen.

Der Tod ist für Kleinkinder deshalb so schwer begreiflich, weil ihre Vorstellung von Zeit nur sehr begrenzt ist. Kleine Kinder kennen nur die Gegenwart, nicht aber Vergangenheit oder Zukunft. Wie sollen sie also eine „ewige" Trennung erfassen oder sich vorstellen können, früher einmal nicht existiert zu haben und später einmal nicht mehr hier zu sein?

> Kleinen Kindern fehlt aufgrund begrenzter Vorstellung von Zeit das Verständnis von Endlichkeit, von Endgültigkeit und von der Unausweichlichkeit des Todes.

Ungefähr mit vier Jahren nehmen Kinder den Tod wahr, allerdings mit folgenden Einschränkungen (vgl. Fleck-Bohaumilitzky 2003):

- Der Tod widerfährt ausschließlich anderen, z. B. alten Menschen. Der eigene Tod ist in diesem Alter in der Regel noch undenkbar.

- Der Tod erscheint den Kindern als Fortsetzung des Lebens ‚auf einem niedrigeren Niveau', gleichsam wie ein Leben ‚auf Sparflamme'. Die Vorstellung von Tod wird mit Schlaf, Dunkelheit, einer Reise oder auch Bewegungslosigkeit verbunden. Kinder glauben oft, dass beerdigte Menschen im Sarg noch etwas spüren, noch atmen, sich ernähren oder noch wachsen können. Es ist deshalb wichtig, Kindern gegenüber zu betonen, dass der Tod dann eingetreten ist, wenn der Körper aufgehört hat zu funktionieren.
- Kinder in diesem Alter haben nicht selten die Vorstellung, der Tod könne durch bestimmte Verhaltensweisen (z. B. durch Verstecken) abgewendet werden.
- Der Tod wird oft auf ein handelndes Wesen (z. B. Sensenmann) zurückgeführt, da Kinder in diesem Alter den Tod als Folge einer äußeren Gewalteinwirkung sehen. Sie können das Wesen einer tödlichen Krankheit noch nicht begreifen.

5- bis 7-Jährige haben auch noch keine klaren Vorstellungen, sie sind aber an den Vorgängen um Sterben und Tod interessiert und sie beginnen, sich Gedanken über Sterben, Tod und ein Weiterleben nach dem Tod zu machen. Allmählich beginnen sie die Endgültigkeit des Todes zu begreifen. Kinder dieses Alters fassen ihn nicht selten als Bestrafung für Fehlverhalten auf, als Strafe für „böse" Taten, die der Verstorbene, die Angehörigen oder sie selbst (!) verübt haben.

Ein Teil der Kinder personifiziert den Tod (als Engel, als schwarzen Mann, als Skelett, als Gerippe oder Knochenmann, als Sensenmann). Dieses Wesen kann sich unsichtbar machen, ist ganz leise, tanzt mit Geistern, hinterlässt Fußspuren, schickt Vorboten und tritt in Verbindung mit Dunkelheit und Nacht auf.

7- bis 9-Jährige beginnen über den eigenen Tod nachzudenken und an eine Unsterblichkeit der Seele zu glauben. Sie sind mit den Geheimnissen des Lebens und Sterbens beschäftigt, aber auch mit Trennungs- und Verstümmelungsängsten.

Mit dem Schulalter entwickelt sich langsam eine realistische Vorstellung vom Tod, die bereits mit Affekten verbunden ist. Das Zeitgefühl wird nun differenzierter, und das Kind lernt den Tod als etwas Endgültiges zu akzeptieren.

Die meisten Kinder dieses Alters erkennen, dass alle Menschen – sie selbst miteingeschlossen – einmal sterben werden und dass der Körper nach dem Tod zerfällt. Für viele Kinder ist das schwer annehmbar, weshalb sie häufig an eine Seelenwanderung glauben.

9- bis 11-Jährige verstehen, dass der Tod unumkehrbar ist, und sie sehen Sterben und Tod als ein Ereignis, das jeden Menschen, auch sie selbst, treffen kann und treffen wird.

Kinder ab 11 Jahren haben zunehmend die gleichen philosophischen, ethisch-religiösen und psychologischen Fragen und Überlegungen, die auch Erwachsene in Bezug auf Tod und Sterben bewegen.

Für Jugendliche kann das Verlusterleben konfliktträchtig sein. Sie sind aufgrund ihrer besonderen hormonellen, emotionalen und sozialen Umbruchsituation hoch vulnerabel. Ihre (sexuelle) Identitätsentwicklung ist erheblich an die libidinöse Besetzung des eigenen Körpers gebunden. Somit ist für sie die Konfrontation mit einer Erkrankung, die das physische Erscheinungsbild stark beeinträchtigt (wie z. B. Kachexie, stark unangenehme Geruche, künstlicher Darmausgang etc.), sehr oft schwierig.

Zudem befinden sich Jugendliche gerade in einem Ablösungsprozess. Trennungserlebnisse aktualisieren das eigene Bindungsbestreben, und die Familie reagiert mit einem erhöhten Anspruch auf Präsenz und Zusammenhalt, was eine Bewegung auslöst, die der Ablösung entgegengesetzt ist.

Jugendliche nehmen Abschied im Spannungsbogen zwischen Verselbstständigungsprozessen und Zugehörigkeitssehnsüchten. In einer Trauersituation können ihnen Gleichaltrige häufig mehr Unterstützung bieten als Erwachsene.

Die Trauerreaktionen Jugendlicher stoßen oft auf Unverständnis. So kann zum Beispiel auch ein Diskothekenbesuch mit FreundInnen Ausdruck ihrer Trauer sein. Mitunter suchen Jugendliche auch Abgrenzung zu den Aussagen der wohlmeinenden Erwachsenen und verfassen Briefe zur Richtigstellung an den Pfarrer, der den Charakter des Verstorbenen in ihren Augen missverstand.

Manche Jugendlichen greifen zu ungewöhnlichen, oft schmerzhaften Mitteln, wie z. B. zu einer Fotodokumentation der leeren Wohnung, um gegen den Trend der raschen Rückkehr zu Alltag und Normalität zu protestieren. Ebenso finden trauernde Jugendliche auch kreative Wege, um Verluste zu begreifen, etwa durch die Teilnahme an einer Schreibwerkstatt, das Führen von Traumtagebüchern, das Gestalten einer Korrespondenzschatulle zur Aufbewahrung von Briefen etc. Trauererfahrungen können in diesem Alter zu einer einschneidenden Veränderung des Lebensweges führen, z. B. Schulabbruch, Wunsch nach Auslandsaufenthalt, neuer Berufswunsch etc. (vgl. Rechenberg-Winter/Fischinger 2010).

11.1.2 Spezifisches Trauerverhalten von Kindern

Grundsätzlich ist zu respektieren, dass jeder Mensch anders trauert, auch Kinder. Die kindliche Trauerreaktion unterscheidet sich von jener der Erwachsenen in folgenden Punkten (vgl. Webb 2005):

- unausgereiftes Todeskonzept (je nach Alter und Entwicklungsstand des Kindes)
- eingeschränkte Fähigkeit, eigene Gefühle zu verbalisieren: Die Mitteilung von Gefühlen gelingt am ehesten im Spiel, mittels Zeichnungen oder Tagebuch. In ihren Zeichnungen finden sich häufig Symbole wie Schmetterlinge, Regenbögen, Blumen sowie die Darstellung von Engeln.
- Emotionaler Schmerz kann nur für gewisse Zeitspannen ertragen werden. Kinder müssen sich zwischendurch ablenken. Das Trauern von Kindern zeichnet sich durch Sprunghaftigkeit aus. Sie können in einem

Augenblick sehr traurig sein und im nächsten Moment wieder lachen. Es kann vorkommen, dass ein trauerndes Kind z. B. einen Witz macht oder sich ‚unangemessen' verhält, was von den Erwachsenen in dieser Situation oft als unpassend empfunden wird.

- Kinder möchten sich von ihren **Peers** nicht unterscheiden.

Peergroups
sind Gruppen von etwa gleichaltrigen Kindern und Jugendlichen mit ähnlichem sozialen Rang und Status

Was tun Sie, wenn Sie sehr traurig sind? Sprechen, schreiben, schweigen oder malen Sie? Welche Aktivitäten finden Sie noch hilfreich?

Deutliche Anzeichen, dass Kinder trauern:

- Appetitlosigkeit
- unruhiger Schlaf, Schlaflosigkeit
- Rückzug
- plötzliche Gefühlsausbrüche (z. B. sich plötzlich aggressiv verhalten)
- einnässen etc.: Grundsätzlich gehen viele Trauernde jedes Alters in ihrer persönlichen Entwicklung einen Schritt zurück. Unter Umständen übernimmt das Kind Verhaltensweisen, die nicht mehr altersgerecht sind. Es möchte im Bett der Eltern schlafen oder es ist besonders anlehnungsbedürftig.

Gegenstände der Verstorbenen
Gegenstände des oder der Verstorbenen können für das trauernde Kind eine wichtige Bedeutung für die Trauerverarbeitung haben. Der Umgang mit Fotos oder dem Lieblingskuscheltier des verstorbenen Bruders oder der verstorbenen Schwester ist Ausdruck der Auseinandersetzung, in der ein wiederholtes Traurigsein das Voranschreiten des Trauerprozesses ermöglicht.

11.1.3 Schuldgefühle trauernder Kinder

Kinder fühlen sich sehr häufig in irgendeiner Form schuldig oder mitverantwortlich für den Tod eines nahen Angehörigen. Die Begründung liegt darin, dass Kinder die Beziehung zwischen Ursache und Wirkung noch nicht verstehen.

Zwischen dem dritten und dem fünften Lebensjahr beeinflusst die sogenannte „magische Phase" das kindliche Denken und Handeln. In Teilbereichen kann diese Phase auch bis zum sechsten Lebensjahr und darüber hinaus fortdauern. Das magische Denken ist eine Vorstufe des rationalen Denkens. Viele Dinge und auch Ereignisse werden von dem Kind als magisch erlebt und durch ‚magische Theorien' versucht es, sie zu deuten. Mit dem magischen Denken sind aber auch „magische Ängste" verbunden: Kinder setzen dann sich und ihr Verhalten zu Vorgängen in ihrer Umwelt in Beziehung. Das kann dazu führen, dass eine schwere Erkrankung oder das Sterben eines ihnen nahestehenden Menschen als eine direkte Folge eines Fehlverhaltens ihrerseits verstanden wird.

Beispiel

Bei den Besuchen bei seinem schwer kranken Vater verhält sich der sonst sehr lebhafte vierjährige David auffallend still und befangen. Als Folge des Gehirntumors kann der Vater nicht mehr sprechen, aber er freut sich offensichtlich über den Besuch seines kleinen Sohnes. Meist möchte das Kind aber bereits nach wenigen Minuten das Krankenzimmer wieder verlassen und lieber draußen im Aufenthaltsraum der Station spielen. Schwester Silvia setzt sich kurz zu ihm. Auf ihre Frage, ob es ihm hier besser gefalle als im Krankenzimmer, antwortet David: „Ich muss hier draußen sein, weil ich nicht brav war." Im weiteren Gespräch stellt sich heraus, dass David glaubt, sein Vater sei böse auf ihn und spreche deshalb nicht mehr mit ihm.

Hinzu kommt, dass Kinder dieses Alters noch nicht in der Lage sind, Schuldgefühle auszudrücken. Pflegepersonen können wertvolle Unterstützung bieten, indem sie darauf achten, dass besonders Kinder zwischen drei und sechs Jahren einbezogen und wiederholt dazu ermutigt werden, Fragen zu stellen.

Gerade Geschwister haben eine sehr enge Bindung zueinander, weshalb sie sich besonders schuldig und mitverantwortlich für den Tod des Bruders/der Schwester fühlen können. So ist es von größter Bedeutung, dem Kind immer wieder zu erklären, dass sein Verhalten nichts mit dem Tod dieses Menschen zu tun hat.

Nicht selten denken Kinder, dass ein Streit zum Tod des Bruders oder der Schwester geführt habe. Wie oft wünscht sich ein Kind im Streit, sein Bruder oder seine Schwester wäre nicht mehr da. Wenn nun diesem Bruder oder dieser Schwester ein Unglück zustößt, wertet das Kind seine Gedanken und Gefühle möglicherweise als Auslöser dieses Unglücks – es fühlt sich dafür verantwortlich. Dieses Missverständnis muss klar und offen ausgeräumt werden, indem betont wird, dass Streit etwas Normales ist und nicht den Tod des Bruders oder der Schwester hervorrufen kann.

Schuldgefühle können im Kind noch zusätzlich dadurch geweckt werden, dass Eltern oder andere Personen ständig Vergleiche zwischen dem lebenden und dem verstorbenen Kind ziehen. Im Kind entsteht dann der logische Gedanke: „Ich lebe noch, obwohl mein Bruder viel netter war." Das wirkt sich äußerst belastend auf das Selbst des Kindes aus. Es ist daher wichtig, dass Eltern dem Kind das unmissverständliche Gefühl geben, es genauso zu lieben wie das verstorbene Kind.

11.2 Unterstützende Maßnahmen zur Trauerbewältigung bei Kindern

Kinder sind in der Bewältigung ihrer Trauer auf die Hilfe von Erwachsenen angewiesen und sie erleben die Trauerreaktionen ihrer Umwelt mit.

Eine wesentliche Hilfe kann es darstellen, wenn Kindern die Möglichkeit gegeben wird, sich von dem/der Verstorbenen zu verabschieden, ihn/sie noch einmal zu sehen und, wenn sie möchten, auch zu berühren. Kinder brauchen dabei Begleitung und Unterstützung. Sie sollen auch all ihre Fragen in diesem Zusammenhang stellen dürfen.

11.2.1 Offener und ehrlicher Umgang

Grundsätzlich kann gesagt werden, dass es für die Trauerverarbeitung eines Kindes von Vorteil ist, wenn eine offene und ehrliche Gesprächssituation herrscht. Aus der Idee heraus, das Kind sei zu klein, um den Tod zu verstehen, meinen manche Erwachsenen, das Kind vor der Realität des Todes schützen zu müssen, um es nicht mit etwas zu belasten, das es „nicht verstehen kann". Letztlich können Kinder jedoch nicht vor der Konfrontation mit schwerer Erkrankung, mit Sterben und Tod geschützt werden.

Gesprächsbereitschaft und für das Kind da sein
Kinder brauchen, so wie Erwachsene auch, ein soziales Netz, das sie stärkt und auffängt. Sie benötigen in dieser Zeit ganz besonders viel Aufmerksamkeit, Zuwendung, Geduld sowie das Ernstnehmen ihrer Gefühle, um ihre Trauer bewältigen zu können.

Durch einen Todesfall in der Familie passiert es aber nicht selten, dass es den Erwachsenen nur eingeschränkt gelingt, in der natürlichen Selbstbezogenheit ihrer Trauer die Ängste, Fragen und Schuldgefühle der Kinder wahrzunehmen und auf sie einzugehen (vgl. Goldmann-Posch 1990). Trauernde Kinder fühlen sich dann verstanden, wenn auch ihr Verlust als schwer und einzigartig erkannt wird.

Besonders beim Tod eines Geschwisterkindes kann es vorkommen, dass das zurückgebliebene Kind sich nicht nur mit dem Verlust des Bruders oder der Schwester auseinandersetzen muss, sondern auch die Eltern in tiefer Trauer erlebt. So kann es geschehen, dass das trauernde Kind auf sich selbst gestellt ist und mit den Gefühlen, Ängsten und Fantasien allein zurechtkommen muss. Von Bedeutung ist in diesem Fall eine für das Kind wichtige Bezugsperson, z. B. eine Tante, die für das Kind da ist, es auffängt und ein offenes Ohr hat.

Besonders hilfreich für Kinder, die ein Geschwisterkind verloren haben, kann eine Person aus dem Verwandten- oder Freundeskreis der Familie sein, die sich jetzt ganz besonders um das Kind kümmert.

Auch wenn sich innerhalb des BetreuerInnenteams jemand speziell um das Kind bemüht und seine Fragen beantwortet, ist das hilfreich. Denn manchmal ist es für die Kinder einfacher, mit einer Person zu sprechen, die nicht zur Familie gehört.

Altersgerechte Informationen
Kinder brauchen Informationen, die an ihr Alter angepasst sind, sowie ehrliche Antworten auf ihre Fragen. Mit dem Argument „Das verstehst du

noch nicht" nimmt man dem Kind die Möglichkeit, den Verlust zu verarbeiten. Dazu muss man aber wissen, was das Kind über den Tod denkt, was es sich darunter vorstellt (siehe Kapitel 11.1.1 Todeskonzepte von Kindern). Das Totschweigen und Erzählen von Unwahrheiten verstärkt die Angst und das Gefühl, dass der Tod etwas Schlimmes ist, worüber man nicht spricht. Das Kind wird damit in seiner Trauer und mit seinen Fragen und Fantasien allein gelassen. Kinder können Trauer aber weitaus besser ertragen als Isolierung. Es liegt in der Natur der Kinder, alles ganz genau wissen zu wollen. Für Erwachsene kann es auch eine Entlastung bedeuten, sich von dem unsinnigen Gedanken zu befreien, auf jede Frage eine Antwort parat haben zu müssen.

Man darf Kindern gegenüber ruhig zugeben, dass es Fragen gibt, welche die Menschheit seit Anbeginn beschäftigen und die nicht zur Gänze fassbar sind.

Unrealistische Formulierungen

Häufig wird auf unglückliche Formulierungen ausgewichen, die für ein realistisches Bild von Tod und Sterben ganz und gar nicht förderlich sind. Die Erklärung „Die Omi ist eingeschlafen" kann für das Kind bedeuten, dass es künftig Angst vor dem Einschlafen hat. Die Aussage „Omi ist an einem besseren Ort" kann im Kind Sehnsüchte erwecken, auch an diesem Ort sein zu wollen. Prinzipiell sollen nur solche Erklärungen verwendet werden, auf denen später aufgebaut werden kann.

Trauer spüren und ausdrücken dürfen

Für Kinder ist es wichtig zu erleben, dass es normal ist, zu trauern, und dass sie ihren Kummer und ihre Trauer mit der Familie teilen dürfen. Je offener Gefühle in einer Familie gezeigt werden, desto leichter ist es auch für das Kind, Trauer, Schmerz und Aggression auszudrücken. Kinder spüren ohnehin sehr genau, wenn Erwachsene traurig sind. Oft befürchten Kinder, dass sie den Kummer ihrer Eltern verstärken könnten, wenn sie ihre Trauer offen zeigen würden. Es kann auch in weiterer Folge entlastend sein, wenn das Kind sieht, dass die Eltern auch einmal lachen und für kurze Momente den Schmerz vergessen können.

Trauernde Kinder senden mehr nichtsprachliche Signale aus als die Erwachsenen. Ihre Bilder, Bastel- und Tonarbeiten, ihre Geschenke sind das besondere methodische Rüstzeug ihrer intensiven Auseinandersetzung mit den Ereignissen. Diese kreativen Äußerungen sollen aufmerksam beobachtet werden, weil sie als Kommunikationsangebot zu verstehen sind (vgl. Rechenberg-Winter/Fischinger 2010). Zudem werden durch diesen kreativen Gefühlsausdruck – z. B. in Form von Malen, Spielen, Tanzen, Singen – Selbstheilungskräfte im Kind aktiviert. Es wird dabei auch ein Gefühl der Stärke und der persönlichen Einflussnahme auf die Umwelt gefördert, das den durch die Todeserfahrung ausgelösten Ohnmachtsgefühlen entgegensteht. Nach der Auffassung von C. G. Jung sind in den gemalten Symbolen von Zeichnungen Manifestationen des Unbewussten enthalten, die therapeutisch für die Bewusstmachung seelischer Vorgänge genutzt werden können.

Im Spiel inszenieren Kinder ihre Lebensthemen, wodurch Emotionen sichtbar und verstehbar werden. Das Spiel ermöglicht Kindern, aktiv tätig zu werden und den Kummer auf diese Weise mitzuteilen. Vor allem für kleinere Kinder oder jene, die ihre Gefühle nicht offen zeigen können, stellt das Spiel eine gute Unterstützung in der Trauerverarbeitung dar.

11.2.2 Abschied nehmen und Trauerrituale miterleben dürfen

Sehr häufig werden Kinder aus Angst vor ‚unnötiger' Belastung von wichtigen Trauerritualen ferngehalten. Die Teilhabe an Ritualen ist für Kinder jedoch wichtig, um ihre Angst und Unsicherheit sowie den Schmerz und die eigene Hilflosigkeit besser zu bewältigen.

Am Begräbnis teilnehmen
Eltern wollen ihren Kindern aus Sorge ein Begräbnis oft nicht zumuten. Grundsätzlich ist es jedoch möglich und meistens auch sinnvoll, Kindern jedes Alters anzubieten, an Abschiedszeremonien teilzunehmen und sie ihren Neigungen entsprechend in Mitgestaltungswünschen ernst zu nehmen (vgl. Rechenberg-Winter/Fischinger 2010).

Das Begräbnis eines Familienmitgliedes ist ein Ritual, das die ganze Familie betrifft, und die Kinder dürfen davon nicht ausgeschlossen werden. Aber es darf natürlich auch kein Kind gezwungen werden, am Begräbnis teilzunehmen. Es ist günstig, mit dem Kind den Ablauf eines Begräbnisses vorher zu besprechen und zu schildern, was es dabei erleben wird (z. B. viele schwarz gekleidete Menschen, die traurig sind und weinen). Wichtig ist auch zu erwähnen, dass der Sarg in die Erde gelassen wird. Zur Begleitung des Kindes ist eine Vertrauensperson hilfreich, die selbst nicht so sehr von der eigenen Trauer betroffen ist. Es kann damit gewährleistet werden, dass das Kind eine ständige Begleitung erfährt und jederzeit Fragen stellen kann.

Kinder sollen ermutigt werden, sich aktiv am Begräbnis zu beteiligen, indem sie vielleicht Bilder malen und diese dem Verstorbenen ins Grab mitgeben, indem sie Briefe schreiben und Kuscheltiere mitgeben, Muscheln und Steine für diesen Tag sammeln, Gasluftballons aufsteigen lassen etc. Diese aktiven Gesten helfen den Kindern bei der Wiedergewinnung von Kontrolle, lösen sie aus Erstarrung und Lähmung angesichts eines so paralysierenden Ereignisses. Zudem sammeln sie konkrete Erfahrungen, welche ihnen in der Auseinandersetzung mit der Endgültigkeit und der Irreversibilität des Todes hilfreich sind. Es sind Trittsteine auf dem Weg in das Leben, das ihnen noch viele Abschiede zumuten wird (vgl. Fleck-Bohaumilitzky 2003; Rechenberg-Winter/Fischinger 2010).

Den toten Menschen sehen und berühren
Kindern wird oft vorenthalten, die Verstorbenen noch einmal zu sehen, sie zu berühren. Es wird ihnen damit die Chance genommen, im vollen Sinne zu begreifen, dass die Menschen jetzt tatsächlich anders – eben tot – sind. Es wird ihnen damit auch unmöglich gemacht, sich auf ihre Art und Wei-

se von den Verstorbenen zu verabschieden. Dieser Abschied kann nicht nachgeholt werden.

> *„Das Bild eines toten Menschen ist für ein Kind etwas sehr Wichtiges, das es in Erinnerung behalten sollte – um so auch den Gegensatz von Tod und Leben wahrzunehmen. Der Anblick des Toten ist für ein Kind nichts Erschreckendes, nichts, das ihm Angst einflößen könnte, und nichts, das ihm vorenthalten werden darf. Kinder gehen ganz natürlich mit dem Tod um, wenn […] Erwachsene den Verstorbenen nicht als etwas Grauenhaftes sehen, etwas, vor dem man Angst haben muss."*
>
> *(Fleck-Bohaumilitzky 2003, S. 56)*

Pflegepersonen sollten die Eltern dazu ermutigen, den Kindern die Möglichkeit eines Abschiednehmens zu geben. Die Praxis zeigt, dass die Befürchtungen der Eltern, ihre Kinder könnten damit überfordert sein, unbegründet sind. Von Kindern kann vielmehr ein natürlicher Umgang mit Verstorbenen gelernt werden.

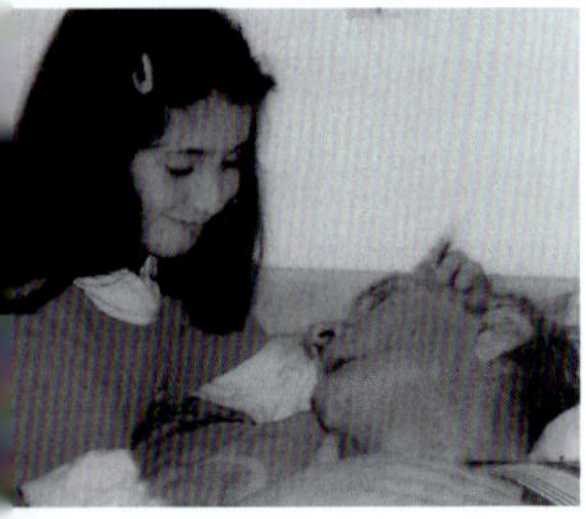

Foto: Feichtner

Sicherheit durch konstante Umgebung
Für Kinder ist es wichtig, dass sie nach dem Tod einer nahestehenden Person eine vertraute und berechenbare Umgebung vorfinden. Gewohntes soll beibehalten werden, da Kindern eine Alltagsroutine viel Sicherheit vermitteln kann. Bei Veränderungen der Umwelt besteht die Gefahr, das Kind durch zu viele Reize zu überfordern. Manche Kinder wollen nicht mehr allein bleiben und haben Angst, dass ihnen oder den Eltern ebenfalls etwas zustoßen könnte.

11.2.3 Vorgehen bei Krisensituationen

Löble et al. (2000) haben praktische Ratschläge im Falle einer Krisenintervention erarbeitet. Diese werden hier auszugsweise dargestellt. Sie sollen den Helfenden ein gut strukturiertes Vorgehen in akuten Trauersituationen ermöglichen und damit sowohl den Helfenden als auch dem betroffenen Kind und seiner Familie Sicherheit in dieser Ausnahmesituation bieten.

Das Kind dort abholen, wo es steht
Abklären, ob …

- gravierende Entwicklungsrückstände, Behinderungen oder sonstige Einschränkungen beim Kind vorhanden oder zu vermuten sind,
- das Kind bereits vortraumatisiert ist, z. B. kürzlicher Verlust von anderen Bezugspersonen,
- besondere religiöse Bindungen der Familie bestehen.

Welches Todeskonzept besteht?
Abklären, welche aktuellen Vorstellungen das Kind vom Tod hat (Begriffe von Endlichkeit, Endgültigkeit, Unausweichlichkeit). Das kann mit wenigen konkreten und offenen Fragen herausgefunden werden. Ziel ist es, in der Vorstellungswelt des Kindes zu bleiben, um es weiterhin erreichen zu können.

Vorbeugen von Schuldgefühlen
Besondere Achtsamkeit auf etwaige Schuldäußerungen legen! Ziel ist, das Kind von Schuldfantasien möglichst früh, noch in ihrer Entstehung, zu entlasten. Gleichzeitig soll ihm das Gefühl gegeben werden, dass für den Patienten bzw. für die Patientin wirklich alles getan wurde und getan wird. Dabei ist es hilfreich, dem Kind alle Maßnahmen so gut wie möglich an sein Verständnis angepasst zu erklären und es vor allem auch aktiv daran teilhaben zu lassen. Damit wird beim Kind das Gefühl gestärkt, Wertvolles beigetragen zu haben.

Dem Kind Gelegenheit geben, andere zu trösten
Oft wagen es Kinder nicht, ihre Angehörigen zu trösten, obwohl sie den Impuls dazu verspüren. Sie brauchen dann Personen, die sie dabei unterstützen und ihnen sozusagen die Erlaubnis dazu erteilen. Diese kindliche, direkte und sehr natürliche Anteilnahme tut in der Regel sowohl den Erwachsenen als auch dem Kind selbst gut.

Bewegung ist Verarbeitung und somit Trauerarbeit
Kinder bedienen sich in ihrer Trauerverarbeitung auch einer aktiven, körperlichen Art in Form von körperlicher Bewegung. Ein vermehrtes Umherlaufen und Rennen vom einen zum anderen kann darüber hinaus auch dazu dienen, sich zu vergewissern, dass alle noch da sind, sie selbst eingeschlossen.

Offenes und ehrliches Antworten
Kinder sollen dazu ermutigt werden, Fragen zu stellen, und selbstverständlich müssen alle ihre Fragen so ehrlich wie möglich beantwortet werden. Wenn das Kind zum Beispiel fragt, wo die Oma jetzt ist, dann ist es vielleicht angemessen zu antworten, dass wir das auch nicht sicher wissen, aber dass wir glauben, dass es ihr jetzt gut geht.

Aushalten und schweigen können
Auch Kinder benötigen angesichts eines Todesfalls Momente des Schweigens und des Aushalten-Könnens, des Da-Seins. Dies gilt es unbedingt zuzulassen. Ein unaufhörliches Einreden auf das Kind, gezwungene Ablenkungsmanöver oder tröstende Überschüttung von körperlicher Nähe sind nicht hilfreich. Ein einfaches Anbieten der Hand kann das Kind vorsichtig zu körperlicher Nähe einladen, wenn es sie braucht, und lässt aber auch die Möglichkeit, sie einfach wieder loszulassen. Wichtig ist, dass das Kind den Grad der Nähe bestimmen darf.

Elterninformation und -beratung
Es kann für die Eltern hilfreich sein, einen Wissensüberblick bezüglich der kindlichen Trauer sowie Vorstellungen vom Tod zu ermöglichen, damit sie mehr Sicherheit über ein unterstützendes Verhalten in der nächsten Zeit erreichen. Neben Gesprächen können auch Ratgeber oder Selbsthilfegruppen hilfreich sein.

In einer Krise können Situationen entstehen, die akut eine Entscheidung verlangen. Je nach Situation kann das Betreuungsteam in der Entscheidungsfindung unterstützen oder zumindest Kontakte zu den nötigen AnsprechpartnerInnen/Institutionen vermitteln.

Beispiele für akute Entscheidungssituationen:

- Soll der leibliche Vater der Kinder bei getrennt lebenden Familien über einen Todesfall in der Familie informiert werden?
- Kann das Kind am nächsten Tag zur Schule gehen, wenn es dies möchte?

Beendigung der Krisenintervention, ein Angebot vermitteln für danach
Es ist wesentlich, die Weiterversorgung des Kindes zu sichern. Wer kann sich in der nächsten Zeit um das Kind kümmern? Wie werden die anfallenden alltäglichen Dinge für die nächste Zeit organisiert? Diese erste Strukturierung gibt allen Beteiligten Sicherheit. In der akuten Situation kann es notwendig sein, dem Kind gleichsam die ‚Erlaubnis' zu geben, zu essen, zu Bett zu gehen etc.

Die Weitergabe von Informationen und Adressen von Anlaufstellen und Hilfseinrichtungen wie Selbsthilfegruppen, psychiatrische/psychotherapeutische/psychologische Hilfsangebote können wertvoll sein. Es kann nicht davon ausgegangen werden, dass die Angehörigen über ausreichende Informationen über die verschiedenen Hilfsangebote des Betreuungsnetzes verfügen.

11.3 Unheilbar kranke Kinder

Beinahe alle unheilbar kranken Kinder haben eine Ahnung von ihrer lebensbedrohlichen Situation, unabhängig davon, ob sie darüber aufgeklärt wurden oder nicht (vgl. Bessler 1996). Kübler-Ross (1984) spricht in diesem Zusammenhang von einem „inneren, spirituellen, intuitiven Quadranten" der Kinder. Es finden sich in der Literatur unzählige Beispiele dafür, dass Kinder ihre momentanen und zukünftigen Ängste und ihr Wissen über Zeichnungen oder das Verfassen von Märchen und Geschichten einzigartig ausdrücken können. Sie reifen in der Regel wesentlich schneller als gesunde Kinder ihres Alters. Viele haben auch den Tod von FreundInnen durch viele Krankenhausaufenthalte miterlebt, was sie häufig sehr beschäftigt und auch Trauer in ihnen auslöst.

Kleinere Kinder erleben ihre Krankheit oft als Strafe, z. B. für Unfolgsamkeit, und werden daher von Schuldgefühlen geplagt. Sie versuchen vor allem durch Wohlverhalten, Zaubersprüche oder magische Versprechungen das Fortschreiten ihrer Krankheit zu beeinflussen. Sie fallen in der Betreuung durch ein überangepasstes Verhalten auf.

Durch braves Benehmen soll das Leiden aufgehalten oder gemildert werden. Tritt keine Besserung ein, empfinden sie große Wut darüber, die sie wiederum als Grund für das weitere Voranschreiten der Krankheit verantwortlich machen (vgl. Bessler 1996). Trauer, Verbitterung und ein damit verbundener Rückzug können die Folge sein.

Im Jugendalter besteht das Problem, dass diese Phase normalerweise eine gesunde Abnabelung vom Elternhaus bewirken soll. Tatsächlich macht sich aber eine zunehmende Abhängigkeit durch die Krankheit bemerkbar. Dieser Widerspruch löst bei Jugendlichen oft eine Rebellion aus. Die Jugendlichen zeigen starke emotionale Reaktionen bezüglich der Unwiderruflichkeit des Todes und sie beschäftigen sich intensiv mit Fragen zum Danach.

Da terminal kranke Kinder über ihre Situation und den bevorstehenden Tod meist Bescheid wissen, benötigen sie offene Gespräche mit ihnen vertrauten Menschen, um einen völligen Rückzug und eine totale Isolation zu vermeiden.

Lebensbedrohlich erkrankte Kinder spüren die Traurigkeit ihrer Eltern und nahestehender Personen sehr deutlich, weshalb sie oft bemüht sind, diese Personen zu schonen. Sie wechseln oft rasch ihre Stimmungslage und ihr Verhalten (Wut, Angst, Weinen). Manche Kinder verhalten sich auch aggressiv, um leichter Abschied nehmen zu können.

Häufige Reaktionsformen sind aggressive Abwehr (spontane Wutausbrüche) oder Rückzug und Schweigen bis hin zu depressiver Verstimmung. Es können auch verschiedene psychosomatische Beschwerden auftreten.

Vertiefung des Lernstoffes

Kinder sind in ihrer Trauerverarbeitung abhängig von den Erwachsenen. Sie benötigen ehrliche und altersentsprechende Informationen, um mit dem Thema „Tod" umgehen zu können. Kinder zeigen ihre Trauer ebenso wie Erwachsene sehr individuell, wobei ihr Trauerausdruck eher spontan und sprunghaft ist. Kinder belasten sich häufig mit dem Gedanken, am Tod einer Person mitverantwortlich zu sein. Zum Verarbeiten von Verlusten benötigen sie eine Vertrauensperson, die zuhört, gesprächsbereit und für sie da ist.

1. Wie stellen sich kleine Kinder den Tod vor?
2. Was sind Anzeichen dafür, dass ein Kind trauert?
3. Warum fühlen sich Kinder oft schuldig am Tod einer Bezugsperson? Wie ist darauf zu reagieren?
4. Welche Gefahren ergeben sich für ein Kind, wenn ein Geschwisterkind stirbt?
5. Wie kann ein Kind auf ein bevorstehendes Begräbnis vorbereitet werden?
6. Warum ist es für Kinder wichtig, sich von dem oder der Verstorbenen verabschieden zu können?
7. Was kann hinter einem zornig-aggressiven Verhalten speziell bei lebensbedrohlich erkrankten Kindern stehen?

Fleck-Bohaumilitzky C. (2003): Wenn Kinder trauern. Ratgeber Erziehung. Südwest, München.
Die Autorin beschreibt in leicht verständlicher Sprache die unterschiedlichen Vorstellungen von Tod und Trauer bei Kindern in den jeweiligen Entwicklungsphasen. Die LeserInnen finden darin auch wichtige Hinweise, wie sie Kinder in ihrer Trauer adäquat begleiten können. Das Buch ist auch für Laien gut geeignet.

Kachler R., Reckers S. (2007): Wie ist das mit ... der Trauer? Gabriel, Stuttgart.
Das Buch geht auf die Situation trauernder Kinder ein und ist in einer Sprache formuliert, die 8- bis 10-Jährige verstehen. Es werden Situationen und Beispiele von trauernden Kindern beschrieben und häufig gestellte Fragen beantwortet. Darüber hinaus finden sich darin wertvolle Tipps zur Gestaltung eines förderlichen Rahmens für den kindlichen Trauerprozess.

Kübler-Ross E. (2011): Worte an ein sterbendes Kind: Dougys Fragen über den Tod und das Leben danach. Silberschnur-Verlag, Güllesheim.
Kübler-Ross schreibt hier mit großer Behutsamkeit und großer Zuneigung einen Brief an ein sterbendes Kind. Mit einfachen und sehr eindrücklichen Worten schafft sie es, auch in dieser Situation Hoffnung zu vermitteln.

Kübler-Ross E., Schaup S. (2011): Kinder und Tod. Knaur, München.
Anhand zahlreicher Fallbeispiele vermittelt das Buch einen guten Einblick, wie Kinder Tod und Trauer erleben. Das Buch beschäftigt sich auch mit dem symbolhaften Ausdruck kindlicher Trauer.

Tausch-Flammer D., Bickel L. (2012): Wenn Kinder nach dem Sterben fragen: Ein Begleitbuch für Kinder, Eltern und Erzieher. Herder spektrum, Freiburg.
Dieses Buch ist besonders empfehlenswert. Es erklärt verständlich, wie Kinder das Thema „Sterben und Tod" erfahren und wie wir Erwachsenen Kindern in schwierigen Situationen helfen können.

Kinderbücher zum Thema „Sterben und Tod"

Bauer J. (2003): Opas Engel. Carlsen, Hamburg.

Ellermann H. (1992): Der rote Faden. Lappan, Oldenburg.

Fried A., Gleich J. (1997): Hat Opa einen Anzug an? Carl Hanser, München.

Lueger-Schuster B., Pal-Handl K., Nöstlinger C. (2004): Wie Pippa wieder lachen lernte. Elternratgeber für traumatisierte Kinder. Springer, Wien.

Oyen W., Kaldhol M. (1987): Abschied von Rune. Ellermann, München.

Saalfrank H., Goede E. (1998): Abschied von der kleinen Raupe. Echter, Würzburg.

Schindler R. (1981): Pele und das neue Leben. Eine Geschichte von Tod und Leben. Kaufmann, Lahr.

Sommer-Bodenburg A., Khing T. T. (1989): Julia bei den Lebenslichtern. Bertelsmann, München.

Verrept P. (2000): Du fehlst mir. Gabriel, Wien.

Für ältere Kinder

Stalfelt P. (2001): Und was kommt dann? Das Kinderbuch vom Tod. Moritz, Frankfurt am Main.

12 Sterbewunsch, assistierter Suizid und Tötung auf Verlangen (Euthanasie)

„Geben Sie mir doch eine Spritze, damit das alles endlich vorbei ist ...“

In der Auseinandersetzung mit diesen ethischen Fragen ist es wichtig, dass die verwendeten Begriffe unmissverständlich und eindeutig sind. Deshalb sind Umschreibungen wie „Sterbehilfe“ problematisch. Unter diesem Begriff werden aktive illegale Handlungen zur Beendigung des Lebens und auch erlaubte passive Handlungen, wie der Verzicht auf lebensverlängernde Maßnahmen, verstanden. Tötung auf Verlangen bzw. Euthanasie und assistierter Suizid werden oft nicht beim Namen genannt, stattdessen wird euphemistisch von „Sterbehilfe“ gesprochen. Diese Umschreibung suggeriert eine Form von Hilfe und der Begriff ist damit nicht nur unscharf, sondern auch positiv besetzt.

Begriffsklärungen

Sterbewunsch ist eine Äußerung, dass die Person sich einen baldigen Tod wünscht.

Assistierter Suizid bzw. Beihilfe zum Suizid ist eine Handlung, die mit der Absicht erfolgt, einer Person auf deren freiwilliges und überlegtes Verlangen hin die eigenständige Selbsttötung zu ermöglichen. Dies geschieht, indem eine tödliche Dosis eines Medikamentes zur Selbstverabreichung bereitgestellt wird.

Euthanasie ist Tötung auf Verlangen; es ist eine Handlung, die mit der Absicht erfolgt, eine Person auf deren freiwilliges und überlegtes Verlangen hin zu töten, indem eine letale Dosis eines Medikamentes verabreicht wird. Erfolgt die Handlung ohne Verlangen oder ohne Einverständnis des/der Kranken, so handelt es sich um Tötung.

Sterben zulassen ist Therapieverzicht bzw. die Beendigung aussichtsloser Maßnahmen bei aussichtsloser Prognose, es stellt eine Therapieziel-Änderung dar, indem der Fokus nicht mehr auf einer Lebensverlängerung, sondern primär auf dem Wohlbefinden des/der Kranken liegt.

12.1 Der Wunsch, zu sterben

Dialog am Krankenbett:
Patientin: „Ich will sterben – Schwester, bitte helfen Sie mir!“
Pflegeperson: „Ich kann Ihnen nicht helfen,
damit würde ich mich strafbar machen.“

Bei terminaler Erkrankung, bei Pflegebedürftigkeit und intensiven Leiderfahrungen sind Sterbewünsche der PatientInnen keineswegs selten. Der Wunsch, zu sterben, ist eine Reaktion auf das erlebte Leid und für die Betroffenen erscheint das Sterben oder auch ein Beschleunigen des Sterbeprozesses als der einzige Ausweg (vgl. Balaguer et al. 2016).

Dabei ist zwischen einem allgemeinen Wunsch, zu sterben, dem Wunsch, der Tod möge eher kommen, und dem Wunsch, das eigene Sterben zu beschleunigen, zu unterscheiden. Sterbewünsche sind bei Menschen in palliativen Situationen nicht ungewöhnlich und Pflegende hören solche Wünsche relativ oft – häufig in den Nächten, wenn die Verzweiflung besonders groß ist, während der Körperpflege oder auch während eines längeren Verbandwechsels. Während der Pflege kann eine besondere Nähe entstehen. Und in dieser Zugewandtheit scheint es den Kranken leichterzufallen, über ihre Nöte zu sprechen und damit vielleicht auch über ihren Wunsch, zu sterben. Das mag mit Nähe und Vertrauen zu tun haben, aber auch damit, dass die PatientInnen während pflegerischer Handlungen in besonderer Weise mit ihren krankheitsbedingten Einschränkungen und Defiziten konfrontiert sind.

Auch bei bester palliativer Versorgung entwickeln PatientInnen zeitweise einen Sterbewunsch, allerdings werden diese Wünsche meist nicht öffentlich geäußert. Sie werden auch den Angehörigen zunächst nicht mitgeteilt, um sie nicht zu belasten. Selbst mit ihrem behandelnden Arzt oder ihrer Ärztin sprechen die Kranken seltener darüber, denn sie fürchten – wie es eine Patientin formulierte –, damit als undankbar zu erscheinen.

Wenn ein Patient oder eine Patientin den Wunsch zu sterben äußert, dann sind das oft besondere Momente. Es sind wichtige Schlüsselsituationen, denn je nachdem, wie die ersten AdressatInnen auf diesen Sterbewunsch reagieren, kann eine vertrauensvolle Beziehung zwischen der Pflegeperson und dem/der Kranken gestärkt oder auch nachhaltig gestört werden.

Dabei ist zwischen einem vorübergehenden und situativ ausgelösten Wunsch, zu sterben, und einem dauerhaften, anhaltenden Sterbewunsch zu unterscheiden. Weiters ist eine Unterscheidung zu treffen zwischen einem Sterbewunsch mit und einem ohne Überlegungen, den Sterbeprozess zu beschleunigen. (Vgl. Abbildung 8)

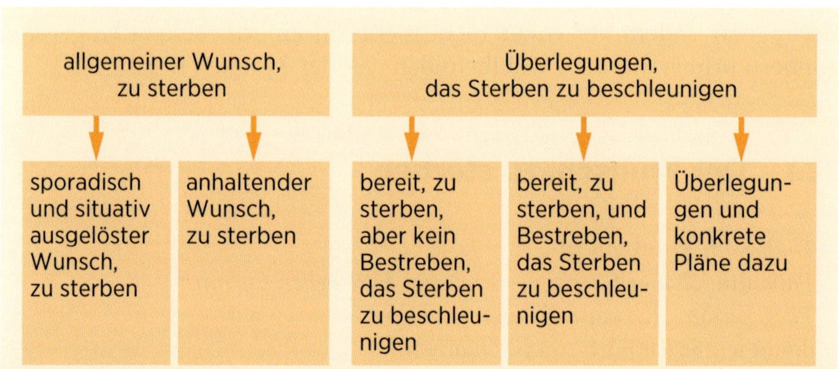

Abbildung 8: **Formen von Sterbewünschen** (modifiziert nach Monforte-Royo et al. 2010)

Sterbewünsche können in unterschiedlicher Intensität auftreten. Es kann ein eher allgemein formulierter Wunsch sein, wie z. B. „Hoffentlich hat das bald ein Ende“. Der Sterbewunsch kann aber auch mit expliziten Bestrebungen verbunden sein, den eigenen Sterbeprozess zu beschleunigen, z. B. durch Beendigung lebenserhaltender Maßnahmen oder durch freiwilligen Verzicht auf Nahrung und Flüssigkeit mit dem Ziel, das Sterben zu beschleunigen (vgl. Monforte-Royo et al. 2010).

Die häufigste Form sind jedoch allgemeine Sterbewünsche, und oft entsteht der Wunsch, zu sterben, aus einer aktuellen Situation heraus, meistens dann, wenn sich eine besondere Nähe ergibt oder wenn die krankheitsbedingten Einschränkungen besonders deutlich wahrgenommen werden. Sehr oft verändern sich diese Sterbewünsche auch wieder, wenn sich die für den Patienten bzw. für die Patientin belastende Situation entspannt.

Das bedeutet, dass Sterbewünsche als dynamische und auch komplexe Konstrukte zu verstehen sind, deren Bedeutung und Gewichtung sich immer wieder verändern können (vgl. Ohnesorg/Gudat/Rehmann-Sutter 2014). Diese Dynamik könnte auch den inneren Prozess der PatientInnen widerspiegeln. So kann es durchaus sein, dass die Patientin in der Früh sterben möchte, je eher, desto besser. Mittags zwingt sie sich zum Essen, „damit es wieder aufwärtsgeht“, wie sie sagt, und nachts appelliert sie an die Nachtschwester, ihr doch „etwas zu geben, damit es endlich vorbei ist“.

Sterbewunsch und Lebenswillen sind nicht zwei Enden eines Kontinuums, sondern unterschiedliche und voneinander unabhängige Phänomene. Ein Sterbewunsch kann also parallel zu einem intensiven Wunsch, zu leben, bestehen.

Während gelegentliche, situativ getriggerte Wünsche, der Tod möge schneller kommen, recht häufig auftreten, sind anhaltende Sterbewünsche deutlich seltener. Je nach Studie haben zwischen 8,5 und 17,2 % der PatientInnen in palliativen Betreuungssituationen einen anhaltenden Sterbewunsch (vgl. Wilson et al. 2014). Diese persistierenden Sterbewünsche können mehrfach, wiederholt und sehr appellhaft geäußert werden und damit auch einen hohen Handlungsdruck bei den Betreuenden auslösen.

Sterbewünsche entwickeln sich aber meist in Stufen. Das kann zunächst die fast beiläufige Aussage sein, dass der Patient bzw. die Patientin hofft, *„einfach einzuschlafen und nicht mehr aufzuwachen“*. Es kann aber auch eine metaphorische Äußerung sein, wie etwa *„Einen Hund würde man nicht so leiden lassen“* oder *„Man sollte in die Schweiz fahren können“* oder auch *„Ich glaube, der Herrgott hat mich vergessen“*.

Je nachdem, wie die ersten AdressatInnen auf einen derartigen – gleichsam verpackten – Sterbewunsch reagieren, kann sich die Dringlichkeit dieses Wunsches wieder reduzieren, sie kann sich aber auch zu einer ganz konkreten, expliziten Bitte hin entwickeln: *„Helfen Sie mir, geben Sie mir etwas, damit das ein Ende hat“*, oder: *„Ich kann nicht mehr, helfen Sie mir, zu sterben.“*

Anders als in älteren Studien beschrieben, wird heute davon ausgegangen, dass ein geäußerter Sterbewunsch nicht grundsätzlich mit Suizidalität gleichzusetzen ist. Auch sind diese Wünsche nur selten mit konkreten Vorstellungen wie etwa einer Beihilfe zum Suizid verbunden. Und auch die Theorie, dass jedem Sterbewunsch eine manifeste und behandlungsbedürftige Depression zugrunde liegt, ist inzwischen widerlegt. Trotzdem darf nicht übersehen werden, dass Demoralisation und depressive Syndrome bei Menschen mit terminalen Erkrankungen relativ häufig sind. Es sind jedoch meist mehrere unterschiedliche Faktoren, die zu einem Sterbewunsch führen.

Ein geäußerter Sterbewunsch ist vor allem Ausdruck einer dramatischen Überforderung des Patienten bzw. der Patientin und er macht die Not und die Verzweiflung deutlich, in der er/sie sich aktuell befindet. Zugleich könnte die Mitteilung eines Sterbewunsches aber auch ein Signal dafür sein, dass der Patient bzw. die Patientin über das Sterben sprechen möchte.

In Anlehnung an das Modell von Nissim et al. (2009) können im Wesentlichen drei Kategorien von Sterbewünschen unterschieden werden:

- hypothetischer Ausstiegsplan ▸ wird selten kommuniziert
- Ausdruck tiefer Verzweiflung ▸ meist ein vorübergehendes Phänomen
- Ausdruck der Bewältigung und Manifestation des Abschiedes

Sterbewunsch als Notausgang und Ausstiegsplan:
Die zahlreichen Verluste, die schwer kranke Menschen erfahren, führen fast immer zu einer enormen emotionalen Belastung. Dann kann der Wunsch, zu sterben, ein Hilferuf der PatientInnen sein, zugleich kann die Auseinandersetzung mit dem Sterbewunsch und vielleicht auch mit Überlegungen, wie das Sterben beschleunigt werden könnte, auch eine Entlastungsstrategie darstellen.

Ein Sterbewunsch kann aber auch der verzweifelte Versuch sein, dem erlebten zunehmenden Kontrollverlust entgegenzuwirken. Bei schwerer Erkrankung, bei Pflegebedürftigkeit und ganz besonders im Sterben versagen sämtliche erlernten Kontrollstrategien. Und mitunter scheint es auch die Intention eines Sterbewunsches zu sein, diesem Kontrollverlust zuvorzukommen: den Tod herbeizusehnen oder auch dem Leben – zumindest gedanklich – ein Ende zu setzen, um die Kontrolle zu behalten. Der unbedingte Respekt vor dem Recht der PatientInnen auf Selbstbestimmung ist daher ein ganz zentrales Element palliativer Betreuung, bei PatientInnen mit einem hohen Bedürfnis nach Kontrolle gilt dies in besonderer Weise.

Sterbewunsch als Ausdruck der Verzweiflung:
Der Wunsch, zu sterben, repräsentiert immer auch den Zusammenbruch der Fähigkeit, mit den Herausforderungen durch die Erkrankung umzugehen. Und Menschen in terminalen Krankheitssituationen erleben häufig intensive und unterschiedlich lange anhaltende Phasen von existenziel-

ler Verzweiflung. Der Wunsch, zu sterben, ist dann eine Antwort auf das physische, psychische und spirituelle Leiden der betroffenen Person. Er macht die momentane enorme Überforderung des/der Kranken deutlich. Die Mitteilung eines Sterbewunsches ist ein Signal, dass der Patient bzw. die Patientin so nicht mehr leben will oder auch nicht mehr leben kann. Damit kann der Wunsch, zu sterben, auch als eine geradezu gesunde Reaktion auf eine multidimensionale Leiderfahrung verstanden werden und weniger als bilanzierende Entscheidung. Erfahren die Menschen in dieser Situation entsprechende Unterstützung und Solidarität, ist fast immer zu beobachten, wie sich dieses Leid im Sinne einer Bewältigung wandeln kann.

Sterbewunsch als Ausdruck der Bewältigung:
Der Wunsch, zu sterben, aber auch Suizidgedanken sind in palliativen Situationen nichts Ungewöhnliches und sie können, vor allem in terminalen Erkrankungsstadien, auch eine Form der Entlastung darstellen. Ein Sterbewunsch kann also eine geradezu gesunde Reaktion auf die erlebte existenzielle Not sein und er könnte auch einen Teil der Bewältigung dieser Not darstellen.

Zu unterscheiden ist zwischen einem vorübergehenden und situativ ausgelösten Wunsch, zu sterben, und einem dauerhaften, anhaltenden Sterbewunsch. Weiters ist eine Unterscheidung zu treffen zwischen einem Sterbewunsch mit und ohne Überlegungen, den Sterbeprozess zu beschleunigen. In der Praxis zeigt sich, dass die meisten der geäußerten Sterbewünsche nicht mit dem Wunsch nach einer Beschleunigung des Sterbeprozesses verbunden sind.

Jeder Sterbewunsch hat eine Geschichte
Hinter jedem Sterbewunsch steht eine Geschichte. Dahinter stehen das Empfinden eines globalen Kontrollverlustes oder auch die Wahrnehmung, für andere eine Last und ihnen ausgeliefert zu sein. Hinter einem Sterbewunsch können aber auch die Angst vor dem Verlust der Würde und die Erfahrung von Scham, Ohnmacht und Entwürdigung stehen. Weitere Gründe für einen Sterbewunsch können psychische Erschöpfung, spirituelle Nöte und existenzielle Verzweiflung sein.

Wenn schwer kranke Menschen derart umfassenden Leiderfahrungen ausgesetzt sind, kann das alle bisher tragenden Strukturen zusammenbrechen lassen, es ist gleichsam ein emotionaler Zusammenbruch, eine Erfahrung von absoluter Einsamkeit und Machtlosigkeit. Hinzu kommt, dass diese Leidenssituationen häufig auch zu einer Verstärkung bestehender Symptome führen. Damit kann ein unheilvoller Kreislauf in Gang gesetzt werden: Das Leid verstärkt die bestehende Symptombelastung und die Symptome ihrerseits verstärken wiederum das Leid-Erleben. Wie nahezu alle aktuellen Forschungen zeigen, haben psychosoziale und spirituelle Faktoren eine weit größere Bedeutung in der Entwicklung eines Sterbewunsches als körperliche Symptome (vgl. Morita et al. 2004).

Beispiel

Ein 34-jähriger Mann war durch eine Erkrankung schon weitgehend gelähmt, aber geistig noch so fit, dass er seinem Arzt gegenüber den Wunsch nach Lebensverkürzung äußern konnte. Das hätte er besser nicht getan, denn der Arzt wies ihn umgehend wegen Selbstgefährdung gegen seinen Willen in die Psychiatrie ein, wo der schwerstkranke Mann dann die letzten zwei Wochen seines Lebens auf der geschlossenen Station verbringen musste, ehe er dort starb. (Borasio, EAPC-Kongress 2013)

Sterbewünsche sind bei hoher Symptombelastung häufiger, wenn allerdings eine Linderung des belastenden Symptomes erreicht werden kann, reduziert sich der Sterbewunsch meist rasch wieder. Damit besteht eine hohe Verpflichtung zu umfassender palliativer Versorgung.

Sterbewünsche können aber auch Ausdruck einer tief empfundenen Lebensmüdigkeit sein – vor allem bei alten und hochaltrigen Menschen, die oft schon fast alle FreundInnen und Bekannten verloren haben, manchmal auch schon ihre Kinder (vgl. Grob 2012). Auch wenn diese PatientInnen nicht primär an einer lebenslimitierenden Erkrankung leiden, so führt die Perspektive auf weiter zunehmende Gebrechlichkeit und Pflegebedürftigkeit in Verbindung mit einem erlebten Sinnverlust zu einer umfassenden Lebensmüdigkeit.

Ein Sterbewunsch ist nicht mit Suizidalität gleichzusetzen.

Suizidgedanken sind in palliativen Situationen nicht ungewöhnlich und sie stellen vor allem in terminalen Erkrankungsstadien häufig eine Form der Entlastung oder eine Art Ventil dar (vgl. Breitbart et al. 2006).

Mitteilung eines Sterbewunsches als Vertrauensbeweis

Die Mitteilung eines Sterbewunsches ist immer auch als Vertrauensbeweis zu werten. Wenn PatientInnen ihren Wunsch, zu sterben, oder auch den Wunsch, den Sterbeprozess zu beschleunigen, anvertrauen, so geschieht das im Vertrauen auf eine tragfähige Basis. Es gilt, diesem Wunsch mit Respekt und Achtung zu begegnen. In einem von Vertrauen geprägten Bündnis zwischen den Pflegepersonen und ihren PatientInnen kann die Äußerung eines Sterbewunsches nicht nur Ausdruck der Not der PatientInnen sein, sondern auch das bestehende Vertrauen in eben dieses Bündnis belegen. Gespräche, die sich im Zusammenhang mit einem Sterbewunsch ergeben, bieten nicht nur die Chance, mehr darüber zu erfahren, was hinter diesem Wunsch steht – sie beinhalten auch die Möglichkeit, diese Vertrauensbasis zu stärken. Und das brauchen Menschen in dieser verletzlichen Situation besonders: vertrauen zu können und die Sicherheit einer verlässlichen, kompetenten und auch mitfühlenden Betreuung. Sie brauchen Pflegende, die ihr Leid, ihre Klage und ihre Verzweiflung aushalten können.

Rote-Flagge-Situation
Äußern PatientInnen einen Sterbewunsch, so muss dies gleichsam als Rote-Flagge-Situation wahrgenommen werden. Es ist eine Situation, die absolute Priorität, Aufmerksamkeit, Achtsamkeit sowie hohe professionelle und kommunikative Kompetenz erfordert. In diesen Situationen darf nicht bagatellisiert werden, auch darf nicht vorschnell und ausschließlich nach Lösungen gesucht werden. Für die PatientInnen kann es sehr bedeutsam sein, ihre Gefühle in Worte zu fassen, und es ist wichtig, dem geäußerten Sterbewunsch wertfrei und respektvoll zu begegnen.

Pflegende als oft erste AdressatInnen eines Sterbewunsches haben somit eine besondere Verantwortung. Werden sie mit einem derartigen Wunsch konfrontiert, so ist zunächst zu klären, ob der geäußerte Wunsch des/der Kranken richtig verstanden wurde. Da die Äußerung eines Sterbewunsches meist mehrdeutig ist (vgl. Roser 2012), gilt es, Näheres über das momentane Leid zu erfahren, um zu erkennen, welche Form der Unterstützung erforderlich ist.

- *Was ist es, das Sie so verzweifeln lässt, was halten Sie nicht mehr aus?*
- *Was belastet Sie am meisten?*
- *Warum ist dieser Wunsch gerade jetzt so deutlich?* (Vgl. Quill 2012)

Dann ist es auch wichtig, zu verstehen, ob es bei einem geäußerten Sterbewunsch vor allem darum geht, die aktuelle Not sichtbar zu machen, oder ob dieser Wunsch auch in Verbindung mit Überlegungen steht, das Sterben zu beschleunigen. Unabhängig davon, was dem Sterbewunsch zugrunde liegt und wie konkret die Vorstellungen zu einer Beschleunigung des Sterbens sind, ist in jedem Fall die multiprofessionelle Kompetenz des Teams gefordert. Gemeinsam muss überprüft werden, ob alle Möglichkeiten zur Linderung des Leidens ausgeschöpft wurden. Neben einer umfassenden Symptomkontrolle, psychosozialem Beistand und spiritueller Unterstützung bedürfen die PatientInnen vor allem intensiver Zuwendung.

Die therapeutische Kraft menschlicher Zuwendung wird auch in aktuellen neurobiologischen Forschungen bestätigt. Das Erleben von Zuwendung, mitfühlender und emotionaler Resonanz löst im Organismus eine physiologische Beruhigungsreaktion aus: Oxytocin wird freigesetzt. Dieses wirkt hemmend auf die erregten emotionsbezogenen Gehirngebiete – vor allem auf die Amygdala –, das Stresshormon Cortisol wird deaktiviert und die Angst- und Stressreaktionen klingen ab (vgl. Unvas-Moberg 2003).

Der Wunsch, den Sterbeprozess zu beschleunigen
Ein zunächst situativ ausgelöster Sterbewunsch kann sich wieder verändern, wenn es gelingt, die Belastung für den Patienten bzw. für die Patientin zu reduzieren. Und in der Praxis zeigt sich, dass bereits die Mitteilung dieses Wunsches eine gewisse Entlastung für die leidenden Menschen dar-

stellen kann. In der Palliativbetreuung ergeben sich immer wieder Situationen, in denen PatientInnen das Bedürfnis haben, ihr Leid zu beklagen. Sie brauchen eine menschliche Klagemauer, einen Menschen, der die Klage aushält und zuhören kann, ohne zu werten und auch ohne trösten zu wollen. Es geht dann primär nicht darum, die aktuelle Situation zu verändern oder Hilfe zu bieten, sondern ausschließlich um achtsames Zuhören.

Findet ein zunächst spontan geäußerter Sterbewunsch jedoch nicht entsprechend Gehör oder wird er als Aufforderung zur Beihilfe beim Suizid fehlinterpretiert, kann die Intensität dieses Wunsches zunehmen. Der ursprünglich situativ ausgelöste Sterbewunsch kann sich dann weiterentwickeln, nicht nur hin zu einem anhaltenden und zunehmend appellhaft geäußerten Wunsch, zu sterben, sondern auch zu konkreten Bestrebungen des Patienten oder der Patientin, das Sterben zu beschleunigen.

Die Angst vor einem verlängerten, leidvollen Sterbeprozess kann zu einem Verzicht der Betroffenen auf lebenserhaltende Maßnahmen führen. Das kann zum Beispiel von der Ablehnung bestimmter Medikamente oder einer künstlichen Ernährung über den Verzicht auf eine Antibiose bis hin zur Beendigung einer Beatmung oder einer Dialyse reichen.

Die bewusste Entscheidung eines Patienten oder einer Patientin zum freiwilligen Verzicht auf Nahrung und Flüssigkeit mit dem Ziel, den Sterbeprozess zu forcieren, kann ein Signal eines hohen Bedürfnisses nach Kontrolle sein (vgl. Jansen 2004), andererseits aber auch Ausdruck eines anhaltenden Sterbewunsches. Bei einem konsequenten Verzicht auf Nahrung und Flüssigkeit ist der Eintritt des Todes innerhalb von ein bis drei Wochen zu erwarten (vgl. Simon/Hoekstra 2015; Schwarz 2007). Für die Betreuenden kann dies zu einem beträchtlichen Spannungsfeld führen, denn einerseits gilt die ethische Verpflichtung, das Sterben nicht zu beschleunigen, andererseits ist das Recht der PatientInnen auf Selbstbestimmung zu achten. Auch wenn bereits nach wenigen Tagen des freiwilligen Verzichtes auf Flüssigkeit und Nahrung das Bewusstsein eingetrübt und die Person nicht mehr kommunikationsfähig ist, gilt es, dieses Recht auf Selbstbestimmung zu respektieren. Bereits 2011 hat die deutsche Bundesärztekammer festgestellt: „Entspricht es dem Patientenwillen, darf das Sterben auch durch den Verzicht auf Nahrung und Flüssigkeit ermöglicht werden." (Bundesärztekammer 2011, S. A 346–A 348) Für terminal erkrankte Menschen mit einem anhaltenden Sterbewunsch und einem hohen Bedürfnis nach Kontrolle könnte bereits das Wissen um die Möglichkeit eines zukünftigen freiwilligen Verzichtes auf Nahrung und Flüssigkeit eine Entlastung bedeuten.

Aber unabhängig davon, ob die Mitteilung eines Sterbewunsches bereits mit konkreten Überlegungen zu einer Beschleunigung des Sterbeprozesses verbunden ist, ist es bedeutsam, wie diesem Wunsch begegnet wird. Wird wie im eingangs geschilderten Dialog zwischen einer Patientin und der Pflegeperson reagiert, wird die Patientin sich in ihrer Not alleingelassen fühlen, und vermutlich wird der Wunsch, zu sterben, an Intensität zunehmen. Ein vertrauensvoll mitgeteilter Sterbewunsch erfordert in jedem Fall eine respektvolle Auseinandersetzung.

Dialog am Krankenbett:
Patientin: „Ich will sterben – Schwester, bitte helfen Sie mir!"
Pflegeperson: „Ich habe den Eindruck, Sie sind momentan so verzweifelt, dass Sie sterben möchten. Bitte erzählen Sie mir mehr darüber, was ist es, das Sie so verzweifeln lässt – was halten Sie nicht mehr aus?"

Diese oder ähnliche Antworten vermitteln der Patientin, dass ihre Not wahrgenommen wird, und sie bieten die Chance, mehr darüber zu erfahren, was hinter dem Sterbewunsch steht.

12.2 Assistierter Suizid und Tötung auf Verlangen (Euthanasie)

Euthanasie
von griech. thanatos = der Tod und eu = gut. Euthanasie bedeutet wörtlich, einen guten (leichten, schönen) Tod haben. Unter Euthanasie wird heute meist das Töten auf Verlangen verstanden und als Handlung eines Arztes oder einer Ärztin definiert, die mit der Absicht erfolgt, eine Person auf deren freiwilliges und überlegtes Verlangen hin zu töten, indem eine Medikation verabreicht wird.

12.2.1 Assistierter Suizid

Assistierter Suizid oder ärztlich assistierter Suizid wird definiert als Handlung (eines Arztes oder einer Ärztin), die mit der Absicht erfolgt, einer Person auf deren freiwilliges und überlegtes Verlangen hin die eigenständige Selbsttötung zu ermöglichen, indem eine Medikation zur Selbstverabreichung bereitgestellt wird. In den europäischen Staaten wird dazu meist Pentobarbital eingesetzt.

12.2.2 Tötung auf Verlangen (Euthanasie)

In der Auseinandersetzung mit dem Thema „Euthanasie" ist es notwendig, die damit verknüpften geschichtlichen Ereignisse zu betrachten. Für Sokrates bedeutete Euthanasie die eng mit einer vernünftigen Lebensführung verknüpfte rechte Vorbereitung auf den Tod.

Der griechische Dichter Kratinos verwendete den Begriff „Euthanasie" zur Bezeichnung eines „guten Todes" in Abgrenzung zu einem schweren Sterben. Als „guter Tod" nach Kratinos wird ein „leichter Tod", ein Tod ohne vorhergehende lange Krankheit, auch ein relativ schnell eintretender Tod charakterisiert.

Zu Beginn des 20. Jahrhunderts erschien die Abhandlung „Die Freigabe der Vernichtung lebensunwerten Lebens" von Karl Binding und Alfred Hoche. Damit bekam der Begriff eine neue, euphemistische Bedeutung, und zugleich gilt dieses Werk auch als Vorbereitung für die Verbrechen der NS-Diktatur.

In der Zeit des Nationalsozialismus wurde im Sinne der nationalsozialistischen „Rassenhygiene" die Beendigung damals sogenannten „lebensunwerten" Lebens in juristischen und medizinischen Fachzeitschriften offen diskutiert. Psychisch Kranke und Menschen mit körperlicher und/ oder geistiger Behinderung wurden als „Ballast- und Randexistenzen“, als „negative Elemente“ oder als „leere Menschenhülsen“ bezeichnet. Die anschließende „Freigabe zur Vernichtung lebensunwerten Lebens“ hatte zur Folge, dass zwischen 1939 und 1945 in Europa mehr als sechs Millionen Menschen ermordet wurden. Betroffen waren vor allem jene, die das deutsche nationalsozialistische Regime als einer jüdischen „Rasse“ zugehörig erachtete. Hinzu kamen hunderttausende psychisch kranke und behinderte Menschen. Ihre Vernichtung wurde nicht als Mord, sondern als „Säuberungsaktion“ bezeichnet (vgl. Arndt 2002, S. 32). Gerade dieser Ausdruck zeigt sehr deutlich die grausame und totale Aberkennung des Wertes und der Würde als Mensch von Personen bestimmter Gruppen.

In der medizinischen Fachliteratur wird der Begriff der Euthanasie heute dann verwendet, wenn das Leben von schwer Kranken durch Injektion von Medikamenten in tödlicher Dosierung vom Arzt oder der Ärztin beendet wird (vgl. Husebø/Klaschik 2003, S. 73). Dabei wird meist durch Injektion eines Barbiturates ein Koma erzeugt und durch Gabe eines neuromuskulären Relaxans ein Atemstillstand und damit der Tod des Patienten oder der Patientin herbeigeführt.

12.2.3 Die gesetzliche Lage

In Österreich (sowie in den meisten anderen Ländern Europas) ist die aktive Lebensbeendigung strafbar. Das stützt sich auf folgende gesetzliche Regelung aus dem BGBl. Nr. 60/1974:

- § 75 StGB – „Mord“: eine andere Person töten; Strafandrohung: Freiheitsstrafe von 10 bis 20 Jahren oder lebenslang
- § 77 StGB – „Tötung auf Verlangen“: eine andere Person auf deren ernstliches, eindringliches Verlangen töten; Strafandrohung: Freiheitsstrafe von 6 Monaten bis 5 Jahren
- § 78 StGB – „Mitwirkung zur Selbsttötung“: einer anderen Person dabei zu helfen oder sie dazu zu verleiten, sich selbst zu töten; Strafandrohung: Freiheitsstrafe von 6 Monaten bis 5 Jahren
- § 80 StGB – ‚Fahrlässige Tötung‘

Assistierter Suizid und Euthanasie in Europa

In den **Niederlanden** ist es ÄrztInnen unter bestimmten Voraussetzungen gestattet, ärztliche Beihilfe zum Suizid und auch Euthanasie zu leisten. Gesetzliche Grundlage ist das 2002 in Kraft getretene „Gesetz über die Kontrolle der Lebensbeendigung auf Verlangen und der Hilfe bei der Selbsttötung“. Wenn ein Arzt oder eine Ärztin die Voraussetzungen und Sorgfaltskriterien dieses Gesetzes bei der Euthanasie oder beim assistierten Suizid einhält, wird von einer Strafverfolgung abgesehen.

Bemerkenswert ist, dass in den Niederlanden assistierter Suizid eher selten vorkommt, in den meisten Fällen handelt es sich um Tötung auf Verlangen (Euthanasie). Bei erwachsenen PatientInnen mit dem Wunsch nach aktiver Beendigung des Lebens erfolgt die erste Beratung fast immer über den jeweiligen Hausarzt bzw. die jeweilige Hausärztin und meist führen dann auch die HausärztInnen die Tötung auf Verlangen durch. Bestehen von Seiten des Hausarztes bzw. der Hausärztin moralische Bedenken oder ist er/sie nicht bereit, die Euthanasie durchzuführen, gibt es für die PatientInnen die Möglichkeit, sich an eine sogenannte „Lebensende-Klinik" zu wenden. In dieser Institution werden die Tötungen auf Wunsch ausgeführt, die Klinik verfügt aber auch über derzeit sechs mobile Teams, welche die Euthanasie bei Bedarf ambulant, in der häuslichen Umgebung der sterbewilligen PatientInnen, durchführen. Diese mobilen Teams bestehen aus ÄrztInnen und Pflegepersonen (vgl. http://www.levenseindekliniek.nl).

Mit der Verabschiedung des „Groningen Protocol" ist in den Niederlanden seit 2005 auch die Tötung von schwer kranken und/oder schwer behinderten Neugeborenen und Kindern unter 12 Jahren möglich. Diese Fälle müssen einer eigens eingerichteten Kommission gemeldet werden und bedürfen auch eines besonderen Entscheidungsprozesses.

Voraussetzungen für Euthanasie bei Kindern sind:

- Diagnose und Prognose müssen sicher sein.
- Das Leiden ist hoffnungslos und unerträglich.
- Ein unabhängiger Arzt bzw. eine unabhängige Ärztin muss dieses Leiden sowie die Diagnose und Prognose bestätigen.
- Die Zustimmung beider Elternteile muss vorliegen.
- Ein bestimmter medizinischer Standard muss eingehalten werden.

Die Niederlande veröffentlichen jährliche Berichte und Statistiken über die erfolgten Tötungen. Daraus ist nicht nur eine kontinuierlich steigende Anzahl der Fälle ersichtlich, sondern auch eine deutliche Zunahme von Euthanasie bei psychisch Kranken und vor allem bei Menschen mit Demenz. Diese Entwicklung erscheint sehr bedenklich, denn es ist zweifelhaft, ob vor allem bei Menschen mit kognitiven Einschränkungen von einem „freiwilligen, überlegten" Entschluss ausgegangen werden kann.

Der Begriff der unfreiwilligen Euthanasie (involuntary euthanasia) wird in den Niederlanden verwendet, wenn ein geistig gesunder Mensch ohne seine Zustimmung getötet wird, „nonvoluntary euthanasia" wird für die Tötung eines Menschen herangezogen, der aufgrund geistiger Einschränkung gar nicht nach Euthanasie fragen könnte (vgl. Emanuel et al. 2016).

In **Belgien** wurde 2002 ein Gesetz erlassen, nach dem der assistierte Suizid und auch Euthanasie unter bestimmten Bedingungen nicht strafrechtlich verfolgt werden. Das belgische Parlament stimmte im Februar 2014 einer Ausweitung dieses Gesetzes auch für unheilbar kranke Minderjährige zu. Ähnlich wie in den Niederlanden zeigen auch die Statistiken aus Belgien nicht nur eine kontinuierliche Zunahme der Euthanasie-Fälle, sondern auch eine Ausweitung der Indikationen.

Beispiele

So wurde zum Beispiel dem Wunsch eines alkoholkranken Mannes nach Euthanasie stattgegeben. Nach mehreren gescheiterten Reha-Versuchen wollte er nicht mehr leben. Auch dem Antrag einer 43-jährigen Frau nach einem Schlaganfall wurde stattgegeben. Sie litt an Sehstörungen, war pflegebedürftig, aber kommunikationsfähig und teilweise noch mobil. Besonderes Aufsehen löste der Fall aus, weil sich die Patientin entschied, unmittelbar nach der Tötung ihre Organe zu spenden. Inzwischen gab es bereits mehrere Fälle, in denen eine Euthanasie mit einer Organspende verknüpft wurden. (Vgl. Ysebaert et al. 2009)

Verschiedene Studien belegen, dass der geforderten Sorgfaltspflicht und den Vorgaben nicht in allen Fällen entsprochen wurde. So ergab eine Studie von Smets et al. (2010), dass nur die Hälfte aller Euthanasie-Fälle an das Federal Control and Evaluation Committee gemeldet wurde. Die nicht gemeldeten Fälle erfolgten durchwegs mit weniger Sorgfalt. Bei über 87 % fehlten die erforderlichen schriftlichen Anträge und bei mehr als 54 % wurde keine Palliative-Care-Expertise eingeholt. Es ist daher nicht gewährleistet, dass in diesen Fällen tatsächlich alle Möglichkeiten zur Linderung von Symptomen ausgeschöpft wurden.

Luxemburg verfügt seit 2009 als drittes europäisches Land über eine gesetzliche Regelung zu Euthanasie und assistiertem Suizid. Voraussetzung dazu ist, dass unheilbar kranke und „unerträglich“ leidende PatientInnen freiwillig, überlegt und wiederholt schriftlich den Willen zur Beendigung des eigenen Lebens bekunden. Wenn Eltern bzw. die gesetzliche Vertretung die Zustimmung erteilen, können auch 16- bis 18-jährige PatientInnen um assistierten Suizid oder um Tötung auf Verlangen ansuchen.

Die jeweiligen Ärzte und Ärztinnen müssen mehrere ausführliche Gespräche mit dem Patienten bzw. der Patientin über seine/ihre Entscheidung führen, außerdem muss ein weiterer Arzt/eine weitere Ärztin beratend hinzugezogen werden. Bei nicht einwilligungsfähigen PatientInnen ist allerdings bereits eine zu einem früheren Zeitpunkt verfasste Patientenverfügung ausreichend. Alle Fälle müssen von einer Kommission überprüft werden.

In der **Schweiz** ist Beihilfe zur Selbsttötung gemäß Artikel 115 des Strafgesetzbuches nicht verboten, solange keine selbstsüchtigen Motive vorliegen. Die im Jahr 1982 gegründete Organisation „Exit“ ist neben der Organisation „Dignitas“ und einigen kleineren, zum Teil obskuren Organisationen der bekannteste Anbieter von Beihilfe zum Suizid oder – wie es organisationsintern heißt – zum Freitod. Auch in der Schweiz belegen die Statistiken eine kontinuierliche Zunahme der Fälle von assistiertem Suizid. Hinzu kommen Bestrebungen, den sogenannten Alters-Freitod zuzulassen. Das bedeutet, dass alte Menschen auch ohne Vorliegen einer Erkrankung, nur aufgrund ihres Alters, einen erleichterten Zugang zu assistiertem Suizid haben sollen. In einigen Alten- und Pflegeheimen können BewohnerInnen assistierten Suizid durch Organisationen wie Dignitas und Exit in Anspruch nehmen.

In **Deutschland** ist Suizid strafrechtlich nicht verboten und folgerichtig ist daher auch die Beihilfe zum Suizid nicht strafbar. Tötung auf Verlangen ist jedoch verboten und auch die gewerbsmäßige Beihilfe zum Suizid (wie etwa durch Organisationen wie in der Schweiz) ist verboten.

In **Finnland** wird der assistierte Suizid nicht strafrechtlich verfolgt und aktuell gibt es Bestrebungen, Institutionen zuzulassen, in denen ein assistierter Suizid durchgeführt werden kann.

In **Schweden** ist Tötung auf Verlangen strafbar, aber assistierter Suizid wird nicht strafrechtlich verfolgt, vorausgesetzt, die Beihilfe erfolgt durch eine Privatperson und nicht gewerbsmäßig.

In einigen anderen europäischen Ländern, wie **Spanien**, **Frankreich** und **Italien**, wird derzeit eine Änderung des bestehenden Verbotes bzw. eine gesetzliche Regelung zu Euthanasie und assistiertem Suizid kontrovers diskutiert.

Wie die Praxis zeigt, kommt es in jenen Staaten, in denen assistierter Suizid und Tötung auf Verlangen unter bestimmten Bedingungen zu keinen strafrechtlichen Konsequenzen führen, zu einer kontinuierlichen Zunahme der Fälle, zu einer Lockerung der Kriterien und auch zu einer Ausweitung der Indikationen.

War die gesetzliche Freigabe des assistierten Suizids und der Tötung auf Verlangen in diesen Ländern zunächst ausschließlich eine Option für terminal Kranke, geht es mehr und mehr auch um chronisch Kranke, um Menschen mit psychischen Erkrankungen, mit Demenz, mit Tinnitus oder auch um Menschen, die schlicht Angst vor dem Alter oder vor einer Versorgung im Pflegeheim haben.

Eine Erkenntnis aus den neueren Studien ist, dass assistierter Suizid und Tötung auf Verlangen nicht nur eine rechtliche, ethische und medizinische Problematik darstellen, sondern auch eine pflegerische. Die Rolle der Pflege ist dabei nicht unbedeutend und es ist erstaunlich, dass sich die Pflege im Diskurs zu diesen Fragen nicht positioniert.

Meist wird der Wunsch nach Lebensbeendigung zuerst an Pflegepersonen gerichtet, auch sind Pflegende aufgrund der Nähe zu den PatientInnen in den Entscheidungsprozess mit eingebunden. Darüber hinaus haben Pflegepersonen eine beratende Funktion in den Fragen um eine mögliche Suizidassistenz oder um Euthanasie. Und sie unterstützen die Angehörigen während dieses Prozesses und auch nach dem Tod des Patienten bzw. der Patientin.

Pflegepersonen sind in den gesamten Prozess, der zu einer Euthanasie führt, mit eingebunden (vgl. Dierckx et al. 2010). Sie übernehmen die Vorbereitungen, richten die Infusionen, sie stellen sicher, dass gewünschte Abschiedsrituale eingehalten werden können, und sie versorgen die Verstorbenen.

Verschiedene Studien zeigen jedoch, dass Pflegepersonen noch weit mehr in die Praxis der Euthanasie involviert sind. In mehr als 15 % der in einer niederländischen Studie untersuchten Euthanasie-Fälle (van Bruchem-van de Scheur et al. 2008) wurden die Euthanatika nicht von ÄrztInnen, sondern auf ärztliche Anordnung hin von Pflegenden verabreicht, meist ohne Anwesenheit der anordnenden ÄrztInnen.

Studienergebnisse aus Belgien (Smets et al. 2010) belegen, dass bei mehr als 41 % der Euthanasie-Fällen die tödlichen Medikamente von Pflegepersonen verabreicht wurden. Bei jenen Fällen, in denen die PatientInnen nicht ausdrücklich um die Beendigung des Lebens ersucht hatten (involuntary oder non-voluntary euthanasia), wurden die Euthanatika sogar bei 45 % der PatientInnen durch Pflegepersonen verabreicht (vgl. Inghelbrecht et al. 2010), auch hier meist ohne ärztliche Präsenz (vgl. Dierckx et al. 2010).

Dies steht im Widerspruch zur gesetzlichen Regelung in den Benelux-Staaten und so zeigt sich, dass Pflegende, wie in anderen Kontexten auch, eine hohe Bereitschaft haben, ärztliche Anordnungen auszuführen, auch wenn sie sich dabei außerhalb des Gesetzes bewegen.

Wenn assistierter Suizid und Tötung auf Verlangen als Antworten auf Leid auf breite Akzeptanz stoßen, dann wird damit auch das pflegerische Selbstverständnis grundsätzlich in Frage gestellt. Es ist daher entscheidend, dass auch Pflegende in der Diskussion um assistierten Suizid und Euthanasie Stellung beziehen. Es braucht eine öffentliche Auseinandersetzung – auch um die mit einer Legalisierung verbundenen Risiken.

> *„Wir müssen Konsequenzen aus dem niederländischen Euthanasiemodell ziehen. Es reicht nicht aus, für zehn Prozent der Sterbenden palliative Angebote vorzuhalten. Wenn der größte Teil der Bevölkerung Angst vor Abhängigkeit, Pflege und Einsamkeit hat, dann sind die paar Inseln der palliativen Therapie keine Antwort auf deren Nöte."*
>
> *(Pressemitteilung der Deutsche Hospiz Stiftung 2011)*

Es braucht aber auch ein zunehmendes Bewusstsein für den Verzicht auf unerwünschte lebensverlängernde Maßnahmen und Unterlassen nutzloser, für die PatientInnen belastender Therapien. Das Recht der Kranken auf Selbstbestimmung muss weiter gewahrt und gestärkt werden und es müssen Palliative-Care-Angebote für alle verfügbar sein, die sie brauchen.

> *„Das primäre Ziel sollte nicht die Legalisierung des assistierten Sterbens sein, sondern der Ausbau von Palliative Care. Etwas läuft schrecklich falsch, wenn eine Regierung mehr dafür tut, zu garantieren, dass Lebende sterben können, als zu gewährleisten, dass Sterbende leben können.*
>
> *(Betty Unger, Senatorin Alberta, Canada)*

Tauschen Sie sich mit Ihren KollegInnen über Ihre Haltung zu einer eventuellen Änderung der aktuellen Gesetzeslage zu assistiertem Suizid und zu Euthanasie aus. Wie würde eine Freigabe Ihr berufliches Selbstverständnis beeinflussen?

Aus der Sicht von Palliative Care gilt:

- Ein Sterbewunsch bedeutet nicht unbedingt den Wunsch nach Suizid-Assistenz oder nach Tötung auf Verlangen. Er ist eher Ausdruck einer momentanen Überforderung des Patienten bzw. der Patientin und kann damit auch einen Hilfeschrei darstellen.
- Wünschen und Nachfragen von PatientInnen nach Euthanasie bzw. Beihilfe zum Suizid muss mit Respekt, sorgfältiger Aufmerksamkeit und einer offenen und verständnisvollen Kommunikation begegnet werden.
- Aufgabe von Palliative Care ist die Reduktion von Leiden und Hoffnungslosigkeit am Lebensende, die Verbesserung der Lebenssituation – nicht die Tötung des/der Leidenden.
- Euthanasie und assistierter Suizid stehen im Widerspruch zu den Grundprinzipien von Palliative Care.
- Wird umfassende Palliative-Care-Betreuung geboten, verlieren Wünsche nach Euthanasie und/oder assistiertem Suizid meist (allerdings nicht immer) ihre Bedeutung. Deshalb müssen Palliative-Care-Angebote allen Menschen zur Verfügung stehen, die sie brauchen.

Vordrucke und Ausfüllhilfen unter: http://www.patientenverfuegung.or.at Oder unter: https://www.bmgf.gv.at/home/Gesundheit/Medizin/Patientenverfuegung/

12.3 Therapieziel-Änderung

Alle diagnostischen und therapeutischen Maßnahmen bedürfen einer medizinischen Indikation. Diese Indikation ist gegeben, wenn eine Maßnahme für das Therapieziel notwendig und wirksam ist. Sie ist aber fraglich, wenn die Interventionen keinen Nutzen für den Patienten oder die Patientin mehr versprechen und das Ziel einer Heilung oder deutlichen Lebensverlängerung unerreichbar wird.

Das unreflektierte Festhalten an Therapiezielen (z. B. Lebensverlängerung oder Heilung) kann für schwer kranke, sterbende Menschen mit großen Belastungen verbunden sein. Daher gilt es, diagnostische und therapeutische Maßnahmen, die mit Leidensverlängerung verbunden sind, zu unterlassen. Das Ziel aller Bemühungen ist dann, das Wohlbefinden des schwer kranken Menschen zu erhalten. Es geht in diesen Situationen oft auch darum, das Sterben zuzulassen.

Es liegt in der Entscheidung des Arztes oder der Ärztin, bei einem sterbenden Menschen

- entweder auf eine sterbensverlängernde Therapie zu verzichten (z. B. auftretende Komplikationen nicht zu behandeln)
- oder eine bereits begonnene sterbensverlängernde Therapie zu unterbrechen (z. B. durch Absetzen diverser Medikamente, durch Beendigung der künstlichen Ernährung, durch teilweise oder vollständige Reduktion der Flüssigkeitssubstitution oder durch den Abbruch einer Dialyse oder die Beendigung einer künstlichen Beatmung).

Ein derartiger Therapierückzug ist in Österreich nicht nur erlaubt, sondern auch geboten, wenn deutlich ist, dass die Belastungen durch die Therapie größer sind als der Benefit für den Patienten oder die Patientin. Wenn eine Behandlung vor allem eine Verlängerung des Sterbeprozesses darstellen würde, ist es auch aus ethischer Sicht zulässig, sie zu beenden.

Bei kommunikationsfähigen PatientInnen wird die Entscheidungsfindung gemeinsam mit den Betroffenen und häufig auch mit den Angehörigen gemeinsam erfolgen bzw. wird sich die Entscheidung immer am Willen des Patienten oder der Patientin orientieren. Dabei bedarf es einer sorgfältigen Abwägung von Nutzen und Schaden der Therapie für den Patienten oder die Patientin. Besteht keine Möglichkeit der Kommunikation mit den PatientInnen, so gilt der mutmaßliche Wille des/der Sterbenden.

Der mutmaßliche Wille des/der Sterbenden

Der Arzt oder die Ärztin muss bei der Entscheidung zu einer Therapiebegrenzung bzw. einer Änderung des Therapiezieles den mutmaßlichen Willen des oder der Betroffenen berücksichtigen: Wenn sich die Betreffenden selbst zu ihrer Situation nicht äußern können und keine verbindliche PatientInnenverfügung vorliegt, muss versucht werden, herauszufinden, wie sie in dieser Situation vermutlich entscheiden würden. Vor allem frühere mündliche oder schriftliche Äußerungen, religiöse Überzeugungen oder sonstige persönliche Wertvorstellungen sind wesentliche Faktoren zur Ermittlung des mutmaßlichen Willens.

Lassen sich bei der sorgfältigen Prüfung keine oder nur unzureichende Hinweise für die Feststellung des individuellen mutmaßlichen Willens des/der Kranken finden, bleibt das Zurückgreifen auf Kriterien, die allgemeinen Wertvorstellungen entsprechen.

Ethische Entscheidungsprozesse

Je komplexer die Situation ist, je mehr Personen mitbetroffen sind und/oder je schwerwiegender die möglichen Folgen des (ethischen) Problems erscheinen, desto eher sollte eine gemeinsame Beratung aller Betroffenen erfolgen (vgl. Lay 2004).

Im Rahmen einer **ethischen Besprechung** wird im multiprofessionellen Team versucht, den mutmaßlichen Willen des Patienten bzw. der Patientin zu eruieren und eine entsprechende Entscheidung über die Weiterführung oder Beendigung therapeutischer Maßnahmen zu treffen. Pflegende können – aufgrund der oft besonderen Nähe zu den PatientInnen – einen wesentlichen Beitrag zur Entscheidungsfindung leisten.

ethische Fallbesprechung
ein moderiertes, strukturiertes Gespräch im multiprofessionellen Team zur Entwicklung einer Entscheidungsempfehlung für ein konkretes pflegerisches oder ärztliches Problem

12.4 Die Patientenverfügung (Willenserklärung)

Eine Patientenverfügung soll Menschen die Möglichkeit geben, vorausverfügend für den Fall einer Handlungs- und Entscheidungsunfähigkeit ihren persönlichen Willen zu dokumentieren und damit ihr Recht auf Selbstbestimmung wahrzunehmen.

Dabei werden Wünsche hinsichtlich bestimmter Behandlungsmaßnahmen im Rahmen der Gesundheitsversorgung (z. B. keine lebenserhaltenden Maßnahmen) festgehalten, um damit ein langes Leiden bzw. ein verlängertes Sterben ausschließen zu können.

Die Patientenverfügung wird wirksam, wenn der Patient oder die Patientin zum Behandlungszeitpunkt nicht urteils-, handlungs- oder entscheidungsfähig ist. Sie gilt nicht für die medizinische Notfallversorgung, wenn eine zeitliche Verzögerung der Notfallinterventionen sich nachteilig für die PatientInnen auswirken würde.

Das Gesetz sieht zwei Formen der Patientenverfügung vor:

- Die **beachtliche Patientenverfügung** ist eine Richtschnur für das Handeln des Arztes oder der Ärztin und muss in seine/ihre Entscheidungsfindung einfließen. Sie soll bei ihrer Errichtung mit einem Arzt/einer Ärztin besprochen werden, um klar zu beschreiben, aufgrund welcher Argumente eine bestimmte medizinische Maßnahme abgelehnt wird.
- Die **verbindliche Patientenverfügung** setzt voraus, dass die abgelehnten Maßnahmen möglichst konkret beschrieben werden und dass der Patient oder die Patientin aufgrund eigener Erfahrung die Folgen der Patientenverfügung zutreffend einschätzen kann. Sie muss schriftlich unter Angabe des Datums vor einem Anwalt/einer Anwältin oder einem Notar/einer Notarin oder einem/einer rechtskundigen MitarbeiterIn der Patientenvertretung errichtet werden.
  Die verbindliche Patientenverfügung gilt jeweils für fünf Jahre und muss dann nach den gleichen strengen Kriterien wieder bestätigt werden.

Kriterien einer verbindlichen Patientenverfügung

- Die medizinischen Maßnahmen, welche abgelehnt werden, müssen konkret beschrieben, d. h. im Gesamtzusammenhang eindeutig sein. Eine sehr allgemeine Formulierung wie z. B. „in Würde sterben zu wollen" ist nicht aussagekräftig. Es geht daraus nicht hervor, was die betreffende Person unter „würdevollem" Sterben versteht.
- Es muss daraus hervorgehen, dass die Folgen zutreffend eingeschätzt wurden.
- Vor Erstellung der Patientenverfügung erfolgten eine umfassende ärztliche Aufklärung sowie die Information über Wesen und Folgen einer Patientenverfügung. Eine Verfügung kann nur höchstpersönlich errichtet werden.
- Die Patientenverfügung wurde schriftlich und unter Angabe des Datums vor einem Notar oder einer Notarin bzw. einem rechtskundigen Mitarbeiter oder einer rechtskundigen Mitarbeiterin der Patientenvertretung errichtet.
- Die Verfügung wurde spätestens nach fünf Jahren durch eine Unterschrift erneuert. Im Falle einer Einsichts-, Urteils- oder Äußerungsunfähigkeit verliert die Verfügung nach Ablauf dieser Frist ihre Verbindlichkeit jedoch nicht.

12.5 Die Vorsorgevollmacht

Mittels einer Vorsorgevollmacht besteht die Möglichkeit, dass eine Person bereits vor dem Verlust der eigenen Geschäftsfähigkeit, der Einsichts- und Urteilsfähigkeit oder der Äußerungsfähigkeit einer bestimmten anderen Person die Bevollmächtigung erteilt, für sie entscheiden und sie vertreten zu können.

Die betreffende Person bestimmt, für welche Angelegenheiten die bevollmächtigte Person zuständig werden soll (Vermögens-, Gesundheitsvorsorge, Wohnungsangelegenheiten, Behörden etc.). Es können auch mehrere Personen für unterschiedliche Aufgaben bevollmächtigt werden.

Die Wirksamkeit einer Vorsorgevollmacht kann im Österreichischen Zentralen Vertretungsverzeichnis registriert werden.

Für die Errichtung einer Vorsorgevollmacht bestehen drei verschiedene Möglichkeiten:

- Sie wird vollständig eigenhändig geschrieben und unterschrieben.
- Sie wird vor einer Notarin/einem Notar in Form eines Notariatsaktes errichtet.
- Die Vollmachtgeberin/der Vollmachtgeber füllt ein Formular aus, welches von ihr/ihm sowie von drei Zeuginnen/Zeugen unterschrieben wird. Die Zeuginnen/Zeugen müssen unbefangen, eigenberechtigt und sprachkundig sein.
- Die bevollmächtigte Person muss dieser Aufgabe zustimmen.

Vertiefung des Lernstoffes

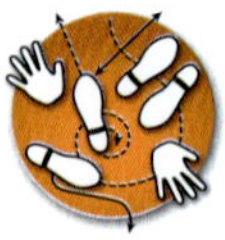

In Österreich, wie auch in den meisten anderen europäischen Ländern, ist das gezielte Töten eines Menschen auch auf dessen ausdrücklichen Wunsch durch ärztliches Eingreifen verboten. Die Palliative Care konzentriert sich darauf, die Betreuung für die betreffenden Menschen möglichst so zu gestalten, dass den PatientInnen nicht nur ein hohes Maß an Selbstbestimmung, sondern auch an Wohlbefinden erhalten bleibt.

Die Patientenverfügung und die Vorsorgevollmacht gibt den Betreffenden die Möglichkeit, für Situationen von Kommunikationsunfähigkeit vorzusorgen, um damit sicherzustellen, dass sich die Behandlung auch dann an ihren Wünschen orientiert. Damit soll die Selbstbestimmung der Einzelnen gestärkt sowie mehr Sicherheit und Klarheit für alle Beteiligten in oft schwierigen Entscheidungen über weitere Behandlungsmaßnahmen erreicht werden.

Am Beginn und am Ende des Lebens sind Menschen besonders verletzlich und schutzbedürftig und sie befinden sich in absoluter Angewiesenheit. Ähnlich wie Neugeborene brauchen Menschen am Lebensende andere Menschen, die ihre Bedürfnisse wahrnehmen können und ihre Integrität schützen.

Es wäre ein schönes Ziel, wenn die Würde sterbender Menschen dadurch gewahrt bliebe, dass sie in allen Betreuungskontexten exzellente palliativmedizinische und pflegerische Betreuung erfahren und ihnen Solidarität, Wertschätzung und Beistand geboten wird.

1. Was ist unter einer Therapiezieländerung bzw. unter einer Therapiebegrenzung zu verstehen?
2. Was sind häufige Ursachen für die Entstehung eines Sterbewunsches?
3. Was ist unter assistiertem Suizid zu verstehen?
4. Was wird unter Euthanasie verstanden?
5. Wie ist die aktuelle Gesetzeslage dazu in Österreich?
6. In welchen europäischen Ländern werden der assistierte Suizid und die Euthanasie unter bestimmten Bedingungen nicht bestraft?
7. Welche Rolle haben Pflegende in der Praxis der Euthanasie?
8. Wann ist eine Patientenverfügung gültig?
9. Worin unterscheidet sich die Vorsorgevollmacht von einer Patientenverfügung?

Giese C., Koch C., Siewert D. (2011): Pflege und Sterbehilfe. Zur Problematik eines (un-)erwünschten Diskurses. Mabuse, Frankfurt/Main.
Angesichts der sich verändernden Haltung Pflegender zu Euthanasie und assistiertem Suizid ist dieses Buch als Pflichtlektüre für Pflegende zu betrachten. Pflegende betreuen Sterbende, beraten und beeinflussen ärztliche Entscheidungen und bleiben dennoch im gesellschaftspolitischen Diskurs zu Sterbehilfe und Sterbebegleitung mit ihren Positionen weitgehend unsichtbar. Dieses sehr interessant zu lesende Buch vermittelt ethische, historische, rechtliche und berufspolitische Perspektiven eines bislang nicht geführten Diskurses. Besonders aufschlussreich ist die Analyse der Rolle Pflegender in medial bekannten Euthanasie-Fällen, ebenso wie die Auseinandersetzung mit der Beteiligung der Pflege in der niederländischen Euthanasie-Praxis.

Hospiz Österreich (2006): Patientenverfügung. Broschüre für Erläuterungen, Formblatt zur Errichtung. Formulierungshilfen, Gesetzestext, Hinweiskarte.
Diese Broschüre bietet Hilfestellung zum Verfassen einer Patientenverfügung.

Klie T., Student J. C. (2011): Patientenverfügung. So gibt sie Ihnen Sicherheit. Kreuz, Freiburg im Breisgau.
Dieses Buch ist eine Vertiefung zum Thema „Patientenverfügung". Die Autoren gehen dabei auch auf den Sonderfall der psychiatrischen Patientenverfügung ein. Dieses Buch enthält wichtige Hinweise zum korrekten Aufsetzen und wirksamen Formulieren von Patientenverfügungen. Es werden darin ebenso die Grenzen von Patientenverfügungen aufgezeigt.

Ridder M. de (2010): Wie wollen wir sterben? Ein ärztliches Plädoyer für eine neue Sterbekultur in Zeiten der Hochleistungsmedizin. Deutsche Verlags-anstalt, München.
Michael de Ridder beschreibt in diesem Buch in Praxisbeispielen die Rahmenbedingungen für das Sterben in unseren Institutionen. Er macht dabei auch das Dilemma der ÄrztInnen angesichts aussichtsloser Leidenssituationen deutlich und hält ein leidenschaftliches Plädoyer für das Recht auf Selbstbestimmung, ganz besonders im Sterben.

Thöns M. (2016): Patient ohne Verfügung: Das Geschäft mit dem Lebensende. Piper Verlag, München.
Der Autor beschreibt anhand anschaulicher Beispiele und auf spannende Weise das Zusammentreffen der unterschiedlichen Interessen in unserem Gesundheitssystem und die Folgen eines zu späten Einsatzes von Palliative Care.

van Bruchem-van de Scheur A., van der Arend A., Huijer-Abu-Saad H., Spreeuwenberg C., van Wijmen F. & ter Meulen R. (2008): The role of nurses in euthanasia and physician-assisted suicide in the Netherlands. Journal of Medical Ethics 34, S. 254–258.
In diesem Fachartikel beschreiben die AutorInnen, wie sehr Pflegende in die Praxis von assistiertem Suizid und Euthanasie eingebunden sind und damit auch Mitverantwortung tragen.

Wijkmark C. H. (2005): Der moderne Tod – vom Ende der Humanität. Gemini Verlag, Berlin.
Auf den gut 100 Seiten dieses kleinen Buches beschreibt Wijkmark in Form einer ernsten Satire, wie eine Gesellschaft versucht, ihre Alten und Schwachen möglichst ökonomisch zu beseitigen. Es ist ein außerordentlich wichtiges Buch und von beklemmender Aktualität.

Literaturverzeichnis

Abernethy A.P., McDonald C.F., Frith P.A. et al. (2010): Effect of palliative oxygen versus room air in relief of breathlessness in patients with refractory dyspnea: a double blind, randomised controlled trial. Lancet 376: 784–793.

Ahn H., Horgas A. (2013): The relationship between pain and disruptive behaviors in nursing home resident with dementia. BMC Geriatrics 13: 14.

Arbeitskreis Schmerz und Alter der Deutschen Schmerzgesellschaft e.V. (2013): Hinweise zur Verwendung von BESD. Beurteilung von Schmerzen bei Demenz. http://www.dgss.org/fileadmin/pdf/BESD_Kurzanleitung_130626.pdf (Zugriff am 15.09.2017)

Ariès P. (2002): Geschichte des Todes. 10. Auflage. Deutscher Taschenbuch Verlag, München.

Arndt M. (2002): Pflege bei Sterbenden. Schlütersche, Hannover.

Arndt M. (2007): Vom Leib zum Leichnam–Vom würdigen Umgang mit dem Verstorbenen. In: Knipping C., Lehrbuch der Palliative Care. 2. Auflage. Huber, Bern.

Aßmann C. (1996): Pflegeleitfaden. Alternative und komplementäre Methoden. Urban & Schwarzenberg, München.

Atkinson J. C. et al. (2005): Salivary hypofunction and xerostomia: diagnosis and treatment. Dent Clin North Am. 49, S.309–326.

Aulbert E., Nauck F., Radbruch L. (2008): Lehrbuch der Palliativmedizin. 2. Auflage. Schattauer, Stuttgart.

Aulbert E., Zech D. (1997): Lehrbuch der Palliativmedizin. Schattauer, Stuttgart.

Balaguer A., Monforte-Royo C., Porta-Sales J., Alonso-Babarro A., Altisent R., Aradilla-Herrero A. et al. (2016): An International Consensus Definition of the Wish to Hasten Death and Its Related Factors. PLoS ONE 11(1): e0146184. doi: 10.1371/journal.pone.0146184

Barloewen C. (2000): Der Tod in den Weltkulturen und Weltreligionen. Insel, Frankfurt am Main.

Bausewein C., Roller S., Volz R. (2010): Leitfaden Palliative Care. Palliativmedizin und Hospizbetreuung. Urban & Fischer, München.

Beauvoir S. de (2001): Alle Menschen sind sterblich. Rowohlt Verlag, Hamburg, S.330.

Beeckman D. et al. (2015b): Proceedings of the Global IAD Expert Panel. Incontinenceassociated dermatitis: moving prevention forward. Wounds International. Verfügbar als Download unter www.woundsinternational (Zugriff am 24.07.2017)

Beeckmann D. et al. (2015a): Incontinence-associated dermatitis (IAD): an update. Dermatological Nursing 14: 32–36.

Belanger L., Ducharme F. (2011): Patients' and nurses' experiences of delirium: a review of qualitative studies. Nurs Crit Care 16(6): 303–315.

Bernatzky G. et al. (2001): Schmerzbehandlung in der Palliativmedizin. Hospiz-Bewegung Salzburg. Broschüre. Huttegger, Salzburg.

Bertram L., Stiel S., Elsner F., Radbruch L., Davies A., Nauck F., Alt-Epping B. (2010): Erfahrungen von Tumorpatienten mit Durchbruchschmerzen und medikamentösen Behandlungen. Schmerz 24: 605–612.

Bessler C. (1996): Das todkranke Kind. Sterben als Prozess. In: Fässler-Weibel P.: Wenn Kinder sterben. Paulus, Freiburg/Schweiz, S.50–52.

Birkenbihl V. F. (2003): Kommunikationstraining. Zwischenmenschliche Beziehungen erfolgreich gestalten. 24. Auflage. MVG, München.

Bischoff-Wanner C. (2002): Empathie in der Pflege: Begriffsklärung und Entwicklung eines Rahmenmodells. (Reihe Pflegewissenschaft). Huber, Bern u.a.

Biser E., Hahn F., Langer M. et al. (Hg.) (1999): Der Glaube der Christen, Bd. I: Ein ökumenisches Handbuch. Pattloch, München, bes. S.926–1082.

Boerner K., Schulz R. (2011): Pflegende Angehörige und das Risiko, eine komplizierte Trauer zu entwickeln. In: Paul C. (Hg.): Neue Wege in der Trauer- und Sterbebegleitung. Hintergründe und Erfahrungsberichte für die Praxis. Gütersloher Verlag, München, S.102–110.

Böker M. et al. (2002): Voraussetzungen für das Gelingen multiprofessioneller Zusammenarbeit. In: Pleschberger S. et al. (Hg.): Palliativpflege. Grundlagen für Praxis und Unterricht. Facultas, Wien, S.325–338.

Boss N. (1999): Roche Lexikon Medizin. 4. Auflage. Urban & Fischer, München.

Brayne S., Farnham C., Fenwick P. (2006): Deathbed phenomena and their effect on a palliative care team: a pilot study. Am J Hosp Palliat Care 23(1): 17–24.

Brechbühl G., Pfeifer-Burri S. (2010): Mir selbst auf Augenhöhe begegnen. Warum Selbstfürsorge so wichtig ist und uns dennoch oft schwerfällt. In: IBP Institut Magazin 3: 8–10.

Breitbart W., Rosenfeld B., Pessin H. et al. (2000): Depression, hopelessness, and desire for hastened death in terminally ill patients with cancer. JAMA 2000 (13. Dezember), 284, S.2907–2911.

Brocher T. (1985): Wenn Kinder trauern. Rowohlt, Reinbek bei Hamburg.

Bruera E. et al. (2009): Impact of delirium and recall on the level of distress in patients with advanced cancer and their family caregivers. Cancer 115(9): 2004–2012.

Büche D. (2006): Phänomene der Chronifizierung des Schmerzes. In: Knipping C. (Hg.): Lehrbuch Palliative Care. Huber, Bern, S.156–162.

Bundesärztekammer (2011): Grundsätze der Bundesärztekammer zur ärztlichen Sterbebegleitung. Deutsches Ärzteblatt 108(7).

Bundesgesetzblatt für die Republik Österreich (2006): 55. Bundesgesetz, Patientenverfü-gungsgesetz NR: GP XXII RV 1299 AB 1381 S.142.BR: AB 7518, S.733, in Kraft getreten Juni 2006.

Bundesministerium für Gesundheit und Frauen (2006): Presseinformation Patientenverfügung – mehr Rechte für Patient/innen, Sicherheit für Ärztinnen und Ärzte.

Burge F. I. (1993): Dehydration symptoms of palliative care cancer patients. J Pain SymptManage 8, S. 454–464.

Bürgin D. (1981): Das Kind, die lebensbedrohende Krankheit und der Tod. Bern.

Canacakis J. (2001): Ich sehe deine Tränen. Trauern, klagen, leben können. Kreuz, Freiburg im Breisgau.

Canacakis J. (2013): Ich begleite dich durch deine Trauer. Lebensfördernde Wege aus dem Trauerlabyrinth. Kreuz, Freiburg.

Cheatham C. (2016): The Tissue Effect: 3 Things to Remember When They Cry. Hospice Times. http://www.hospicetimes.com/index.php/guest-articles/the-tissue-effect-3-things-to-remember-when-they-cry/ (Zugriff am 13.09.2017).

Cherny N.I., ESMO Guidelines Working Group. (2014): ESMO Clinical Practice Guidelines for the management of refractory symptoms at the end of life and the use of palliativesedation. AnnOncol. 25(Suppl 3): 143–52.

Cherny N.I., Radbruch L. (2009): The board of the European Association for Palliative Care. European Association for Palliative Care (EAPC) recommended framework for the use of sedation in palliative care. Palliative Medicine 23(7): 581–593. doi: 10.1177/0269216309107024.

Clarkson J. E. et al. (2003): Interventions for preventing oral mucositis for patients with cancer receiving treatment (Cochrane Review). In: The Cochrane Library, Issue 4. Chichester, UK: John Wiley & Sons, Ltd.

Clemens K.E., Klaschik E. (2012): Respiratorische Symptome. In: Aulbert E., Nauck F., Radbruch L. (Hg.): Lehrbuch der Palliativmedizin. 3. Auflage. Schattauer, Stuttgart, S. 366–384.

Closs S.J. et al. (2004): A comparison of five pain assessment scales for nursing home residents with varying degrees of cognitive impairment. J Pain Symptom Manage 27: 196–205.

Cole L.J., Farrell, M. Duff, E.P., Barber J., Egan F., Gibson S. (2006): Pain sensitivity and fMRI pain-related brain activity in Alzheimer's disease. Brain 129: 2957–65.

Corbett A., Husebø B.S, Malcangio M., Staniland A., Cohen-Mansfield J., Aarsland D., Ballard C. (2012): Assessment and treatment of pain in people with dementia. Nat Rev Neurol 10: 264–274.

Dachverband HOSPIZ Österreich (2002): Patientenverfügung. Willenserklärung. 4. Auflage. Broschüre. Hans Egger, Imst.

Deutsches Netzwerk für Qualitätsentwicklung in der Pflege (2014): Expertenstandard Schmerzmanagement in der Pflege bei chronischen Schmerzen. Hochschule Osnabrück, Osnabrück.

Diderich A. (2003): Das Loch, in das ich fiel, wurde zur Quelle, aus der ich lebe. Katholische Fachhochschule Mainz.

Dierckx D.E., Casterle B., Denier Y., De Bal N., Gastmans C. (2010): Nursing care for patients requesting euthanasia in general hospitals in Flanders, Belgium. Journal of Advanced Nursing 66(11): 2410–20.

Doerr W. et al. (2007): Orale Mukositis. Experimentelle und klinische Ansätze zur Prävention und Behandlung. Onkologe 13, S. 150–157; online publiziert am 24. Januar 2007, Springer Medizin Verlag.

Doll U., Doll, E. (1997): Patienten mit Krebs, Information und emotionale Unterstützung. Deutsches Ärzteblatt 97, Heft 46.

Domenig D. (2001): Professionelle transkulturelle Pflege. Huber, Bern.

Edsberg L.E., Langemo D., Baharestani M.M., Posthauer M.E., Goldberg M. (2014): Unavoidable pressure injury: state of the science and consensus outcomes. J Wound Ostomy Continence Nurs 41: 313–334.

Ellershaw J. E., Wilkinson S. (2003): Care of the Dying: A Pathway to Excellence. Oxford University Press, Oxford.

Emanuel E.J., Onwuteaka-Philipsen B.D., Urwin J.W., Cohen J. (2016): Attitudes and Practices of Euthanasia and Physician-Assisted Suicide in the United States, Canada, and Europe. JAMA 316(1): 79–90.

Ennulat G. (1998): Kinder in ihrer Trauer begleiten. Ein Leitfaden für ErzieherInnen. Herder, Freiburg.

Epstein J. B., Stevenson-Moore P. (1992): A clinical comparative trial of saliva substitutes in radiation induced salivary gland hypofunction. Spec Care Dentist 12, S. 21–23.

Ersek M. (2003): Artificial Nutrition and Hydration: Clinical Issues. Journal of Hospice & Palliative Nursing, October/December 5/4, S. 221–230.

Facco E., Agrillo Ch., Greyson B. (2015): Epistemological implications of near-death experiences and other non-ordinary mental expressions: Moving beyond the concept of altered states of consciousness. Medical Hypotheses 85: 85–93.

Fässler-Weibel P. (1996): Wenn Kinder sterben. Paulus, Freiburg/Schweiz.

Fässler-Weibel P. (2001): Nahe sein in schwerer Zeit. Zur Begleitung von Angehörigen Sterbender. Paulus, Freiburg/Schweiz.

Feichtner A. (2002): Übelkeit und Erbrechen. In: Metz C. et al. (Hg.): Balsam für Leib und Seele. Lambertus, Freiburg im Breisgau, S. 104–114,

Feichtner A. (2007): Orale Schleimhautveränderungen. In: Knipping C. (Hg.): Lehrbuch der Palliative Care. 2. Auflage. Huber, Bern.

Fenwick P., Brayne S. (2010): End-of-life experiences: reaching out for compassion, communication, and connection-meaning of deathbed visions and coincidences. Am J Hosp Palliat Care 28(1): 7–15. Epub 2010 Aug 27. doi: 10.1177/1049909110374301.

Field M.J., Cassel C.K. (eds.) (1997): Approaching Death: Improving Care at the End of Life. Washington, DC, National Academies Press.

Fleck-Bohaumilitzky C. (2003): Wenn Kinder trauern. Ratgeber Erziehung. Südwest, München.

Fox P. (1991): Pilocarpine treatment of salivary gland hypofunction and dry mouth. Arch. Intern. Med. 151/6, S. 1149–1152.

Freud S. (1948): Zeitgemäßes über Krieg und Tod. In: Gesammelte Werke, Bd. X. Fischer Verlag, London, Frankfurt/M.

Friedemann M.-L., Köhlen C. (2003): Familien- und umweltbezogene Pflege. 2., überarbeitete und erweiterte Auflage. Hans Huber Verlag, Bern.

Frisch M. (1976): Tagebuch 1946/1949. In: Gesammelte Werke in zeitlicher Folge. Werkausgabe Bd. 4, Edition Suhrkamp, Frankfurt/M.

Fürstler G., Hausmann C. (2000): Psychologie und Sozialwissenschaft für Pflegeberufe, Bd. I: Grundlagen der Psychologie–Entwicklungspsychologie–Pädagogik–Sozialhygiene; Bd. II: Klinische Psychologie, Behinderung, Soziologie. Facultas, Wien.

Georg J. (2004), in: Zeitschrift der Lindenhofschule 9, Frühling 2004.

Georg J., Frowein M. (1999): Pflegelexikon. Ullstein Mosby, Wiesbaden.

George U., George W. (2003): Angehörigenintegration in der Pflege. Reinhardt, München.

George W. (2005): Evidenzbasierte Angehörigenintegration. In: Österreichische Pflegezeitschrift 5: 24.

Glaser B., Strauss A. (1995): Betreuung von Sterbenden. Eine Orientierung für Ärzte, Pflegepersonal, Seelsorger und Angehörige. 2. Auflage. Vandenhoeck & Ruprecht, Göttingen.

Glaus A. (1997): Onkologie für Pflegeberufe. Thieme, Stuttgart.

Goldmann-Posch U. (1988): Wenn Mütter trauern. Erinnerungen an das verlorene Kind. Kindler, München.

Goleman, D. (2008): Soziale Intelligenz. Wer auf andere zugehen kann, hat mehr vom Leben. Knaur Verlag, München.

Gordon M. (2003): Handbuch Pflegediagnosen – das Buch zur Praxis. 4. Auflage. Urban & Fischer, München

Gößnitzer E. (2011): Phytoaroma-Pflegestandard. Unveröffentlichtes Manuskript.

Gottschalk T. (2004): Empfehlungen für eine evidenzbasierte Mundpflege bei Patienten in Gesundheits- und Pflegeeinrichtungen. Pflege 17, S. 78–91.

Grant P., Wright S., Depner R., Luczkiewicz D. (2014): The significance of end-of-life dreams and visions. Nurs Times 110(28): 22–24.

Guggenheimer J., Moore P. A. (2003): Xerostomia: etiology, recognition and treatment. JAm Dent Assoc 134, S. 61–69.

Grollmann E. A. (1991): Mit Kindern über den Tod sprechen. Ein Ratgeber für Eltern. Christliche Verlagsanstalt, Konstanz.

Hahnel S. et al. (2009): Saliva substitutes for the treatment of radiation-induced xerostomia–a review. Support Care Cancer 17, S. 1331–1343.

Hall, Sandra (2009): Opioids: prescribing rationale and uses in pain management. Nurse Prescribing 7(5): 212–218.

Hasemann W. (2012): Delir – akute Verwirrtheit. Pflegen: palliativ 14: 4–7.

Hasemann W., Kressig R., Ermini-Fünfschilling D., Pretto M., Spirig R. (2007): Screening, Assessment und Diagnostik von Delirien. Pflege 20(4): 191–204.

Hausreither M., Resetarics P. (2015): News aus dem BMG zur Gesundheits- und Krankenpflege. Pflegekongress 2015. Bundesministerium für Gesundheit, Wien.

Heinke B., Sandkühler J. (2010): Schmerzgedächtnis. In: Standl T., Schulte am Esch J., Treede R.D., Schäfer M., Bardenheuer H. J. (Hg.): Schmerztherapie. Thieme Verlag, Stuttgart, S. 30–34.

Heller B. (2007): Bedeutung religiös-kultureller Unterschiede in der Palliative Care. In: Knipping C. (Hg.): Lehrbuch der Palliative Care. 2. Auflage. Huber, Bern.

Hermann I. (2011): Kommunikation mit Sterbenden: Symbolsprache–Zumutung oder Geschenk? In: Kränzle S., Schmid U., Seeger Ch. (Hg.): Palliative Care. Handbuch für Pflege und Begleitung. 4. Auflage. Springer, Berlin, S. 124–130.

Herweg N., Reinhold M. (Hg.) (2009): Sämtliche Gedichte. Frankfurt/M., S. Fischer Verlag.

Highet G., Crawford D., Murray S.A., Boyd K. (2014): Development and evaluation of the Supportive and Palliative Care Indicators Tool (SPICT): a mixed-methods study. BMJ Support Palliat Care 4(3): 285–290. doi: 10.1136/bmjspcare-2013-000488. Epub 2013 Jul 25.

Holle G. (2001): Homöopathie-Zeitschrift. Fachzeitschrift für Klassische Homöopathie des Homöopathie-Forums, Gauting.

Holtta E., Laakkonen M.L. et al. (2011): The overlap of delirium with neuropsychiatric symptoms among patients with dementia. Am J Geriatr Psychiatry 19(12): 1034–1041.

Hosie A., Davidson P.M., Agar M., Sanderson C. R., Phillips J. (2013): Delirium prevalence, incidence, and implications for screening in specialist palliative care inpatient settings: a systematic review. Palliative medicine 27(6): 486–498.

Hospiz Österreich (2003): Die letzten Schritte des Weges: Ansichten, Einsichten, Aussichten, Hospiz- und Palliativbetreuung in Österreich. Arbeitspapier. http://www.hospiz.at/pdf_dl/Die_letzten_Schritte_des_Weges.pdf.

Human Rights Watch Report 2009: Please, do not make us suffer any more ... Access to Pain Treatment as a Human Right. https://www.hrw.org/report/2009/03/03/please-do-not-make-us-suffer-any-more/access-pain-treatment-human-right (Zugriff am 2. 8.2017)

Husebø S. (1999): Was bei Schmerzen hilft. Herder, Freiburg.

Husebø B.S., Ballard C., Sandvik R. et al. (2011): Efficacy of treating pain to reduce behavioural disturbances in residents of nursing homes with dementia: cluster randomised clinical trial. BMJ 343: d4065. doi: 10.1136/bmj.d4065.

Husebø S., Klaschik E. (2003): Palliativmedizin, 3. Auflage. Springer, Wien.

Husebø S., Klaschik E. (2009): Palliativmedizin, 5. Auflage. Springer, Wien, New York.

Inghelbrecht E., Bilsen J., Mortier F., Deliens L. (2010): The role of nurses in physician-assisted deaths in Belgium. Canadian Medical Association Journal 182(9): 905–910.

Inouye S.K., van Dyck C.H. et al. (1990): Clarifying confusion: the confusion assessment method. A new method for detection of delirium. Ann Intern Med 113(12): 941–948.

Jancke G. (2002): Kommunikation mit schwerstkranken und sterbenden Menschen. In: Pleschberger S. et al. (Hg.): Palliativpflege. Grundlagen für Unterricht und Praxis. Facultas, Wien, S. 101–112.

Jansen L.A. (2004): No safe harbor: the principle of complicity and the practice of voluntary stopping of eating and drinking. J Med Philos 29(1): 61–74.

Jantzen W., Schnittka T. (2001): „Verhaltensauffälligkeit" ist eine soziale Konstruktion: Über Vernunftfallen und andere Angriffe auf das Selbst. In: Theunissen G. (Hg.): Verhaltensauffälligkeiten – Ausdruck von Selbstbestimmung? Klinkhardt, Bad Heilbrunn, S. 39–62.

Jensen-Dahm C. et al. (2014): Quantitative sensory testing and pain tolerance in patients with mild to moderate Alzheimer disease compared to healthy control subjects. Pain 155: 1439–45.

Jonen-Thielemann I. (2007): Sterbephase in der Palliativmedizin. Terminalphase. In: Aulbert E. et al. (Hg.): Lehrbuch der Palliativmedizin. 2. Auflage. Schattauer, Stuttgart, S. 1019–1029.

Kasper M., Kraut D. (2000): Atmung und Atemtherapie. Ein Praxishandbuch für Pflegende. Huber, Bern.

Kasper W. et al. (Hg.) (1993–2001): Lexikon für Theologie und Kirche. 11 Bände. 3. Auflage. Herder, Freiburg im Breisgau.

Kast V. (1982): Trauern. Phasen und Chancen des psychischen Prozesses. Kreuz, Freiburg im Breisgau.

Kast V. (2001): Trauern. Phasen und Chancen des psychischen Prozesses. 23. Auflage. Kreuz, Freiburg im Breisgau.

Kast V. (2008): Vom Sinn der Angst, wie Ängste sich festsetzen und wie sie sich verwandeln lassen. 2. Auflage. Herder, Freiburg.

Kellehear A. (2014): The inner life of the dying person. Columbia University Press, New York.

Kellnhauser E. et al. (2004): Thiemes Pflege. 10. Auflage. Thieme, Stuttgart.

Kern M. (2002): Spezifische Herausforderungen für eine palliative Pflege. In: Metz C. et al. (Hg.): Balsam für Leib und Seele. Lambertus, Freiburg im Breisgau.

Kern M. (2004): Palliativpflege-Pflegeleitlinien. Lagerung in der letzten Lebensphase. DGP Sektion Pflege. Bonn, 10/2004.

Kerr C.W., Donnelly J.P., Wright S.T., Kuszczak S.M., Banas A., Grant P.C., Luczkiewicz D.L. (2014): End-of-life dreams and visions: a longitudinal study of hospice patients' experiences. J Palliat Med. 17(3): 296–303.

Kesselring A., Panchaud C. (1999): Gesellschaft und Pflege. Schweizer Berufsverband der Krankenschwestern und Krankenpfleger. SBK – ASI, Bern.

Keville K., Green M. (1999): Aromatherapie. Herder, Freiburg im Breisgau.

Klaschik, E. (2008): Palliativmedizin Praxis. Leitfaden für die palliativmedizinische Alltagsarbeit. 4., überarbeitete Auflage. Pallia Med Verlag, Bonn.

Klie T. (2002): Selbstbestimmung am Ende des Lebens. Zur aktuellen Diskussion um „Patientenverfügungen". Zeitschrift für Theorie und Praxis der Sozialen Arbeit, Heft 1, S. 12–20.

Knipping C. (2002): Das Phänomen Schmerz in der Palliative Care. In: Metz C. et al. (Hg.): Balsam für Leib und Seele. Pflege in Hospiz und Palliativer Betreuung. Lambertus, Freiburg im Breisgau.

Kössler H. (2014): Konsequenzen aus dem GesBRÄG 2007 (BGBl. Nr. 57/2008) für Mitarbeiter Mobiler Palliativteams. Masterarbeit zur Erlangung des MSc (palliative care) an der Paracelsus Medizinischen Privatuniversität Salzburg.

Kostrzewa S., Kutzner M. (2002): Was wir noch tun können. Huber, Bern.

Kränzle S. (2007): Kommunikation mit Sterbenden und Angehörigen. In: Kränzle S., Schmid U., Seeger C. (Hg.): Palliative Care. Handbuch für Pflege und Begleitung. 2. Auflage. Springer, Heidelberg.

Kränzle S. (2007): Wenn nichts mehr zu machen ist. Der Beginn der Therapie ist der Anfang von Palliative Care. In: Kränzle S. et al. (Hg.): Palliative Care. Handbuch für Pflege und Begleitung. 2. Auflage. Springer, Heidelberg.

Kränzle S., Schmid U., Seeger Ch. (Hg.) (2011): Palliative Care. Handbuch für Pflege und Begleitung. 4. Auflage. Springer, Berlin, Heidelberg.

Krey H. (2003): Ekel ist okay. Ein Lehr- und Lernbuch zum Umgang mit Emotionen in der Pflegeausbildung und Pflegealltag. Kunz, Hannover.

Krishnamurti J. (2013): On Fear. HarperOne.

Kroen W. (1998): Da sein, wenn Kinder trauern. Hilfen und Ratschläge für Eltern und Erziehende. Herder, Freiburg im Breisgau.

Kübler-Ross E. (2000): Kinder und Tod. Knaur, München.

Kübler-Ross E. (1984): Kinder und Tod. Kreuz Verlag, Stuttgart.

Kübler-Ross E. (2011): On death and dying. Scribner, New York et al.

Kunz R. (2011): Schmerzmanagement bei älteren und kognitiv beeinträchtigten Menschen. In: Kojer M., Schmidl M. (Hg.): Demenz und Palliative Geriatrie in der Praxis. Springer Verlag, Wien, New York, S. 45–66.

Kusler D. L., Rambur B. A. (1992): Treatment for radiation-induced xerostomia. An innovative remedy. Cancer Nursing 15/3, S. 191–195.

Lang H., Faller H. (1998): Medizinische Psychologie und Soziologie. Springer, Berlin.

Langemo D.K., Brown G. (2006): Skin fails too: acute, chronic and end-stage skin failure. Adv Skin Wound Care 19: 206–211.

Lawlor B. (2002): Managing behavioural and psychological symptoms in dementia. British Journal of Psychiatry 181: 463–65.

Lawlor P.G., Gagnon B., Mancini I.L. et al. (2000): Occurrence, causes, and outcomes of delirium in patients with advanced cancer. Arch Intern Med 160: 786–794.

Lawlor P.G., Nekolaichuk C., Gagnon B. et al. (2000): Clinical utility, factor analysis, and further validation of the Memorial Delirium Assessment Scale in patients with advanced cancer: assessing delirium in advanced cancer. Cancer 88: 2859–2867.

Lawrence M., Repede E. (2013): The incidence of deathbed communications and their impact on the dying process. Am J Hosp Palliat Care 30(7): 632–639.

Layer M. (2003): Praxishandbuch Rhythmische Einreibungen nach Wegman/Hauschka. Huber, Bern.

Leist M. (1987): Kinder begegnen dem Tod. Gerd Mohn, Gütersloh.

Lengauer J. (2002): Sterbekultur und Abschiedsrituale im Seniorenheim in Schloss Hall.

Lett A. (2003): Reflexzonentherapie für Pflege- und Gesundheitsberufe. Huber, Bern.

Lexa, N. (2013): Burnout und Burnout-Prävention in der Palliative Care. Praxishandbuch für Gesundheitsfachpersonen. Hans Huber Verlag, Bern.

Lexikon der Psychologie (2000): Medikalisierung. Spektrum Akademischer Verlag, Heidelberg, http://www.spektrum.de/lexikon/psychologie/medikalisierung/9406 (Zugriff am 12.09.2017)

Lian S.B. et al. (2014): Comparing the Effectiveness of Green Tea versus Topical Metronidazole Powder in Malodorous Control of Fungating Malignant Wounds in a Controlled Randomised Study. Proceedings of Singapore Healthcare 23(1): 3–12.

Löble M. et al. (2000): Tod und Sterben in der Vorstellung Kinder und Jugendlicher. Forum der Kinder- und Jugendpsychiatrie und Psychotherapie 1.

Lorenzl S., Füsgen I., Noachtar S. (2012): Verwirrtheitszustände im Alter: Diagnostik und Therapie. Deutsches Ärzteblatt 109(21): 391–400. doi: 10.3238/arztebl.2012.0391.

Lukas A., Barber J.B., Johnson P., Gibson S.J. (2013): Observer-rated Pain Assessment Instruments Improve Both the Detection of Pain and the Evaluation of Pain Intensity with Dementia. Eur J Pain 17: 1558–68.

Maclullich A.M., Ferguson K.J., Miller T., de Rooij S.E., Cunningham C. (2008): Unravelling the pathophysiology of delirium: a focus on the role of aberrant stress responses. J Psychosom Res. 65(3): 229–238. doi: 10.1016/j.jpsychores.2008.05.019.

Maltoni M, Scarpi E, Rosati M, et al. (2012): Palliative sedation in end-of-life care and survival: a systematic review. J Clin Oncol 30: 1378–1383.

Margulies A. et al. (2002): Onkologische Krankenpflege. 3., neu überarbeitete und erweiterte Auflage. Springer, Wien.

May A. (2007): Physiologie des Sterbens. In: Kränzle S. et al. (HG.): Palliative Care. Handbuch für Pflege und Begleitung. 2. Auflage. Springer, Heidelberg.

Mazzarino-Willett, A. (2010): Deathbed phenomena: its role in peaceful death and terminal Restlessness. American Journal of Hospice & Palliative Medicine 27(2): 127–133.

McCaffery M., Beebe A., Latham J. (1997): Schmerz: Ein Handbuch für die Pflegepraxis. Ullstein Mosby, Wiesbaden.

McCann R. M., Hall W. J., Groth-Juncker A. (1994): Comfort care for terminally ill patients. The appropriate use of nutrition and hydration. JAMA 1994, 26/272, S. 1263–1266.

McLachlan A., Bath S., Naganathan V., Hilmer S., LeCouteur D., Gibson S., Blyth F. (2011): Clinical pharmacology of analgesic medicines in older people: impact of frailty and cognitive impairment, British Journal of Clinical Pharmacology 71(3): 351–364.

Medicus E. (2003) in: Zeitschrift der Tiroler Hospiz-Gemeinschaft „Sonnenblume", Nr. 3, November.

Medicus E. (2007): Delir. In: Knipping C. (Hg.): Lehrbuch Palliative Care. Huber, Bern, S. 337–341.

Menche N. et al. (2001): Pflege Heute. Urban & Fischer, München.

Metz C., Heimerl K. (2002): Was alle angeht, können nur alle angehen. Der Stellenwert von interdisziplinärer Teamarbeit. In: Pleschberger S. et al. (Hg.): Palliativpflege. Grundlagen für Unterricht und Praxis. Facultas, Wien, S. 311–325.

Metz Ch., Wild M., Heller A. (2002): Balsam für Leib und Seele. Pflegen in Hospiz- und Palliativer Betreuung. Lambertus-Verlag, Freiburg.

Monforte-Royo C., Villavicencio-Chavez Ch., Tomas-Sabado J., Balaguer A. (2010): The wish to hasten death: A review of clinical studies. Psycho-Oncology online. doi: 10.1002/pon.1839

Montagu A. (1997): Körperkontakt. Die Bedeutung der Haut für die Entwicklung des Menschen. 9. Auflage. Klett-Cotta, Stuttgart.

Morita T. et al. (2004): Support Care in Cancer, Vol. 12, Nr. 2 (Februar), S. 137–140.

Morita T., Sakaguchi Y., Hirai K., Tsuneto S., Shima Y. (2004): Desire for death and request to hasten death of Japanese terminally ill cancer patients receiving specialized inpatient palliative care. J Pain Symptom Manage 27: 44–52.

Morita T., Tei Y., Tsunoda J., Inoue S., Chihara S. (2001): Underlying pathologies and their associations with clinical features in terminal delirium of cancer patients. J Pain Symptom Manage 22: 997–1006.

Moroni M. et al. (2014): The 'surprise' question in advanced cancer patients: A prospective study among general practicioners. Palliat Med. 28(7): 959–964. Epub 2014 Mar 24. doi: 10.1177/0269216314526273.

Müller M. (2004): Dem Sterben Leben geben: Die Begleitung sterbender und trauernder Menschen als spiritueller Weg. 5. Auflage. Gütersloher Verlagshaus, Gütersloh, S. 90–106.

Müller M., Pfister D., Jaspers B. (2009): Wie viel Tod verträgt das Team? Eine bundesweite Befragung der Palliativstationen in Deutschland. In: Der Schmerz 2009; 23: 600–8.

Nassehi A., Weber G. (1989): Tod, Modernität und Gesellschaft. Entwurf einer Theorie der Todesverdrängung. Westdeutscher Verlag, Opladen.

Müller-Busch Ch. (2014): Mitgefühl als Schutz- und Entlastungsfaktor. In: Müller M., Pfister D (Hg.): Wie viel Tod verträgt das Team? Belastungs- und Schutzfaktoren in Hospizarbeit und Palliativmedizin. 3. Auflage. Vandenhoeck & Ruprecht, Göttingen, S. 250–259.

Müller-Mundt G. (2005): Chronischer Schmerz. Herausforderungen für die Versorgungsgestaltung und Patientenedukation. Huber, Bern.

National Pressure Ulcer Advisory Panel, European Pressure Ulcer Advisory Panel and Pan Pacific Pressure Injury Alliance (2014): Prevention and Treatment of Pressure Ulcers: Quick Reference Guide. Cambridge Media (Zugriff am 24.07.2017).

Nauck F., Klaschik E. (2002): Schmerztherapie. Kompendium für Ausbildung und Praxis. Wissenschaftliche Verlagsgesellschaft, Stuttgart.

Nemeth C. (2004) im Auftrag des Österreichischen Bundesinstituts für Gesundheit: Abgestufte Hospiz- und Palliativversorgung 2004. http://www.bmg.gv.at/cms/home/attachments/3/6/7/ CH1071/cmS1103710970340/ bericht_ abgestufte_ hospiz-_ und _ palliativversorgung.pdf.

Neuberger J. (2009): Die Pflege Sterbender unterschiedlicher Glaubensrichtungen. Ullstein Mosby, Wiesbaden.

Nissim R., Gagliese L., Rodin G. (2009): The desire to hasten death in individuals with advanced cancer: A longitudinal qualitative study. Social science & Medicine 69(2): 165–171.

Niven N., Robinson J. (2001): Psychologie für Pflegeberufe. Huber, Bern.

Ohnsorge K., Gudat H., Rehmann-Sutter C. (2014): The intentions in wishes to die: analysis and a typology. A report of 30 qualitative case studies with terminally ill cancer patients in palliative care. Psycho-Oncology online. doi:10.1002/pon.3524.

Österreichische Gesellschaft für Geriatrie und Gerontologie (2017): Delir. 2., überarbeitete und ergänzte Auflage. Facultas, Wien

Panksepp J., Bernatzky G. (2002): Emotional Sounds and the brain: The neuroaffective foundations of musical appreciation. Behav. Processes 60, S. 133–155.

Paul C. (2001): Neue Wege in der Trauer- und Sterbebegleitung. Hintergründe und Erfahrungsberichte für die Praxis. Gütersloher Verlagshaus, Gütersloh.

Paul C., Müller M. (2007): Trauerprozesse verstehen und begleiten. In: Knipping C. (Hg.): Lehrbuch der Palliative Care. 2. Auflage. Huber, Bern.

Piaget J. (1978): Das Weltbild des Kindes. Stuttgart.

Plandor B. (2002): Anleiten und Einbeziehen von Angehörigen in die Pflege. In: Pleschberger S. et al. (Hg.): Palliativpflege. Grundlagen für Praxis und Unterricht. Facultas, Wien, S. 282–289.

Pleschberger S. (2002): Konzeptionelle Grundlagen und internationale Entwicklung–Palliative Care unter besonderer Berücksichtigung der Pflege. In: Metz C. et al. (Hg.): Balsam für Leib und Seele. Lambertus, Freiburg im Breisgau, S. 14–36.

Pleschberger S. (2002): Palliative Care–ein Paradigmenwechsel. Österreichische Pflegezeitschrift 12, Wien.

Pleschberger S., Heimerl K., Wild M. (2002): Palliativpflege. Grundlagen für Praxis und Unterricht. Facultas, Wien.

Price S., Price L. (2003): Aromatherapie. Praxishandbuch für Pflege- und Gesundheitsberufe. Huber, Bern.

Quill T.E. (2012): Physicians should assist in Suicide when it is appropriate. Journal of Law, medicine&ethics 40(1): 57–65. doi: 10.1111/j.1748-720X.2012.00646.x.

Reichenpfader P. (2003): Terminale Atemnot. Ärztemagazin, Juli.

Renz M. (2008): Zeugnisse Sterbender. Todesnähe als Wandlung und letzte Reifung. Junfermann, Paderborn.

Renz M. (2011): „Wer im Sterben auf Selbstbestimmung pocht, macht sich unglücklich". Curaviva 11/11, S. 11–14.

Renz M. (2014): Hinübergehen. Was beim Sterben geschieht. Annäherungen an letzte Wahrheiten unseres Lebens. 5. Auflage. Kreuz, Freiburg.

Rest F. H. O. (1995): Leben und Sterben in Begleitung. Vier Hospize in Nordrhein-Westfalen. Münster.

Richardson LA, Jones GW (2009): A review of the reliability and validity of the Edmonton Symptom Assessment System. Current Oncology16/1, S. 53–64.

Riede U.-N. et al. (2004): Allgemeine und Spezielle Pathologie. 5. Auflage. Thieme, Stuttgart.

Ringel D. (2003): Ekel in der Pflege – eine „gewaltige" Emotion. 2. Auflage. Mabuse, Frankfurt am Main.

Rinpoche S. (2003): Das tibetische Buch vom Leben und Sterben. Ein Schlüssel zum tieferen Verständnis von Leben und Tod. Scherz, Bern.

Roing M. et al. (2007): The uncanny mouth–a phenomenological approach to oral cancer. Patient Educ Couns 67/3, S. 301–306.

Rosenfeld G., Gibson C., Breihart W. (2004): Hopelessness and terminal illness: The construct of hopelessness in patients with advanced AIDS. Palliative Support Care 2(1): 43–53.

Roser T. (2012): Sterbewunsch und gelebtes Leben. In: Fuchs Ch., Gabriel H., Raischl J., Steil H., Wohlleben U. (Hg.): Palliative Geriatrie. Ein Handbuch für die interprofessionelle Praxis. W. Kohlhammer, Stuttgart, S. 67–74.

Rostock M. (2006): Phytotherapie in Prävention und Therapie der Mukositis bei Tumorpatienten. Vortragsunterlagen 21. Schweizerische Tagung für Phytotherapie der SMGP, Baden.

Sands M.B., Dantoc B.P., Hartshorn A., Ryan C.J., Lujic S. (2010): Single Question in Delirium (SQiD): testing its efficacy against psychiatrist interview, the Confusion Assessment Method and the Memorial Delirium Assessment Scale. Palliative Medicine 24(6): 561–565.

Sartre J.P. (1943): L'Etre et le Néant. Gallimard, Paris.

Saunders C. (1993): Hospiz und Begleitung im Schmerz. Wie wir sinnlose Apparatemedizin und einsames Sterben vermeiden können. Herder, Freiburg im Breisgau.

Schletterer N. (2013): Unveröffentlichtes Skript Spiritual Care 2013.

Schmidbauer W. (1993): Hilflose Helfer. Über die seelische Problematik der helfenden Berufe. Rowohlt, Reinbek bei Hamburg.

Schmitz-Scherzer R. (1992): Altern und Sterben, Sterbebegleitung, Sterben im Krankenhaus, Sterbehilfe und Hospizbewegung. Sterben zu Hause. Die religiöse Dimension. Huber, Bern.

Schoeps H. J. (1957): Die großen Religionen der Welt. Christentum, Judentum, Islam, Buddhismus, China, Hinduismus. Droemer, München.

Schreier M.M., Stering U., Pitzer S., Iglseder B., Osterbrink J. (2015): Schmerz und Schmerzerfassung in Altenpflegeheimen. Ergebnisse der OSiA-Studie. Schmerz 29: 203–210.

Schulz von Thun F. (1981): Miteinander reden 1. Störungen und Klärungen. Allgemeine Psychologie der Kommunikation. Bechtermünz, Augsburg.

Schwarz J. (2007): Exploring the Option of Voluntary Stopping Eating and Drinking within the context of a suffering Patient's request for a hastened death. Journal of Palliative Medicine 10(6): 1288–97.

Schwermann M. (2009): Kompetenz in Palliative Care. Haltung, Wissen, Umsetzung. Vincentz-Verlag, Hamburg.

Schwermann M. (2016): Schmerzmanagement bei akuten Schmerzen. Kohlhammer Verlag, Stuttgart.

Schwermann M., Münch M. (2008): Professionelles Schmerzassessment bei Menschen mit Demenz. Ein Leitfaden für die Pflegepraxis. W. Kohlhammer, Stuttgart.

Seel M. (1992): Die Pflege des Menschen. Brigitte Kunz, Hagen.

Seel M., Hurling E. (2001): Die Pflege des Menschen im Alter. Brigitte Kunz, Hagen.

Smeding R. (2000): Das Loch, in das ich fiel, wurde zur Quelle, aus der ich lebe. Wege durch die Trauer. In: Daiker A. (Hg.): Selig sind die Trauernden. Trauer- und Gedenkgottesdienste. Schwabenverlag, Ostfildern.

Simon A., Hoekstra N.L. (2015): Sterbebegleitung: Sterbefasten-Hilfe im oder Hilfe zum Sterben?, Deutsche medizinische Wochenschrift 140(14): 1100–02.

Smeding R. E. W., Heitkönig-Wilp M. (2010): Trauer erschließen. Eine Tafel der Gezeiten. Der Hospiz Verlag, Wuppertal.

Smets T., Bilsen J., Cohen J., Rurup M.L., Mortier F., Deliens L. et al. (2010): Reporting of euthanasia in medical practice in Flanders, Belgium: cross sectional analysis of reported and unreported cases. BMJ 341: c5174. doi: 10.1136/bmj.c5174.

Sorge M. (2002): Atemnot. In: Metz C. et al. (Hg.): Balsam für Leib und Seele. Lambertus, Freiburg im Breisgau, S. 130–140.

Sowinski C. (1996): Grenzsituationen in der Pflege–Nähe und Distanz, Schamgefühl und Ekel. In: GeroCare Report 5, Kuratorium Deutsche Altershilfe, Köln.

Specht-Tomann M., Tropper D. (2000): Hilfreiche Gespräche und heilsame Berührungen im Pflegealltag. Springer, Heidelberg.

Specht-Tomann M., Tropper D. (2010): Zeit des Abschieds, Sterbe- und Trauerbegleitung. 7. Auflage. Patmos, Düsseldorf.

Sreebny L. M., Valdini A. (1988): Xerostomia. Part I Relationship to other oral symptoms and salivary gland hypofunction. Oral Surg. Med Oral Pathol. 66, S. 451–458.

Stapel B. (2003): Palliative Care. Die letzten Lebenstage. Pflege in der Terminalphase; www.ahop.at.

Stapel B. (2003): Palliative Care. Palliativmedizin (PAL) und Hospizbewegung, www.ahop.at/html/stapel2.pdf.

Steinebach U., Steinebach Ch. (2014): Beratung in der Palliative Care. In: Schulte V., Steinebach Ch. (Hg.): Innovative Palliative Care. Für eine neue Kultur der Pflege, Medizin und Betreuung. Hans Huber Verlag, Bern, S. 93–106.

Stiel S., Radbruch L. (2014): Prognosestellung bei schwer kranken Menschen. Zeitschrift für Palliativmed 15: 109–121.

Stöhr A. (1882): Handbuch der Pastoralmedicin mit besonderer Berücksichtigung der Hygiene. 2. Auflage. Herder, Freiburg im Breisgau.

Stolberg M. (2007): „Cura palliativa". Begriff und Diskussion der palliativen Krankheitsbehandlung in der vormodernen Medizin (ca. 1500–1850). Medizinhistorisches Journal 42: 7–29.

Stolberg M. (2011): Die Geschichte der Palliativmedizin. Medizinische Sterbebegleitung von 1500 bis heute. Mabuse Verlag, Frankfurt.

Strege M.-A., Busche A. (1999): Die Rolle der Sozialarbeiterin. In: Student J. C. (Hg.): Das Hospizbuch. 4. Auflage. Reinhardt, München.

Student J. C. (1999): Das Hospizbuch. 4. Auflage. Freiburg.

Student J. C. (2004): Soziale Arbeit im Hospiz und Palliative Care. Reinhardt, München.

Student J.-C., Mühlum A., Student U. (2007): Soziale Arbeit in Hospiz und Palliativ Care. 2., überarbeitete Auflage. Ernst Reinhardt Verlag, München, Basel.

Svendsen K.B., Andersen S., Arnason S. et al. (2005): Breakthrough pain in malignant and non-malignant diseases: a review of prevalence, characteristics and mechanisms. European Journal of Pain 9: 195–206.

Tanzler M. (2005): Wenn der Tod eingetreten ist. Die Aufgabe der Pflege. In: Pleschberger S. et al. (Hg.): Palliativpflege. Grundlagen für Praxis und Unterricht. Facultas, Wien.

Temel J. et al (2010): Early Palliative Care for Patients with Metastatic Non-Small-Cell Lung Cancer. The new england journal of medicine 363: 8.

Thomm, M. (2011): Schmerzmanagement in der Pflege. Springer Verlag, Berlin, Heidelberg.

Thüler M. (1998): Wohltuende Wickel. Wickel und Kompressen in der Kranken- und Gesundheitspflege. Maya Thüler, Worb.

Trojan M. (2014): Delirium Dramatische Verwirrtheit. Pharmazeutische Zeitung online 37. http://www.pharmazeutische-zeitung.de/?id=53982

Trzepacz P.T. (2000): Is there a final common neural pathway in delirium? Focus on acetylcholine and dopamine. Semin Clin Neuropsychiatry 5(2): 132–148.

Tune L.E. (2000): Serum anticholinergic activity levels and delirium in the elderly. Semin Clin Neuropsychiatry 5: 149–153.

Unvas-Moberg K. (2003): The oxytocin factor. Tapping the hormone of calm, love and healing. Da Capo Press, Cambridge, MA.

van Bruchem-van de Scheur G.G., van der Arend A.J.G., Abu-Saad H.H., Spreeuwenberg C., van Wijmen F.C.B., ter Meulen R.H.J. (2008): The role of nurses in euthanasia and physician-assisted suicide in The Netherlands. Journal of medical ethics 34(4): 254–8.

Van Schayck A. (2000): Ethisch handeln und entscheiden. Spielräume von Pflegenden und die Selbstbestimmung des Patienten. Kohlhammer, Stuttgart.

Vasold M. (1998): Zur Situation der Nürnberger öffentlichen Krankenhäuser und Spitäler 1770 bis 1845. Würzburger medizinhistorische Mitteilungen 17: 408.

Vullo-Navich K., Smith S., Andrews M., Levine A. M., Tischler J. F., Veglia J. M. (1998): Comfort and incidence of abnormal serum sodium, BUN, creatinine and osmolality in dehydration of terminal illness. Am J Hosp Palliat Care 15/2 (März–April), S. 77–84.

Watson J. (1996): Pflege. Wissenschaft und menschliche Zuwendung. Hans Huber Verlag, Bern.

Webb N. B. (2005): Helping bereaved Children. A Handbook for Practitioners. The Guilford Press, New York.

Weiher E. (2007): Spirituelle Begleitung in der palliativen Betreuung. In: Knipping C. (Hg.): Lehrbuch der Palliative Care. 2. Auflage. Huber, Bern.

Weissenberger-Leduc M. (2002): Handbuch der Palliativpflege. 3. Auflage. Springer, Wien.

Willig W., Kommerell T. (2001): Psychologie, Sozialmedizin, Rehabilitation. Selbstverlag Willig, Balingen.

Wilson K.G., Dalgleish T.L., Chochinov H. M., Chary S., Gagnon P., Macmillan K., De Luca M., O'Shea F., Kuhl D., Fainsinger R. (2014): Mental disorders and the desire for death in patients receiving palliative care for cancer. BMJ Supportive & Palliative Care 0:1–8. doi:10.1136.

Woisin C. (2007): Skript Vertiefungslehrgang für Palliativpflege. Wien.

Worden J. W. (1987): Beratung und Therapie in Trauerfällen. Ein Handbuch. Huber, Stuttgart.

Worden J. W. (1999): Beratung und Therapie in Trauerfällen. Ein Handbuch. 2., erw. Auflage. Huber, Göttingen.

Wright D., Brajtman S., Cragg B., Macdonald M.E. (2015): Delirium as Letting Go: An Ethnographic Analysis of Hospice Care and Family Moral Experience. Palliat Med 29(10): 959–966.

Wright L.M., Leahey M., Preusse-Bleuler (2009): Familienzentrierte Pflege. Lehrbuch für Familienassessment und Interventionen. Hans Huber Verlag, Bern.

Yalom, I.D. (1980). Existential Psychotherapy. New York: Basic Books.

Yalom, I.D. (2010): In die Sonne schauen. Wie man die Angst vor dem Tod überwindet. 5. Auflage. München, btb Verlag.

Yates, S. (2012). Differentiating between pressure ulcers and moisture lesions. Wounds Essentials 2, S. 16–22.

Ysebaert D., Van Beeumen G., De Greef K., Squifflet J.P., Detry O., De Roover A., Delbouille M.H., Van Donink W., Roeyen G., Chapelle T., Bosmans J.L., Van Raemdonck D., Faymonville M.E., Laureys S., Lamy M., Cras P. (2009): Organ procurement after euthanasia: Belgian experience. Transplant Proc. 41(2): 585–586.

Zacker C. (2005): Richtiges Verhalten im Trauerfall. Kondolenzbriefe, Todesanzeigen, Trauerreden und Beileidsbezeugungen. Heyne, München.

Zderad, L.T. (2008): Empathie in der Pflege. In: Schaeffer D., Moers M., Steppe H., Meleis A. (Hg.): Pflegetheorien. Beispiele aus den USA. Huber, Bern, S. 171–179.

Zettel, S. (2011): Wunden der Seele. pflegen: palliative 12: 16.

Zimbardo P. G. et al. (1999): Psychologie, 7. Auflage. Springer, Berlin.

Zimmermann C. et al. (2014): Early palliative care for patients with advanced cancer: a cluster-randomised controlled trial. The Lancet 383(9930): 1721–1730. doi:10.1016/S0140-6736(13)62416-2.

Znoj H. (2004): Komplizierte Trauer. Fortschritte der Psychotherapie, Bd. 23. Hogrefe, Göttingen.

Znoj H. (2005): Ratgeber Trauer. Informationen für Betroffene und Angehörige. Hogrefe, Göttingen.

Zwakhalen S.M., van der Stehen J.T., Najim M.D. (2012): Which score most likely represents pain on the observational PAINAD pain scale for patients with dementia? J Am Med Dir Assoc 13: 384–9.

Internetseiten

www.forum-gesundheitspolitik.de/dossier/PDF/GA_Buch-010.pdf www.inneremedizin.insel.ch/fileadmin/innerepupk/innerepupk_users/Pdf/Psychosomatik/Curriculum_PSMK_2007/Trauma_Trauer_oT.pdf

THE UNIVERSITY of EDINBURGH

Supportive and Palliative Care Indicators Tool (SPICT™)

SPICT-DE™ ist ein Leitfaden zur Identifikation von Patienten, die von einer Palliativversorgung profitieren können, und bei denen ein palliatives Basisassessment sowie eine palliative Versorgungsplanung angezeigt sind.

Allgemeine Indikatoren, die auf eine Verschlechterung des Gesundheitszustandes hindeuten können:

- (Mehrfache) ungeplante Krankenhauseinweisungen.
- Reduzierter Allgemeinzustand oder zunehmende Verschlechterung; Verbesserung ist unwahrscheinlich (z.B. Patient verbringt mehr als den halben Tag liegend oder sitzend).
- Patient ist aufgrund körperlicher und/oder seelischer Beeinträchtigungen im Alltag auf Unterstützung angewiesen.
- Pflegende Angehörige benötigen (zusätzliche) Unterstützung/Entlastung.
- Deutlicher Gewichtsverlust in den letzten 3-6 Monaten und/oder Patient ist untergewichtig.
- Anhaltende belastende Symptome trotz optimaler Therapie der zugrunde liegenden Erkrankung(en).
- Patient/Angehörige signalisieren den Wunsch nach Palliativversorgung, Therapiebegrenzung/ Therapiezieländerung.

Spezifische Indikatoren, wenn Erkrankungen im fortgeschrittenen Stadium vorliegen:

Krebserkrankung

Progredienz mit zunehmender Symptomlast und funktionalen Einschränkungen.

Patient ist zu schwach für eine Tumortherapie bzw. primäres Ziel ist die Symptomkontrolle.

Demenz/Gebrechlichkeit

Multiple Beeinträchtigungen, z.B.:

Hilfe beim Anziehen, Gehen oder Essen erforderlich.

Essen und Trinken vermindert; zunehmende Schluckstörungen.

Harn- und Stuhlinkontinenz.

Verbale Kommunikation und/oder soziale Interaktion kaum möglich.

Wiederholte Sturzereignisse; Femurfraktur.

Wiederholte fieberhafte Episoden bzw. Infekte; Aspirationspneumonie(n).

Neurologische Erkrankung

Progredienz mit zunehmenden körperlichen und/oder kognitiven Einschränkungen trotz optimaler Therapie, z.B.:

Zunehmende Sprachstörungen und eingeschränkte soziale Interaktion.

Zunehmende Schluckstörungen, Aspirationspneumonien; Atemnot und/oder Lungenversagen.

Anhaltende Lähmungen nach Schlaganfall mit eingeschränkter Funktionsfähigkeit/Behinderung.

Kardiovaskuläre Erkrankung

Herzinsuffizienz oder ausgeprägte koronare Herzerkrankung mit Atemnot oder Thoraxschmerz in Ruhe oder bei geringer Belastung.

Schwere, inoperable periphere Gefäßerkrankung.

Atemwegserkrankung

Fortgeschrittene chronische Lungenerkrankung mit Atemnot in Ruhe/bei geringer körperlicher Belastung.

Benötigt Sauerstofftherapie aufgrund anhaltender Hypoxämie.

Zustand nach Lungenversagen; (erneute) Beatmung ist nicht erfolgversprechend.

Nierenerkrankung

Chronische Niereninsuffizienz mit deutlicher AZ-Verschlechterung.

Niereninsuffizienz als komplizierender Faktor anderer Erkrankungen/Behandlungen.

Beendigung oder Verzicht auf Einleitung einer Dialyse wird erwogen.

Lebererkrankung

Leberzirrhose mit Komplikationen in den letzten 12 Monaten, z.B.:

- Diuretikum-resistenter Aszites
- hepatische Enzephalopathie
- hepatorenales Syndrom
- bakterielle Peritonitis
- rezidivierende Ösophagusvarizenblutungen

Lebertransplantation nicht angezeigt bzw. nicht erfolgversprechend.

Andere lebenslimitierende Erkrankungen

AZ-Verschlechterung aufgrund anderer nicht reversibler Gesundheitsprobleme, bei denen eine kurative Therapie wenig erfolgversprechend ist.

Mögliche Maßnahmen und nächste Schritte:

- Überprüfung der medikamentösen/nicht-medikamentösen Therapie zur Versorgungsoptimierung und Vermeidung von Polypharmazie.
- Überprüfung, ob ein palliatives Konsil/eine spezialisierte Palliativversorgung angezeigt ist, z.B. bei schwer kontrollierbaren Symptomen, komplexen Versorgungsproblemen.
- Klärung der Therapieziele/Versorgungsplanung mit dem Patienten und der Familie.
- Klärung von Unterstützungsbedarf/Entlastungsangeboten für pflegende Angehörige.
- Frühzeitige Einleitung einer vorausschauenden Versorgungsplanung bei erhöhtem Risiko des Verlusts der Entscheidungskompetenz.
- Dokumentation, Kommunikation und Koordination des Versorgungsplans.

Bitte melden Sie sich auf der SPICT Website für Informationen und Updates an (www.spict.org.uk)

SPICT-DE™, April 2017

Plan für Krisen und Notfälle - Palliativer Behandlungsplan

(durch Arzt/Ärztin und Betreuungsperson auszufüllen)

Name	Geburtsdatum

Medizinischer Hintergrund	
Hauptdiagnose und relevante Nebendiagnosen: **Eine Verbesserung ist nicht mehr zu erwarten.** **Die Situation erfordert ein überwiegend palliatives Betreuungskonzept.**	
Cardiopulmonale Reanimation ist der Situation angemessen: O Ja O Nein	Verlegung in ein Krankenhaus bei Verschlechterung: O Eher ja O Eher nein

Entscheidungshintergrund				
Entscheidungs- und Urteilsfähigkeit ist gegeben	O Ja	O Überwiegend ja	O Überwiegend nein	O Nein
Patientenverfügung liegt vor	O Ja		O Nein	
Vorsorgevollmacht ist erteilt	O Ja		O Nein	
Sachwalterschaft liegt vor	O Ja		O Nein	
Hinweise für Ablehnung medizinischer Maßnahmen durch Patient/Patientin (mutmaßlicher Patientenwille)	O Ja		O Keine	
Anmerkungen:				

Die Angehörigen sind über die Situation informiert	O Ja	O Nein
Anmerkungen:		

Behandlungsplan für mögliche Symptome

(ist individuell festzulegen)

Indikation	Medikament/Verabreichungsform	Dosis in mg/Verabreichungsweg	max. Tagesdosis/zeitl. Abstand zwischen Einzelgaben
O Schmerzen			
O Atemnot			
O Unruhe/Angst			
O Übelkeit/Erbrechen			
O Rasselatmung			
O Andere: (Z.B. Fieber, Delir, epilept. Anfall)			

Hauptbezugsperson(en): (Name/n, Telefonnummer/n, Funktion)	

Hausarzt/Hausärztin: (Name, Telefonnummer)	
Hausarztvertretung: (Name, Telefonnummer)	

Unterschrift Arzt/Ärztin:

Datum:

Hospiz-Hotline: 0810 969 878

Dieses Formular wurde durch Vertreter folgender Institutionen in Kooperation entwickelt: Referat für Palliativmedizin der Ärztekammer für Tirol; Tiroler Hospiz-Gemeinschaft; Soziales Kompetenzzentrum Rum; Notfallmedizin, Univ.-Klinik für Anästhesie und Intensivmedizin, Innsbruck; Projekt Palliativ- und Hospizversorgung Tirol, Tiroler Gesundheitsfonds.
Stand: Juni 2012
Kontakt: Dr. Elisabeth Medicus, Email: Elisabeth.Medicus@hospiz-tirol.at

Edmonton Symptom-Einschätzung

Bitte markieren Sie auf der Skala von 0-10 den Grad der Ausprägung des Symptoms

---

Schmerzen

keine leichte mittelstarke starke unerträgliche

Müdigkeit

0 1 2 3 4 5 6 7 8 9 10

Atemnot

0 1 2 3 4 5 6 7 8 9 10

Übelkeit

0 1 2 3 4 5 6 7 8 9 10

Depression

0 1 2 3 4 5 6 7 8 9 10

Angst

0 1 2 3 4 5 6 7 8 9 10

Appetit

0 1 2 3 4 5 6 7 8 9 10

Juckreiz

0 1 2 3 4 5 6 7 8 9 10

Wohlbefinden

0 1 2 3 4 5 6 7 8 9 10

Unruhe/Nervostiät

0 1 2 3 4 5 6 7 8 9 10

Name: **Datum/Uhrzeit:**

Ausgefüllt von: Patient Pflegeperson Angehöriger